全国中医药高等院校规划教材

中医师承系列教材

儿科名家与学派荟萃

（供中医学、针灸推拿学、中西医临床医学等专业用）

主 编 熊 磊 赵 霞

中国中医药出版社

·北 京·

图书在版编目（CIP）数据

儿科名家与学派荟萃 / 熊磊，赵霞主编 . —北京：
中国中医药出版社，2023.2
中医师承系列教材
ISBN 978-7-5132-7859-1

Ⅰ . ①儿… Ⅱ . ①熊… ②赵… Ⅲ . ①中医儿科学—
中医临床—经验—中国—教材 Ⅳ . ① R272

中国版本图书馆 CIP 数据核字（2022）第 199907 号

中国中医药出版社出版

北京经济技术开发区科创十三街 31 号院二区 8 号楼
邮政编码 100176
传真 010-64405721
三河市同力彩印有限公司印刷
各地新华书店经销

开本 889×1194 1/16 印张 18 字数 481 千字
2023 年 2 月第 1 版 2023 年 2 月第 1 次印刷
书号 ISBN 978-7-5132-7859-1

定价 85.00 元
网址 www.cptcm.com

服 务 热 线 010-64405510 微信服务号 zgzyycbs
购 书 热 线 010-89535836 微商城网址 https://kdt.im/LIdUGr
维 权 打 假 010-64405753 天猫旗舰店网址 https://zgzyycbs.tmall.com

全国中医药高等院校规划教材
中医师承系列教材

《儿科名家与学派荟萃》
编审委员会

主任委员

余曙光（成都中医药大学）　　　　　　宋春生（中国中医药出版社）

委　　员（按姓氏笔画排序）

王庆国（北京中医药大学）　　　　　　刘敏如（成都中医药大学）

孙光荣（北京中医药大学）　　　　　　吴勉华（南京中医药大学）

张之文（成都中医药大学）　　　　　　张廷模（成都中医药大学）

范永升（浙江中医药大学）　　　　　　顾植山（安徽中医药大学）

熊继柏（湖南中医药大学）

前　言

中医药学源远流长，其独特的认知思维方式、经典的医学理论、丰富的诊疗手段等绵延至今，其术传千载而不衰，道历百世而益辉。传承有序、流派纷呈、脉络清晰、学验兼重，是中医药学绵延赓续的显著特色。

党和政府历来高度重视中医药工作，1956 年在北京、上海、广州、成都建立了独立设置的中医学院，将中医药教育正式纳入了现代高等教育体系。党的十八大以来，以习近平同志为核心的党中央把中医药工作摆在更加突出的位置，中医药进入全面发展新时代。2019 年10 月 25 日，中华人民共和国成立以来第一次以国务院名义召开中医药会议，以中共中央和国务院名义发布了《关于促进中医药传承创新发展的意见》，为新时代传承创新发展中医药事业指明了方向，开启了新时代中医药振兴发展的新篇章。中医药高等教育在人才培养、科学研究、社会服务、文化传承、国际交流等方面取得了丰硕成果，成为我国高等教育体系中独具特色的重要生力军，为推进卫生与健康事业发展、提升人民健康水平发挥了重要作用。但是，我们也应当认识到，以院校教育为主体的中医药高等教育存在着传统特色优势衰减、专业结构层次有待优化、人才培养方式及评价机制有待健全等不足。

为贯彻落实习近平总书记关于中医药工作的重要指示和全国中医药大会精神，遵循中医药人才成长规律，推动院校教育和师承教育融合发展，成都中医药大学和中国中医药出版社组织、联合全国各中医药院校启动"中医师承系列教材"的编写工作，旨在挖掘和传承中医药宝库中的精华精髓，加强中国传统文化熏陶与中医学术流派传承发展，强化中医经典理论应用，加快推进名老中医学术经验活态传承，为培养中医理论基础扎实、临床技能精湛、中医思维牢固的传统特色中医药人才奠定基础。

本套教材由全国各学科有代表性和影响力的专家共同编写完成，包括中医文化与人文素养、中医经典传承、中医基础技能、名中医学术思想与特色学派四大类，具有实用性、系统性、权威性和典范性。本套教材不仅可作为高等院校中医传承型人才培养的指导用书，而且对毕业后教育、继续教育也具有重要的参考价值。相信本套教材的推广使用，能够进一步引领中医学术传承研究，促进中医学术繁荣和可持续发展。

余曙光　宋春生

2022 年 8 月

编写说明

中医药是中华文明的瑰宝，传承精华是实现中医药守正创新发展的基础。师承教育作为中医药传承的基本模式，挖掘、总结历代名家学者宝贵的学术经验，是推进中医药高质量发展的根本动力。为贯彻全国中医药大会精神，贯彻落实《中共中央国务院关于促进中医药传承创新发展的意见》《中医药发展战略规划纲要（2016—2030年）》《关于加快中医药特色发展的若干政策措施》《"十四五"优质高效医疗卫生服务体系建设实施方案》，坚持发展中医药师承教育，促进中医药薪火相传，扎实推进中医药在传承创新中高质量发展，由成都中医药大学联合中国中医药出版社共同组织策划，11所中医药大学及20家医院，38名中医儿科专家编写了全国中医药高等院校规划教材暨中医师承系列教材《儿科名家与学派荟萃》。本教材旨在强化中医药特色人才培养，拓宽和提升中医儿科学相关专业学生、师承人员及临床医生的学术视野，提高其诊疗能力，培养能熟练应用中医思维及技术方法认识和处理儿科临床实际问题的人才，促进中医儿科学术薪火相传。

本次教材编写具有以下特点。

1. 师承教育与院校教育融合

儿科国医大师、全国名中医、全国老中医药专家学术经验继承工作指导老师是中医儿科学术现代传承发展的代表性人物，其学术思想和临证经验凝聚着数十年的临床经验和博大智慧，他们应用中医思维认识和处理现代临床问题的学术建树是中医儿科的宝贵财富。本教材的编写遵循师承教育特点，融合院校教育优点，不仅可作为中医专业基础教材的补充，更有利于启迪儿科后学传承名医的学术思想和临证经验，拓宽思路，提高临床诊疗水平。

2. 涵盖了中医儿科主要学术流派

本教材涵盖了寒凉学派（以钱乙、董汲为代表）、温阳学派（以陈文中为代表）、徐氏儿科（以徐小圃、虞坚尔为代表）、董氏儿科（以董廷瑶、王霞芳为代表）、王氏慈幼儿科（以王伯岳、俞景茂为代表）、江氏儿科（以江育仁、汪受传为代表）以及臣字门儿科（以孙浩、刘弼臣为代表）等古今儿科主要学术流派。本教材通过系统介绍各学派的学术源流、发展沿革、传承脉络、学术精髓，总结主要学派奠基者和主要学术继承人的学术思想、诊疗特色与创新发展，启发读者探索不同学派异彩纷呈的学术观点和优势特色，鼓励读者博采众长，博览群方，发皇古义，融会新知，促进中医儿科学术传承创新发展。

3. 教材编写以名医为纲、学术思想和临证经验为目，纲举目张，逻辑清晰

本教材纳入了古代儿科名医、国医大师、全国名中医、全国老中医药专家学术经验继承工作指导老师等对中医儿科事业有重要贡献的49位儿科名家，重点阐述历代儿科名家的学术思想及临证经验。教材共分为三篇：上篇概述中医儿科主要学派的传承与发展；中篇阐述古代儿科名医钱乙、陈文中、曾世荣、万全、陈复正、吴鞠通的重要学术贡献；下篇论述近现代儿科名家的主要贡献、学术思想、临床经验以及典型案例等。全书编写方法独特，纲目有序，脉络清晰，便于读者学习和应用。

本教材的编写分工如下：熊磊编写中篇第四章钱乙；赵霞编写中篇第七章万全，下篇第十三章江育仁、第二十六章汪受传；王有鹏编写中篇第八章陈复正、第九章吴瑭；薛征编写上篇中医儿科学派传承与发展，下篇第四十八章虞坚尔、第四十九章董幼祺；秦艳虹编写下篇第二十四章贾六金；吴力群编写中篇第五章陈文中、下篇第四十六章王素梅；任献青编写中篇第六章曾世荣，下篇第二十七章丁樱、第四十四章史纪；王孟清编写下篇第三十七章欧正武；王雪峰编写下篇第十七章关娴清；卫利编写下篇第十八章刘弼臣；尹蔚萍编写下篇第三十五章刘以敏；卢海燕编写下篇第五十一章宋明锁；戎萍编写下篇第十四章马新云、第五十二章马融；孙丽平编写下篇第二十三章王烈；孙洮玉编写下篇第四十七章徐荣谦；李丹编写下篇第四十五章李宜瑞；李敏编写下篇第二十八章温振英、第三十四章王应麟；李岚编写下篇第四十章俞景茂；杨昆编写下篇第三十九章胡天成；杨燕编写下篇第二十二章陈昭定、第五十章闫慧敏；吴丽萍编写下篇第二十五章张士卿；张雪荣编写下篇第三十章倪珠英；陈健编写下篇第四十一章宣桂琪、第四十三章盛丽先；周朋编写下篇第三十一章张奇文；郑宏编写下篇第四十二章郑启仲；封玉琳编写下篇第十一章董廷瑶、第三十二章王霞芳；赵琼编写下篇第十六章王静安；胡艳编写下篇第十九章裴学义；俞建编写下篇第十章徐小圃、第三十三章时毓民；徐玲编写下篇第三十六章李乃庚；黄蛉编写下篇第二十章黄明志；景伟超编写下篇第二十一章邹德琛；蔡建新编写下篇第十五章张介安；冀晓华编写下篇第十二章王伯岳、第三十八章安效先；戴启刚编写下篇第二十九章孙浩。国家教学名师、全国名中医汪受传教授为本教材主审，把关审定全书。

因篇幅及时间所限，本教材仅纳入部分前5批全国老中医药专家学术经验继承工作指导老师的代表性学术观点。书中如有疏漏之处，敬请广大读者和同道批评指正。本教材的编写得到各位编委及所在院校的大力支持，在此谨致谢忱。

《儿科名家与学派荟萃》编委会

2022年10月

目　录

上篇

中医儿科
学派传承与发展

学派是同一学科中，由于学说、观点不同而形成的派别。中医学派是指中医学中由于师承不同而形成的具有不同学术观点的派别或团体，无时间、地域、传承模式等限制，但多具有长期的历史积淀、明确的学术主张、突出的临床疗效等。中医学术流派是中医学在长期发展过程中形成的，具有系统的、独特的学术理论或学术主张，有清晰的学术传承脉络和一定历史影响与公认度的学术派别，是不同历史时期学术观点的传承、发展和创新的主要载体，是一种动态的"学派"。

一般认为，学派在概念和层次上要大于流派。学派以学术创新为核心，有自成体系的学说；而流派指的是在一门学科中，由于对某些问题的主张、见解和风格、倾向不同所形成的团体。中医学派和流派的产生有力地推动了中医学术的发展与进步，使中医理论体系得以不断完善，临床疗效得以不断提高。

任应秋先生在《中医各家学说》中总结道："凡一学派之成立，必有其内在的联系，否则，便无学派之可言。所谓内在联系，不外两端：一者，师门授受，或亲炙，或私淑，各成其说而光大之；一者，学术见解之不一致，各张其立说，影响于人。"提出了中医发展史上存在着医经、经方、河间、易水、伤寒、温病和汇通医学流派，并指出历史上医学流派的肇始并非在金元，而当断于先秦。

中医学派的特点：①有系统而相对稳定的学术思想。②有明确的师徒传承体系或学术传承群体，以实现学术思想的传承。③有可供研究的著作传世，以保留该学派的研究方法和学术风格。其划分形式有：①因师承传授导致门人弟子同治一门学问的学术群体，称为"师承性学派"，如河间学派、易水学派等。②以某一专题为研究对象而形成具有鲜明学术特色的学术群体，称为"专题性学派"，如伤寒学派、温病学派等。③以某一地域或特定文化氛围为基础的具有地域性特色的学术群体，称为"地域性学派"，如新安医派、岭南医派、孟河医派、吴中医派、钱塘医派、湖湘医派、燕京医派、旴江医派、齐鲁医派等。学派研究对中医学术思想的沿革、发展，对医家学术思想的深入研究，均有着积极和深远的意义。

第一章

中医儿科学派及流派的发展沿革

一、理论源流——《黄帝内经》

《黄帝内经》是中医各学术流派的理论基础及发展的原动力，中医儿科学派亦不例外。后世医家及学派对小儿生理特点、病理变化、脉诊法及望指纹法等的阐述均遵循《黄帝内经》的理论体系与基本法则。

二、萌芽时期——隋唐时期

隋唐时期，中医儿科的发展进入了新阶段，太医署的"医科"中首设了"少小"一科，使小儿疾病的诊治走向专门化。

隋代巢元方在《诸病源候论》中提出了"小儿气血脆弱，病易动变，证候百端"，说明当时的医家已经认识到了小儿患病比成人患病更容易发生变化。

唐代医家孙思邈的卓越成就体现在传世著作《备急千金要方》《千金翼方》中。孙思邈重视小儿的摄护与保健，首次在《备急千金要方·少小婴孺方》中提出"夫生民之道，莫不以养小为大"的见解。在《备急千金要方·初生出腹》中，对新生儿拭口、浴儿、断脐、裹脐、着衣、哺乳、择乳母等方面有着详尽描述。

唐代王焘对"变蒸"意义的理解超出了隋代《诸病源候论》"小儿变蒸者，以长气血也"的说法，认为"所以变蒸者，皆是荣其血脉，改其五脏，故一变毕，辄觉情态忽有异也"。可见王焘认为变蒸不只是气血的增长，其变化包含了血脉、五脏的良性调整，因此一旦变蒸完毕，小儿的情志以及神态都会有所变化。

唐末的《颅囟经》指出："凡孩子三岁以下，呼为纯阳，元气未散，若有脉候，即须于一寸取之，不得同大人分寸。"首提"纯阳"之说，认识到小儿在脉象上与成人是有区别的，其根本原因在于小儿的生理特点是发育旺盛，体内阳气相对于阴气处于优势地位，因此小儿与成人的生理脉象、病理脉象都有所区别。同时小儿身体发育尚未完成，因此，脉体的长度也与成人相比更加短小。

三、形成时期——宋元时期

宋元时期建立了较为完备的中医儿科学术体系，涌现出众多对后世影响深远的医家及专著，代表医家有钱乙、杨士瀛、陈文中、金元四大家等。

北宋著名医家钱乙被后世誉为"儿科之圣"，其弟子阎季忠收集钱乙临证经验而编著的《小儿药证直诀》，是我国目前现存第一部儿科学专著。钱乙提出了比较完整的小儿体质学说，指出小儿生理上主要表现为"脏腑娇嫩，形气未充"，即"五脏六腑，成而未全……全而未壮""生机蓬勃，发育迅速"。钱乙认为小儿在病理上"易虚易实，易寒易热"，因此治疗时不可大下妄下，以免伤津耗液，亦不可滥用大寒大温，防止生冷生热之变，还创立了儿科五脏辨证方法，首创"心主惊、肝主风、脾主困、肺主喘、肾主虚"的五脏辨证体系。钱乙主张四诊合参，独重望诊，提出了"面上证"和"目内证"，即"左腮候肝，右腮候肺，额上候心，鼻候脾，颏候肾"，以左腮、右腮、额上、鼻、颏面部不同部位分别对应人体肝、肺、心、脾、肾五脏，通过观察患者面部色泽来判断疾病的五脏归属。灵活化裁古方，创制了五脏补泻诸方如六味地黄丸、泻白散、泻黄散、导赤散、异功散、白术散、泻青丸等。

　　南宋名医杨士瀛著有《仁斋小儿方论》。杨氏继承《黄帝内经》"土生甘，甘生脾""脾欲缓，急食甘以缓之，用苦泻之，甘补之"的理论，善用温热之药散寒除湿、补脾助升。《仁斋小儿方论·疮疹方论》提出的"泻后温脾，人参、茯苓、白术等，厚朴、木香、甘草各半为妙"，《仁斋小儿方论·咳嗽证治》提出的"久嗽之人，曾经解利，以致肺胃俱寒，饮食不进，则用温中助肺，加和平治嗽等辈"，《仁斋小儿方论·滞颐证治》提出的"小儿滞颐，涎出而渍于颐间也，涎者脾之液，脾胃虚冷，故涎液自流，不能收约，法当温脾"，均体现了杨士瀛重视以甘温之品温养小儿脾胃的用药特点。

　　宋、金时期的儿科医家陈文中善治小儿痘疹，著有《小儿病源方论》《小儿痘疹方论》。陈氏学术以重视脾胃、善用温补为特点，强调小儿脏腑娇嫩，易因先后天各种因素见阳气不足证，因此立论以元阳为本，在《小儿病源方论·养子真诀》中写道："小儿一周之内，皮毛、肌肉、筋骨、髓脑、五脏六腑、荣卫气血皆未坚固，譬如草木茸芽之状，未经寒暑，娇嫩软弱。"故应注重调护摄养，使小儿元气充盛，方能健康长养。陈氏养子十法包括"要背暖""要肚暖""要足暖""脾胃要温"等，此皆固护脾肾、防止阳气受戕的具体措施。

　　对于小儿病，陈氏极力反对妄施牛黄、轻粉、朱砂、黄连等寒凉败阳之品，认为"冷则败伤真气"。临证中，注重小儿"易虚易寒"之病理特点，倡小儿"太阴不足"之说，提出"脾土宜温"的治疗原则，认为"若脾胃全固，则津液通行，气血流转，使表里冲和，一身康健……若冷，则物不腐化，肠鸣、腹痛、呕哕、泄泻等疾生焉"，用四君子汤、五味异功散、六君子汤等温脾益气之方治疗不思乳食、泄泻、呕吐等脾胃虚弱证。治疗小儿痘疹等时行热病，证属邪盛正衰、邪毒内陷时，陈文中以温补培元、扶正祛邪法托毒外出。《小儿痘疹方论》中列举痘疮可用温托的指征为：不光泽，不红活，不起发，不充满，不结靥，不成痂。对于痒塌烦躁喘渴及宣解太过、误食生冷、中寒泄泻、手足逆冷等，陈文中常用参芪内托散、木香散、异功散等方药扶正托毒。

　　金元四大家（刘河间、张子和、李东垣、朱丹溪）的学术思想交相辉映，对儿科的理论和临床有着极其重要的指导意义。

　　刘河间在学术上以"火热论"著称，对寒凉药的使用有独到研究，后人称之为"寒凉派"。刘河间认为，"大概小儿病者纯阳，热多冷少也"，小儿体禀纯阳，故一旦为病邪所侵，则多从阳而化热。在表证方面，他认为虽应汗解，但外感初起，多是"怫热郁结"，因此他主张用辛凉或甘寒解表，并结合具体情况，分别施用；在里证方面，他认为表证已解而里热郁结、汗出而热不退者，都可用下法，指出"不问风寒暑湿……内外诸邪所伤，有汗无汗"，只要有可下之症（腹满实痛、烦躁谵妄、脉沉实）就应用下法，如用大承气汤或三一承气汤下其里热。

　　张子和善用汗、吐、下三法，以"攻邪派"名噪于世，提出"医之道，损有余，乃所以补其不足也……吐中自有汗……下中自有补……不补之中有真补存焉"的圆机活法。但是他对小儿使用汗、吐、下法却很审慎，并指出："凡治小儿之法，不可用极寒极热之药，及峻补峻泻之剂。"

李东垣以"脾胃论"为主导思想，善用温补脾胃之法，后世称之为"补土派"。李东垣十分重视脾与元气的关系，认为"元气之充足，皆由脾胃之气无所伤，而后能滋养元气，若胃气之本弱，饮食自倍，则脾胃之气既伤，而元气亦不能充，诸病之所由生也"。然小儿脾常不足，脾胃易伤，所谓"胃气一伤，则诸脏无所禀气而皆伤，诸脏之气皆伤，则正不胜邪，正不胜邪则无以捍御外侮，势必邪气乘内陷"，可见脾常不足是小儿易受外邪侵袭而引发疾病的内在因素。因此，在治疗乃至疾病将息调理上应时刻注意"保胃气"，这对育儿、防病、诊治等都有着重要意义。

朱丹溪在"相火论"的基础上创立了"阳常有余，阴常不足"的学术论点，这也符合小儿的体质特点。朱丹溪认为"小儿易怒，肝病最多……小儿疾病，肝常有余"，这与临床小儿感邪发病，多表现为"心肝阳有余，肝肾阴易亏"的病理特点相吻合，并提出"滋阴降火"大法，不仅为治疗热病增添了重要内容，亦为儿科辨证施治之先河。

四、鼎盛时期——明清时期

明清时期，中医儿科学迅速发展，理论丰富，学术流派主要分为寒凉学派、温补学派。

明代杰出医学家张景岳是温补学派的一代宗师，精研儿科，著有《景岳全书》，提出了与刘河间、朱丹溪重用寒凉攻伐不同的学术见解，强调小儿为"稚阴稚阳之体"，其"体质柔嫩，气血未坚，脏腑甚脆，略受伤残，萎谢极易"，当注重甘温扶阳、培补正气，慎用寒凉攻伐。张景岳纠正药饵之误，认为"小儿气血未充，而一生盛衰之基，全在幼时，此饮食之宜调，而药饵尤当慎也"，尤其反对滥用肥儿丸、抱龙丸、保和丸等，"见有爱子者，因其清黄瘦弱……必云食积。动以肥儿丸、保和丸之类使之常服，不知肥儿丸以苦寒之品，最败元阳，保和丸以消耗之物，极损胃气。谓其肥儿也，适足以瘦儿。谓其保和也，而适足以违和耳。即如抱龙丸之类，亦不可轻易屡用……岂非暗损元神所致？凡此克伐之剂，所以最当慎用"。《景岳全书·传忠录》言："若实而误补，随可解救，虚而误攻，不可生矣。"在小儿吐乳证治中，张景岳认为"寒者多而热者少，虚者多而实者少，总由胃弱使然……热者宜加微清，寒者必须温补……如参姜饮、五味异功散之类"，对于小儿肚腹胀痛，其认为"多因食积或寒凉伤脾而然""故治胀治痛者，必当以健脾暖胃为主"。

明代医家薛铠、薛己父子著有《保婴撮要》一书，提出"凡小儿诸病，先当调补脾胃，使根本坚固，则诸病自退，非药所能尽祛也"，与陈文中的温补学说一脉相承，重视温固脾肾。薛氏认为，调理脾胃时，还应求于肾与命门，如《保婴撮要·胃气虚寒》言："命门火衰，不能生土者，用八味丸补之，禀赋胃气不足，亦用此丸，盖下焦真阳充盛，则上生脾元，自能温蒸水谷矣。"《保婴撮要·敷寒凉药》说："盖胃气得寒则不能运行；瘀血得寒则不能消散；死肉得寒则不能腐溃；新肉得寒则不能化生。"明确提出阴寒之邪对小儿机体的损害。

清代医家叶天士著有《温热论》《幼科要略》等代表作，创立"卫气营血"辨证体系，划清伤寒与温病之限。其主要学术思想是：在诊断小儿温病时，重视查舌、验齿及对斑疹颜色的望诊；在辨证方面，采用卫气营血辨证、辨病辨体相结合、经络辨证的方法；在治疗方面，结合小儿"阳常有余，阴常不足"的体质特征。叶天士主张"辛凉为宜……最利幼科，能解小儿诸经热"，参鉴李东垣"重脾土"的学术思想，提出了"脾胃分治"的理论，注重养胃降胃与升脾相结合。

吴鞠通为清代著名温病学家之一，有《温病条辨》及医案传世，其中"解儿难"一卷，前承儿科各家学说，论述了有关小儿多种病症的理法方药。在小儿生理方面，吴鞠通提出小儿"脏腑薄，藩篱疏，易于传变；肌肤嫩，神气怯，易于感触"，从小儿形神、气血、脏腑、表里诸方面均尚柔弱进行分析，总结出小儿"稚阳未充，稚阴未长"之特点，首创小儿体质"稚阴稚阳"新说，补充了"纯阳之体"的体质说之不足。在小儿病理方面，吴鞠通认为小儿易于感触，易于传变。用药方面，根据小儿的生理、病理特点，吴鞠通主张在小儿用药方面贵在轻灵："其用药也，稍呆则滞，稍重则伤，稍不对证，则莫知其乡。"对于儿科"痉瘛"病症，吴氏指出了"风为百病之长"，故"六气莫不由风而伤人"，因而"痉"的症状虽属于风，却又"六气皆能致痉"。他从外感内伤角度分析，认为除外邪致痉外，"以久病致痉论，其强直背反痉瘛之状，皆肝风内动为之"，从而将"痉瘛"分为寒、热、虚、实四纲，此四纲具有执简驭繁、提纲挈领的作用。对小儿疳疾，吴氏指出，"儿之父母之爱其子，惟恐其儿之饥渴，强与之"，"干生于湿，湿生于土虚，土虚生于饮食不节"，以脾气郁及水谷不化为病机重心，上承仲景、东垣及钱乙、陈文中、薛氏父子、叶天士之儿科经验，以"扶土之不暇……犹敢恣用苦寒，峻伤其胃气，重泄其脾气哉"为用药思路，概括出治疳九法。吴鞠通首创三焦辨证，在治疗中还将温热学说的特色融于儿科临床用药中，特别强调顾及气血，重视养阴，疏方遣药，多以酸甘配伍。

　　受西方医学影响，中国在明清时期出现了融合中、西两种医学的中西医汇通派，代表性医家之一恽铁樵是著名中医儿科专家。恽铁樵认为不应以《黄帝内经》为止境，应师古而不泥，有所超越，倡导立足于中医传统基础上的中西医汇通，著有《保赤新书》。在小儿面诊法方面，恽铁樵善治小儿痧疹与惊风，提出了山根青筋与体质的关系，还创制了治疗惊风的安脑丸和治疗疳证的除疳福幼散。

五、新时期——近现代

　　近现代时期，西医学的传入与发展使中医学的发展受到了冲击，但在学术争鸣和临床疗效方面，这一时期中医儿科学术流派得到了空前发展，其发展有如下特点。其一，学术争鸣基础的同质化：全国中医儿科各学术流派理论基础有着基本共同的渊源，与内科等流派的产生、发展有着难以分割的联系，大多遵从《黄帝内经》《伤寒杂病论》等经典而又各有侧重。其二，异地异论异型：儿科学术流派因时、因地、因势而各不相同，东、西、南、北、中理论及遣方用药各有特色，百家争鸣。其三，各家学术流派各取所长、各补所短、中西汇通、互相影响，有着大融合的趋势。

1. 寒凉学派

　　奚晓岚学宗"体禀纯阳"，创立"寒凉学派"，受仲阳、河间、丹溪、天士、鞠通诸家学说的影响，仲阳变仲景八味肾气为六味地黄的启发及丹溪"阳常有余，阴常不足"理论契合小儿纯阳之体生理特点的提示，悟出治疗小儿疾患，只要留得一分津液，便有一分生机，故其立法重在清热养阴，用药多偏寒凉滋润。

　　川派王氏儿科以温病学为指导，在继承温热学说、湿热学说的基础上，结合四川地域特点以及当今小儿饮食习惯，创造性地提出"小儿多湿热炎毒"的病因病机学说，临床运用则注重清热除湿与抗炎解毒相结合。王氏儿科用药以"和"为贵，以"稳"为要，多轻灵之品，既不损伤正气，又能灵动气机，常于平淡之中见神奇。川派赵氏儿科在不断实践中逐渐创立了一套独特的学术思想，善用清凉，着重肠胃，兼顾气阴，为治疗儿科急性热病和脾胃疾病开创了新思路。

2. 温阳学派

　　徐小圃学宗"稚阴稚阳"，创立"温阳学派"，认为"阳气者，人身之大宝也，无阳则阴无以生"，常以麻黄宣肺为主治疗肺系疾患，临床疗效卓著，因而有"徐麻黄"之称。徐小圃在继承《伤寒论》理论体系和治疗法则的基础上，熟谙北宋以来儿科学家钱乙、陈文中、陈复正、夏禹铸、吴鞠通等所著典籍，对吴鞠通小儿"稚阳未充，稚阴未长"的论述尤为重视，虚心吸收近代各家之长（如祝味菊先生擅长用温阳药的经验），形成了自己的治疗方法，具有鲜明的独创性。

吴门医派金氏儿科起源于清代，继承了叶天士的部分学术思想，结合幼科特点，形成了"平肝而非伐肝""久病入络"的思想及"治湿善用温燥""透热转气"的特色。

3. 运脾学派

江育仁从小儿"稚阳未充，稚阴未长"的生理特点中深刻领悟出"阴之所生，必赖阳气之旋运"的含义，故对小儿"脾常不足"提出"脾健不在补，贵在运"的观点，创立运脾学派。江老谓运脾法属和法范畴，具有补中寓消、消中有补、补不碍滞、消不伤正的和调作用，用于治疗小儿脾失健运而致的脾胃疾病，最为妥帖。

海派中医董氏儿科崇尚李东垣"脾胃内伤，百病由生"的论点，根据"正气存内，邪不可干"的中医理论，强调病情控制的后期，尚须益气健脾善后的重要性，提出"肺脾同治，健脾为要"的治未病学术观点，认为用药贵在轻灵平和，中病即止，切忌峻药过剂，毋犯胃气，免伐生生之气。

湖湘医学秉承元代儿科名医曾世荣提出的"小儿用药，贵在和平，毋损脾胃之气"，强调人以胃气为本，治以辛温燥湿理气，善于保脾阳、育脾阴。

4. 调肺学派

刘弼臣阐发"体禀少阳"学说，创立调肺学派。刘老认为小儿患病最易多变，易寒易热，易虚易实，轻病容易变重，重病容易转危，甚或急剧死亡，是"少阳为枢"直接起主导作用。刘老临证非常重视小儿苗窍的变化，将其作为"从肺论治"的依据，临床运用疏、通、宣、肃、温、清、补、敛八法治疗小儿感冒、咳嗽、哮喘、肺炎等肺系疾患，常获良效，补充和发展了钱乙五脏证治的内容和理论。

近现代时期，中医儿科流派纷呈，名医辈出，一大批社会公认的中医儿科流派名噪一时、独具特色、疗效显著，如海派徐氏儿科、海派董氏儿科、浙派儿科、江苏儿科、齐鲁儿科、盛京儿科、寒地儿科、津沽儿科、燕京儿科、三晋儿科、中原儿科、湖湘儿科、湖北儿科、闽南儿科、岭南儿科、福建吴氏儿科、宁夏杨氏儿科、滇南儿科、川蜀儿科、八桂儿科、黔中儿科等二十多个中医儿科学术流派云集，在近现代医学史上产生过重大影响。

新中国成立后，党和政府大力支持中医药发展。2012年，国家中医药管理局在全国遴选公布了第一批64个全国中医学术流派传承工作室建设单位，开启了国家层面集中力量、规范化建设中医学术流派传承发展的新阶段，这与全国名老中医药专家传承工作室、中医药重点学科、重点专科（专病）等项目交相呼应、相互促进。一批特色优势明显、学术影响力大、临床疗效显著、传承梯队完备、辐射功能较强、资源横向整合的中医儿科学术流派传承群体，着重挖掘、传承、弘扬、推广学术流派的学术思想和技术，突出以学术流派的理论、观点和医疗实践中具体技术方法与方药运用为重点，以提升中医临床疗效和推动多样化、多层次的学术流派发展与推广，促进中医学术流派百花齐放、百家争鸣、共同发展，探索建立中医流派学术继承、临床运用、推广转化的新模式，有力地推动了中医药学术的进步和发展，共同促进了近代中医的学术繁荣和临床优势的发挥，中医儿科流派传承与创新取得初步成效。

第二章

中医儿科学派及流派的传承模式

一、家族传承

家传是中医教育的主要形式。传统中医以在家族之内传授为主，即所谓世医之家。董氏儿科以家学传承为基础，横跨三个世纪，历经七代传人，在对诸家学派兼容并蓄的基础上，创立了"推理论病、推理论治"的学术思想。董氏儿科第六代传人董幼祺教授与其子董继业一起编著了51万余字的《董氏儿科》，为后人了解学习董氏儿科的学术思想和临床经验提供了宝贵资料。

二、师徒相授

传统中医师承教育是最基础、最纯粹的传承模式，不依赖其他教育模式和任何科学技术。通过中医师徒相传成长起来的古代名医大家不在少数，如扁鹊拜长桑君为师，张仲景从师于张伯祖，李东垣向张元素学习等。由此，古代医家们不仅继承了先辈的学术，且代代相传，逐渐形成了具有自身特点的学术流派，例如河间学派、易水学派。此外，古代医家将自身临证经验总结著书以传承后人，弟子在整理家师的临证医案时亦可从中产生新的领悟。如北宋阎季忠师从钱乙，收集其临证经验编成《小儿药证直诀》，确立了中医儿科的诊疗体系。徐氏儿科创始人徐杏圃，嫡传哲嗣徐小圃，其子仲才、伯远，均克绍箕裘，弟子顾文华、王玉润、朱瑞群、江育仁等亦为中医儿科大家，朱瑞群传人虞坚尔、吴敏等皆为沪上中医儿科精英。

为传承老中医药专家独到的学术经验和技术专长，1990年6月，人事部、卫生部（现国家卫生健康委员会，下同）和国家中医药管理局联合做出《关于采取紧急措施做好老中医药专家学术经验继承工作的决定》。1990年10月20日，全国继承老中医药专家学术经验拜师大会在北京人民大会堂隆重举行，500名老中医药专家喜得高徒。在此之后，第二、三、四、五、六批全国老中医药专家学术经验继承工作相继展开，无数中医药青年才俊在这样的培养模式中成长为独当一面的骨干力量。

三、院校传承

院校传承则是在前者基础上，结合现代教育的理念和知识，形成的以跟师学习为主线的人才培养新模式，内容丰富，形式多样。其融入院校教育，有明确的招生对象和培养目标。目前在国家政策推动下，安徽中医药大学、南京中医药大学、河南中医药大学、云南中医药大学、成都中医药大学、长春中医药大学、广西中医药大学、贵州中医药大学、河北中医学院等高校相继设置了本科中医儿科学专业或"5+3"一体化中医学专业中医儿科学方向。

第三章

中医儿科学派及流派发展经验对中医儿科传承的启示

一、传承的连续性

传承的连续性是中医学得以延续和发展的基础。自《黄帝内经》确立"阴阳五行学说""脉象学说""藏象学说""经络学说""病因学说""病机学说"等学说后，历代名家无不在此基础之上阐释发挥，形成自己的学术观点。以金元四大家之首、河间学派刘完素为例，其学术论点以阐发火热病机为中心内容，实渊源于《素问·热论》和《素问·至真要大论》的病机十九条，他在潜心研究《黄帝内经》及当时盛行的五运六气学说的基础上，结合临床实际，阐明生理、病理及治疗规律。刘完素、张从正、朱丹溪为河间学派三大家，他们对火热病证的病机深入研究，形成了各自独到的学术经验，后世三大学派攻邪学派、丹溪学派、温病学派也继承和发展了刘完素创立的"火热论"学术思想。

津沽流派第三代传人马融教授，在继承其父马新云教授家教的基础上，又受业于第二代传人李少川老先生门下，尽得真传，并继承了李老于1979年创立的小儿癫痫专病门诊。至今，马融教授已将最初的小儿癫痫专病门诊发展至集小儿癫痫、抽动障碍、注意缺陷多动障碍、孤独症等脑系疾病的诊治于一体的儿童脑病专科门诊，成为津沽儿科流派的重要组成部分之一。中医儿科学派正是在这种薪火相承和融汇新知的过程中，实现了代代相传。

二、传承的创新性

中医药在发展过程中形成了不同学说，如阴阳五行学说、五运六气学说、三焦学说、命门学说、升降学说、归经学说、体质学说等。清代医家吴鞠通善于创新，把叶天士治疗温热病的卫气营血辨证与薛生白治疗湿热病的三焦辨证有机地结合起来，编著《温病条辨》，形成了温病学独特的理论体系，并在《温病条辨·解儿难》一文中记载了小儿体质及小儿疾病的诊断、治疗、用药，提出小儿在生理、病理方面，脏腑薄弱，五脏六腑成而未全、全而未充，卫外功能差，易于感邪，易于传变，寒热虚实易于转化。吴鞠通还首创小儿体质"稚阴稚阳"新说，深刻阐释了小儿最基本的生理本质，对中医小儿体质学说产生了深远的影响。

在学术创新方面，时毓民教授提出"性早熟从滋阴降火论治"；汪受传教授提出"小儿肺炎从热、郁、痰、瘀论治""胎怯从补肾健脾论治"；刘弼臣教授根据小儿生理病理的诸多特点，倡导用"少阳学说"取代"纯阳"和"稚阴稚阳"的观点，并根据北方气候特点，提出了"从肺论治"的学术观点。这些学术观点的提出及其相应的研究成果，标志着中医儿科学派理论体系的创新。

三、互补交叉和知识渗透

"和而不同"是中医各流派产生的重要思想基础，交叉性和包容性是中医儿科学派的一个鲜明特点。如江苏儿科流派的江育仁曾于海派徐氏儿科徐小圃门下学习。徐氏儿科发源于江南本地，原以用药轻灵见长，但徐氏儿科名家徐小圃却虚心向川医祝味菊求教，并将其子徐仲才送至祝氏门下为徒，在继承家学的基础上又学习了祝氏善用温热药的临床经验，从而使徐氏儿科的医疗特色有了新的发展。再如王玉润出身于王氏儿科，其父王超然是民国时期有名的儿科医生，但是王玉润一方面就读于上海新中国医学院，一方面跨门派拜徐小圃为师，接受徐氏儿科的经验传承。不同学派间、地域性医派间的诸多复杂联系，诸多交流层面的深入沟通、融合借鉴、学术争鸣、合作共赢，促进了中医儿科学派的发展。

四、创造学术包容的环境有利于传承与发展

学术流派的形成与发展，一方面与人们对疾病的认知方式、程度、知识背景等有密切关系；另一方面受到地域文化、时代变迁等客观因素的影响，社会制度与生产力的变革也带来各种学术思想的争鸣，促进了各种不同的学术流派的形成。中医学派发展的经验提示我们，在学术包容的背景下，才可能出现中医学术流派兴起、分化、交融，或者是趋于成熟的境况。当前，中医药发展已成为国家战略，《中华人民共和国中医药法》的实施为中医药发展提供了坚实的法律保障。2012 年，国家中医药管理局在全国遴选公布了第一批全国中医学术流派传承工作室建设单位，"杭州宣氏儿科流派传承工作室"名列其中，宣氏儿科流派以师带徒的形式进一步整理宣氏儿科的学术特点、临床经验，在疗法上不拘方药，在诸暨、建德、丽水等地设立了多个流派工作分站，传承者在继承创始人针灸、推拿等多种手段共同治疗的基础上，与西医相配合，成为浙江省较早尝试西医辨病结合中医辨证的学术流派。在国家大力扶持下，我们现在所处的历史阶段是新的学术包容时期，良好的发展环境给中医儿科学术流派传承、发展和创新带来了新的机遇。

五、人才是传承与发展的关键

人才是保证一个医学流派持续发展的关键因素。从一个学术流派的形成来看，首先，一个学术流派的诞生在于学派奠基人所具有的鲜明的学术思想渊源、学术理论倾向，并形成相对完整的学术体系和实用的临床指导价值；其次，在于其学术影响的不断传播并形成相对广泛而稳定的学术群体，学术流派的诞生、影响力扩大，彰显了学术流派创始人对中医药学术发展的特殊贡献；再次，中医儿科学术流派传承与发展也是强化中医师承教育、培养多层次中医儿科骨干人才的有效途径。通过深化中医儿科学术流派师承教育，推进师承教育与院校教育、毕业后教育和继续教育相结合，将传统的"一对一"或"一对二"、一代传的师承模式扩展为"一对多"或"团队带团队"的模式，探索不同层次、不同类型的师承教育模式和人才培养体系，形成符合中医儿科学术流派人才成长规律的人才培养制度，有利于中医儿科学术流派人才队伍建设及高层次传承人才培养。

六、加强建设中医儿科发展平台

平台建设是大数据时代利用现有条件和资源助力中医传承的一种模式，具有优化整合、系统化构建的优势。随着我国"一带一路"倡议及中医药国际化的发展，近年来在政府、高校、医院及科研院所的共同努力下，搭建了一批以推进中医药发展为目的的中医药产业联盟、传承工作

室、流派研究中心，这些平台的形成为中医药的发展提供了便利条件。1983 年 9 月 22 日，中华中医药学会儿科分会于山东省潍坊市成立。2009 年 10 月 25 日，世界中医药学会联合会儿科专业委员会成立。2018 年 12 月 7 日，中华中医药学会儿科流派传承创新共同体成立大会在上海举行，集全国中医儿科同道智慧结晶，为中医儿科学术流派的传承、创新、发展共同努力。

七、深化传承规律研究

中医儿科学术流派云集，在近代医学史上产生过重大影响，一大批社会公认的中医儿科流派都曾名噪一时、独具特色、疗效显著、影响深远，共同促进了近代中医学术繁荣和临床优势的发挥。但目前中医儿科流派发展现状不容乐观，受到体制机制、传承模式、医疗环境等多种因素的制约和影响，目前一些流派诊疗阵地日益萎缩，其特色学术思想、特色技术传承乏人乏术，其优势专长正趋于淡化和消亡，对中医儿科学术流派的抢救性、保护性、传承性研究与弘扬迫在眉睫。应当深化对中医儿科学术流派传承规律、传承模式的探索与实践，推动中医儿科学术思想、特色诊疗技术推陈出新，促进中医儿科学术流派的传承与发展，形成中医儿科学术流派的新体制、新格局，为中医药理论的不断创新、新时期中医药学术的繁荣发展贡献力量。

八、推进成果应用及转化

在"非典"、甲型流感、新型冠状病毒肺炎等重大突发疫情应急救治中，各中医学术流派运用特色学术经验在抗击疫情中发挥了独特作用。在认真总结中医儿科流派学术经验以及深度整理、挖掘流派学术精华的基础上，须站在新的历史起点，遵循中医药发展规律，传承精华，守正创新，加强对中医儿科学术流派代表性传承人学术思想和名术、名方、名药的传承，制定、推广一批流派优势病种诊疗方案和诊疗技术，开展基于中医儿科学术流派代表性传承人经验方的儿童中药制剂研发，加快推进中医药现代化、产业化，推进中医儿科学术流派成果的创造性应用和创新性转化，打造中医儿科学术流派传承基地，增强中医儿科学术流派的学术辐射能力，充分发挥中医药在小儿疾病"防－治－康－养－护"全过程的独特优势，助力提升中医药学术水平和服务能力，促进儿童医疗卫生事业的发展和儿童健康目标的实现。

中篇

古代儿科名家

第四章

钱 乙

钱乙（约1032—1113），字仲阳，祖籍钱塘（今浙江杭州），至其曾祖时北迁，定居于郓（今山东东平）。父钱颢，善针医，然嗜酒喜游，东游海上不复返。钱乙幼年母亡，由姑母收养，成年后师从姑父吕氏学医，年龄稍长后得知家世，外出五六次寻找其父，终寻得并接其归。钱氏先学《颅囟经》，临证以擅长儿科病闻名，但其治病各科皆通，尤精通《本草》诸书，详辨阙误，为方不拘泥于古法，用药灵活善变而自有法度。钱乙元丰（1078—1086）年间至京师，因治愈长公主女儿之疾，得授翰林医官，又以黄土汤治愈皇子的瘈疭病，擢为太医丞，赐紫衣金鱼袋。钱氏诊务繁忙，几无虚日，不久因病辞退。钱氏善于化裁古方和创制新方，其理论、临床经验及医案，经阎孝忠加以整理而成《小儿药证直诀》。

《小儿药证直诀》分为上、中、下三卷，约成书于宋宣和年间，是我国现存最早的儿科专著。《小儿药证直诀》上卷记载"脉证治法"，创立了儿科五脏辨证纲要，提出了小儿生理特点及病理特点，且重视望诊，特别增加"面上证""目内证"两种特殊的望诊方法。《小儿药证直诀》详尽记述了各种小儿疾病，如脑积水、佝偻病，各种吐泻的转归，天花、麻疹的诊治等，主张小儿治病用药应以"柔润"为宜，反对"痛击""大下"和"蛮补"。中卷"记尝所治病二十三证"，记载了钱氏诊治的医案23个，具体包括发病症状、病机诊断、传变分析、设方用药，是我国著名的儿科医案。下卷为"诸方"，详细地说明了各种方药的组成及用途，创制了流传后世的有效新方，如六味地黄丸、泻白散、导赤散、泻黄散等。全书载方119首，其中内服方剂111首，外用方剂8首，共涉及药物189味。《四库全书总目提要》评说："小儿经方，千古罕见，自乙始别为专门，而其书亦为幼科之鼻祖。后人得其诸论，往往有回生之功。"

一、学术思想与成就

钱氏行医六十载，被尊称为"儿科之圣""幼科之鼻祖"，《四库全书总目提要》称"钱乙幼科冠绝一代"。钱氏创造性地提出小儿生理病理特点、注重望诊、确立五脏辨证纲领、重视调治脾胃、善用清法、因时制宜等一系列学术观点，使儿科学体系初具系统性、完整性，为中医儿科学的发展奠定了基础。

1. 提出小儿生理病理特点

钱氏创造性地提出小儿有两大生理特点。一曰"五脏六腑，成而未全……全而未壮"，指出了小儿在形体上脏腑娇嫩、形气未充的特点，虽脏腑的形和气均为不足，但以肺脾肾三脏尤为明显，其中又以肾脏为重点，强调"肾主虚"，这为后世"肺脾肾常不足，心肝常有余"的理论打下基础；二曰"自生之后，即长骨脉、五脏六腑之神智也""又生变蒸者，自内而长，自下而上""故以生之日后，三十二日一变"，指出了小儿在机能上生机旺盛、发育迅速，其形体、神智都在不断地变化、蒸蒸日上。变蒸主要发生在出生后至一岁，"变且蒸，谓蒸毕而足一岁之日也"，钱氏认识到年龄越小生长发育速度越明显。

病理上，由于小儿脏腑娇嫩、形气未充，卫外功能低下，易感受外邪，受邪后正不敌邪则易虚，邪气乘虚而入，迅速传变，又形成小儿"易虚易实，易寒易热"的病理特点。如《小儿药证直诀·诸疳》言："小儿易虚易实，下之既过，胃中津液耗损，渐令疳瘦。"又言："故小儿之脏腑柔弱，不可痛击，大下必亡津液而成疳。"钱氏熟谙小儿病理特点，在治疗上强调小儿病忌妄攻妄下，要谨慎辨证寒温得宜，"小儿易为虚实，脾虚不受寒温，服寒则生冷，服温则生热"。由于小儿生理上脏腑娇嫩、形气未充，所以不仅容易受邪，也容易误治，邪气易实而正气易虚，实证易转为虚证，寒证易变为热证，热证也易变为寒证。提示医者治疗小儿疾病要及时、正确、谨慎，时刻注意辨别疾病的虚实寒热变化，并用药得当。钱氏打破了孙思邈在《备急千金要方·少小婴孺方》中"小儿病与大人不殊，唯用药有多少为异"的说法，奠定了中医儿科学生理、病理特点的理论基础，对把握小儿疾病的发展变化规律及儿童合理用药具有指导意义。

2. 四诊合参，尤重望诊

儿科古称"哑科"，钱氏曰："盖脉难以消息求，求证不可以言语取者，襁褓之婴，孩提之童，尤甚焉。"钱氏诊病灵活细致，自有法度，通过长期的临床实践独创小儿脉法，总结出"脉乱""弦急""沉缓""促急""浮""沉细"六种脉象。钱氏在四诊合参中，尤重望诊，如望面色及目内证、望排泄物、望形态动作。

《小儿药证直诀·面上证》曰："左腮为肝，右腮为肺，额上为心，鼻为脾，颏为肾。赤者，热也，随证治之。"将左腮、右腮、额上、鼻、颏等面部不同部位分别归属于肝、肺、心、脾、肾五脏，通过望面部部位及色泽判断病脏及病性，如赤色主热，若额上部位出现赤色，则代表心有热证。又如《小儿药证直诀·目内证》所言："赤者，心热，导赤散主之。淡红者，心虚热，生犀散主之。青者，肝热，泻青丸主之。浅淡者补之。黄者，脾热，泻黄散主之。无精光者，肾虚，地黄丸主之。"此是通过望眼的色泽判断疾病的五脏虚实并遣方用药。望排泄物："吐乳，泻黄，伤热乳也。吐乳，泻青，伤冷乳也""吐沫及痰，或白、绿水，皆胃虚冷""吐稠涎及血，皆肺热""大便乳食不消或白色，是伤食"，等等，通过观察呕吐物及二便等排泄物判断疾病寒热虚实。望形态动作：通过特殊姿态动作判断病因，如"弄舌"为脾脏微热，"手足之动摇""手寻衣领及乱捻物"为肝热，"手掐眉目鼻面"因于肺热，"合面睡"为心热等。这些观点对于现代中医儿科临床仍有很大的指导意义。

3. 确立小儿五脏辨证纲领

钱氏以五脏为基础，以证候为依据，确立了小儿五脏辨证纲领及治疗原则。《小儿药证直诀》总结小儿五脏病证为："肝病，哭叫直视，呵欠顿闷，项急。心病，多叫哭，惊悸，手足动摇，发热饮水。脾病，困睡，泄泻，不思饮食。肺病，闷乱哽气，长出气，气短喘息。肾病，无精光，畏明，体骨重。"用"心主惊，肝主风，脾主困，肺主喘，肾主虚"来归纳五脏的主要证候特点，以五脏为纲分类小儿常见病证，使脏腑辨证更趋于规范化，这种以脏腑病机立论的辨证论治思想，可谓开五脏证治之先河，至今仍为儿科教材五脏辨证纲要的主要内容。

治疗原则上，钱氏根据《黄帝内经》五行生克关系与五脏虚实理论，以五脏辨证为依据，提出治五脏病要"视病之新久虚实，虚则补母，实则泻子"，"治之泻其强而补其弱"，"肝病补肾用地黄丸"，"肝实治心予导赤散"，即是其治法运用的具体体现。钱氏重视整体观念，绝不孤立地看待每一脏腑的证候，而用五行生克乘侮关系推求病机，重视五脏生克乘侮关系对疾病发生发展的影响，判断病情轻重缓急和预后转归，如"假如肺病又见肝证，咬牙多呵欠者，易治。肝虚不能胜肺故也。若目直大叫哭，项急顿闷者，难治。盖肺久病则虚冷，肝强实而反胜肺也"。钱氏依据五脏辨证，利用五脏间的生克乘侮规律来阐释五脏病变时的相互影响，并自立五脏补泻方剂，这些思想及治疗经验至今仍值得借鉴。

4. 辨证论治，尤重脾胃

钱氏认为脾胃失调是导致各种疾病的主要因素，"脾胃虚衰，四肢不举，诸邪遂生"。《小儿药证直诀》从内容来看，脾胃相关内容占一半以上，如上卷脉证治法81条中论及脾胃者有42条；中卷记尝所治病二十三证中，从脾论治者12证，兼治脾者3证；下卷"诸方"方药有119方，脾胃方有66首。钱氏不但把吐泻、吐乳、食不消、腹胀、腹痛、疳积、慢惊、虫症、虚羸等病的论治归于脾胃，而且认为疮疹、咳嗽、夜啼、肿病等也与脾胃相关，可从脾胃论治。无论何种疾病，只要涉及脾胃，钱氏必以脾胃为中心，或先顾脾胃，后治他证，或先治主证，后理脾胃，如日晚抽搐"当补脾治心肝"，伤风腹胀"当补脾，必不喘后发散，仍补脾也"。

钱氏在调治小儿脾胃病时，认为"小儿易为虚实，脾虚不受寒温，服寒则生冷，服温则生热"，故运脾为贵，治疗思路是"脾初虚而后结积，治宜先补脾，后下之，下后又补脾"，以"不可有泻无补，攻伐生生之气"为准则，力求消补兼施，寒热并投，以运为补，以适应小儿脾胃的虚实寒热之变。所化裁创制的很多传世名方，皆体现了补脾助运的思想，如异功散、白术散均为四君子汤加味而成，其他方药中还常配伍顾护脾胃之药，如泻白散佐以粳米、甘草，安神丸加入干山药、白茯苓、甘草。

给药方法、饮食调养方面，钱氏的许多方药用"饭和丸""麦糊丸""粟米饭和丸""蜜丸"及"米饮汤下""乳下"，以蜂蜜、面糊、米糊等做成丸剂，或用蜜水、米饮、乳汁等调服以保护胃气，减少对脾胃的损伤。在饮食护理方面，钱乙提出"忌口""慎口""不可令饥""频与乳食"等养护脾胃观点。钱氏注重顾护脾胃的学术思想，对儿科临床具有重要的指导意义。

5. 热病及疮疹，善用清法

在五脏证治的基础上，钱氏内伤重调脾肾，外感时邪热病喜用寒凉清泄之品。他认为外感实热证居多，治疗应以清凉为主。《小儿药证直诀》上卷脉证治法中运用清法者居多，其所载五脏病中，肝、肺、心均有热证，如"肝热……泻青丸之……泻白散主之""肺热……甘桔汤主之""肺虚热……治之散肺虚热，少服泻白散"。下卷诸方，清凉之剂也较多，如泻心汤、导赤散、泻青丸、泻黄散、泻白散等。"小儿急惊者，本因热生于心……故利惊丸主之，以除其痰热。不可与巴豆及温药大下之，恐蓄虚热不消也"。对急惊风证，多从热痰惊风治起，以泻青丸清肝、泻心汤泻心、利惊丸涤痰、抱龙丸醒神等多法合用，说明钱乙对热病急症已有成功的救治经验。

另外，对类似现代天花、麻疹、水痘、烂喉丹痧等疮疹，钱氏认为是"天行之病"，并提倡"行温平之功，有大热者解毒"，治疗原则是以"温凉药治之""不可妄下及妄攻发""宜解毒"，目的是使邪毒能从外疏散，从里清解，而不至于内陷。代表方药即紫草散，能达开泄散风、清解热毒之功。若疮疹黑陷，以百祥丸、牛李膏下之；若出现吐血衄血，则可用生犀磨汁服之；疮疹病后阴虚津伤，余焰未尽，上攻口齿，用五福化毒丹；疮疹入眼成翳，轻则用羊肝散，重则用蝉蜕散。钱氏对急性出疹性疾病在病因学、治疗学方面有了进一步发展。钱氏提出"热证疏利或解化后，无虚证，勿温补，热必随生"的观点，也对后世温病学派治疗思想的形成产生了积极的影响。

6. 因时制宜，天人合一

钱氏重视天地自然对小儿脏气盛衰的影响，擅随季节气候的变化而辨证用药，根据发病的时辰分析病因病机，治疗疾病。如从五脏发病季节，根据五行相胜指导用药及预判转归，"肝脏病见秋，木旺，肝强胜肺也，宜补肺泻肝。轻者肝病退，重者唇白而死"，"肺病见春"，"心病见冬"，"肾病见夏"，"脾病见四旁"，"皆仿此治之"。发搐时间不同可归属不同脏腑，根据发病的时辰确定所在脏腑来治疗，如早晨（寅卯辰）发搐，"此肝旺，当补肾治肝也"；日午（巳午未）发搐，"此心旺也，当补肝治心"；日晚（申酉戌）发搐，"是肺旺，当补脾治心肝"；夜间（亥子丑）发搐，"当补脾治心"。

钱氏用药的一般原则，即冬季少用寒凉药，夏季少用温热药，如夏秋吐泻，他认为"五月十五日以后……小儿脏腑，十分中九分热"，故多实热，脾热者用玉露散以泻之；中秋（八月十五日）后发生吐泻则脾胃寒为主，当用益黄散以补脾，不可下之。对于咳嗽，"八九月间，肺气大旺……法当以葶苈丸下之"，"十一月、十二月嗽者……当以麻黄汤汗之"。钱氏根据季节气候时间判断疾病并指导用药的观点，既体现了中医天人合一思想，也对时间医学的发展有积极贡献。

二、原著精选医案

1. 病案一

东都王氏子，吐泻，诸医药下之至虚，变慢惊。其候，睡露睛，手足瘈疭而身冷。钱曰：此慢惊也。与栝蒌汤。其子胃气实，即开目而身温。王疑其子不大小便，令诸医以药利之。医留八正散等，数服不利而身复冷。令钱氏利小便。钱曰：不当利小便，利之必身冷。王曰：已身冷矣，因抱出。钱曰：不能食而胃中虚，若利大小便即死。久即脾肾俱虚，当身冷而闭目，幸胎气实而难衰也。钱用益黄散、使君子丸，四服，令微饮食。至日午果能饮食。所以然者，谓利大小便，脾胃虚寒，当补脾，不可别攻也。后又不语，诸医作失音治之。钱曰：既失音，何开目而能饮食？又牙不噤而口不紧也。诸医不能晓。钱以地黄丸补肾。所以然者，用清药利小便，致脾肾俱虚，今脾已实，肾虚，故补肾必安。治之半月而能言，一月而痊也。

2. 病案二

朱监簿子，五岁，夜发热，晓即如故。众医有作伤寒者，有作热治之，以凉药解之不愈。其候多涎而喜睡。他医以铁粉丸下涎，其病益甚，至五日，大引饮。钱氏曰：不可下之。乃取白术散末煎一两，汁三升，使任其意取足服。朱生曰：饮多不作泻否？钱曰：无生水不能作泻，纵荡不足怪也，但不可下耳。朱生曰：先治何病？钱曰：止渴治痰，退热清里，皆此药也。至晚服尽。钱看之曰：更可服三升。又煎白术散三升，服尽得稍愈。第三日又服白术散三升，其子不渴无涎。又投阿胶散，二服而愈。

参考文献

1. 钱乙. 小儿药证直诀 [M]. 北京：人民卫生出版社，2006.

2. 苏树蓉. 中医儿科学 [M]. 北京：人民卫生出版社，2003.

3. 汪受传. 中医儿科学 [M]. 上海：上海科学技术出版社，2006.

4. 朱锦善. 儿科心鉴 [M]. 北京：中国中医药出版社，2007.

5. 师梦雅. 钱乙学术思想及其《小儿药证直诀》方药配伍研究 [D]. 石家庄：河北医科大学，2017.

第五章

陈文中

陈文中（约1190—1258），字文秀，宿州符离（今安徽宿县）人，后迁居涟水（今属江苏涟水）一带行医15年，为金、南宋间著名儿科医家，曾任和安郎判太医同兼翰林良医等职，精通内科、儿科。陈文中悉心救治贫病，盛负医名，时人尊称之为"宿州陈令"。陈文中集家传已验之方，于1254年撰成《小儿痘疹方论》一卷，对痘疹进行了专门论述，另外撰有《小儿病源方论》四卷，论述小儿保养和发育、小儿指纹及面部形色望诊、惊风及痘疹证治，附列方药。陈文中倡导固养小儿元阳，善用温补扶正之治法，创立了儿科温补学说。中医儿科温凉两大学派皆始于宋代，南宋的陈文中与北宋的钱乙齐名，故明代《幼幼新书·序》曰："宋以来吴之专家者，曰陈曰钱二氏，陈以热，钱以凉，故有火与水喻者。"1958年，商务印书馆将陈氏二书合刊，名为《陈氏小儿病源痘疹方论》。

一、学术思想与成就

陈文中所著《小儿痘疹方论》《小儿病源方论》，语言精练，删繁就简，文风质朴，切合实用，结合歌诀，易于记忆，手法、食疗、外治并用；"图其形状，别其证候，迹其方论"，以冀读者按图索骥，识证用药；重视小儿体质及养护，面部及指纹望诊等。陈氏以善用温补、重视脾胃为重要特点，喜用温药托里、疏通调和营卫之法，创立了儿科温补学说，与钱乙、董汲为代表的凉泻学说相得益彰，有力地推动了儿科理论和实践体系的建立和发展。

1. 首创温补治疗痘疹

古代小儿痘疹分辨混沌，专著不多，现存除董汲《小儿斑疹备急方论》外，当以陈文中的《小儿痘疹方论》为早。《小儿痘疹方论》首论痘疹病源，次论痘疹诊治，最后类集痘疹已效名方及家传秘方共九十六首。陈文中认为痘疹之毒受于胞胎，五脏六腑秽液之毒发为水疱疹，筋肉秽液之毒发为脓血水疱疹，毒既出，发为痘疹疮之别；次论痘疹治法并验方，按阴阳、表里、寒热、虚实八纲辨别证候，主张根据痘疹光泽、起发、满肥、红活及易靥、难靥等，采用托里、疏通、和营卫三法；兼附验方，用药注重固护正气，祛邪外出，反对妄投宣利寒凉之剂损伤脾胃，对于由阴盛阳虚而迟出或倒塌之痘疹，首用附子、肉桂、丁香等燥热温补之品，为用温补药治痘疹的开山之作，对中医治疗痘疹的发展起到了推动作用。

陈文中认为，痘疹的辨证先分表里虚实，表虚难出，里虚难靥。"大抵遇春而生发，至夏而长成，乃阳气熏蒸，故得生成者也。脏腑调和，血气充实，则易出易靥。盖因内无冷气，外常和暖也……不可妄作热治"，指出"凡痘疹出不快，多属于虚，若误谓热毒壅盛，妄用宣利之剂，致脏腑受冷，荣卫涩滞，不能运达肌肤，则疮不能起发，充满后不结实，或痂痒塌，烦躁喘渴而死"。

陈文中认为痘疹的治疗若妄投寒凉，恐冷气内攻，湿损脾胃，以致腹胀、喘闷、寒战、啮齿而难治。痘疹出迟倒塌、阳气虚寒者，宜用辛热之剂补之，得热则气血和畅。针对疮疹已出未出之间，陈文中创制 3 个代表方剂：疮疹不光泽、不起发、不红活之表虚，急用十二味异功散；泻渴、腹胀、气促之里虚，急用十一味木香散；表里俱虚者，急用十二味异功散，送七味肉豆蔻丸。"大凡痘疮始末，皆系脾胃之气所主"，对于邪毒炽盛者，先用仙方活命饮以解其毒，再以托里消毒散托其毒。毒气将尽，形体倦怠，邪气去而正气虚，宜四君、八珍、人参理中、七味白术、十全大补之类补益元气。

目前，天花已经在全世界范围内被消灭，麻疹发病率也由于减毒活疫苗的应用而大大下降，但陈氏这种以温补之法治疗时行温病的思想，对于现今临床仍有一定的指导意义，尤其是为一些急性传染病及危重症的治疗提供了一种思路。如流行性乙型脑炎、流行性脑脊髓膜炎、重症手足口病、霍乱、百日咳等传染病后期多见短气、乏力、潮热、盗汗等气阴两虚之候，治疗宜益气养阴扶其正；手足口病喘脱期出现邪伤心肺证，亦应采用补阳固脱之法治疗。由此可见，陈氏创用温补之法治疗痘疹，开中医传染病扶正祛邪治法之先河，丰富了中医传染病的治法治则。

2. 养子十法，总结儿童养育调护要点

陈文中在总结前人的基础上，提出了一系列儿童养护的措施。其育儿方法以固护阳气为要旨，涵盖了胎养、着衣、乳食、看护、用药等各方面，归纳总结为"养子十法"，对于后世中医儿童保健理论的发展有着重要影响。

一者要背暖。背部为肺俞穴所在，"若背被风寒，伤于肺腧经，使人毫毛耸直，皮肤闭而为病。其症或咳，或嗽，或喘，或呕哕，或吐逆，乃胸满、增（通"憎"）寒壮热，皆肺经受寒而得之。故宜常令温暖"。

二者要肚暖。肚乃脾胃之所也，胃为水谷之海，胃暖则能消谷化食。"若冷则物不腐化，肠鸣、腹痛、呕哕、泄泻等疾生焉"，故而肚腹宜暖。

三者要足暖。足为阳明胃经之所主，俗话说"寒从足下起"。胃经受寒，寒遏气滞，受纳腐熟失职，则易发生腹痛、呕哕、泄泻等病证，故足宜暖。

四者要头凉。头者，六阳之会，诸阳所凑也，故头易热。小儿头若过热，则易生头疮目疾；头汗过多，则易于外感。故头宜凉。

五者要心胸凉。其心属内火，若外受客热，内接心火，则内外俱热也。其证轻则口干舌燥，腮红面赤；重则啼叫惊掣。故心胸宜凉。

六者勿令忽见非常之物。小儿初生，脏腑未坚，神气怯弱，智识未蒙，易受惊吓。勿令忽见非常之物，防止小儿遭受惊吓。

七者脾胃要温。脾胃属土而恶湿冷，主养人体五脏六腑。"药性既温则固养元阳，冷则败伤真气""脾土虚弱，肝木盛冷，故筋挛而作搐，宜用补脾温胃下气药治之"，强调脾土宜温。

八者儿啼未定勿便饮乳。陈文中认为新生儿出生之后，小儿啼哭未停息，不宜即刻哺乳，否则"与冷气蕴蓄于腹内，久而不散，伤儿脾胃"。

九者勿服轻粉朱砂。"轻粉味辛、性冷，下痰损心气；朱砂味甘、性寒，下涎损神气。"轻粉、朱砂虽下痰涎，但其性寒凉，小儿不可轻易服用，以免损伤心神。

十者宜少洗浴。少洗浴虽有所争议，但陈文中认为"小儿一周之内，皮毛、肌肉、筋骨、髓脑、五脏六腑、荣卫气血皆未坚固"，不可频频洗浴，确有一定道理。小儿洗浴，腠理开泄，若包裹失宜，恐湿热之气郁蒸不散，或易为风邪所乘，出现各种病证。

陈文中重视儿童饮食调摄，认为"养子若要无病，在乎摄养调和"，提出"吃热、吃软、吃少，则不病。吃冷、吃硬、吃多，则生病”及"忍三分寒，吃七分饱"的育儿方法，值得借鉴。

3. 惊风一疾，寒热分治

陈文中认为急惊属阳属腑，当治以凉；慢惊属阴属脏，当治以温。反对"医患之家不究病之源因，不分阴阳表里，又不察色脉虚实，妄谓热即生风，便饵牛黄、朱砂、脑麝镇心等药"。陈文中指出，"世俗通言热极生风，昧不知寒、暑、燥、湿之极亦能生风"，并进一步将急惊病因归为"小儿素热，或因食生冷油腻，膈实有痰，致肝有风热而为是病"。将慢惊病因归为"惊怖""风冷之气"，误服凉药镇心宣导，使气机失畅，阳气不足，肝木盛冷。惊风具体治法宜先去痰涎，次固元气，灵活变通。冀元气盛，则津液行，血气流转，自然不搐。服药次序为：先服芎蝎散，遇痰气壅塞不能咽药，用一指于儿喉厌腭中探，手法斡去寒痰冷涎，使气稍得通，再以药灌之；次服油珠膏，润心肺，补脾胃；后服益真汤，温壮元气，助服前朴散，宽上实下。这一序贯治疗作为惊风急症之通用预案，方案合理，路径明确，流程简明。陈文中还认为"真气者，元阳也"，突出温中下气、温养固元的重要性。对于小儿忽见非常之物，或见未识之人，嬉戏惊触，因而作搐者，亦宜补心温气药治之。所列治惊十二方中，除补脾益真汤外，大多为中成药，便于应急，且结合手法应用，尤其值得深入研究。

4. 重视调护脾胃，反对寒凉伤阳之药下胎毒

《小儿病源方论·论下胎毒》记载："古方言，小儿始生落草之时，便服朱砂、轻粉、白蜜、黄连水，欲下胎毒。盖今之人比古者，起居摄养大段不同，其朱砂、轻粉、白蜜、黄连，乃能伤脾败阳之药。若与服之后，必生患，或吐奶，或粪青，或吐泻，或痰涎咳嗽，或喘急，或腹胀，或腹中气响，或惊悸。"认为妄用朱砂、轻粉等性寒有毒之品下胎毒，反伤脾阳，导致吐泻痰喘，后患蜂起，腹胀惊悸，变证丛生。"凡下胎毒，只宜用淡豆豉煎浓汁，与儿饮三五口，有毒自下，又能助养脾元，消化乳食"。淡豆豉法祛除胎毒，一直沿用至今。

脾胃乃后天之本，水谷生化之源，小儿"脾常不足"，脏腑柔弱易损，故宜温补。陈文中强调小儿"脾胃要温"，对现代儿童养护具有积极的指导意义。临床上，小儿过食寒凉生硬之品造成脾胃损伤之疾，或小儿偏食、挑食、吃零食等问题非常普遍，对于脾胃功能尚未健全的小儿，极易引起呕吐、泄泻、厌食、疳证等病证。家长及医生应当注重小儿脾胃的保养，避免生冷饮食、寒凉药物损伤脾胃，以免影响儿童的健康和生长发育。

5. 重视望诊，倡导小儿虎口纹脉

《小儿病源方论·形证门》论述三关指纹，对三岁以下小儿提倡采用虎口纹脉："夫小儿三岁以前，血气未定，呼吸至数太过，难以准候。若有疾，必须看其虎口纹脉，辨验形色可察其病之的要。食指初节为气关，中节为风关，末节为命关。"三关说法虽与宋以后的"风、气、命"有所不同，但其根据指纹所显露部位判别疾病的轻重远早于清代的《幼幼集成》，明确提出了"气关易治，风关病深，命关黑死"的三关测轻重。《小儿病源方论·面部形图》以面部形色诊断病证及判断预后，并附有面部望诊图六幅，根据青、赤、黄、白、黑五色判断五脏所主患疾。辨面色主病附有歌诀，便于记忆，如"面色黄时疳积攻，青而黯色是惊风。吐而乳白兼黄白，若是伤寒色赤红"。又按五脏受病的种类，将面色主病分为受惊、受积、受凉、受热四大类，这种诊断方法继承了钱乙的"面上证""目内证"的思想。

6. 儿科方剂学的贡献

陈氏制方用药以温补为其特色，善用香砂六君及丁香、肉桂、附子、豆蔻、生姜等温补燥涩之品。其制方用意，正如《格致余论·痘疮陈氏方论》中所言："观其用丁香、官桂，所以治肺之寒也，用附、术、半夏，所以治脾之湿也，使其肺果有寒，脾果有湿而兼有虚也，量而与之，中病即止，何伤之有？"《小儿病源方论》载方12首：芎蝎散、油珠膏、补脾益真汤、前朴散、二圣丸、长生丸、塌气丸、远志煎、疏离丸、牛黄丸、醉红散、不惊丸。其中前朴散为《太平圣惠方·卷八十四》"前胡散"之异名，疏离丸为《太平圣惠方·卷八十五》"青黛丸"之异名，并非陈氏自创之方。塌气丸与钱乙《小儿药证直诀》中塌气丸虽同名，但增加青皮、荜茇、木香三味。《小儿痘疹方论》中亦载有众多医方，如十一味异功散（十一味木香散）、十二味异功散、人参白术汤、肉豆蔻丸、人参麦冬散、前胡枳壳散、射干鼠粘子汤、桔梗甘草防风汤、人参清膈散等。

二、原著精选医案

1. 病案一

（1）病案选录

太师贾平章子宣机三岁，头热目赤，痰駒不已，一医言：风热盛，痰涎作。文中曰：因脾肺虚，而风冷寒痰所作。又一医言：热即生风，冷即生气。文中曰：不然。三冬寒盛，冷则生风；九夏炎炎，热则生气。盖风者，百病之长也。若寒得风，而谓之风寒；若热得风，而谓之风热；若燥得风，而谓之风燥；若湿得风，而谓之风湿。此非独热而生风也，如暗风、破伤风、脐风、慢惊风、急惊风及风痫、惊痫、食痫等证，而皆作搐，非但热而生风也。

宣机病始因头热目赤，便以凉药饵之，致令寒气客于喉扉之间，与津液相抟，又生痰駒证。其喉扉中寒痰冷气，壅塞不通，故头热目赤无南得愈。治法当斡去喉扉中寒痰，令气得通，其病可得而愈。遂投芎蝎散一服，用手法斡去寒痰冷涎四五口，次以油珠膏一服而愈。

（2）病案分析

芎蝎散

主治：小儿脑髓风。囟颅开解，皮肉筋脉急胀，脑骨缝青筋起，面少血色，或腹中气响，时便青白色沫，或呕吐痰涎，欲成慢惊风，搐足胫冷者，或大人气上冲，胸满，头面肿痒。

处方：川芎、荜茇各一两，蝎梢（去毒尖一钱，焙）、细辛（去苗）、半夏（酒浸一宿，汤洗七次，焙干）各二钱。

用法：上为细末，热汤调，稍热空心服（空腹服）。一周儿每服抄一小铜钱，量儿大小加减。

方解：若痰满胸喉中，眼珠斜视，速与服。目上直视，睛不转睛者，难救。或痰气壅塞不能咽药，用一指于儿喉扉腭中腕（同哕），就斡去寒痰冷涎，气稍得通，以药灌之。次服补脾益真汤，或以油珠膏选用之。

油珠膏

主治：补脾肾，润心肺，专治气逆呕哕，及风痰作搐，并宜服之。

处方：石亭脂（硫黄中拣取如蜡色者）、滑石各半两，半夏（酒浸一宿，汤洗七次，焙），黑附子（炮去皮脐），天南星（醋浸一宿，汤洗七次，焙）。

用法：上为细末，每服一钱匕。用冷清荠半盏，滴麻油一点如钱大，抄药在油珠上，须臾坠下，却去其荠，与儿服。随后更用温清荠，三五口压下，肚饥时服讫。候一时久吃乳食，量儿大小加减药。

2. 病案二

（1）病案选录：论风痰搐搦

安抚叶大监（宝祐戊午淮东制参）子始生八个月，搐而不休，乃惊食二痫证也。因惊怖未定，心气不足，便饵乳奶，使冷气与乳奶并搐于腹内，故腹中气响，上下滚滚，其气上则吐，下则泻，今抟于脾胃，则脾土虚弱，肝木盛冷，故筋掣而作搐。用油珠膏一服，次芎蝎散送下二圣丸一服，其搐止，又泻如泔水，用补脾益真汤二服。次日又搐，腹中气响上凑，芎蝎散一服，用手法将匙于喉中，探斡出痰涎数口，即止。只腹中气响攻上，不纳乳奶，肚中急胀，用塌气丸一服，后服长生丸愈。

（2）病案分析

二圣丸

主治：小儿腹胀足冷面冷，或腹中气响而足冷，或水泻而足冷，或渴，面、足冷，或粪青足冷，或头温足冷，或脉沉微而足冷。

处方：石亭脂（如蜡块者）一两，黑附子（炮去皮）半两。

用法：上为末，饭丸如黄米大。周岁儿每服十丸，空心乳汁送下。候一个时久，得吃乳。量儿大小增减丸数，秘传累验。

长生丸

主治：宽上实下，补脾治痰止泻。

处方：槟榔、枳实（麸炒）各一两，木香半两，砂仁、半夏（姜制）、丁香、肉豆蔻（面裹煨）、全蝎二十枚（去毒尖）。

用法：上为末，饭丸如黍米大。一周儿服五十丸，空心乳汁下，粥汤亦可，服讫半时久，得吃乳食，日二服。

塌气丸

主治：小儿脾虚腹胀，或疳泻黄瘦。

处方：青皮一两，荜茇、胡椒各半两，木香二钱半，全蝎五枚。

用法：上为末，醋糊丸如黄米大。一周儿服十五丸，乳汁下，粥汤亦得，空腹日二，服讫候半时，得吃乳食，量儿大小加减。

参考文献

1. 陈文中. 陈氏小儿病源痘疹方论［M］. 北京：商务印书馆，1958.

2. 汪受传. 固护元阳温补见长——陈文中儿科学术思想探讨［J］. 安徽中医药大学学报，1984（3）.

3. 汪受传. 中医儿科学［M］. 北京：人民卫生出版社，2001.

4. 赵艳，郭君双. 南宋医家陈文中儿科特色［J］. 中医文献杂志，2001（4）：33-34.

5. 王新智. 养子十法与儿童养护特点［J］. 河南中医，2004（7）：75-76.

6. 张美兰，陈利民. 陈文中儿科学术贡献及其育儿保健的"养子十法"［J］. 中医儿科杂志，2007（4）：18-20.

7. 朱杰. 陈文中温阳学术思想析微［J］. 新中医，2013，45（9）：161-162.

第六章
曾世荣

曾世荣（1252—1332），字德显，号育溪，湖南衡州（今衡阳）人，为元代著名儿科医家。曾氏总结毕生经验，著成《活幼口议》《活幼心书》。《活幼口议》共20卷，是曾氏行医60余年的经验总结，该书对小儿生理病理、平素乳保鞠养、初生儿证候、小儿伤寒、小儿形证诀歌、小儿面部气色、胎中受病、治诸病杂方及前人方书等均有详细的论述，对小儿保育、审脉、辨证、用药等也提出了诸多新的见解。《活幼心书》主要论述了小儿生理、病理及各种儿科疾病的诊断、治疗和处方用药，共3卷。上卷"决证诗"75篇，以诗歌形式论述了儿科病证；中卷"明本论"43篇，专论儿科疾病的证治；下卷"信效方"，共载丸、散、膏、丹等验方230首。以上二书乃曾氏毕生经验之精华，对小儿疾病的诊疗具有重要参考价值。

一、学术思想与成就

1. 宣传优生优育，重视胎养产护

《活幼口议》重视宣传优生优育思想，此书不仅是儿科医师的指导，其丰富的产前调摄知识，亦可作为妇女胎产前之指南。《活幼口议·议原本》指出："夫人立室安家，求嗣必纯，纳妇种子，在贤且德，然而妇乃贤淑，夫又质良，生男不肖者有之……良由公始不能善胚胎之气，妯娌不与矜顾护爱之理。气胎涵养，宜在冲和……妊娠之间，怀育之次，但常令孕妇乐以忘忧，不作怖畏，亦无恐惧，饮食有常，起居自若，此乃以顺其中而全其神，以和其气而益其脉……何患胎气不安，生子不伟。"提倡夫妻必须身心健康，恩爱和睦，房事和谐快乐，且要顺应自然规律，与四时气候相适应，这是优生优育的先决条件。对孕妇尤其要关心备至，饮食作息要有规律，劳逸要结合，性生活需节制。情绪上要欢乐不要忧愁，不要受惊吓，如此方能胎气安定，所育子女健康聪明。故应重视产前调摄，调养以培其根，即"预养以培其元"。

《活幼心书》详论初生之疾，多篇均有论及胎养不当所致生后诸疾，如胎寒"其证在胎时，母因腹痛而致"；胎热"此因在胎，母受时气邪毒，或外感风热，误服汤剂，或食五辛姜面过多，致令热蕴于内，熏蒸胎气，生下故有此证"；疹毒"胎受秽液，热毒蕴蓄于肺胃，因感时气而发者"等。书中还讲到寒疝之夜啼"乃胎中受寒，遇夜则阴盛而阳微"，以回气法治之，提出"小儿初主，气欲绝不能啼者，必是临产艰难，劳伤胎气，或天时寒冷冒寒所致。未可断脐，急以绵裹抱杯中，离胞寸许，用苎皮扎紧，将大纸条蘸麻油点着，于脐带上往来，远远熏之，使火气入脐，则脐中温暖。更用热醋汤荡洗脐带。须臾，气回啼哭，方可洗浴断脐，切记"。

曾氏认为母子一体，气血相通，五脏六腑、筋骨肌肉皆禀于先天，故应重视胎养以育其本，同时慎产护，护养以防其疾。婴孩初生，养护应重以保全，贵以调养，初生之婴，脏腑气血未充，不耐六淫、饮食、情志、外伤所犯，诸之失宜，皆可助疾。故褓褓之时，产护调理，应谨

养，爱护得当，预其疾，防其变，盖护养为之要也。

2. 精研脉诊望诊，主张色脉合参

《活幼心书》以"观形气"为开篇第一，云："观形观气要精通，禀受元来自不同，细察盈亏明部分，随机用药见奇功。"《活幼口议》在脉诊与面部望诊方面有独到的运用经验，并附有示意图。望诊方面，《活幼心书》创"三部五脉"说，主张色脉合参。三部五脉即"凡言三部者，非寸关尺，系小儿三部，面看气色为一部，虎口纹脉为二部，寸口一指脉为三部。五脉者，上按额前，下按太冲，并前三部，谓之五脉"。脉诊临床运用方面，有"指下脉诀歌""三脉五脉说"，认为小儿初生至半晬之间，有病即于额前眉上发际下，以名中食三指，轻手满曲按诊；半晬以上，方可看虎口三关指纹脉；二三岁时，看虎口兼一指脉；四岁脉不在指端，一指高骨按虚实；五六岁以上方能以寸口三部脉诊法诊察。中医临证时强调四诊的结合，但小儿的生理病理特点又决定了儿科望诊的重要性。

《活幼口议》指出，"五脏之气皆形于面部""凡理婴孩先看面部，定气察色最为要也，良由内有疾而形于外，是以本位与地位一体"。同时，曾氏认为虽"五脏之气皆形于面部"，但有常有变，不应拘泥，而应变而通之。《活幼心书·观形气》曰："五脏之气，皆形于面部，肝青、心赤、肺白、肾黑、脾黄，是其本体。肝旺于春，心旺于夏，肺旺于秋，肾旺于冬，各七十二日，脾寄旺于四季后一十八日，是其本位。然有时乎不春不冬，而面变青黑者，非肝之与肾也。不秋不夏而面变赤白者，亦非心之与肺也。盖五脏之气，层见叠出，随证流形，初无一定，忽然青黑主乎痛，忽然赤者主乎热，忽然白者主乎冷，忽然黄者主乎积。此其气之开阖，非系乎时，非拘乎位。"

曾氏还将脉诊与望诊主要经验编成歌诀："小儿有病脉不多，先定浮沉迟数数，沉迟为阴浮数阳，更看面部属何方，青色惊风白虚泻，赤生痰热黑难当，黄是脾家疳积作，医人审度疗何方。"（指下脉诀歌）

3. 治分表里虚实，重视顾护脾胃

《活幼心书》记载了曾氏对自己的运用方药的体会："愚不敏，历医五十余载，凡调理旬月外婴孩有病，所用寒凉温燥之剂，必先明标本，辨虚实，然后处之以药，屡试辄效，此特又在察色听声，心诚求之而得，非假脉取。三岁之上小儿，以色合脉。尤其为妙。尝用已验活法。拯疗诸疾，危而复安者多矣。""所谓攻者，万病先须发散外邪，表之义也；外邪既去，而元气自复，即攻中有补存焉，里之义也。然察其表里虚实，尤在临机权变，毋执一定之规也。"故在论治疾病过程中，应该先分表里寒热虚实，治疗上应遵循先表后里、表里同治及攻补先后的原则。盖脾胃为后天之本，化生气血水谷精微。脾胃充养，气盛而不受邪；脾胃虚弱，则百病蜂起。

曾氏根据小儿特点，临床辨证总以脾胃为重。如在论治方面，提出"五疳之疾，若脾家病去，则余脏皆安"；至于脱肛"法宜补脾温胃，使金得受母之益而气实"；疟疾则"使中州之土既实，则外邪不战而自屈"；五淋言"然此证法当实土以存水，乃免渗泄之患，所谓补肾不如补脾是也"；诸汗证则"宜用补肺散为治，及以香饮调脾，此又益母救子之义也"。由上观之，曾氏注重调理脾胃，脾胃为诸疾之源，调治可祛病扶正，病去正复。

4. 惊风四证八候，急惊重在心肝

曾氏在多年临床经验的基础上，对惊风的病机和临床表现做了概括，提出"四证八候"的概念："四证者，惊、风、痰、热是也。八候者，搐、搦、掣、颤、反、引、窜、视是也。搐者两手伸缩；搦者十指开合；掣者势如相扑；颤者头偏不正；反者身仰向后；引者臂若开弓；窜者目直似怒；视者睛露不活。四证已备，八候生焉，四证既无，八候安有。"这些对后世医家有很大的帮助。

曾氏认为急惊之病由外感风热、暴受惊恐等引起，"郁蒸邪热积于心，传于肝"而发病，把病变主要归于心、肝二脏，如急惊由"热积于心传于肝"所致，治疗当以清热为主。曾氏云："急惊当先定搐，搐由风也，风由热也，搐既已作，方可下热退惊，热若不退，惊亦不散，不移其时，搐搦又作。"又云："搐有顺逆。男搐左视左，女搐右视右；男眼上窜，女眼下窜；男握拇指出外，女握拇指入里；男引手挽左直右曲，女引手挽右直左曲——凡此皆顺，反此则逆。亦有先搐左而后双者。但搐顺则无声，搐逆则有声。其指纹弯弓，入里者顺，反外者逆，出入相半者难痊。又阳病阴脉，阴病阳脉，亦为反。"其证不顺者，可取用《活幼心书》之顺搐散。曾氏有其业医临证所得和理论独到见解，对小儿惊风抽搐一类疾患，反对滥投金石脑麝蜈蝎等品，指出抽搐牵掣不仅是惊风所致，而亦有因气郁所致者，临床要辨证施治。

5. 证候辨议精详，方药纳入齐全

曾氏对于儿科病证辨议精详，方药搜罗广备，具有丰富的临床经验。《活幼口议》卷八述病证疑难十八篇，卷九议胎中受病诸证十五篇，卷十至卷二十论各种儿科病证的辨治，有惊风、发热、吐泻、疳积、肿胀、杂病、伤寒、疮疹等，议论精详，审证得当，用药有独到之处。

《活幼心书》下卷为信效方，主要介绍儿科病证的常用方剂。其中汤散门载日生汤、牛蒡汤、黄芩四物汤等汤剂45方，载百解散、五苓散、消黄散等散剂75方。丸膏门列琥珀抱龙丸、镇惊丸、乌犀丸等丸剂31方，列原砂膏、如意膏、地黄膏等膏剂15方。丹饮门有水晶丹、不惊丹、鹤顶丹等丹剂7方，有百伤饮、速效饮、柴胡饮等饮类37方。金饼方载有一字金、一匕金、一抹金、香橘饼、通圣饼、姜豉饼6方。书中之方有前哲名方，有其家传之方，但皆通过曾氏之临床验证，有独到之心得。大多数方下附有方议，介绍其临床运用的经验与体会。如治小儿伤寒方"大效人参枳实汤"，其方议曰："凡儿患伤寒后，及感风咳嗽不愈者，宜服此……此方泻肺补气，宽膈化痰，滋润五脏，和益三焦，不惟咳嗽，调中更善。"

曾氏认为，疳之为病主要在于脾，"大抵疳之为病，皆因过餐饮食，于脾家一脏有积，不治，传之余脏，而成五疳之疾，若脾家病去，则余脏皆安。苟失其治，久必有传变"。其治疗疳气一证常用肥肌丸，药用黄连、川楝子、川芎、陈皮、香附、木香，以理气助运为主，"治小儿一切疳气，肌瘦，体弱，神困力乏"，可供临床借鉴。

6. 重视辨证论治，灵活运通知变

《活幼口议》非常注重辨证论治，强调在诊治疾病的过程中要会"通变"。《活幼口议·议通变》云："仆辄著此书……其意乃欲使学人通变而已。通者，正理广博，触受咸知；变者，实明根源，开发胸臆。"并进一步指出"春夏秋冬，四时有正邪之令；吐利惊疳，五脏传久暴之疾。所谓可以进则进，可以止则止，犹甚堪行即行，不堪行即转，是谓通变之道"，强调医家要以广博的知识为基础，尤其要熟悉古代医家之著述，唯有能运其通而知其变，才称得上是上工。如《活幼心书·诸吐十三》云："诸吐不止，大要节乳，徐徐用药，调治必安。节者，撙节之义。一日但三次或五次，每以乳时不可过饱，其吐自减，及间稀粥投之，亦能和胃解吐。屡见不明此理，惟欲进药，以求速效，动辄断乳二三日，致馁甚而胃虚，啼声不已，反激他证。盖人以食为命，孩非乳不活，岂容全断其乳。然乳即血也，血属阴，其性冷，吐多胃弱，故节之。医者切须知此，乳母亦宜服和气血、调脾胃等药。"如《活幼口议·议专业》云："凡为医工，须知表里，复审盈亏……世传小方脉书八十余家，究竟证候，良方妙剂不过五十，然其传变形容诸证，该千述万，各显其长……广博言章，欲使学者通变而已。""用心操执，常运其通，而知其变，见其症而知其病，生死预决，危困不戕，斯乃上工之谓。"可见曾氏在书中不厌其烦地议论，都是为了

使后学者重视辨证论治，并在临证时学会通变之道。

7. 吸收道家医药，瑕瑜相杂宜辨

曾氏颇受道家思想之影响，《活幼口议》吸收较多道家医药知识，瑕瑜相杂，临床运用时宜分辨。其悟出"道副自然""医道通仙道，悟之入圣"（议明道），在《活幼口议》中有不少道家所留之方，如蚵蚾丸、七宝妙砂丹等。另在"议身体热"时，指出"善调理者，循其法度，调而理之，法以度之……法以父母各呵儿囟七遍，父先咒之曰：尔为吾儿，顺适其宜，我精我气，受夭弗迷，阴阳纲纪，圣力扶持，薄有违令，随呵愈之，急急如律令……次煎葱白玄参汤或五木汤，候温浴，立效"。这种治疗方法在孙思邈的《千金翼方》中早已有运用，均是来自道家的禁咒法。小儿发热多由卫表不足，寒邪侵袭引起，呵儿囟门或掌心摩儿囟，以及煎葱白玄参汤或五木汤、候温浴等治疗手段，均有助阳散寒之效，有其合理一面，而所发咒语则未免有穿凿附会之嫌，宜注意辨别取舍。

二、原著精选医案

1. 病案一

（1）病案选录

衡州万户张侯寓屯田日，长子三岁，六月得患不语，手足蜷缩，已经二旬，命余至彼，诸医议论不一，观外形面垢有热，气促流涎，口眼㖞斜，不省人事，次则手足俱冷而蜷缩，身臂反张，诊六脉沉，按而取，独心肝脉虚而细数，余脉缓弱。余曰：面垢色脉细数，此因中暑感风，前贤所谓暑风者是也。手足冷缩而不伸，或服凉剂太过，寒之使然。若手足温，其效自速。愚以治法分阴阳顺乎气，五苓散加宽气饮，姜汁沸汤调下三服，其证稍慢，次疏风和荣卫，百解散加荆芥、人参、当归，水、姜煎投。随以温灰汤浇洗手足，药一服，洗一次，至八九次，手足温则血活，血活则筋舒，筋舒则手足运动如常，余热未除，消暑清心饮主之。声音不全，二圣散取效。调理惟用万安饮，恰九日前证俱减。张侯曰：此子更生，端藉药力，不敢妄也。因笔漫纪，后有是证，仿此活人亦方便心矣。

（2）病案分析

议曰小儿有热，热盛生痰，痰盛生惊，惊盛作风，风盛发搐，又盛牙关紧急，又盛反张上窜、痰涎拥；牙关紧风，热极闭经络即作搐搦，涎壅胃口闷乱不省才入中脘，手足挛是，诸关窍不通，百脉凝滞。有退热而愈者，有治惊而愈者，有截风而愈者，有化痰通关而愈者。皆是依症用药，不可不究竟其所以。受病凡病在热不可妄治痰，病在惊不可妄治风，病在痰不可便治惊，病在风不可便治搐。凡治小儿病在惊，惊由痰热得，只可退热化痰，其惊自止；病在风，风由惊作，只可利惊化痰，其风自散；病在痰涎急，须退热化痰，若也有搐，须用截风散。惊此乃谓医工至妙之道，若以意急，虽治惊痰不化，热亦不退，惊如何自止；化其痰热，若不退，风亦不散，痰如何去。是知不治之治所以治之，之谓钦学者深可留心操志于此。一端究竟，无至得失，乃谓之醇全通道而已矣。

2. 病案二

（1）病案选录

一儿痘血热重，初时纯与凉血解毒，犀角服过二两，石膏五钱一剂者，服过五剂。至十朝，略用参三分托浆。十二朝外，浆清痂薄，用助托药加棉茧带蛾者七枚，糯米一合，渴时即以麦冬、糯米、棉茧，煎汤饮之。又发水泡数个，浆疤暗长，灌烂遍身，复用茯苓、薏苡仁、白芍、黄连、金银花、甘草、生地黄、骨皮、山楂、莲肉、木通、连翘、牛蒡、荆芥而愈。（清热过重，故元气不能充浆，所以善治者于清热之时，即预为异日催浆之地，庶不至打成两橛也。）

万世用云：庚申春，家有顽童，仅十岁，患痘疮症，适仆寓乡之故卢，闻报急归，视其疾不为不急，且傍有煎炒油腻，欲避莫能，荷育溪（曾世荣也）疗之。恰七日，疮胀而光泽，偶因舍下有动厕秽触，觉色黯而神昏，大为惊惧。育溪曰：毋虑，吾有除秽药，投之必安。不数日，果如其言，遂拜更生。用扣其所用何剂？曰：中和汤，即十奇散，如沉、檀等剂而已，余无他巧。

（2）病案分析

凡儿所患疮疹，水豆麻子蚊丁火疱等。诸家之说或有异同，大抵此症出乎五脏，肺曰水疱，肝曰脓疱，心曰血疱，脾曰黄疱，肾曰黑子。小儿不问长幼所出，黑子陷者最为恶候。或因风吹，或由触毒，皮下隐隐出而不透，名黑陷子，死者多矣。良由服药，有误冷冰其内毒不发出，为害甚重。《活幼心书》曰：斑疹有二，有温毒发斑，有胃烂发斑。然温毒发斑者，其瘾疹纹如锦片，出于两腋之下。盖两腋气之道路，蕴毒则随气而先出，其病状嗽咳烦闷，或呕清水，是因冬时感冒寒毒，藏于肌肤，至春阳气发动而形于外，名为温毒。发散斑疹，以百解散及牛蒡汤加陈皮、黄连为治。凡疮疹之疾症有多端，其欲发出之时，或有作热者，不作热者，有惊有掣者，有狂燥者，有叫哭者，有烦躁者，有自汗者，有谵语者，有呵欠者，有遁闷者，有神昏者，有呕吐者，乃缘所发于五脏虚实之不同耳。或谓耳鼻脚梢中指冷，为之验者屡究之。或中或否今得至要妙诀。凡儿作热有如伤寒候疑惑之间，不敢直谓者，但者耳后有红脉赤缕定是疮疹，症候更无可疑。若发惊不可下惊药，有热不可退热，有汗不可止汗，或吐不可理吐，但顺其表温其中自然而发出，或有首尾不可下，或曰首尾皆可下。众疑谓之，非说愚曰二家所说皆善也。且儿气脉充实宜微下之，恐作烦躁若也；气虚直不可下，恐泻易脱如欲利下，即用消毒饮子、七宝洗心散或四顺清凉饮，一二服以通为度，切不可用真珠丸及有巴粉之类，并宜禁之。如有热烦躁，与顺大连翘饮加紫草茸，功效但减黄芩。今人才见疮疹已出未出，便与升麻葛根汤，其性颇寒只宜少少与服。其或不当者，盖用大过反坏其表。凡服葛根汤宜加白芍药、糯米、人参、紫草、茸川、当归，功效甚良。

参考文献

1. 曾世荣.活幼心书［M］.北京：人民卫生出版社，2006.

2. 任现志.元代儿科医家曾世荣的学术贡献［J］.中医文献杂志，2001，2：8-9.

3. 杨文义.曾世荣学术思想探讨［J］.安徽中医临床杂志，1994，2：53-54.

4. 陈玉鹏，严世芸.《活幼口议》版本、作者考与学术思想评析［J］.江苏中医药，2013，11：62-64.

5. 肖海飞，侯江红.《活幼心书》中幼儿养育观初探［J］.中医药通报，2016，15（4）：30-31，36.

6. 张振尊.曾世荣对儿科学的贡献［J］.甘肃中医，2009，3：6-8.

7. 周一谋.曾世荣在儿科领域的创见［J］.湖南中医药导报，1997，5：55-56.

8. 李国菁.曾世荣著作考及其学术思想研究［D］.长沙：湖南中医学院，2003.

9. 李学麟，杨鸿.《活幼心书》学术思想初探［J］.中华中医药杂志，2007，5：303-305.

第七章

万 全

　　万全（1499—1582），字全仁，号密斋，江西豫章（今江西南昌）人，明代著名医家。万氏出身中医世家，万全祖父万杏坡尤擅治小儿痘疹，其父万筐著有《痘疹心要》。万全幼时师从著名儒学大家张玉泉、胡柳溪，深受儒家思想文化熏陶，尤其推崇儒家"仁德""天人合一""中和"思想，后因仕途不顺，遂矢志医学。其精研经典之作《素问》《灵枢》《脉经》等，广纳前人经验，荟萃众长，并结合自身经验，在儿科、妇科、养生等领域见称，尤精于儿科，且著作颇丰。其《养生四要》《保命歌括》《伤寒摘锦》《广嗣纪要》《万氏妇人科》《片玉心书》《育婴家秘》《幼科发挥》《片玉痘疹》和《痘疹心法》10部著作被后人整理为《万密斋医学全书》，全书将基础理论与临床经验相结合，总结出众多家传经验方，疗效颇佳，具有较高的学术价值及临床实用价值。儿科专著中的《幼科发挥》《片玉心书》《育婴家秘》《痘疹心法》及《片玉痘疹》，被后世儿科医家奉为临证之圭臬。

一、学术思想与成就

1. 提出"五脏有余不足论"

　　万全在前人"五脏辨证"的基础上，发展了钱乙的"五脏六腑，成而未全，全而未壮"理论，提出"五脏有余不足论"。万全在《育婴家秘·五脏证治总论》中言："盖肝之有余者，肝属木，旺于春。春乃少阳之气，万物之所资以发生者也。儿之初生曰芽儿者，谓如草木之芽，受气初生，其气方盛，亦少阳之气，方长而未已，故曰肝有余。有余者，乃阳自然有余也。脾常不足者，脾司土气。儿之初生，所饮食者乳耳，水谷未入，脾未用事，其气尚弱，故曰不足。不足者，乃谷气之自然不足也。心亦曰有余者，心属火，旺于夏，所谓壮火之气也。肾主虚者，此父母有生之后，禀气不足之谓也。肺亦不足者，肺为娇脏，难调而易伤也。脾肺皆属太阴，天地之寒热伤人也，感则肺先受之，水谷之寒热伤人也，感则脾先受之，故曰脾肺皆不足。"

　　万全在"五脏有余不足论"的基础上，结合朱丹溪"阳常有余，阴常不足"理论，形成了小儿"三有余，四不足"之说，即肝、心有余，阳常有余；肺、脾不足，肾常虚，阴常不足。此外，万全认为小儿体禀"少阳"，如《幼科发挥·五脏虚实补泻之法》所言："肝常有余，脾常不足者，此却是本脏之气也。盖肝乃少阳之气，儿之初生，如木方萌，乃少阳生长之气，以渐而壮，故有余也。""少阳"在此可理解为"少火"，是机体正常状态下的阳气，有温煦脏腑经络、助益小儿生长发育之用，高度概括了小儿"纯阳"和"稚阴稚阳"的生理特点。万全在前人基础上对小儿五脏的生理病理特点进行阐发，形成自己独到见解，完善了小儿五脏理论。

2. 脉无所视，形色以凭

　　患儿就诊时常不愿配合，畏医哭闹，躁动不安，故脉象失真，闻诊、问诊、切诊均难以获得可靠的辨证资料。万全在《幼科发挥·小儿正诀指南赋》中针对"小儿方术，号曰哑科。口不能言，脉无所视"的问题中提出"唯形色以为凭"，即儿科诊法尤重视望诊，还在《片玉心书·观形色总论》中提出"先观形色，而切脉次之"。

万全承《黄帝内经》面部五色主病，审察面部具体部位的颜色、形态，以辨别五脏气血盛衰，知其疾病性质、发病部位。察看初生小儿虎口部位第二指脉纹颜色，可判知疾病的性质和预后。万全将指纹色泽分为5种，根据5种指纹色泽的转变、纹理的深浅来判断疾病的性质与轻重；根据指纹形态的不同，来区别疾病的性质、轻重和部位；根据指纹形态的改变，来测知疾病的预后。在强调望诊的同时，抓住其他诊法提示的辨证线索："儿有大小之不同，病有浅深之各异。观形察色之殊，望闻问切之间。若能详究于斯，可谓神圣工巧者矣。盖望者，鉴貌辨其色也……闻者，听声知其证也。假如肝病则声悲，肺病则声促……问者，问病究其原也。假如好食酸则肝病，好食辛则肺病……切者，切脉察其病也。"（《幼科发挥·原病论》）

3. 重视调理脾胃

万全认为"儿之初生，脾薄而弱，乳食易伤，故曰脾常不足也"，因小儿"脾常不足"，若饮食不节，极易损伤脾胃。《幼科发挥·疳》云："儿太饱则伤胃，太饥则伤脾。"《幼科发挥·原病论》云："胃者主纳受，脾者主运化，脾胃壮实，四肢安宁，脾胃虚弱，百病蜂起，故调理脾胃者，医中之王道也。"在治疗上，脾胃健运则能运转药性而使药物对人体发挥作用，故需重视小儿脾胃调理。

脾胃调养方面，万全强调"调乳母，节饮食，慎医药"。乳汁出自母体，乳母情志、饮食、患病等皆可影响"乳汁清宁"，进而改变乳儿体质。万全主张乳儿以哺乳为主，"或时以烂粥嚼而哺之，其一切肉果、饼粑、甘肥、生冷之物皆当禁之"，反对过早添加辅食，他认为"调理之法，不专在医"，一些伤食轻症，可通过减少进食，"损谷自愈"。对于脾胃疾病的治疗，一方面，万全反对当时医家对于小儿脾胃的调理"喜补恶攻"，强调"变通"，认为"病有攻者急攻之"；另一方面，他又倡导用药应当谨慎小心，"尤忌巴牛，勿多金石"。万氏善用补、消、温、清、下、祛湿，诸法结合，补偏救弊，调理小儿脾胃，使脾胃功能复运。

4. 小儿用药，贵用平和

万全认为治疗儿科疾病应以平为期、以和为贵，切勿损伤小儿稚阴稚阳之体。《片玉心书·慈幼微心赋》言："咸多泄肾，酸甚扶肝。苦入心而寒凉损胃，辛走肺而燥热伤元。欲求中正，无过平甘。或病须于瞑眩兮，勿犯其毒；且从治于权宜兮，但取其能。中病即已，救本为先。苟误投于汤药，即便致于损残。"其所用之药剂型多为丸、散、膏、丹，常以米饮、乳汁、姜枣汤等送服，除内服方药外，还常用浴洗法、外敷法、吸鼻取嚏法、子病调母法等，顾护脾胃，用药平和，却别有特色。

5. 倡育婴四法，以培养先天

《育婴家秘·十三科》提出："一曰预养以培其元，二曰胎养以保其真，三曰蓐养以防其变，四曰鞠养以慎其疾。预养者，即调元之意也；胎养者，即保胎之道也；蓐养者，即护产之法也；鞠养者，即育婴之教也。"此被后世医家称为"育婴四法"。

"预养"即男女在准备怀胎之先，应保养真元之气，为孕胎做好准备。如首先提倡双方适龄婚育，备孕男女饮食清淡，作息规律，调整心态，运动适量。"胎养"是孕母保健，养胎护胎，孕母当节口腹之欲，劳逸适当，保持心神愉悦，忌五志过极，防寒保暖，预防外感。"凡孕妇无疾，不可服药，设有疾，只以和胎为主，其疾以末治之。中病即已，勿过用剂也。"（《育婴家秘·十三科》）"蓐养"关系到婴儿出生后如何护养，万全从生产之法到生后断脐、拭口、洗浴、哺乳均有其指导理论。"鞠养"则是养护小儿饮食、起居，以防疾病之生，"养子须调护，看成莫纵弛。乳多终损胃，食壅即伤脾。衾厚非为益，衣单正所宜。无风频见日，寒暑顺天时"（《育婴家秘·十三科》）。万全提出小儿应根据四时气候调整衣着，不可过暖；节制饮食，不可过饱；教导"正言"，恭敬礼仪。万全不仅擅长儿科，在妇科、养生等方面亦有其建树，为后人所推崇，其所著之医籍可谓活人指南。

二、原著精选医案

1. 病案一

（1）病案选录

癸亥二月，英山县大尹前县吴公，一子发搐，彼医以二陈汤、姜汁、竹沥治之，不退。公初来任，过罗，与全有识，承差人请之。全往视其外候，三关青气，两颊赤色，目常直视，指如捻物。曰：此得之外感，未与发散，热入于里。钱氏曰："肝有热则目直视，得心热则发搐。"又曰："两颊赤而目直视，必作惊风。"小儿肝常有余，又乘木旺之时，当与泻肝，若二陈汤，陈皮、半夏、生姜之辛，皆助肝之物。经曰：以辛补之，所以无效。乃用泻青丸以泻肝木之有余，导赤散以泻心之火，服而搐止。公喜，谓其下曰：所见不同，用药即效，真良医也！彼到时吾心有主，今果无忧矣。全见其胎禀素怯，脾胃且弱，恐后作搐，便成痼疾，又作琥珀丸，与之常服而安。

（2）病案分析

泻青丸：治急惊搐搦，主肝热。

羌活、防风、当归、川芎、山栀仁、龙胆草、大黄（酒浸、纸煨），各等分，上为末，蜜丸芡实大。每服半丸至一丸，煎竹叶汤，砂糖化下。

导赤散：治心热及小便赤，夜啼。

生地黄、木通、甘草梢（炙，各等锉）加竹叶，水煎，食前服。加黄芩（名火府散）。

琥珀抱龙丸：治小儿诸惊风，四时感冒，寒温风暑，瘟疫邪热，烦躁不宁，痰嗽气急，及疮疹欲出发搐，并宜服之。此予家传常用之方。

真琥珀、天竺黄、白檀香、人参、白茯苓各一两半，粉草去筋，三两，南枳实、枳壳麸炒各一两，朱砂五两，牛胆南星一两，怀山药一两，真金箔大者，一百片为衣，上各制取末，和匀，用腊雪溶水，如无雪，取新汲或长流水，杵为丸，如芡实大，大约重半钱，阴干。每服一丸，煎薄荷汤下。

此方内有补益之药，人皆喜而用之。但有枳壳、枳实能散滞气，无滞气者，损胸中至高之气，如慢惊风及元气弱者，减此二味，用当归、川芎各二两代之。

2. 病案二

（1）病案选录

本县大尹张鼎石公子，生四月无乳，取一民壮妇人乳之。一夜大啼，取医甘大用治之吾所传者，呼为腹痛，用理中汤不效；又呼为伤食，用益黄散，又不效。夜更啼哭，急请予视之。甘语其故，意欲我扶同其言也。心本恶热，药中又犯干姜、丁香，如何不助火而增益其病也，乃请公子看之。尹曰：夜啼四日矣。全曰：夜啼有四，心烦一也。尹曰：伤食乎？腹痛乎？全曰：腹痛则面多青，伤食则面多晄白，今面多赤，心烦证的也。大用趋出，予用导赤散加麦冬、灯心进一服。次早往问之，用自内出云：昨夜到天明不止。予叹之，彼喜其药不中病也，不知病退矣。全入问，尹曰：昨夜哭犹甚也。予告之曰：公子病安矣。公子贵体微和，四日夜未乳，昨夜病退思乳。乳母在外，故知往夜之哭，病哭也；昨夜之哭，饥哭也。尹喜曰：怪哉！乳母来后，再不复啼矣，病果退也。

（2）病案分析

心热，有喜面合卧者，有喜仰卧者，宜导赤散、三黄泻心丸主之。

儿性执拗，凡平日亲爱之人，玩弄之物，不可失也。失则心思，思则伤脾，昏睡不食；求人不得则怒，怒则伤肝，啼哭不止。此忤其心也，谓客忤成病也，平日未亲爱之人，未见之物，不可使之见，见则惊，惊则伤心；凡未见之人，不可使之近，迫近则恐，恐则伤肾。令儿成痫，此皆客忤病也。今之为父母者，则称所畏者以止之，如长老止夜啼之故事。为医者因儿不服药，多持针以搏、灸以迫之，令儿生病。

参考文献

1. 万全. 幼科发挥［M］. 北京：中国中医药出版社，2007.

2. 傅沛藩. 万密斋医学全书［M］. 北京：中国中医药出版社，1999.

3. 俞景茂. 儿科各家学说及应用［M］. 北京：中国中医药出版社，2017.

4. 杨若俊，熊磊，代丽，等. 万全"育婴四法"学说探析［J］. 中华中医药杂志，2021，36（2）：1147-1149.

5. 潘利忠，张振尊，孙淑华. 万全的学术思想对现代中医儿科学的指导意义［J］. 中华中医药学刊，2009，27（1）：184-187.

第八章

陈复正

陈复正（约1690—1751），字飞霞，广东罗浮山人（今广东惠州博罗县），清代儿科名家。陈氏幼年禀亏体弱，有志于医。及长，拜罗浮山道士长际天师为师，修习道家气功秘术，兼练医术。其后，他以道士身份云游四海，寻道行医，并广泛采集诸家学说及民间经验，搜集了不少单方验方和外治法，晚年定居隧阳之种杏草堂。陈氏学验俱丰，学识周通，无论道家、医事，皆能剖析详明，发挥晓畅。陈氏除为民治病外，感于当时儿科著作的缺憾和儿科医界旧风陋习的弊端，采历代儿科医家之长，结合自己的见解加以阐发，《幼幼集成》是其留世的唯一著作，切合临床实用。

《幼幼集成》共6卷，计数20余万言，首创"赋禀""护胎"，认为胎婴在腹，与母亲的精神、饮食、劳逸等密切相关。陈氏对指纹诊法颇有见地，至今为临床所采用。《幼幼集成》对儿科诊法及内治诸法叙述皆详，尤重外治方药，全书共收外治方法20多种、外治方180余首、用于外治的药物150多味。《幼幼集成》对中医儿科学的发展具有重要贡献，实为一部集大成的儿科名著，对临床有较高的实用价值。

一、学术思想与成就

陈复正业医数十载，精于幼科，博采诸家，取其精华，芟其芜缪，提倡护本培元，创立指纹晰义，力辟惊风学说，善固脾胃之本，突出八纲辨证，载述治法新方，其学术思想多与《黄帝内经》《难经》经旨一脉相承，其临证经验至今仍有重要的指导意义，对后世医家临证施治影响深远。

1. 重视小儿元气，提倡护本培元

陈复正重视小儿元气，提出当慎护胎元，倡导优生，所著《幼幼集成》首创"禀赋""护胎"，认为优生和胎养乃培植小儿元气壮实之根源。强调上代健壮则胎婴自固，父母应在体质健壮和精神愉悦之时孕育胎儿，可保胎元健固。同时，陈复正提出"父主阳施，犹天雨露；母主阴受，若地资生。胎成之后，阳精之凝，尤仗阴气护养。故胎婴在腹，与母同呼吸、共安危，而母之饥饱劳逸、喜怒忧惊、食饮寒温、起居慎肆，莫不相为休戚"，认为胎儿在腹，与母亲的精神、饮食、劳逸等密切相关，故而孕母须十分注意这些方面的调摄，则胎孕自固。此外，《幼幼集成》尚列"保产论"，详论"产要"，以保母子平安。陈复正还认为小儿初生养护，护元为要，重视小儿脾胃的扶补，不可以小儿不节饮食为执见而重消磨，也不可以纯阳之子为定论而恣投苦寒。可见，陈复正在治疗小儿疾病时注重保元扶正，慎施攻伐。

2. 见解独到，否定变蒸学说

陈氏认为变蒸是小儿生长发育的一种现象，而且对前人以时日定脏腑筋骨的递生递变，持不

同意见。其对有关变蒸的"依期发热"等观点提出了不同的看法，并在《幼幼集成》书中特辟"变蒸辨"一节来加以论述。《幼幼集成·变蒸辨》云："予临证四十余载，从未见一儿依期作热而变者，有自生至长，未尝一热者，有生下十朝半月，而常多作热者，岂变蒸之谓乎？凡小儿作热，总无一定，不必拘泥。后贤毋执以为实，而以正病作变蒸，迁延时日，误事不小，但依证治疗，自可生全。"他认为所谓三十二日一变、六十四日一蒸，这种依期作热而变的情况在临床上是不存在的，不可随意将小儿发热作为变蒸而贻误病机，应"依证治疗"。

3. 辟惊风旧论，倡"三搐"新说

惊风，古称儿科四大要证之一，深受历代医家重视。当时医界循推旧说，论治小儿病多以惊风立说，皆以惊风名之，施以镇惊截风治疗，以致变证从生。鉴于时弊，陈复正在"惊风辟妄"一节中，指出了惊风妄名的害处及致妄之由，新立"误搐类搐非搐分门别证"以正后学，即以急惊、慢惊、慢脾易为误搐、类搐、非搐，创立"三搐"新说。误搐，即伤寒病痉；类搐，即幼科惊风余证，为杂病致搐；非搐，即幼科之慢惊风、慢脾风，为竭绝脱证。陈复正对于惊风证治分析的方法为后世医家提供了重要参考。

4. 重视望诊，立指纹脉法辨证纲领

陈复正在望诊上赞同夏禹铸"望颜色，审苗窍"之说，还提出小儿寒热证的简切辨证，谓："小儿热证有七：面腮红，大便秘，小便黄，渴不止，上气急，足心热，眼红赤。此皆实热证，忌用温补。小儿寒证有七：面㿠白，粪青白，肚虚胀，眼珠青，吐泻无热，足胫冷，睡露睛。此皆虚寒，忌用寒凉。"陈氏在儿科临证辨证时，注重客观症状的描述，注重望诊，并且在《幼幼集成》中对钱乙的五脏辨证内容进行补充，如"五脏所属之证"条目即是扩充自《小儿药证直诀》的"五脏主病"。

对于虎口三关脉纹，陈复正认为幼科指纹既不能全盘否定，亦不能全盘肯定，应该实事求是。陈氏将指纹辨证方法概括为"浮沉分表里、红紫辨寒热、淡滞定虚实""风轻、气重、命危"，切合实际，至今为临床所采用。另外，对于小儿脉法，陈复正总结为浮、沉、迟、数，更以有力、无力定其虚实，简洁扼要地反映了表、里、寒、热、实、虚之证，其理论至今仍是小儿脉诊的基础。

5. 脾胃为本，顾护为要

先天元气禀赋，靠后天脾胃培养。"小儿初生，饮食未开，胃气未动，廓然清虚之府，宜乘此时加意调燮"，顾护小儿脾胃，自能防患于未然。基于此，陈复正提倡幼时以母乳喂养，既助生长发育又利康复，鉴于小儿赖以乳汁为命，与乳母气候相关，故婴儿有微疾，不必轻易服药，母宜忌口，只宜清淡之品，不可过食油腻辛辣之味，一二日可不药而愈；于病时主张辨证论治，祛邪兼以扶补脾胃，遵循补虚攻实、先后缓急的法则，故临证施治时，不得恣用寒凉，以伐生生之气，败伤脾胃；病后调护时，建议初愈顾护脾胃以防复，并提出饮食禁忌等调和脾胃。

总之，无论是在小儿的生长发育阶段，还是在疾病治疗与病后调理方面，陈复正均十分重视脾胃的生生之气，以护扶为基本原则，助患儿病祛复健。

6. 八纲为辨，内外兼施

陈复正主张小儿勿轻服药，广集治疗之法，临证心得颇多，其注重脏腑论治，突出八纲辨证，内外兼施，或单用外治，并有附方、简便方，如其书《幼幼集成》中所载"苦楝根皮，诚天下打虫第一神方""人参败毒散……为咳门第一神方"等皆切合临床实用。

陈氏对儿科疾病诊疗经验颇丰，在内治法上提出解表、清热、温中三法，反对投金石脑麝、开关镇坠之药，并创立多个集成方剂，如集成沆瀣丹等，制方切实有效。关于其外治法，陈氏独创"神奇外治法"九条，即疏表法、清里法、解烦法、开闭法、引痰法、暖痰法、通脉法、定痛法、纳气法。另外，外治法还包括灯火及艾灸疗法，陈氏认为"火攻为幼科第一要务，济急无捷于此"，主要包括陈氏集成全身灯火法、夏禹铸脐风灯火法及回生艾火三种，并将火攻法整理成"集成神火图"及"集成神火歌"，详述用火之适应证及宜忌，并描述了其治疗的穴位。

此外，因小儿发病急、变化快，对于小儿急症，陈氏主张预制丸药，以备急需，同时还特别强调以其他疗法内外合治，以救危急。

二、原著精选医案

1. 病案一

（1）病案选录

遂阳明经高君作梅翁，与令弟云轩翁，同于甲寅五月举子。然皆膏粱之禀，胎元怯弱，于七月间，两儿同患百晬嗽。

予谓云翁曰：公郎面白唇淡，白眼带青，嗽声连续，痰不相应。此肝风有余，肺气不足，虽有喘嗽，未可以常法治之。设投疏风清肺，适足益燥伤阴，不特嗽不能愈，而证必加重。云翁深以为是，乃投人参五味子汤，其应如响，四剂全瘳。计用人参二钱八分。作翁者其体更弱，外候面白眼青，自汗多嗽，满头青筋，囟门宽大。因谓之曰：令侄正同此证，已服补脾保肺之剂愈矣。公郎中气更虚，速宜用参，始不费手。

适有老妪专挑马牙者，从内阻之，复有医者，从外阻之，力言不可用参，服参则不可治，且云未见百日之儿敢用参者，老妪更嘱其母曰，道翁丸药，切不可服，其中多有人参，服之为害不浅。其母闻之，以为诚然，于是视予药如砒毒矣。作翁因素艰嗣息，莫能主张于予言，似有阳是阴否之意。予见其迟疑不决，亦不敢强，姑听之。

此医日一诊视，自七月下旬治起，直至十月初旬，作翁往府考贡，其病愈治愈危，竟至奄奄一缕，而逆证丛生，无可救药。医者束手乏策，老妪缄口无言，皆绝迹不至矣。夫人辈无所倚仗，复恳于予。予叹曰：早听予言，何有今日！乃入诊视，见其面目如蓝，形体惟皮束骨，声哑无音，咳嗽气促，雨汗淋漓，四肢搐搦，逆证全具，毫无生机。

因不忍释手，详为审视，惟两目神光尚存。予曰：生机或在是乎！遂以大参一枝、天员肉五粒，蒸汤与服。初服小半，予为抱之，环步室中，审其呼吸之息，气虽未减，而亦不见其增，即与服完，良久觉气稍顺。予喜曰：得之矣。逐用大参二钱、天员肉七粒，蒸汤服之，竟获大效。是夜汗搐俱止，喘嗽略亦轻减。第苦于人小体弱，即二钱之参汤，亦须一夜方能服完。幸予此时行动匀静，数载未曾设榻，终夕无眠，竟与抱之，昼夜不一释手，醒即予服，服后仍睡。

数日之后，则鼾声如雷，睡眠极隐，呼吸极长。予知为气复神归之效。如此者十昼夜，诸证已愈八九，惟形色未复，音声未亮。予曰：功程虽半，未敢暂停，参须倍之。于是每日大参四钱、天员十四粒，如前调理，计前后二十昼夜，共用官拣六两有零，始奏全绩，于是声音清亮，面色红融，肌肉复生，精神胜旧；今已长成，俨然美丈夫矣，而且聪明持达，经史皆通，他日翱翔，奚能限量！

如此之证，如此之治，不特世人未见，医家未闻，即诸书亦未所载。半岁乳子，而用六两之参，起沉疴于万难之日，苟无定识者，未必有成。故拜恳同道，但须认证真确，不必拘泥古方，神而明之，存乎人耳。

（2）病案分析

问二证皆百晬嗽，何以前证用药，而后证独用参者何也？曰：有理焉。

前证在七月间，正肺金旺时，为风邪冲并，但伤其中气，他脏无涉，故以四君子补脾，生脉散保肺，收其耗散之金，得返清肃之令，中气一回，应手而愈。后证自七月起至于十月，金已退气，正当水旺木相之时，由肾水无源，所以肝木失养，诚母病子伤，故面目俱青，手足搐掣，此非肝强，实肝败也。

《黄帝内经》有"善则不见，恶则见之"之言，显然可证。在常俗之辈，见其搐掣，又必为之镇惊化痰，截风定搐矣，谁复为之保固真元，维持竭绝哉？不知此等之证，阴阳两败，脏腑俱伤，苟非大力之品，莫可挽回。所以屏去杂药，独用人参之甘温，天员之甘润，味极纯正，饲之儿喜，况人参之力，在阴益阴，在阳益阳，荣卫气血，精神意智，无不补者，而且昼夜不彻，则真元阴受其长养之功，乌得不效！

又曰：初服即效，而必待三七之日，始奏全绩者，何也？曰：克削过伤，枯燥已极，如旱苗焦壤，暴雨无裨，心淙淙润泽，始可盈科。至于三七之久，天地来复之机，业已三至，人身荣卫，已周一千五十度，升降有恒，神气已足，不药之庆，夫复何疑！此等之治，非谓世之婴儿，一有咳嗽，便当用参，第禀受先亏，胎元怯弱者，有不得不用之势。独惜前医偏执己见，即数分之参，断不肯用，孰知用至六两之多，始收全效。

可见辨证不真，误人非浅，故笔此以为择医者劝。

2. 病案二

（1）病案选录

予高友少年不慎，尝发梅疮，治不如法，以致毒气内伏，外虽愈而内成结毒。每夏月则手心多现紫疹，如鹅掌风样。及其生子，皆于月内二十七日必发此毒。初起阴囊之下，红斑数点，似火丹之状；不数日，则延及遍体，皮肉溃烂，形类火烧，昼夜啼嚎，诸药莫救；延至半月，则精神竭脱而死。连生三子，有如一辙，友悔恨无及，力恳于予。予虽感其诚敬，而实不得其法，因静思熟计，恍然有得。尽此毒从泻精后，乘虚透入命门，直灌冲脉，已为负隅之虎矣，而且盘踞多年，根深蒂固，何可动摇！倘剿捕不得其法，反致蹂躏疆场，损我民物。

（2）病案分析

古人云：多算胜，少算不胜。苟非攻坚破垒，捣巢覆穴，不足以绝其根株。因自制一方，名窜毒丸。以鲮鲤甲头尾、胸脊以及四足，各用鳞甲数片，取其穿山透穴，率领诸药，直趋毒巢，则内而脏腑，外而经络，凡冲脉所行之地，无所不到，以之为君；用刺猬皮仍以上法，各取其刺，虽搜毒之功不如鲮鲤，而以毒攻毒，力则过之，故以为臣；用蝉蜕、蛇蜕，虽为解毒清热之需，实所以取其蜕脱之意，以之为佐；以芩、连、栀、柏清其雷龙之火，用皂角刺、土苓、槐花领毒外出，不使久留精窍，以之为使；复略加人参护其胃气，使之宣行药力，庶无溃乱壅遏之虞，以为四路救应。制而服之，诚所谓得心应手，针芥相投，药未尽而毒出。忽于左脚臁发一恶疮，皮肉紫黑，痛苦异常，号呼床第，一月方瘥。嗣是手掌如故，所生子女，不特不发梅疮，而并毫无疥癣。可见病有万殊，理无二致。予素未谙外科，而能拔兹社鼠城狐之毒，恃此理也；倘无其理，而欲邀天之幸，吾未能信。

小儿梅疮，最为恶候，倘发于一二月间，或半岁之内，最难救治。以其毒禀先天，来路既远，方药难及，即日服数匙之药，杯水车薪，终难有济。昧者但以搽洗之法治之，适足以阻其出路，反致内共不救，只当缓以图之，庶能保全。先以胡麻丸修制精细，每日服之，三七之后，内毒将尽，方用点药，不三日而疮尽愈矣。此法至神至捷，第不可用之太早，恐内毒未尽也。

参考文献

1.陈复正.幼幼集成[M].北京：人民卫生出版社，1988.

2.汪受传.中医儿科学[M].北京：人民卫生出版社，2001.

3.高新彦，韩丽萍，任艳芸.古今儿科医案赏析[M].北京：人民军医出版社，2003.

4.汪受传.中医儿科学[M].上海：上海科学技术出版社，2006.

5.朱锦善.儿科心鉴[M].北京：中国中医药出版社，2007.

第九章

吴　瑭

吴瑭（1758—1836），字配珩，号鞠通，江苏淮阴（今江苏省淮安市）人，清代著名医家，温病学派代表人物之一。

吴氏自幼好古敏求，十九岁时，父病年余，至于不起，越四载，侄儿巧官患喉痹，用冰硼、双解、人参败毒散无效，发黄而死，吴氏遂慨然弃举子业而购求方书，伏读于苫块之余，孜孜好学，闻有医术高明者，即前往拜师求教。二十五岁时赴京检校《四库全书》，乃遨游经史子集之林，并专心学步吴又可，遍考晋唐以来诸贤议论，十阅春秋而有所得。吴氏于道光十一年告老还乡，建立问心堂，道光十六年逝世，享年七十九岁。学术思想上，吴氏采集历代先贤著述，去其驳杂，取其精微，间附己意，以及考验，合成一书，名为《温病条辨》。六年后，经同乡江瑟庵先生之努力，方刊行于世。吴氏著作还有《医医病书》《吴鞠通医案》。

《温病条辨》共六卷，在继承《黄帝内经》《伤寒论》的基础上，比较全面、系统地论述了各种温病的辨证施治，集诸家论述温病辨证论治之大成。卷一上焦篇，论述各种温病的上焦证治；卷二中焦篇，论述各种温病的中焦证治及寒湿证治等；卷三下焦篇，论述各种温病的下焦证治等；卷四为杂说，集吴氏医文 18 篇；卷五、卷六分别为"解产难"和"解儿难"，结合温病理论讨论产后的调治和小儿惊风、痘证等。《温病条辨》刊行后，成为温病学中一本很有价值的参考书，使湿温病学说获得了进一步的发展，更为完整与系统化。

《医医病书》共二卷，乃吴氏晚年之作，全书针对当时医界时弊而作，着眼于医生诊治中的弊病，故题名《医医病书》。《医医病书》载医论、医话 72 篇，曹炳章所整理的石印本则有 81 篇，其内容主要分四个方面：一论医德、医术及医者之弊，二论诸种内科杂病的诊治，三论治疗原则和治疗方法，四论药物性能及用药之道。

《吴鞠通医案》共四卷，系吴氏晚年汇集其一生治验编成。书按疾病分类，卷一为温病、伤寒医案；卷二、三为杂病医案；卷四为妇、儿科医案。该书对学习和研究吴氏的学术思想颇具价值。

一、学术思想与成就

吴氏遵《黄帝内经》，宗仲景，法叶桂，兼取众医家之长并加以发挥，创立了三焦辨证用于治疗温热病。同时，吴氏在儿科方面亦颇有建树，于《温病条辨·解儿难》一卷中，专门针对儿科中的一些疑难问题，提出自己的见解并加以阐释。吴氏在小儿生理病理特点、外感及内伤疾病证治方面均有创见，论述精当，方药切用。

1. 稚阴稚阳、易感易传，阐明生理病理

关于小儿的生理特点，自《颅囟经》提出"纯阳"学说之后，学术争鸣不断，诸家各陈己

见。吴氏不赞同"小儿纯阳"的观点，认为"古称小儿纯阳……非盛阳之谓"，并创立了小儿"稚阴稚阳"生理学说。"阴"一般指体内精、血、津液等物质；"阳"是指体内脏腑的各种生理功能活动。"稚阴稚阳"的观点更加充分说明了小儿无论在物质基础还是生理功能上，都是幼稚未充和不完善的。该学说如实而深刻地阐明了小儿的生理本质，对小儿中医体质学说的发展产生了深远影响。

关于小儿的病理特点，吴氏在《温病条辨·解儿难·儿科总论》中言："且其脏腑薄，藩篱疏，易于传变；肌肤嫩，神气怯，易于感触"，进一步丰富了钱乙关于小儿"脏腑娇嫩，易虚易实，易寒易热"的论说，并指出小儿由于脏腑、阴阳稚弱，形气未充，脏腑功能及卫外功能均差，不仅容易罹患疾病，而且在病程中极易传变。此外，吴氏潜心研究温病，认为小儿以外感病居多，重视六淫为病，以及时行疫气所致疾病如"麻毒""痘证""疫咳"等。吴氏认为小儿感邪之后，寒热虚实容易相互转化或同时并见，且邪气易实，正气易虚，容易出现错综复杂的证候，所以在诊治小儿疾病时必须明察小儿病理特点、病情演变规律，及时诊断，预见其可能的病机变化，才能提高治疗效果。

2. 三焦分证、治病求本，论说疾病证治

吴氏论小儿外感病因，重视六气为病，其中又以"风为百病之长，六气莫不由风而伤人"。对于温病传变，他认为邪由口鼻而入，通于肺、胃，逆传则至心包，上焦病不治传中焦，中焦病不治传下焦，循三焦传变。吴氏在治疗温病时，高度重视清热和养阴之法，并以"治上焦如羽（非轻不举），治中焦如衡（非平不安），治下焦如权（非重不沉）"为三焦论治的根本大法。

吴氏对于小儿杂病亦有研究，其论痉病、论疳疾、论痘、论疹皆有独到之处，认为小儿易痉之因，可归于体质因素、抵抗力弱或治疗不当，除此以外，还与感邪原因有关。其在《温病条辨·解儿难》"痉因质疑"一节中详细论述了痉病的发生原因，强调痉病与风有关，并根据病因的不同，将小儿痉病分为九大纲，即外感所致寒痉、风温痉、温热痉、暑痉、温痉、燥痉，以及内伤所致之内伤饮食痉、客忤痉、本脏自病痉共九种痉病。致痉原因不同，其病变性质亦有所不同，故临证辨病治疗的同时，当辨虚实寒热之属性而分别论治。

吴氏对于疳证的概念、成因、病机及治法亦有较为全面详细的论述，总结性地概括了治疗疳疾的九种妙法，即疏补中焦、升降胃气、升陷下之脾阳、甘淡养胃、调和营卫、食后击鼓以鼓动脾阳、调其饮食、苦寒酸辛杀虫驱虫、用丸药缓运脾阳缓宣胃气，其中既包括调理脾胃的各种治法，也包括音乐疗法、饮食疗法等多种疗法。

对于痘疹性疾病，吴氏言："若明六气为病，疹不难治。"并在"痘证初起用药论"一节中提出痘证初起用药之法则，即"尤必审定儿之壮弱肥瘦，黑白青黄，所偏者何在？所不足者何在？审视体质明白，再看已未见点，所出何苗？参之春夏秋冬，天气寒热燥湿，所病何时？而后定方。务于七日前先清其所感之外邪，七日后只有胎毒，便不夹杂矣"。吴氏不执一家之偏，指出"痘科首推钱仲阳、陈文中二家，钱主寒凉，陈主温热""若始终实热者，则始终用钱；始终虚寒者，则始终用陈。痘科无一定之证，故无一定之方也"，并以"先用辛凉清解，后用甘凉收功"为治疹大法，可谓要言不繁，深得肯綮。

此外，吴氏言："斑疹用升提则衄，或厥，或呛咳，或昏痉，用壅补则瞀乱。"表明治疗温病斑疹不可用升提、壅补之法。如"赤疹误用麻黄、三春柳等辛温伤肺，以致喘咳欲厥者，初用辛凉加苦梗、旋覆花，上提下降；甚则用白虎加旋覆、杏仁；继用甘凉加旋覆花以救之；咳大减者去之。凡小儿连咳数十声不能回转，半日方回如鸡声者，千金苇茎汤合葶苈大枣泻肺汤主之。"吴氏的《温病条辨·解儿难》虽篇幅不长，却多为个人心悟，对于儿科外感、内伤疾病的辨证论治具有重要指导意义。

3. 稍呆则滞、稍重则伤，论用药特点

吴氏强调："其用药也，稍呆则滞，稍重则伤，稍不对证，则莫知其乡，捉风捕影，转救转剧，转去转远。"明确阐述了小儿用药宜清轻灵动，中病即止，过则有伤正之虑的特点。此外，吴氏主张"苦寒药为儿科之大禁"，力陈儿科轻易使用苦寒之弊，以存阴退热为第一妙法。小儿纯阳而重用苦寒，易伤胃气，此即所谓"最伐生生之气"，且苦寒之药易从燥化，燥化则易伤阴。在小儿用药性味上，吴氏提出"故调小儿之味，宜甘多酸少，如钱仲阳之六味丸是也"，认为"小儿，春令也，东方也，木德也，其味酸甘。酸味人或知之，甘则人多不识"。综上可示，吴氏主张存阴退热，酸甘化阴，确实善法，但不可一概而论。

在《温病条辨·解儿难》"儿科风药禁"一节中，吴氏重点论述了儿科禁用风药发汗，指出辛温解表药一般只适用于风寒表证，而对于风热表证或阴血素虚，则属禁品。若误用，易致阳热更盛阴血更耗，热盛动风，筋脉失养，则成痉病。另外，在"痘证禁表药论"一节中，吴氏指出"以表药治痘疮，后必有大灾……用表药虚表，先坏其立功之地，故八、九朝灰白塌陷，咬牙寒战，倒靥黑陷之证蜂起矣""如俗所用防风、广皮、升麻、柴胡之类，皆在所禁。俗见疹必表，外道也"，此皆详述痘疮之证运用解表药的危害。

二、原著精选医案

1. 病案一

瘟　疫

壬戌年六月十八日，甘，五岁，温热七日不退，渴思凉饮，脉仍洪浮而长，急宜辛凉退热，加入芳香化浊，最忌羌防柴葛发表。腹痛者，秽浊也，勿认作寒，用温药。

连翘六钱、牛蒡子三钱、金银花六钱、石膏六钱、广郁金三钱、藿香叶三钱、苦桔梗六钱、豆豉三钱、知母二钱、人中黄二钱、黄芩二钱、牡丹皮二钱

共为粗末，分六包，约一时许服一包。芦根汤煎，去渣服。

十九日，热稍减，脉势亦减过半，气分尚未解透，血分亦有邪耳！今用玉女煎加芳香法。

麦冬一两、知母三钱、细生地八钱、郁金钱半、牡丹皮六钱、豆豉一钱、生甘草三钱、玄参六钱、生石膏六钱

煮成三茶盏，渣再煎一茶盏，共四盏，分四次服。

二十日，幼童温病，热退七八，以存阴退热为第一妙着。

麦冬二两、生甘草一钱、细生地八钱、知母钱半、玄参两半、牡丹皮三钱

头煎两茶盏，二煎一茶盏，三次服。

二十一日，热渐退，手心热特甚，阴伤之象，用存阴法。

大生地五钱、焦白芍三钱、细生地五钱、麻仁三钱、牡丹皮三钱、炙草三钱、沙参三钱、麦冬六钱

二十三日，幼童热病退后，一以存阴为主，最忌与枳朴开胃，黄芩清余热。医者诚能识此，培养小儿不少矣。

焦白芍五钱、炒玉竹二钱、炙草二钱、麦冬五钱、玄参三钱、沙参三钱、大生地五钱、牡丹皮三钱

2. 病案二

痘 证

初十日，嵩女，五个月，相火用事，民病温，防发痘。先宜辛凉达表，切忌发汗。

金银花二钱、苦桔梗二钱、薄荷五分、连翘二钱、牛蒡子二钱、甘草一钱、芥穗八分、杏仁粉二钱、芦根三把

十一日，险痘一天。

金银花二钱、苦桔梗二钱、紫草一钱、连翘二钱、牛蒡子二钱、薄荷八分、芥穗一钱、归横须八分、甘草一钱、芦根一两

煎汤代水。

十二日，脾经险痘二天，色重粘连，船小载重，夜间烦躁。先以活血败毒。

南楂肉三钱、金银花五钱、地丁三钱、苦桔梗二钱、连翘二钱、牡丹皮二钱、桃仁泥八分、犀角一钱、当归土炒八分、人中黄一钱、红花三分、猪尾膏三小匙、白茅根一两

煎汤代水。

十三日，险痘三天，色重粘连，间有陷顶，宜凉血提顶。

犀角八分、羚羊角二钱、归须八分、连翘二钱、细生地一钱五分、红花五分、金银花一钱五分、苦桔梗一钱、甘草八分、牡丹皮二钱、白茅根三钱、芦根三把

十四日，险痘四天，形色俱有起色，但顶平便溏耳，将就可望有成。

生黄芪三钱、洋参炒一钱、白茅根三钱、茯苓块三钱、金银花炒二钱、炙甘草一钱五分、白术炭二钱、白芷一钱、鸡冠血三小匙、穿山甲炒一钱、皂针八分

公鸡汤煎药。

十五日，五天，即于前方内去金银花、鸡冠血，加广皮一钱。

十六日，六天，虽然行浆，但不可色灰，便溏。

绵黄芪三钱、洋参姜炒二钱、广木香一钱、茯苓块三钱、肉果煨一钱五分、诃子肉一钱、焦于术一钱五分、甘草炙二钱、广皮炭一钱

十七日，七天，业已回浆，十分全功；但便溏湿重，仍有意外之虞。法宜实脾利水。

茯苓块三钱、洋参姜炒一钱、诃子肉一钱、焦于术三钱、薏仁三钱、广皮炭八分、广木香一钱、肉果煨一钱、炙甘草一钱五分

3. 病案三

痉

乙酉六月初三日，张，十三岁，脉沉细而弱，舌苔白滑，幼童体厚，纯然湿邪致痉，一年有余。

生薏仁六钱、桂枝三钱、川椒炭三钱、云苓皮五钱、广皮三钱、白蔻仁一钱、苍术炭三钱

初八日，痉证发来渐稀，效不更方，服八剂。

十六日，脉至沉至细至缓，舌白滑甚，湿气太重，故效而不愈。于前方中加劫湿而通补脾阳之草果，调和营卫之桂枝、白芍、甘草。五剂。

二十一日，痉证脉沉细至缓，舌白滑甚，湿气太重，与温淡法，发来渐稀，未得除根。于前法内去刚燥，加化痰。

半夏六钱、云苓块五钱、广皮三钱、桂枝四钱、益智仁二钱、甘草炙一钱、薏仁五钱、炒白

芍三钱、姜汁冲三匙

二十五日，服前方四剂已效，舌苔仍然白滑，六脉阳微，照前方再服四剂。

二十九日，前方已服四剂，诸症皆安，唯痰尚多，再服四剂。

七月初九日，前方又服九剂，痉证止发一次甚轻，已不呕，吐痰尚多，脉甚小，照前方再服。

4. 病案四

伏 暑

十七日，张，伏暑酒毒，遇寒凉而发，九日不愈，脉缓而软，滞下，身热，谵语，湿热发黄，先清湿热，开心包络。

飞滑石五钱、茵陈五钱、黄柏炭三钱、茯苓皮五钱、黄芩三钱、真山连二钱、生苡仁三钱、通草一钱、栀子炭二钱

煮三盃，分三次服。先服牛黄清心丸一丸，戌时再服一丸。

十八日，热退，滞下已愈，黄未解。

飞滑石五钱、茵陈三钱、栀子炭三钱、茯苓皮五钱、草薢三钱、真雅连八分、黄柏炭三钱、杏仁三钱、灯心草一钱、白通草一钱

煮三盃，分三次服。

十九日，黄亦少退，脉之软者亦鼓指；惟舌赤、小便赤而浊，余湿余热未尽，尚须清之。

飞滑石五钱、茵陈四钱、黑山栀三钱、茯苓皮五钱、半夏三钱、真雅连八分、生苡仁三钱、杏仁三钱、广皮炭二钱、黄柏炭二钱、草薢三钱

煮三盃，分三次服。

二十日，黄退，小便赤浊，舌赤脉洪，湿热未尽。

飞滑石五钱、半夏三钱、海金砂三钱、炒栀皮二钱、草薢三钱、真雅连一钱

煮三盃，分三次服。

参考文献

1. 杨进.温病条辨临床学习参考［M］.北京：人民卫生出版社，2003.

2. 汪受传.中医药学高级丛书·中医儿科学［M］.北京：人民卫生出版社，2011.

3. 吴瑭.温病条辨［M］.北京：人民卫生出版社，2014.

4. 殷明.杂合以治·殷明儿科临证心悟［M］.北京：人民卫生出版社，2014.

5. 刘献琳.温病条辨语释［M］.北京：中国医药科技出版社，2014.

下篇
近代儿科名家

第十章

徐小圃

徐小圃（1887—1959），名放，上海市人，申城近代儿科名医。徐氏家族世代为儒医，先生幼承庭训，广读经典，尽得其父杏圃公之传。弱冠时即悬壶济世，设诊所于上海东武昌路，晚年迁居虹口，专业儿科。小圃先生对《伤寒杂病论》钻研颇深，辨证严谨，用药果敢，虚心好学，服膺于祝味菊先生善用温阳药之经验，推崇"扶阳抑阴"之论，在外感内伤疾病中，不忘温阳扶正。先生积极从事社会学术团体活动，慷慨支持中医教学事业，并亲自任教，且虚怀若谷，凡中、西医同道好有所长，辄竭诚情益。中年即名噪沪上，及门弟子遍及海内，成为光大海派中医徐氏儿科的一代宗师。

一、学术建树

徐小圃业医数十载，擅长内科、儿科疾病的中医诊疗，晚年专于儿科，造诣颇深。先生认为小儿以阳气为本，心则于仲景方药，熟谙中医经典，对《伤寒论》精读细研，历代各家之书，无所不窥，善用经方化裁，用药果敢，屡起沉疴，且师古不泥古，内儿兼修，擅长儿科，衷中参西，治疗热病及杂病，全活甚多。

1. 熟谙诸家，独衷《伤寒》，用药果敢

徐小圃尽得其父杏圃之家传，研习经典，具有深厚的"伤寒"功底。其临床立法用药，常不离《伤寒论》《金匮要略》二书，但对经方应用崇尚实效，并不虚谈"六经"，对经方方义理解透彻，重视经典方剂配伍方义，如认为桂枝汤主药为桂枝、白芍；小柴胡汤则重在柴胡、黄芩，医案中极少原方原封不动搬用。先生认为小儿疾病变化多端，易虚易实，需果敢给药。表、里、寒、热既辨，虚、实既明，则麻黄、桂枝、青龙，或泻心、白虎，或承气、凉膈，或真武、四逆等汤方，宜大胆放手应用，切勿因循畏缩，坐失良机。由于临证擅长使用麻黄取效，故有"徐麻黄"之称。

2. 温阳扶正，兼顾内儿，融会贯通

徐小圃在行医之初，也曾推崇"小儿纯阳，无烦益火""阳常有余，阴常不足"理论。"小儿热病最多"，徐小圃在治疗上，推崇温病学理法方药，由于亲诊哲嗣徐伯远之"伤寒病"高热，屡进寒凉不效，后延请内科圣手、有"祝附子"之称的祝味菊先生，采用大剂量附子、人参为主温阳救逆后救治成功。故从主"清"到主"温"，临床愈加看重仲景之《伤寒论》，外感广用麻、桂，里证重用姜、附，注重温阳扶正，推崇"扶阳抑阴"。

徐小圃通过长期的临床实践，对阳气在儿科疾病中的作用体会颇深，认为"阴为体，阳为用，阳气在生理状态下是全身动力，在病理状态下又是抗病主力"，认为小儿机体"肉脆、血少、气弱""阴属稚阴，阳为稚阳"，而绝非"阳常有余、阴常不足"之"纯阳之体"。主张小儿疾病须处处顾及阳气，在明辨之中识别真寒假热，临床善用辛温解表、扶正达邪、温培脾肾、潜阳育阴、温上清下诸法。

3. 望闻问切，衷中参西，与时俱进

徐小圃对儿科望诊中的"望面色，审苗窍"有自己的独特体会，除结合面色、舌苔、耳边及脉象外，对咽喉、齿龈等口腔各部，亦必仔细检查，不稍遗漏，同时他虚心好学，汲取西医的长处。如对于麻疹，汲取西医早期麻疹黏膜斑之诊断；对于天花辨证，根据患儿早期皮肤发出红点，推断患病天数和病证顺逆。小圃先生还重视病因鉴别，如古代之慢脾风范围较广，他认为现代医学的结核性脑膜炎就是典型的慢脾风；而小儿乳中毒（婴儿脚气）系乳母食粮中缺乏维生素B$_1$所致，在临床上与慢脾风易混淆，指出乳中毒虽有面青、神倦、目慢、吐乳等类似慢脾风之症，但无瞳散项强、发病迅速等现象，并结合乳母膝反射检查予以辨证。小圃先生常据小儿啼声之抑扬、咳声之清浊辨证识病，尤擅长辨识白喉患儿呼吸时特殊嘶吼声和犬吠样咳嗽，能在众多患者中及时发现，当即处理，并尝试中药和西医恢复期抗体血清治疗结合的方法，提高疗效，其辨证识病能力，在当时的中医中很是难能可贵。

二、典型病案

1. 肺闭：阳虚肺闭案

潘　幼

一诊：咳呛经月，重感新风，肌热五日，有汗不解，气急鼻扇，神倦不渴，舌白腻，脉濡滑。气阳不足，肺气闭塞。治以温开，以冀转机。

黄附片9g（先煎），川桂枝4.5g，炙细辛2.1g，淡干姜3g，白杏仁12g，炙紫菀3g，炙远志3g，姜半夏9g，橘红4.5g，活磁石30g（先煎），生龙齿30g（先煎），黑锡丹15g（包煎）。

二诊：肺气虽宣，气阳未复，再以两顾。

黄附片9g（先煎），川桂枝4.5g，白杏仁12g，姜半夏9g，橘红4.5g，炙紫菀3g，炙远志3g，天浆壳5只（去毛、包煎），活磁石30g（先煎），生龙齿30g（先煎），黑锡丹15g（包煎）。

三诊：肺气已宣，气阳尚虚，动辄自汗，气浅，舌白，脉软滑。再以温开。

黄附片15g（先煎），川桂枝4.5g，炙细辛3g，五味子2.4g（打），淡干姜4.5g，姜半夏9g，橘红4.5g，川厚朴3g，远志3g，仙灵脾9g，煨益智仁12g，巴戟天12g，黑锡丹15g（包煎）。

四诊：肌热多汗，起伏不一，咳呛阵作，气急鼻扇，动则更甚，舌白腻，渴不多饮，脉濡滑。阳虚邪恋，治予温下。

黄附片15g（先煎），川桂枝4.5g，炒白芍9g，炙细辛3g，五味子2.4g（打），淡干姜4.5g，姜半夏9g，川厚朴3g，活磁石30g（先煎），生龙齿30g（先煎），煨益智仁12g，巴戟天12g，黑锡丹15g（包煎）。

五诊：热得解，气急鼻扇亦减，咳呛阵作，寐则谵语，舌白，脉濡滑。再以温下潜阳。

黄附片15g（先煎），川桂枝4.5g，炒白芍9g，炙细辛3g，五味子2.4g（打），淡干姜4.5g，姜半夏9g，川厚朴3g，活磁石30g（先煎），生龙齿30g（先煎），朱茯神12g，煨益智仁12g，黑锡丹15g（包煎）。

按：肺闭或名肺闭喘咳，是小儿的多发病。发热，咳嗽，气急鼻扇，痰声辘辘，涕泪俱无为肺闭的特征。肺闭一般有风寒、风热之分。风寒闭肺每见咳嗽痰鸣，气急鼻扇，发热无汗，口不渴，舌白等症。风热闭肺每见咳嗽痰稠，气促鼻扇，壮热烦躁，口渴，舌红等症。本例属阳虚肺闭，方主用麻黄汤、小青龙汤方意化裁，伍以黄附片合龙齿、磁石等以温下潜阳，用之有验。

先生治疗肺气闭塞之证强调辨证，而不拘于发病日数。属风寒闭肺者，治予温开，方如麻黄汤、小青龙汤；属风热闭肺者，治予清开，方如麻杏石甘汤。其中麻黄功能开肺，先生尤为赏用。痰多者，选加杏仁、象贝、白芥子、南星、半夏、紫菀、远志等祛痰之品；神蒙，涕泪俱无者，选加郁金、菖蒲、苏合香丸等辛香开窍；湿浊内蕴苔腻者，选加川厚朴、玉枢丹等化湿辟秽；热毒重者，加川连等清热解毒；肝风内动，见肢颤、目窜等症者，则加磁石、龙齿、天麻、蝎尾之类平肝息风。小儿体质稚阴稚阳，病理变化易寒易热，易虚易实。不少小儿在病程中出现面色灰滞，精神困倦，四肢不温，多汗，脉细无力等症。此为素禀阳气不足或病变损及心阳，即所谓"阳虚肺闭"。先生对于此证，每在辛开剂中加用附子温振阳气，扶正祛邪，磁石、龙齿重镇潜阳，并酌情选用黑锡丹温肾纳气，益智仁、巴戟天、淫羊藿益肾助阳，每使病情化险为夷。

2. 哮喘：寒喘兼阳虚案

孔　幼

一诊：哮喘复发，形削色㿠，胃呆纳减，舌白，脉濡滑。治以辛开温潜。

蜜炙麻黄3g，炙细辛3g，五味子3g，淡干姜4.5g，白杏仁12g，白芥子4.5g，川厚朴3g，广郁金9g，制南星6g，姜半夏9g，橘皮4.5g，炙百部9g，黄附片9g（先煎），黑锡丹9g（包），活磁石30g（先煎）。

二诊：哮喘已平，咳呛未除，舌白，脉弦滑。再宗前法。

蜜炙麻黄2.4g，炙细辛3g，五味子3g，淡干姜4.5g，白杏仁12g，姜半夏9g，橘皮4.5g，鹅管石3g，炙百部9g，黄附片9g（先煎），活磁石30g（先煎），生牡蛎30g（先煎），黑锡丹9g（包）。

按：哮喘是小儿时期的常见病，以喉间哮鸣、呼吸急促、张口抬肩、不能平卧为主症。本病常因气候转变、感寒受凉、疲劳等诱发，具有反复发作的特点，且难以根除。哮喘发作期一般有寒喘、热喘之分。寒喘每见呼吸急促、痰多色白、口不渴、舌白、脉浮滑等症，治宜温肺散寒、化痰平喘。热喘每见胸闷息粗、咳痰黄稠、口干、舌质红、苔黄腻、脉滑数等症，治宜清热宣肺、化痰平喘。哮喘反复迁延，每由肺及肾，出现肾阳虚或肾阴虚证候。肾阳虚者，兼见畏寒肢冷、精神疲软、面色㿠白或青、头汗涔涔、小便清长、舌质淡胖、脉细无力等症；肾阴虚者，兼见面红、烦躁、盗汗、手足心热、舌红少苔、脉细数等症。治宜兼温肾阳或兼滋肾阴。

本例哮喘复发，乃寒喘兼阳虚，治以辛温开肺，温肾潜阳。方中麻黄、细辛、五味子、干姜、半夏、杏仁、白芥子、郁金、南星等温肺散寒，化痰平喘；附子、磁石、黑锡丹温肾潜阳纳气。二诊哮喘已平，咳呛未除，方中去白芥子、川厚朴、郁金、南星，加牡蛎重镇潜阳，鹅管石温肺助阳。

先生所治的小儿哮喘病例，以寒喘或寒喘兼阳虚者为多。对于寒证哮喘，咳嗽气急，痰白质稀，形寒，舌白者，每以小青龙汤化裁，温肺化饮，止咳平喘。热喘则多系痰热蕴肺为患，常用麻杏甘石汤，可再加清化痰热药物，如胆南星、瓜蒌、黄芩、鱼腥草等。无发热者，一般不用桂枝、白芍；痰多者，合三子养亲汤等方以降气化痰，药如苏子、白芥子、莱菔子、杏仁、半夏、橘红、南星之类。对于寒喘兼阳虚患者，症见面色㿠白，汗多肢冷，张口抬肩，端坐呼吸，动辄喘甚，小便清长等，则于治喘方中加入附子、黑锡丹等温肾扶阳，纳气平喘。

3. 暑热症：上盛下虚案

路 幼

壮热旬日，头额无汗，渴饮溺长，便黏不化，四肢清冷，入晚烦躁，涕泪俱少，舌白微糙，脉濡数。上盛下虚，不易霍然。

川羌活 4.5g，黄厚附片 9g（先煎），小川连 1.8g，蛤粉 9g（包煎），天花粉 9g，活磁石 30g（先煎），煨益智仁 9g，补骨脂 9g，覆盆子 9g，菟丝子 9g，粉葛根 4.5g，莲子心 2.1g，鲜石菖蒲 6g。

按：暑热症，因其见于盛夏季节，故又有"夏季热""暑期热"之称，20世纪30年代初，上海每逢夏季，常见此病，各种化验检查均无异常，既非伤寒，又非尿崩症。天气越热，身热越高，往往迁延至秋凉后方能向愈。小儿稚阴稚阳，脏腑娇嫩，调节机能未臻完善，或病后体虚不足，入夏后，不耐暑热熏蒸，耗伤津液而罹患本病。先生认为这是一个单独的病症，病机主要是元阳虚于下，邪热淫于上，形成上盛下虚，不同于古之消渴症，俗名"吃茶出尿病"，后中西医界名之曰"暑热症"。暑热症在全国各地均有发生，先生是该病的最早发现者之一。

本例暑热症，因汗闭苔糙，用羌活以解表胜湿，渴饮、烦躁为上热，溺长、肢冷为下寒，故以黄连清上热，附子温下寒为主；复以蛤粉、天花粉清热生津护阴，覆盆子、菟丝子、益智仁、补骨脂益肾缩泉，磁石潜镇浮阳，葛根升提止泻，莲子心清心，鲜菖蒲开窍。

先生对暑热症有独到经验，创制清上温下方（附子、黄连、龙齿、磁石、蛤粉、天花粉、补骨脂、菟丝子、桑螵蛸、白莲须、缩泉丸），功效显著。以黄连清心泻火，附子温肾扶阳为主；佐以磁石、龙骨镇潜浮阳；覆盆子、菟丝子、桑螵蛸、缩泉丸等温肾固涩；蛤粉、天花粉清热生津止渴。无汗或少汗者，加香薷发汗祛暑；暑邪夹湿者，加藿香、佩兰芳香化湿；或加羌活解表胜湿；身热热盛者，加石膏泄热；发热经久者，加银柴胡、青蒿、白薇清热透邪；烦躁甚者，加莲子心、玄参心、带心连翘清心除烦；泄泻者，加葛根升提，诃子、肉豆蔻、乌梅炭等涩肠止泻；真阴不足，舌光不寐者，加阿胶、鸡子黄、石斛、西洋参育阴生津，无汗者可加淡豆豉同煎。

参考文献

1. 陆鸿元，徐蓉娟. 徐小圃医案医论集［M］. 北京：中国中医药出版社，2010.

2. 陆鸿元，徐蓉娟，郭天玲. 徐小圃徐仲才临证用药心得十讲［M］. 北京：中国中医药出版社，2013.

第十一章

董廷瑶

董廷瑶（1903—2000），男，字德斌，号幼幼庐主，浙江宁波人，主任医师，教授，第一批全国中医药学术经验继承班指导老师，当代著名中医儿科泰斗。董廷瑶出生于中医世家，弱冠之年随父学医，既精于儿科，又旁及内科、妇科，在长期实践中不断探索总结，最终形成一套较为完整的学术理论体系，成为海派中医"董氏儿科"的奠基人。20世纪50年代，董廷瑶任上海市静安区中心医院中医科主任，1980年任上海市中医文献馆馆长、上海市中医医院顾问，并在文献馆创办了《杏苑》中医杂志；创办中医带徒班，担任上海市卫生局中医研究班班主任；1990年荣获国务院颁发的特殊津贴和奖状，同年被评为首届全国名中医。

一、学术建树

1. 推理论病，推理论治

董廷瑶认为"推理论病"就是根据天、地、人、外界自然和身体内在的因素，来分辨致病的真正原因。"推理论治"，就是在辨别致病原因的基础上明确疾病发生的机制，然后确定治疗的原则。所谓的"理"，有生理、病理、脉理、舌理、方理、药理等，这些"理"包含了中医认识人体和诊治疾病的规律，因此要学好中医，首要关键是明理，而要做好中医，更要掌握和运用这些"理"的规律与变化，才能在临床上有辨证思维和正确的治疗方法。

董廷瑶指出，运用"推理论病，推理论治"的辨证思路和治疗方法，必须做到三点。

一是必须具备一定的研究分析能力，要有扎实的基本功。只有具备了较高的中医理论水平和积累了一定的临床经验，才能在面对复杂和疑难病症时，具有较开阔的思路和较活跃的探索，并且做出相应的抉择。学之以理，实践于临床，反复积累，始能有获。

二是要有悟性，且能灵变。中医的典籍，文简意奥，即使反复诵读，亦难以完全领会全部含义。只有通过临床体会，有了相互印证，体会始能加深。但需勤于思考，善于分析，开动脑筋，活跃思维，这样遇到疑难才能触机而颖悟，创新之意识才能应机而生。同时要有灵变，广闻博识，达理而悟，既循规律，复有权变，才是真正的知与明矣。

三是要求神似，而不停留于形似。每一位中医大约都经历过攻读典籍和从师随诊的学习过程，在自己初步临证时，难免会按照书本或老师的经验方药照转照抄，机械搬用，这就是所谓的"形似"。但作为一名好的中医，绝不应停留于斯，而应该逐步领会中医学术体系的精髓和临证制宜的精神实质。也就是说，要对每个病症做到具体分析，在处方选药时，均能因人制宜、因时制宜、因地制宜等，这样的施治，就不会再是照搬照抄的形似，而是进入到神似的水平。

我们汲取前辈与名师的精华时，不在于一病一方，而要学其辨证识病之思路和方法，虽有气候环境等诸多因素使疾病谱不断发生变化，但理既明，病既治，则无愁法药之施也。

2. 临证辨治，九点为要

董廷瑶概括提炼临床"证治九诀"。"九诀"之中首要"明理"，继之"识病""辨证"，随之"求因""立法"而"选方"，精心"配伍"，适量"用药"，更要在诊治全过程中"知变"，盖病变法亦变也。

（1）明理　即明古人治病之理，能从纷繁复杂的现象中看到本质，揣摩参透其中科学精髓。所以医者要精读参透中医经典，掌握整体观念、藏象学说、阴阳传变、五行生克等整套医理。

（2）识病　识病需要医家理解与掌握医理、病机知识。各种疾病都有其本质和发病机制，病情发展过程中亦有规律可循，临床面对纷繁复杂的症候，只需掌握疾病本质和发展规律，自能制定出正确的治疗方案，并测知预后。

（3）辨证　中医学最大特点是整体观念，藏象学说认为人体各部之间保持密切而有机的联系，某部位发生病理变化，可以影响到其他器官甚至全身，而全身的状况又能影响局部病变。中医治病，运用四诊，结合主诉，全面收集证候，按五脏所主，八纲分型，做出诊断，确定治则，此即中医学诊治疾病的辨证法。

（4）求因　任何疾病都有发病原因，病因不明，治多不当。在疾病过程中，病情变化是相当复杂的，在治疗上见症治症，或但凭现象、不究本质，就会失却主次而影响疗效，甚或药不及病，或药症相反。任何疾病均有规律可循，无论病情如何变化，关键是探求病因以定治则。

（5）立法　立法即是中医诊病通过四诊，从外到内，见证推理，以常衡变，做出诊断，从而确定基本疗法，临床勘证，全凭胆识，望形、察色、辨舌、诊脉在于识；选药、制方、定量、减味在于胆，必先有定识于平时，乃能有定见于俄顷。

（6）选方　选方即是据法而选方。古方之多，浩如烟海，前人制方，均为使后学能知法度。因此我们必须在临床实践中运用前人经验方药，观察疗效，加以识别，予以检验，方能积累自身经验，精选方药。所谓"千方易得，一效难求"，选方并不是执一方治一病，世上没有一把钥匙能打开所有的锁，治病也是同理，并无"神仙一把抓"的灵丹妙方和特效药。必须明理、识病、辨证、求因，才能正确立法选方，尚须因人、因时、因地灵活运用，方能曲尽中医之妙。

（7）配伍　配伍即是药物的搭配。古方大多仅数味组成，药分君、臣、佐、使，均有法度可循，通过配伍发挥药物综合作用，有加强（协同）或抑制（拮抗）作用，亦可监制个别药物之弊性。

（8）适量　适量即临床用药要适量。若病重药轻，则药不及病，延误病机；病轻药重，则药过病所，诛伐太过，反能益疾。幼儿弱质，用量宜轻，以中病即止、毋犯胃气为诫。

（9）知变　疾病之发生发展，有常有变，小儿阴阳两稚，病则易虚易实，易寒易热，传变多端，病变则法也当随之变。九诀之中，知变之术乃是经验之精华所在。

3. 诊察儿病，望诊为首

（1）面诊分部色诊　五脏分部，五色配五脏。董廷瑶明示：儿为哑科，望诊为要。一望形神动态，以获整体印象；二望面色舌苔，兼视涕、痰、二便，以辨阴阳表里、寒热虚实。董老对分部面诊尤有心得，精研自钱乙创建小儿面诊五脏分证起之历代儿科医家之论说，经自身数十年临床实践识辨，更有进一步发挥。他将五脏分部概括为山根属脾肺，印堂属心，太阳属肝胆，上下睑及唇四白皆隶属于脾胃，下颏属肾。又五色配五脏，若面部淡黄或萎黄，乃脾虚之候；鼻准色黄明显，则从湿痰滞脾；印堂面颊红赤，心肺病热为多；颧红常见于痰热阻肺之咳喘、发热，治拟清解泻肺；颧赤甚或紫黯，则常见于先天性心脏病或风湿性心脏病。《灵枢·五阅五使》载"心病者，舌卷短，颧赤"，辨证为心血瘀滞，投血府逐瘀汤合清养之剂，每能缓解。麻疹逆证常现两颧青白，内合脏腑为左肝右肺。肝主血，肺主气，今两颧青白，即是气血郁滞，疹透不畅，邪毒不解，迅即转发肺炎、脑炎等危证，急用解毒活血汤抢救，多可获效。

小儿面颊红赤，为临床常见病色之一。从分布看，有仅一侧红赤者或一颊红赤较甚者，亦有偏于两颧者或偏于两腮者。从病种看，以上呼吸道感染、气管炎、哮喘，或伴发热者居多，临床亦可见风湿性心脏病及先天性心脏病等疾患的小儿，两颧红赤，甚则紫暗。面部淡黄、萎黄或棕黄，在粗略望诊时都属面黄，然若加细察，则以布于鼻兼及两颊者为多。因鼻属脾，《素问·风论》有"脾风……诊在鼻上，其色黄"之论，《金匮要略》又以"鼻头……色黄青，胸上有寒"论之，故鼻准色黄可从湿痰、从脾胃论证，基本符合临床。

颜面部之青白或黯黑，就其分布言，除已提及的山根外，比较常见的部位尚有前额、上下眼胞及唇周。按经旨，前额为肺心所主的部位。如《素问·风论》曰："肺风……诊在眉上，其色白。"望人中，从经旨言"面王以下者，膀胱子处也"，见于囟填（囟门高突）患婴，是属阳虚水逆。

（2）山根青筋，木横侮土，脾胃多病　董廷瑶认为婴幼儿山根色诊，更有特征，平时山根青筋隐隐或连及鼻梁、眉心者，都为禀赋薄弱，肺虚脾弱，易罹疾患之体弱儿，常谓："山根青黑，体弱多病。"当患病时，以山根青筋横截或成团多见，其他如外眉梢、太阳穴、上眼睑等，亦常显青筋，此又为小儿分部面诊的重要内容之一。山根青筋从部位辨证，当以脾胃受邪或脾气不足为主，如中焦积滞或脾胃虚寒。又青为肝色，是脾虚木乘侮土，小儿多因乳食过度或胃气抑郁，邪客中焦，常见厌食、疳积、腹痛、泄泻等病证。如《幼幼集成》有"山根，足阳明胃脉所起……倘乳食过度，胃气抑郁，则青黑之纹，横截于山根之位"，常采用保和丸、胃苓汤及董氏消疳类方药主治，消积化滞，抑木扶土。脾胃虚寒者，治用理中汤、钱氏益黄散之类，温运中阳，辄获良效。例如小儿肠套叠复发时山根青筋深蓝，辨为肠道瘀阻，肝气郁滞，选用少腹逐瘀汤化裁，活血利气而复肠套。以上均是望色生克而知逆顺，由此辨证施治，药中窍机，症情向愈，异色自隐，临诊屡试屡验。故曰：诊视儿疾，当有"望而知之"，方谓之神。

（3）睡中露睛，脾气亦伤　董廷瑶临诊常常询问患儿睡中是否露睛，指出睡时露睛乃脾胃气虚之指征，眼胞属脾，脾虚故眼不能合。质薄脾虚之儿，病中尚见睡时露睛之症，因其脾胃中气暗伤，是为信号，常用益气健脾之剂取效；又常兼见自汗盗汗、面淡白、脉细弱、苔薄润等症，此乃脾胃先虚，营卫失和，选用桂枝汤加防风、炒白术、黄芪、谷芽而能健脾苏胃，益气敛汗，是为调整脾胃虚弱患儿之良方。

4. 望舌辨苔，探寒热虚实

董廷瑶常论望舌辨苔之重要性，董老认为小儿三岁以内，脉气未充，脉象不足为凭，故望舌更显重要。病之本元虚实，须视舌质；邪之重轻，当辨舌苔；其病浅深，又须按胸腹，问饮食二便，综合分析。

白苔，苔白为寒。苔白浮润薄，示寒邪在表，拟辛温散寒；全舌白苔浮腻微厚，刮而不脱者，此寒邪欲化热也；苔白薄呈燥刺者，或舌质红，此温病伏邪感寒而发，则肺津伤，卫闭而营气被遏，是为寒闭热郁，仍需辛温疏解，散发阳气，卫气开则营气通，白苔退而舌红亦减，所谓"火郁发之"是也。苔白黏腻，兼有伤食积滞；白滑而厚，为痰湿阻遏，需于解表中佐入消导化滞或升降痰浊之品。满口生白花于新生儿，则为鹅口疮；因过用抗生素而滋生霉苔者，属湿热，可用导赤散泻心火利湿热为治。卫分之病现于舌苔，营分之病现于舌质。

黄苔，苔黄为热，黄深热亦甚。黄而滑者，湿热熏蒸也；黄而干燥，邪热伤津也。苔浮薄色浅黄者，其热在肺；苔厚色深黄者，邪热入胃；苔薄黄舌色赤者，邪热渐入营分也；苔黄白相间而舌绛红，此气分遏郁之热烁灼津液，非血分病也，仍宜辛润达邪、轻清泻热之法，最忌苦寒阴柔之剂；邪热内陷，舌质纯绛鲜泽，神昏者，乃邪传心包，宜清营解热，通窍开闭；苔黄垢腻，口气臭秽者，常因伤食积滞，湿郁化热，阻于肠胃，于清降里热中合化浊导滞，兼泄腑热。

黑苔，有寒热虚实之异。黑而滑者，内有寒痰，无大热大渴者，需辛温通阳化浊；黑苔薄润或灰色，舌质淡白，此为阳虚寒凝，急需以姜附温阳、桂苓化饮为法；苔黑而燥，或起芒刺，舌质红赤，乃邪实热甚；若苔黑燥兼腹满痛而拒按，为腑实热结，急需三承气汤攻泄实热；若苔黑干燥但腹不胀满，则里无实结，是津液耗竭，又宜大剂凉润滋阴。临证时寒热虚实当须明辨，毋犯虚虚实实之弊。又有食酸而色黑，称"染苔"，与病无关，不可混淆。

小儿舌质淡白者，为心脾虚寒，气血不足，正虚为本，至其变化，必当参合脉证。舌质淡白，脉神尚可，虽有邪热病证，宜轻清邪热，忌用苦寒削伐，免伤气血耳。幼儿体弱，每见热盛伤阴，或阴损及阳，常见舌红倏忽转淡，此时急需扶阳，几微之间，辨之须清。而吐泻烦渴，舌淡白者，非用温补不可也。

二、临证经验

1. 小儿热病治从伤寒、温病

发热是小儿常见症状，在外感高热降后，往往低热持续不退，相关体征和实验室指标均正常，患儿没有明显不适，西医无特效治疗方法。另有一些患儿有不明原因的发热，往往持续高热1～2个月不退，西医诊断为发热待查，因病因不明，而难以退热，这些患儿家长往往辗转求治于中医。

董廷瑶治小儿发热，从伤寒六经或温病卫气营血辨证施治，根据患儿发热发生的时间、兼夹症状、舌脉之不同，分析病之深浅、邪之传变，一般将热病分为营卫不和、少阳郁热、表里同病、湿热内蕴、气阴两虚等证型，对低热、久热不退者往往有较好疗效。

小儿一般热病的诊治：①太阳中风，营卫不和证，治宜调和营卫，用桂枝汤加味。②太少同病，少阳郁热证，治宜和解太少，用柴胡桂枝汤加减。③太阳表里同病，治宜解表清热，利水渗湿，用五苓散加味。④里热蕴郁，湿热不清证，治宜芳香化湿，兼清里热，用藿朴三仁汤合甘露消毒丹加减。⑤热病日久，气阴两虚证，治宜气阴双补，用青蒿鳖甲汤、生脉饮加减。

2. 小儿发热的变法治疗

董老擅长治疗小儿热病，遣方灵活，疗效显著，尤其对小儿发热的变证、各种低热或久热迁延，更能临证分析，匠心独运，立法选方，每中窍机。

小儿热病变化尤多，盖因体禀关系，更易见阴阳盛衰、气虚通塞之变也。董廷瑶重视变证变法，认为临证机变，灵活化裁，集中体现了中医辨证论治的优势和长处。

（1）泄热透毒法　董老对小儿急性及传染性热病治验丰富，重视开门逐盗之治则，故每强调探析邪之部位、病之浅深，分别以伤寒六经或卫气营血辨治。对小儿高热不退，投以辛凉轻解之剂，药用桑叶、连翘、薄荷、牛蒡子、竹叶、淡豆豉、荆芥、蝉衣之属。热盛化火者，亦加黄芩、金银花、芦根、山栀诸品。然若温邪羁恋，热高难降，辄选羚羊角，盖羚羊角性凉而有发表之力，为清肺退热之要药，董老深赞张锡纯评价羚羊角之语："性近和平，不过微凉……且既善清里，又善透表，能引脏腑之热毒达于肌理而外出，此乃具有特殊之良能。"故在温邪热毒结于上焦气卫之间，而一时难达者，择机而施，迅即见功。

（2）和解祛邪法　以小柴胡汤主治伤寒少阳，四逆散主治小儿发热均属常法。然部分湿温、暑湿之证，其湿热蕴投寒冷，反其欲出之势，每见热势缠绵，起伏不已，虽投芳化淡渗、辛开苦降之品，亦不易湿化热退。此时董老常加入柴胡、黄芩两药，以旋运少阳之枢，透开表里之间。因势利导，使遏伏之邪，得以外达，其效之佳，应手而起。

（3）益气（阳）祛邪法　小儿久热迁延，发热不高，已屡用清泄疏解之品，虽似辨证投药，热亦稍降，但旋又复起。若细加体察，不难发现多内有虚实夹杂之象，且往往兼见气阳不足之症因；久热不解，反复发散疏泄，势必耗气伤阴。此时当于疏化解热剂中，酌加一二味益气扶阳药，奏功甚捷。如参苏饮为益气解表之常方，但久热不退者，一般较少考虑选用本方，以免过汗伤阴；但若确见表证未净，而元气又伤，对症发药，每可应手。其实，夹有痰湿者合二陈汤、平胃散之类，兼有湿热者合黄连、黄芩、甘露消毒丹；咳嗽不愈加清肃肺气之属；食滞便结入消导润肠诸品即可。

（4）滋阴（血）退热法　阴虚发热，应施以滋阴退热法治之。然小儿质禀稚阴，若热邪久羁营分，阴液暗伤，外象未必显露可见。故对久热迁延，诸药不效时，应该考虑到这一病机。董老从养阴清热着手，掺以凉营透泄之品，方药恰当，数剂呈功。选用之方有青蒿鳖甲汤、生脉散、增液汤或清燥救肺汤等，肺热干咳，大便燥涩，或心火烦扰者，均随症加味。

3. 董氏五法治疗小儿癫痫

小儿癫痫是一种常见的神经系统病症。董廷瑶临床辨证认为，治则首主祛痰，兼以清心开窍、养心安神、平肝镇惊、滋阴息风等，常以五法治疗：①涤痰开窍法：其症发则痰壅息粗，声如拽锯，两目上视，口吐涎沫，脉呈弦滑，舌苔厚腻垢浊。此痫之发，多为平素痰盛，因惊热而邪气冲逆，痰浊蒙蔽清窍；或病急惊风下痰不净，痰入心包。因之首先治痰，痰在上者吐之；痰在里者下之，达到豁痰利窍，清心抑肝，先治其标的目的。拟方董氏涤痰镇痫汤，药用：皂角、明矾、天竺黄、竹沥半夏、胆南星、橘红、川贝母、竹节白附子。②镇肝宁心法：适用于小儿痫症痰浊渐蠲，邪火初退，尚有余痰深潜，而络窍阻结未尽，惊痫发病虽已大减，尚有轻度偶发者，苔化薄腻，脉沉带滑。拟方董氏镇痫丸，药用：牛黄、朱砂、琥珀、珍珠、猴枣、天麻、川贝母、钩藤、胆南星、天竺黄、甘草等，共研细末，朱砂为衣蜜丸。此丸重在凉心豁痰，能治癫痫、惊悸、怔忡等一切痰火为患。③培元益神法：适用于先天不足，本元怯弱，形神不振之虚证癫痫；或久病本虚，痰火初退，形神不足之癫痫。临床可见面色不华，囟门较宽，无热，抽搐时作，或喉有痰鸣者。治疗当以培元益神为主，有痰者兼以豁痰。拟方董氏定痫散，方中以紫河车血肉之品为培元之要药，生晒参、茯神、珍珠养心安神；朱砂、琥珀镇惊定志；胆南星、天竺黄豁痰清心。④滋阴息风法：适用于先天阴亏，或痰热伤液，久病耗阴，气阴两亏，虚风内动而发之癫痫。临床常见肢搐无力，手足蠕动，舌红苔净，常现地图苔、口渴引饮、脉细带促等症。拟方董氏滋阴息风汤，药用生地黄、麦冬、白芍、当归、天麻、川芎、石决明、琥珀、远志。⑤豁痰活血法：适用于痰壅兼见血滞络阻之证，如钳子产、脑外伤后均可引发血滞瘀阻之痫，当推理论治，亟需豁痰开窍，继以活血化瘀。拟方董氏豁痰活血汤，药用：桃仁、红花、生地黄、白芍、当归、川芎、石菖蒲、胆南星、皂角、明矾、天麻、钩藤。

4. 祛痰杜痰法治疗小儿哮喘

小儿哮喘属慢性病，病情顽固，容易反复。发作时气急胸满，喘息汗出，"咳而上气，喉中水鸡声"，不得平卧，痛苦万分。究其病源，是以痰饮为主因。"浊者为痰，稀者为饮"，董廷瑶认为临床治疗应以祛痰为主，分为祛痰法和杜痰法。

（1）祛痰法　如素有痰饮，复感风寒，咳喘无汗，肢冷恶寒，渴喜热饮，舌淡苔白，脉象浮紧者，以其水寒相搏，饮邪阻肺，宜用小青龙汤。喘而兼烦躁不安者，可在小青龙汤中加生石膏。临床尚见寒包痰火之证，恶风，阵咳，气喘，痰稠色黄或绿，脉弦滑数，舌苔薄黄，舌边色红，唇燥口干等，此为内有胶固之痰热，外有非时之寒邪，以致寒邪束表，阳气内郁，不得泄越，蕴而膈热，遂至痰热阻塞，喘而发作。董老常用千金定喘汤治之。

（2）杜痰法　是杜绝生痰之源。有些患儿平素体弱脾虚痰多，纳呆，大便时溏，遇寒逢劳，辄发痰喘，当以通阳扶脾为主，使脾运得健，痰不再生。常用方剂为苓桂术甘汤、星附六君子汤、理饮汤等。

三、典型病案

1. 癫痫：痰阻血滞案

齐某，女，4岁。1969年5月9日初诊。

主诉：抽搐发作2个月。

患儿自今年3月5日起惊痫抽搐，日发一二十次不等，发时目瞪神呆，角弓反张，手足瘛疭，曾经本市多家医院诊治无效。现症面色带青，舌苔薄腻，神志清晰，行走如常，喉中痰鸣甚响，自诉胸痛气闷，饮食一般，二便如常，夜烦不安，脉见滑数。明系痰阻，先予豁痰逐下。处方：钩藤6g，淡竹沥30g（姜汁2滴冲），干菖蒲3g，龙齿15g，远志6g，茯神9g，琥珀2.4g，胆南星3g，竹节白附子6g，天竺黄6g，保赤散0.3g（分两次化服）。4剂。

5月13日二诊：药后下痰较多，症势稍缓，但日夜抽搐仍达十余次。原法尚合，未变更张。处方：上方加琥珀抱龙丸1粒，10剂。

5月23日三诊：症势大减，痰声已化，夜间安宁，日发数次。苔薄脉细，可予调扶。处方：董氏定痫丸一料，分二十天化服。

药后曾有二月不发。

8月5日四诊：近因突遭异常大雷声，极度震惊而痫病复作，搐掣连发，日夜数十次，神志尚清，自诉体痛，未闻痰鸣，舌净脉弦。再予董氏定痫丸一料。

11月7日五诊：服定痫丸后，搐掣不减。曾去针灸、推拿，亦无寸效。其症无热无痰，发时神清，全身颤动，复卧体痛，舌质色红，脉象弦涩。病起于突受雷惊，震动心肝。以心主血，肝主筋，惊伤心肝，则血滞而筋失濡养，故身痛而搐也。改予王清任身痛逐瘀法，活血行滞，养筋定搐。处方：党参9g，当归9g，紫丹参9g，桃仁6g，红花4.5g，赤芍6g，炒枳壳3g，怀牛膝9g，生甘草3g，醋炒五灵脂9g。5剂。

后再连服五剂，痫定而愈，随访迄今未发。

2. 发热病：少阴阳虚案

郭某，女，6岁。1994年11月17日初诊。

主诉：间歇发热6个月。

患儿自今年5月起间歇性弛张发热，每次4～7日，最高体温达40.4℃，发热时神萎，乏力，纳呆，并伴有寒战。曾经血培养、胸片、B超、心脏扫描、肝脾CT，以及查找疟原虫、红斑狼疮细胞、肥达氏反应、骨髓象等各项检查，均无阳性发现，唯血沉30mm/h。经各种西药治疗，发热依然如故，转请中医治疗。曾有人作少阳证治，用小柴胡汤而无功，仍常寒战发热，热甚时体温40℃以上，汗出淋漓，肢冷。来诊时精神萎靡，面色无华，舌淡苔薄，神安不躁，脉微细，但重按尚有弹力。根据上述情况，久病深入少阴，又根据形神、脉象，则为内有郁阳，故治以附子汤，甘温和少阴之热，加桂枝以通阳。处方：桂枝3g，淡附片5g，炒白芍6g，太子参6g，茯苓9g，青蒿9g，白薇9g，天花粉9g，炙甘草3g。5剂。

11月24日二诊：服上药2剂后，热已不作，舌净无苔，胃纳正常，便下通调，再以附子汤加味。处方：太子参 9g，淡附片 4g，炒白芍 6g，焦白术 9g，茯苓 9g，青蒿 9g，白薇 9g，川石斛 9g，炙甘草 3g。5 剂。

11 月 29 日三诊：病情稳定，下方调理之。处方：白参须 6g（另炖代茶），焦白术 9g，茯苓 9g，生扁豆 9g，炒谷麦芽 9g，清甘草 3g。5 剂。

参考文献

1. 董廷瑶. 幼科刍言［M］. 上海：上海科学技术出版社，1983.

2. 王霞芳，邓嘉成. 中医临床家·董廷瑶［M］. 北京：中国中医药出版社，2001.

3. 封玉琳，林洁，邓嘉成. 海派中医·董廷瑶临证撷英［M］. 北京：中国中医药出版社，2018.

第十二章
王伯岳

王伯岳（1912—1987），男，汉族，字志崇，号药翁，四川中江县人，三世业医，我国当代著名中医儿科专家、中医药学家和中医教育家。曾任中国中医研究院西苑医院儿科主任、研究员、研究生导师、北京市中医学会副理事长兼儿科委员会主任委员、《中华人民共和国药典》委员会委员、中华中医学会儿科分会第一任主任委员。1958年编写《中医防治麻疹的方法》，1964年与江育仁共同起草《麻疹合并肺炎中医诊疗方案》，1976年出版编著《中医儿科临床浅解》，1979年负责审稿、定稿《中医大辞典》妇科、儿科分册部分，1984年主编我国第一部大型的高水平中医儿科学专著——《中医儿科学》。王伯岳从医50余载，先后带教4批研究生和徒弟，共计十余人，再传弟子近百人，学生遍及海内外，为中医学在海外的传播做出了较大贡献。

一、学术建树

1. 辨证论治立法严谨，用药审慎

王伯岳先生在临证辨治方面，十分重视基本功的训练。先生强调，八纲辨证、六经辨证、卫气营血辨证、三焦辨证、脏腑辨证以及病因辨证等，都是中医辨证的基本功。对于每一个病证，必须从掌握基本病机和传变规律入手，知常进而达变。对于每一病证，首先要做到识病明理，进一步辨证求因，审因论治，才能使辨证精细准确，论治恰当有效。先生强调，儿科辨证，对于四诊的原始资料要注意取舍，注意去伪存真，去粗取精。

王伯岳先生在论治方面立法严谨，用药审慎，他认为中医治法虽有汗、吐、下、和、温、清、消、补八法之不同，但不外《黄帝内经》"损有余，补不足"之法门。所以，补泻是总纲，临证需根据阴阳、表里、寒热、虚实的变化，或先补后泻，或先泻后补，或补泻兼施，寓泻于补，寓补于泻，均需分别轻重缓急、标本先后、正邪消长的主次，处理好扶正与祛邪的关系。

王伯岳出生于中医世家，从小学药，对药物的形态、功用、炮制、采集均十分熟悉，生前曾担任国家药典委员会委员。他的处方看似平淡无奇，却寓意深刻，切中病机，丝丝入扣。如麻杏石甘汤，先生的经验是麻黄与甘草要等量。麻黄辛以开之，甘草甘以润之，合乎肺的生理需要；甘草等量应用，可以防止麻黄辛散之偏，相辅相成，相得益彰。临床证明，效果良好。又如用姜：生姜散寒止呕，用于风寒外袭或胃中停饮之证；干姜温里祛寒，用于虚寒内盛之证；炮姜经过炮煨，去其辛燥之弊而力专于温中止泻。小儿脾胃虚寒腹泻多用炮姜，是因其性味较干姜温和而与脾胃无碍。干姜则温阳祛寒之力强峻，适用于脾肾阳虚而偏于肾的虚寒者，如四逆汤即用干姜而不用炮姜。干姜也常用于寒痰哮喘，如小青龙汤，取其辛燥峻烈以温化寒痰内饮。

王伯岳先生认为，大苦大寒、辛香燥烈、攻消克伐、金石重坠及有毒之品皆能损伤脾胃。临证用药宜审慎，应根据病情严格掌握剂量，中病即止，不可过剂。谨防"一伤于病，再伤于药"。

就是在剂量适当的情况下，也要尽量注意配伍合理，如治疗热性病用生石膏配伍生稻芽，目的在于顾护脾胃之气；补益脾胃以白术配枳壳，以减少壅滞之弊。

2. 精专儿科重脾胃，善用补泻顾正气

王伯岳先生秉承家学，精专儿科，尤为重视小儿脾胃的调理。他强调脾胃为后天之本、气血生化之源，人之所以能由小而壮，由壮而老，生生不息，全赖脾胃生化气血的滋养温煦。小儿脾胃运化功能薄弱，易为各种因素所伤，一旦失调则诸病丛生。明代万全指出："人以脾胃为本，所当调理，小儿脾常不足，尤不可不调理也。""调理脾胃者，医中之王道也。"强调了调理脾胃对儿科临床的重要性。据此，王伯岳先生上探《内》《难》之论，下承诸贤之说，参以临证心得，提出了调理小儿脾胃的原则与方法。

王伯岳先生认为，调理脾胃应从脾胃本身的特点着眼。简言之，即从升降、纳化、燥湿三个方面入手。在具体遣方用药方面，对于脾虚泄泻、清阳不升者，每于益气健脾的七味白术散中重用葛根，配伍桔梗，意在升清。桔梗虽为肺经药，能开提肺气，疏通胃肠，但开肺气亦即是升提。如此，既有升举清气之功，又无柴胡、升麻过于升散之弊。对于饮食积滞者，在消食导滞药中喜用焦槟榔、炒枳壳，意在利气降浊、行滞消积，并认为枳壳行滞而不伤气，于小儿尤为适宜。理气舒郁多用陈皮、香附、佛手、香橼等品，化湿和中多用藿香、苏梗、苍术之类，多属温和之品，旨在防止攻伐太过。

王伯岳用药主张以甘温之品补益脾气，如太子参、黄芪、白术等；以甘淡之品益脾阴，如生山药、白扁豆、莲子肉、薏苡仁、白茯苓等；以甘凉之品生津养胃，如沙参、麦冬、石斛、天花粉；以酸甘之品养阴开胃，如乌梅、生白芍、甘草等；以芳香之品化湿和胃，如藿香、佩兰、厚朴、苍术等。这种注重胃气、留人治病的思想很值得效法。

3. 精辨表里察时气，注意预防善调理

王伯岳先生强调，以往医家多重视寒热虚实的辨证，而对于表里辨证则重视不够，其实在儿科临床上，表里十分重要。先生说，表里不单指外感内伤，也不单指疾病的部位层次深浅。重要的是，疾病发生发展的病机变化关系着表里，疾病的轻重缓急以及相应的治法关系着表里。《伤寒论》就是围绕着表里而讨论的，治法用药也是以表里为依据而确定的。是先当救表，还是先当救里，或是表里兼治，都要以表里辨证的结果为准绳。在六经中，表里还分出更细的层次。如三阳为表，三阴为里，而在三阳之中，又有太阳为表、阳明为里，少阳为半表半里之说，三阴亦然。如此，足见表里辨证之重要。

关于如何辨治表里的问题，王伯岳先生认为《伤寒论》《温病条辨》《温热经纬》等医著论述甚详，可资借鉴。这些经典名著，有的虽然没有明确标出表里，但所论病证，层次分明，缓急标本，十分精辟。从治法上讲，表证明显者，当以解表为主，里证明显者，当以治里为主。但对于小儿来说，表里同病的情况更为多见。表证有风寒外感，亦有风热外感，更有风寒、风热相兼而形成寒热杂感之证；或因感受风寒，而从阳化热；或因素有里热，而热为寒闭，这些又均能形成寒热夹杂之证。

王伯岳先生这一学术思想，体现在他临证时常常结合时令气候的变化加减用药。如冬春寒甚，多用荆芥、防风、紫苏辛温发散，甚则麻黄、肉桂、细辛，亦常选用；夏多暑湿，常伍藿香、佩兰、香薷，芳香透泄，以及滑石、芦根、薏苡仁、扁豆之类，淡渗疏利；秋多燥气，常用桑叶、菊花、芦根、沙参、麦冬之类，辛凉甘润。先生还说，某些慢性疾病，若病情变化与时令相关，则亦必须结合时令主气予以调治。例如诊治一肾炎恢复期患儿，予以滋肾健脾利湿调理，但近日秋燥风胜，小便化验又出现红细胞增多，而患儿自觉症状无异。先生分析认为，此系风燥血动，肾阴受损，纳摄不固所致，遂于滋肾纳摄的基础上又佐以清燥，适当加入桑叶、菊花、玄参、麦冬，而使红细胞很快转阴。

4.重视现代中医研究成果治疗急危重症

王伯岳对现代医学的许多急、危、重症从中医学理论角度加以探讨，力求运用中医中药进行有效的防治。如小儿感染性休克一症，王老根据中医厥、闭、脱证的理论，对此进行了深入的研究，写出《中医厥闭脱证与感染休克的关系》一文，认为感染性休克的早期相当于中医的闭证，治疗宜清热开闭；晚期则相当于中医的厥脱症，治疗宜回阳固脱。

对于细菌性肺炎，王伯岳以麻杏石甘汤配伍金银花、连翘、鱼腥草、黄芩等药物；对于病毒性肺炎，则以麻杏石甘汤配伍大青叶、板蓝根、白僵蚕之属，每每收到良好效果。

二、临证经验

1.治疗外感发热，辛温辛凉并用、表里双解

（1）辛温辛凉并用　王伯岳认为，小儿肌肤薄，脏腑嫩，易于传变。小儿一般多里热，一经感冒易寒从热化，或热为寒闭，形成寒热夹杂之证。单用辛凉，往往汗出不透；单用辛温，又往往汗出而热不解。鉴于此况，则采用辛温辛凉同用，自能风寒风热两解。在具体应用时，应权衡轻重，灵活掌握，寒邪重则辛温应重于辛凉，热邪重则辛凉应重于辛温。

王老临证习用方：①表寒明显者，用荆防葱豉汤：荆芥、防风、羌活、苏叶、白芷、淡豆豉、薄荷、竹叶、黄芩、甘草。②表热明显者，用银翘散加味：金银花、连翘、牛蒡子、淡豆豉、竹叶、防风、大青叶、黄芩、薄荷、荆芥穗。③夏月感触暑湿者，用加减二香散：香薷、藿香、连翘、金银花、黄芩、竹叶、枳壳、滑石、甘草。④流行性感冒，寒郁热重者，用银菊解毒汤：金银花、菊花、薄荷、板蓝根、黄芩、连翘、荆芥、羌活、生石膏、甘草；热毒重者，加蒲公英、大青叶、山栀子之类；寒郁重者，加紫苏、防风、白芷；兼夹湿邪者，加藿香、苍术、丝瓜络。

（2）表里双解　王老指出，小儿外感发热总以热证、实证为多，并往往兼夹里热，或兼夹食滞，形成表里同病，表里不和。单独使用解表药往往汗出热退，但汗后又复热，所以用解表药的同时，必须佐以清里热药，如伴有食滞则佐以消食运脾之味。王老常用：①由寒化热入里，或素体内热，里热明显者，在上述解表方中加用生石膏、寒水石（热剧者二石同用）、知母、黄芩、天花粉。里热甚，除寒凉直折外，还注意祛邪外出，如利尿导赤（合用导赤散）、攻下泻火（合用承气汤），同时加强透散之力，用竹叶、薄荷之类；若热邪郁而成毒，重用紫花地丁、大青叶、板蓝根、金银花、连翘、黄芩、黄连、黄柏之类，或以三黄石膏汤为主。②兼夹里滞，由于食滞内蕴，治以消导清热，轻则合用保和丸，重则加用承气汤或枳实导滞丸。③兼夹痰盛，多见于肺炎喘嗽，以麻杏石甘汤为主，合葶苈子、莱菔子、槟榔、瓜蒌、贝母、黛蛤散等，甚则用牵牛子、生大黄。

2.小儿杂病首重调理脾胃

王伯岳先生认为小儿脾常不足，不都是脾虚，而是脾胃易受损伤。调治之法，不是直补，而是消除病因，护扶脾胃，助其运化。不治脾即可治脾，不补脾即可补脾。小儿生生之气旺盛，不良因素一经消除，脾胃运化得复，脾胃即可得健。具体有以下几种调理法。

（1）护脾养胃　适用于热病或其他疾病，起护脾安胃作用，其中又有三法：①未伤胃时，尽量不用或少用消导伐胃之品。②将伤胃时，用养胃之品，习用生谷芽、生麦芽助护胃气。③若脾胃已有损伤，用茯苓、怀山药、扁豆、玉竹、白术、莲子肉、麦冬之类，以护养脾胃。

（2）扶脾益胃　适用于久泻久吐，脾胃久虚。习用方为异功散，药物以扶脾为主，配合茯苓、泽泻、扁豆、薏苡仁、怀山药，气虚加参芪。

（3）运脾和胃　适用于一般脾胃调理，宗张洁古枳术丸法，常用药物有白术、枳壳、茯苓、陈皮、厚朴（花）、藿香、蔻仁。另外，钱乙白术散也是常用之方。

（4）和脾利水　王伯岳先生认为这是调理脾胃的一个重要环节，脾主湿主困，利水即可理脾。反过来，理脾不利水，脾胃的功能也不能恢复。常用方如五苓散、四苓散，临床用于腹泻、盗汗、水肿等证。

腹泻是小儿常见病，王老根据"脾不伤不泻"立论，一方面清除伤脾的因素，如外感、伤食等，另一方面针对脾胃机能失调，采用分利升提之法以升清降浊。"脾宜升则健，胃宜降则和"，和脾利水，使脾胃健运。升提常用葛根，用量宜重，其他常用药如柴胡、升麻、桔梗等。分利常用泽泻、茯苓、猪苓、车前子之类。腹泻本为降病，不可一味分利，否则降而又降，反致脾胃愈伤。

王伯岳先生认为，小儿盗汗则多积滞。一方面，积滞化热，蒸腾津液；另一方面，积滞伤脾，利水通降失职。王老认为，汗、痰、涎、涕、唾、尿，皆人体水液所化，只是所出不同，总由脾胃转枢，治疗亦不离调理脾胃。和脾利水则能使人体津液正常代谢，不致从毛孔妄出而为汗泄。王老临床常在清热导滞的基础上加用利水和脾之品，如泽泻、茯苓、猪苓、木通、车前子、滑石之类。

三、典型病案

长期高热（亚急性变应性败血症）案

患儿孟某，男，2个月，北京儿童医院住院病例，因"发热1周"以"发热待查"收入病房。患儿入院时精神、食欲正常，体温波动于37～38℃。当时仅咽红，心、肺、腹无阳性体征，以"上呼吸道感染"病肌注青霉素治疗1周，未见效果，身热仍然不退。住院第27天，血培养结果为白色葡萄球菌，以后多次培养为该菌，故按急性感染——败血症治疗。选用新青Ⅱ、庆大霉素、氨苄青霉素等交替静脉给药，并配合中药治疗达3个月，效果不佳，体温一直持续在38℃以上。患儿逐渐转为衰弱，面色晦暗，不思饮食，肝脏增大至肋下3.5cm，剑突下2cm，脾脏不大。考虑可能有胆道感染，作十二指肠引流，A、B、C三管均培养为大肠杆菌，但无敏感药物，引流液常规镜下检查脓球成堆，此后每周引流1次，共7次。继续抗生素加中药利胆清热化湿之法，配合治疗2个月，效果仍然不显著，体温不见下降，有时反而高达40～41℃，患儿壮热寒战，神形更趋衰弱，即下病危通知。这期间曾多次合并肺部及肠道感染，发热时伴有皮疹，抗生素治疗无效，实验室检查除血沉正常外，均支持"亚急性变应性败血症"的诊断。用地塞米松治疗，体温仍无法控制。又测IgA微量，考虑为"选择性IgA缺乏症"等。在中西药物治疗效果均不显著的情况下，请西苑医院王伯岳亲临病房诊治。

1983年3月15日，王伯岳不顾年高体弱，亲临会诊，详细了解病情，认真细致地检查患儿。王老首诊记录如下。经诊视，患儿纹紫面滞，舌淡红，舌上津少，唇干而不焦，哭时有泪，大便日数行，偶有奶瓣，余为水泻，手心热，体温午后偏高，神志较为安静，两眼尚有神。目前仍应以清利湿热，佐以扶正为治，暂不单一用补，俟邪去正安再行扶脾。处方：太子参9g，麦冬6g，五味子6g，青蒿9g，鳖甲9g（先煎），知母6g，生稻芽9g，白芍6g，茯苓9g，泽泻6g，桔梗6g，甘草3g。3剂。

患儿在服中药前体温高达39.5℃，服3剂后体温开始下降，最高体温已不过39℃。王老继续会诊，嘱原方去知母，加用葛根 9g，黄连 9g，又服 3 剂，患儿精神食欲好转，体温继续下降至 38℃以下。随后又以清解余热，调理脾胃为主。改方如下：金银花 9g，连翘 9g，茯苓 9g，黄连 3g，黄柏 6g，黄芩 6g，蝉蜕 3g，蒲公英 6g，焦山楂 6g，炒麦芽 9g，葛根 6g，生甘草 6g。以上方为主加减，共服药十余剂，直至患儿体温正常 8 天，精神食欲明显好转，体重增加，心、肺、腹无阳性体征，肝脏缩小，仅剑突下能触及 2cm，肋下（－），临床基本治愈，于 3 月 26 日出院。

按：此例为北京儿童医院陈昭定主任记录的病案。以下为病案内容。患儿住院时间长达半年，西医诊断明确，但西药治疗无效且无能为力，请中医儿科前辈王老会诊。王老不被现代医学的种种诊断所左右，坚持细致地望闻问切，认真地辨证论治，准确地立方用药，几乎可以用"药到病减，立竿见影"的效果来评价本案例。此案例抄录在我的笔记本上，已保存 22 年之久，时时温习老前辈的丰富经验，王老的教诲重现在我眼前。我愿以此例介绍给大家，让年轻的中医一辈牢牢记得，努力继承老一辈中医的临床经验，才是自己捷足创新的前提。此谓继承不忘本，创新不离宗。

参考文献

1. 朱锦善，王学清，路瑜.王伯岳医学全集［M］.北京：中国中医药出版社，2012.

2. 陈昭定，侯林毅，闫慧敏.王伯岳教授治愈小儿长期高热验案 1 例［J］.中医儿科杂志，2012，8（5）：10-11.

3. 朱锦善.王伯岳儿科经验琐谈［J］.吉林中医药，1987（6）：8-10.

4. 幸良诠，李年春.王伯岳儿科经验琐谈［J］.新中医，1984（6）：22-47.

第十三章

江育仁

江育仁（1916—2003），男，江苏常熟人，南京中医药大学教授，主任医师，全国首位中医儿科学博士研究生导师，首批全国名老中医药专家学术经验继承人导师，曾任中华中医药学会理事，中华中医药学会儿科分会副会长、名誉主任委员，江苏省中医学会名誉会长，江苏省人大常委会委员。江育仁1991年起享受国务院政府特殊津贴，被英国剑桥国际传记中心收入《世界名人辞典》。

江育仁17岁拜吴门医派常熟李馨山先生为师学医，1936～1938年到上海中国医学院随孟河医派丁氏及儿科名医徐小圃先生学习，从事中医儿科工作70年，在中医儿科领域具有一系列学术建树，形成了现代中医儿科学术发展中具有广泛影响力的江氏中医儿科学术流派。他1986年创立了全国第一个中医儿科学博士学位点，其培养的众多弟子及再传弟子形成了国内外重要的中医儿科学术带头人队伍。

一、学术建树

江育仁悬壶于痧、痘、惊、疳肆虐婴童之时，他每能屡起沉疴，因而名噪乡里。1956年，江育仁组建起江苏省中医院儿科，面对当时儿科临床常见的麻疹肺炎、流行性乙型脑炎、泄泻、疳证等重症，在本院病区收治患者，指导西医院中西医结合治疗，并下乡巡回医疗，其提出的辨证治疗方案，被国家科技部、卫生部作为规范化方案在全国推广。20世纪70年代后，他根据儿科疾病谱的变化，提出了"脾健不在补贵在运""反复呼吸道感染不在邪多而在正虚"等创新性学术观点，有效地指导了厌食症、反复呼吸道感染等新病种的临床治疗。20世纪80年代，江育仁受命主持、起草了现代中医临床标准化的先驱——《中医病证诊断疗效标准》。江育仁主编的《中医儿科学》《实用中医儿科学》等教材著作，对中医儿科学教育做出了很大贡献。

1. 传承创新"温阳学说"，时时顾护阳气

江育仁传承了南宋陈文中、民国徐小圃等的温阳学术思想，并将其创造性地应用于儿科临床。他认为小儿机体的生理是"肉脆、血少、气弱"。气属阳，血属阴，气弱即稚阳，血少即稚阴，小儿稚阳未充，稚阴未长。"纯阳"仅仅是指婴幼儿禀受于先天的元阳未曾耗散，并非指儿童时期阳气有余。因此，小儿的体质特点并非"阳常有余，阴常不足"，应是"稚阳稚阴"。"稚阳""稚阴"才是从阴阳学说认识小儿体质的最佳诠释和正确理解。

江育仁认为，小儿时期的病证，热病最多，患病之后，易化热化火，甚则生痰动风，变化急促，这是小儿发病的普遍规律。小儿患病后常常出现"易寒易热，易虚易实"的病理变化，特别是某些重症病例，如急惊风在出现高热、抽搐等风火相煽的实热内闭证时，可因正不敌邪而突然

出现面色苍白、肢厥汗冷等阳气外越的虚脱证。小儿寒热虚实的变化，远较成人更为迅速，这是由于小儿脏腑娇嫩、神气怯弱，生理未臻成熟，功能活动不够完善的缘故。据此，小儿所患热病最多，不是由于阳气有余，而是因为"脏腑薄，藩篱疏，易于传变；肌肤嫩，神气怯，易于感触"（《温病条辨·解儿难·儿科总论》），亦即"稚阳体，邪易干"的具体反映。至于儿科各类慢病、久病，尤其是脾虚、肾虚类虚证，更多见阳气亏虚的种种证候。

江育仁善以温阳法治疗儿科病证，应用广泛。他认为发热长期不退，多责之正不克邪。若见汗出较多而不温，有汗而热不解，伴面色不华、精神委顿、食欲不振、大便不实、舌淡有津等症，属卫失顾护、营阴外泄、虚阳浮越之营卫不和证，可取桂枝加龙骨牡蛎汤护卫潜阳、调和营卫治之。在治疗小儿水肿时，只要阳热之象已解，便常配以温阳通利之品，偏肺、脾者，取桂枝、防己、黄芪、干姜之属；偏脾、肾者，用干姜、附子、鹿茸、肉桂之类，使阳气通达，则水湿自去矣。

江育仁采用温托法治疗麻疹中的坏证和变证，指出其应用指征有：疹出不畅、色泽浅淡、疹点稀疏、出而即没、热势不扬，倦怠少食，中寒泄泻，甚至面色青灰、四肢逆冷、脉微欲绝等。因此时正气已亏，脾肾气阳虚衰，故采用党参、淡附子、麻黄、柽柳等药使气阳回复，正胜邪却，麻疹透达。阴伤则阳无所附，对于暴泻或久泻不止，津液亏损者，在以酸甘之品化阴生津的同时，不忘以干姜、附子、煨益智仁、补骨脂、肉桂、吴茱萸、肉豆蔻等温扶脾肾之阳。

此外，对于儿科常见的肺炎、肠炎、菌痢等疾病并发心力衰竭、呼吸衰竭和休克者，江育仁认为多属阳气虚衰证。为防阳气虚脱，在阳气衰微的早期即需急救回阳，而不必待脱象毕露，若见面色苍白、呼吸浅促、容易出汗、肢端欠温、精神淡漠、小便色清、脉细数无力等，无论有无发热，甚或发热较高者，皆有突然发生虚脱的可能。这些症状，但见一二症便是，不必悉具，即当果断采用温阳救逆法，为运用中医药治疗小儿危急重症树立了良好的典范。

2. 复感儿病机不在邪多而在正虚

反复发生呼吸道感染性疾病的患儿，简称复感儿。江育仁认为营卫调和是呼吸道复感儿防病健体的前提。"阴平阳秘，精神乃治"，"正气存内，邪不可干"。中医学认为，健康状态的保持有赖于脏腑功能正常。正气旺盛，营血充足，卫外固密，阴阳平衡，病邪才难以侵入，疾病无从发生，其中营卫和调、不失其常在防病方面起着重要作用。《素问·痹论》说："营者，水谷之精也，和调于五脏，洒陈于六腑，乃能入于脉也。""卫者，水谷之悍气也，其气慓疾滑利，不能入于脉也。""逆其气则病，从其气则愈。"《灵枢·邪客》又说："荣气者，泌其津液，注之于脉，化以为血，以荣四末，内注五脏六腑。"《灵枢·本藏》也说："卫气者，所以温分肉，充皮肤，肥腠理，司开阖者也。""卫气和则分肉解利，皮肤调柔，腠理致密矣。"复感儿的主要病机为营虚卫弱，营卫不和，卫失外护，营失内守，其中又以卫气不固为关键。在临床系统观察的基础上总结出复感儿的临床表现有复感性、迁延性、多汗、不耐寒凉、纳呆食少、面色萎黄（白）、毛发黄软少华等特点。针对其病理特点，江育仁在临床观察的基础上，提出以"调和营卫法"作为防治复感儿的基本法则，必须充其卫气、温其卫阳、敛其营阴，使之卫护其外，营阴内守，营卫调和，才能使患儿御邪能力增强，预防和减少呼吸道感染。

3. 脾健不在补贵在运

小儿不是成人简单的缩影，其在形体、生理、病理等诸方面与成人均不同，"脾常不足"是小儿的脾胃功能的主要特点。小儿"脾常不足"的生理特点有两方面的含义：一是指小儿出生后，五脏六腑成而未全，全而未壮，脾胃嫩弱，发育未全，功能未健，"形"和"气"与成人相比均不足；二是儿童处于生长发育阶段，脾胃获取的营养精微，不仅要维持机体的正常生理活动，还要供养身体的生长发育需求。生理状态下，运化是脾的主要功能；病理状态下，运化失健则是脾的主要病机。

江育仁认为小儿的体质特点为脾常不足，所以易患脾胃疾病。在治疗上，偏补则壅碍气机，峻消则损伤脾胃。他通过对 20 世纪 70 年代末小儿脾胃病发病情况变化的深刻分析，于 1979 年提出了"脾健不在补贵在运"的思想。"脾健不在补贵在运"主要含义是指对脾胃疾病的调治应首重"运脾"法，临证强调治脾以运为首。运脾法并非独立的一种治法，而是属于汗、和、下、消、吐、清、温、补八法中的和法。补中寓消，消中有补，补不碍滞，消不伤正者谓之"运"。运者，有行、转、旋、动之义，皆动而不息之意。运与化，是脾的功能。运者运其精微，化者化其水谷。故欲健脾者，旨在运脾；欲使脾健，则不在补而贵在运也。这是运脾法的基本概念。运脾的作用在于解除脾困，舒展脾气，恢复脾运，达到脾升胃降、脾健胃纳、生化正常的目的。

"运脾"一名，见于张隐庵的《本草崇原》："凡欲补脾，则用白术；凡欲运脾，则用苍术；欲补运相兼，则相兼而用。"江老在运脾药的使用中，常首选苍术，指出苍术味微苦，芳香悦胃，功能醒脾助运、开郁宽中、疏化水湿，正合脾之习性。其他如燥湿运脾用佩兰、薏苡仁、藿香、白豆蔻、厚朴花、半夏等，理气运脾用陈皮、木香、香橼皮、枳壳、丁香等，运脾开胃用山楂、六神曲、鸡内金、谷芽、麦芽、莱菔子等，温运脾阳用益智仁、砂仁、干姜、肉豆蔻、草豆蔻、附子等。江育仁指导他的研究生汪受传、张骠、沈志伟、杨硕平等应用运脾法治疗小儿厌食、泄泻、疳证、缺铁性贫血等疾病，取得良好临床疗效。

二、临证经验

1. 创立疳证证治新分类标准

江育仁通过研究古今文献和对 533 例疳证患儿的系统观察，在 1963 年即按疳证的病情和主证提出了将其划分为三大类证：属病之初期者，为疳气；肚腹膨胀、形如橄榄者，谓疳积；形体消瘦、犹如皮包骨头者，为干疳。这一新的小儿疳证证候分类标准，被 20 世纪 80 年代之后的《中医儿科学》教材沿用，被国家中医药管理局 1994 年发布的《中医病证诊断疗效标准》所颁布。疳气证脾气已虚，运化功能失健，若壅补则更碍气机，若过于消导又易损脾伤正，故治法以和为主，临证之时每以苍术、白术并用。疳积证为病之中期，为本虚标实、虚实夹杂之证，治疗应以消为主，消中寓补，不伤正气。对于疳积证，江育仁创立了由五谷虫、神曲、槟榔、胡黄连、麦芽、香附、苍术、肉桂组成的疳积散方。干疳证为疳之重症，属气阴俱虚，治当以补为主，宜以益气养血之八珍汤加减。

2. 运用"热、痰、风"理论指导流行性乙型脑炎的辨证论治

流行性乙型脑炎（简称乙脑）以发热、昏迷、抽风为三大主症，属于中医学"暑温"范畴。早在 20 世纪 50 年代，江育仁就对当时严重危害儿童健康的乙脑做了深入的研究。他通过对流行性乙型脑炎急性期 121 例、恢复期后遗症期 135 例患儿的诊治总结分析，认为热是产生痰和风的根本，热极可以生风，风动可以生痰，痰盛可以生惊（惊厥），痰涌咽喉，阻堵气道，又可发生呼吸障碍，产生肺部缺氧而加重抽风的发作。热、痰、风常相互转化，互为因果，贯穿于本病的全过程。他于 20 世纪 60 年代初期提出应用"热、痰、风"理论辨证治疗乙脑，认为应以清热、豁痰、息风作为治疗主法，此法适用于乙脑初热期、极期、恢复期、后遗症期的整个病程，较之卫、气、营、血辨证治疗更具有针对性和全面指导意义。此项成果提高了临床疗效，1966 年被国家科学技术委员会公布在科研成果期刊《研究报告》上，向全国推广。

（1）辨热 急性期和极期发热可分为温、热、火三证。温证系病在卫分，宜用辛凉轻剂之桑菊饮和银翘散；热证系病在气分，宜以甘寒重剂白虎汤为主；火证系病在营分，江育仁认为，此时邪火充斥，热、痰、风肆虐，毒火已成燎原之势，所谓"扬汤止沸，莫若釜底抽薪"，此时治疗的关键是通腑泻火、引热下行，临床常用龙胆泻肝汤合凉膈散加减治疗。恢复期和后遗症期发热分为营卫不和、阴虚发热两大类，分别用黄芪桂枝龙骨牡蛎汤和青蒿鳖甲汤加减治疗。

（2）辨痰 痰在乙脑可表现为两种形式：有形之痰和无形之痰。有形之痰为痰鸣气急的痰涌咽喉，阻塞气道，可用鲜竹沥或礞石滚痰丸加减口服；无形之痰包括痰火内扰的狂躁证和痰蒙心窍的昏迷证。前者治以龙胆泻肝汤清肝泻火，后者治以苏合香丸豁痰开窍。

（3）辨风 风证分为外风和内风两大类，治疗上分祛风、息风和搜风三大法则。外风治以祛风解肌为主，用新加香薷饮加葛根、僵蚕、钩藤、蝉蜕等。内风又分热极生风、虚风。对于热极生风，江育仁教授不主张使用犀角、羚羊角或安宫牛黄丸等贵重药品，而是以凉膈散合龙胆泻肝汤泻火息风。虚风内动者，以定风珠、三甲复脉汤等滋水涵木、育阴息风。风邪入络多见于脑炎后遗症期，在搜络中之风的同时参以活血通络法，药用全蝎、蜈蚣、地龙、乌梢蛇、金钱白花蛇、僵蚕、当归、红花、鸡血藤、乳香、没药等。由于虫类药物有温燥辛窜、耗伤气血、损伤津液之弊，因此常佐以生地黄、白芍等以养血润燥、兼制风药之燥，并含"治风先治血"之意。

3. 倡导麻疹肺炎辨证分类的新方案

麻疹肺炎在20世纪50年代是导致麻疹患儿死亡的最常见并发症，有关麻疹肺炎的辨证分类在1965年以前缺乏统一的认识。江育仁认为麻疹在分类、分型时，类型标志应明显，主症要突出。他通过长期临床实践总结了《591例麻疹肺炎分型分证及治疗规律探讨》一文，在1964年卫生部召开的麻疹肺炎座谈会上做了交流，获得了与会代表的好评，会议决定以该文为主要参考资料，由江育仁和中国中医研究院西苑医院王伯岳共同执笔，制订《中医治疗麻疹合并肺炎临床分型诊治草案》，并于1965年发表在《中医杂志》上。该草案将麻疹肺炎分为五大型：肺闭型、毒热型、内陷型、虚脱型和虚弱型，每一大型下又分2～4个不同的证或证候，同时根据夹杂症和兼症列举了麻疹肺炎并发喉炎、腹胀、中耳炎、口腔糜烂、牙疳的证治，为广泛开展麻疹肺炎的中医药诊治工作提供了依据。

三、典型病案

1. 长期发热：气虚阳衰，营卫不和案

杨某，女，5岁。发热不退，体温常在39～40℃之间，于当地医院诊治无效，来南京某医院住院治疗。入院后，迭经多种理化检查，均未发现阳性结果，反复使用各种抗生素、激素及对症处理，前后达六个月之久，病情未见缓解，身热不降。患儿仍每日输液，隔周加输血浆。但不见效，请江育仁教授会诊，患儿精神萎靡，面色晦滞，形体消瘦，饮食量少，体温以早晨为高（39～39.5℃），午后稍低（38～38.5℃），肤有微汗，晚间入寐全身汗出，头颈尤多，抚之不温，高热时四肢发凉，时有惊惕，舌苔薄净，舌边齿印，质淡红潮润，脉息细数少力，二便尚正常，余无特殊见证。

江育仁辨证分析认为，病不在邪盛，而在正虚，乃营虚不能内守，卫虚失于外护，营卫乖违，阴阳失调，是为长期发热不解之本，发热乃虚阳浮越之假象。应从调和营卫入手，佐以益气潜阳，否则阳越无制，可卒至暴脱，方选桂枝龙骨牡蛎汤，重加黄芪益气固表。方药：炙桂枝5g，生白芍10g，炙甘草5g，煅龙骨（先煎）、煅牡蛎（先煎）各30g，炙黄芪20g，生姜2片，红枣5枚。水煎服，每日1剂，分次喂服。停用其他一切治疗。患儿服药至第3天，身热已趋下降，早晨 38.5℃，午后、夜间 37.5～38℃，出汗明显减少。第五天，体温已不超过 38℃，精神、食欲明显好转，面有华色，汗出减少，而小便增多，色清不黄，舌苔薄白，质见滑润。营卫有和谐之象，久病元阳亏耗，于原方中去黄芪，加熟附子 10g、人参须 10g。继服五剂，体温完全正常，面色红润，精神活泼，痊愈出院。

按：本例身热长期不退，但四肢不温，面色晦，形瘦，神萎食少，皆气阳不足之象，常自汗出，乃营阴失守，发热、惊惕，系阴不潜阳；舌质潮润，可见阴津未耗，故辨为气虚阳衰，营卫不和，属真寒假热证，毅然采用热因热用之反治法，使绵延六个月之长期发热病霍然而愈。

长期发热，原因多样，证情亦较复杂，但责之内伤者多。养阴清火、甘温益气，为习用成法。养阴清热之品，滋腻碍脾、苦寒败胃；甘温补益之剂，甘多满中，温易耗阴，久病脾运失健、胃纳不馨者，均非所宜。江育仁治长期发热不退，凡见营卫不和，虚阳上浮证者，即以桂枝龙骨牡蛎汤投治之，达助阳敛阴、调和营卫之效。

2. 重症肺炎

马某，女，5 个月。骤起发热惊惕，咳喘气急，呕吐烦闹，渐至神识迷蒙，急诊入院。身热 40℃，鼻扇气促，面苍唇绀，二便不通，卒然惊厥，旋而呼吸更促，痰鸣拽锯，牙关紧闭，两肺满布湿啰音。查血白细胞总数 48×10⁹/L，胸透两肺有大小不等片状模糊阴影。江老辨证分析认为，此系风温犯肺，邪火炽盛，痰热闭其肺窍，内蒙心包，肝风内动，已非开提肺气所宜，应清上通下，豁痰平肝。方药：生石膏 30g，钩藤 10g（后下），玳瑁、地龙、半夏、生大黄、玄明粉各 6g，胆南星、菖蒲、牵牛子各 3g。另以羚羊角粉 0.3g，紫雪丹 1g，分吞。药后二便通利，身热渐降，惊厥平，喘促减。次日神清，再进清热化痰，宣肺开窍。后见患儿渴饮舌干，又转清热护津法，取天竺黄、菖蒲、半夏、金银花、连翘、黄芩、沙参、玄参、麦冬调治。住院 10 天，痊愈出院。

按：本例咳喘气急，呕吐烦闹，渐至神识迷蒙，为痰热闭肺重症，热炽而正不克邪，则邪毒内闭，陷入厥阴，出现烦躁谵妄、惊惕抽风等症。故除以石膏、半夏、胆南星、大黄、牵牛子等泻火化痰，导邪下泄外，予羚羊角、紫雪丹平肝息风，清心开窍，祛邪务急，才能安正救危。肺炎为儿科常见疾病。若邪毒炽盛，或正气不支，病情转化迅速，易于出现内闭、厥脱等重症。江育仁认为小儿重症肺炎总属正不敌邪，实在肺热痰火，虚在阳衰阴伤。因此，小儿重症肺炎的辨证应以抓住病机、掌握正邪之间的关系为关键。或清其邪火而安正，或扶阳养阴而匡正却邪。此外，重症肺炎治不离肺，又不局限于肺。肺病及心，气病及血是其一；肺病及肾，气息不纳是其二；肺病及脾，土失生金是其三。从心、从肾、从脾论治，才能达到治肺的目的。

参考文献

1. 汪受传. 江育仁老师桂枝龙骨牡蛎汤古方新用经验［J］. 内蒙古中医药，1987，（3）：1-2.

2. 汪受传. 江育仁治疗小儿重症肺炎经验［J］. 中医杂志，1993，34（4）：206-208.

3. 汪受传. 江育仁儿科学派［M］. 北京：中国中医药出版社，2020.

第十四章

马新云

马新云（1919—2000），男，山东章丘人，教授，主任医师，任天津中医学院方剂教研组组长、院务委员会委员、河北中医学院老专家委员会委员，为全国首批老中医药专家学术经验继承指导老师，获河北省卫生厅授予的园丁奖。曾任中国农工民主党中央委员会常务委员，农工民主党河北省委员会主任委员，河北省政协第五、六、七届副主席，中国中医儿科学会（现中华中医药学会儿科分会）副会长，河北省中医学会副理事长，河北省中医儿科学会主任委员，河北省卫生厅新中成药评审委员会委员等职务，并历任河北省职称改革领导小组高等院校评审委员会委员、副主任、主任，担任《河北中医》副主编。马新云从事中医儿科临床、教学、科研工作60余载，注重成果转化，创新性地开展了微机辅助中医诊断"小儿肺炎""小儿感冒、兼证、变证"的临床研究，并制成软件，研制了和胃消食汤、清解利咽冲剂、小儿止咳定喘干糖浆、化虫健儿丸、银翘钩藤汤、天水清肠饮等经验方，开发了肺炎Ⅰ号、Ⅱ号、Ⅲ号及和胃消食丸、健运增食丹、益阴散、调脾散等系列院内制剂。获得河北省卫生厅科技进步一等奖，省科委二等奖、三等奖。发表论文20篇，编写教材及著作11部。

一、学术建树

马新云出生于儒医世家，14岁跟随祖父学医，晨起诵读医书，午后聆听讲解，暇时练习书法，勤学不懈，博涉多通，后随祖父携家徙居天津，继承家学，业医儿科，并拜陈泽东、郭嘉之两位名医为师，随师侍诊，尽得其传。马新云于1940年正式悬壶天津，临证扶幼，医术精湛，医德高尚，誉满津冀，深受患者爱戴和同仁敬重，素有"马家儿科"之盛名。

1. 在辨证方面，提出"四诊合参，以望为先"

马老在小儿疾病的诊断中注重四诊合参，并以望诊为先，尤其强调舌诊在望诊中的重要性。谓："四诊之中以望诊为先，望而知之谓之神也。望诊之中舌诊为要，小儿险恶重证，于迷离疑难之时，往往脉证不一，加之小儿哭闹不安，诊脉更为困难，此时唯舌可验。如舌色之深浅、苔之润燥，昭若冰鉴，最可为凭。"他在临证过程中，结合舌象辨证用药，每获良效。如发热的患儿，若舌质鲜红少苔，伴高热、气急、鼻扇，用麻杏石甘汤加金银花、连翘、鲜芦根、黄芩、栀子；若舌质红燥而干，乃阴液耗伤，多用鲜生地汁、石斛、知母、玄参养阴增液。

马老在钱乙"五色诊法"的基础上又有所发挥，提出"小儿眉间发青，多风气盛，多主重病或高热，需防患惊风；两眼睑下垂为水湿上泛，膀胱气化失司；两下眼睑发青或发黑晕为脾虚湿困；鼻端发红或黄如橘色为湿热内蕴；发结如穗为积滞不消"等。

2. 提出肾病"药源性证"的概念

马老通过对246例肾病患者用药情况的调查分析，探讨西药对中医辨证的影响，提出"药源性证"的概念。该研究表明，未用过西药组和正在用西药组中，阴虚者多于阳虚，正在用西药组更为明显。已停用西药组阳虚者多于阴虚者，与未用过西药组和正在用西药组比较，阴虚和阳虚的分布比例有着显著性差异。基于此，马老提出，在使用激素的同时，中药治疗多予以滋阴药，以防止阳盛耗阴，出现阴虚证；当皮质激素减量至生理剂量或停药以后，在滋阴药基础上加服助阳药，以促使肾上腺皮质功能逐渐得到恢复。这体现了马老在临床诊疗中，用中西医结合互补，充分发挥各自优势的学术思想。

3. 治病求本，必护胃气

马老秉承北宋钱乙重视脾胃的学术思想，提出"治病求本，必护胃气"。小儿脏腑娇嫩，形气未充，脾胃为后天之本，小儿尤显不足，其运化等功能尚未健旺，但小儿生长发育迅速，对营养物质的需求比成人多，因此脾胃健运是小儿健康成长的前提和保证。正如陈文中《小儿病源方论》所云："若脾胃全固，则津液通行，气血流转，使表里冲和，一身康健。"

马老无论治疗外感伤食，还是内伤虚损，皆注意顾护脾胃，尝谓："脾胃为脏腑之本，胃主受纳，脾主运化，化生气血津液以养五脏六腑、四肢百骸，脾胃健，五脏则安，故医者治疗不可不察脾胃之虚实。"认为苦寒攻泻之品入胃，使胃气受损，升降失调，进而出现厌食、恶心呕吐等症，故多在清热解毒药中配以护胃之焦三仙、陈皮、厚朴、砂仁、鸡内金之类。

马老认为小儿用药剂量宜轻，并以调理脾胃为先，不可妄用滋腻之品，曾谓："小儿用药量不可过大，以防伤其胃气，尤其苦寒重坠之品更要慎用，不得已而用之，但量要小，中病即止。""虚损之候亦不妄用滋腻之品，要以调理脾胃为先，脾胃运化正常，则五脏六腑、四肢百骸得以健全。若一概补之，脾不得运化，也无济于事。"黄元御在《伤寒悬解》中亦云："中气一败，堤防崩溃。"因此，作为儿科医生，首要的是重视胃气，切不可贸然攻下，损伤脾胃。

二、临证经验

1. 小儿外感重辨证，灵活加减银翘散

小儿外感，风温为病者居多，马老临床常常治以辛凉解表，清热解毒之法，善于运用银翘散，并根据证候的不同、体质的强弱、疾病的轻重和时令季节的变化灵活加减，取得了较好的疗效。主方为金银花10g，连翘、竹叶各9g，薄荷、牛蒡子、淡豆豉、荆芥、桔梗各6g，芦根15g，甘草3g。

若高热汗出，方剂则调整为以连翘为主，用量增至10～12g，金银花为辅，减至7～9g；若发热无汗或少汗，微恶寒，四肢逆冷，重用金银花10～15g，淡豆豉10～12g，薄荷6～8g（后下），荆芥6～9g，加绿豆衣15g；若发热伴惊悸不安，则重用薄荷10g（后下），加僵蚕10g；若高热汗出，惊厥，甚至抽搐，加羚羊角粉0.5～1g（冲服），钩藤10g（后下），鲜芦根15～20g；若头痛重，则将方中荆芥改为荆芥穗，加菊花10g；若咳嗽重，桔梗用量增至8～10g，加瓜蒌皮8g；若口渴唇干红，加生石膏12g（先煎）；若咽充血明显，去荆芥，重用牛蒡子9～10g，加板蓝根10g或锦灯笼10g，佐以栀子6g；若咽红，扁桃体化脓，去荆芥和淡豆豉，重用金银花10g，连翘12g，牛蒡子10g，加山豆根9g，马勃8g。

感冒高热已退，遗留低热，午后升高，呕吐酸馊，时有腹痛，便下臭秽，舌尖红，苔白厚腻，此为湿邪影响中焦运化之机，水湿不化，将上方中金银花改为忍冬藤，去淡豆豉，加厚朴、焦三仙。

小儿夏季感冒，暑邪郁闭肌表，高热无汗，将上方中荆芥改为香薷，加扁豆花；若夏季伴有呕吐腹泻或腹胀纳呆，舌苔白厚，上方去牛蒡子，加香薷、厚朴、白蔻仁。

平素体质虚弱者患感冒，应根据脏腑虚弱程度的不同，酌加扶正药物，以祛邪外出。若脾气虚伴腹泻，用白术；肺气虚，酌加太子参；气虚兼见舌质淡红者，改太子参为沙参；脾阴虚者，加扁豆、山药；肺胃阴虚者加玉竹；胃阴虚口渴甚者，用生石膏、石斛、天花粉等药。

临床治疗感冒使用解表剂，往往易致汗出过多，令肌肤干燥、壮热心烦、口渴引饮、舌红脉数。此为小儿素体阳盛，复感外邪，缺乏汗源之故，若继用解表药，反而阳气发越，阴液受劫，呈现燥化之象。此时宜清气分热，以竹叶石膏汤加减。还有一些患儿投表散剂后，汗虽出而热不退，舌质鲜红，舌苔由白变黄，唇红而干，烦躁气粗，夜卧不安。此乃素体阴虚，过汗复伤阴液而身热不解，此时切不可一味散表，当益阴存津，透表清热，宜益胃疏表汤加减，用沙参、生地黄、麦冬、扁豆、薄荷、芦根以养阴液除表邪。

2. 动态辨证治疗流行性乙型脑炎

流行性乙型脑炎，属中医学"暑风""暑温""暑厥""暑痉"等范畴。本病发病急、传变快，甚至危及生命。马老临床善于治疗疑难危急重症，在治疗乙脑时注重动态辨证，顾护胃气，养阴存液。

（1）初期辛凉解表，清热开窍　乙脑初起可见低热，头痛，周身不适，四肢酸楚，项背强痛，时有胸闷腹痛，恶心呕吐，目赤畏光，咳嗽咽痛，重者头痛如劈，昏沉如睡，神识不清，或角弓反张，项背强直，四肢抽搐，高热不退，舌红苔白，脉浮数。故以辛凉解表，清热开窍为法，用加味羚羊舒筋汤，羚羊角粉配牛黄为主药，清热镇惊；麝香芳香开窍；金银花、连翘辛凉解表，清热解毒；生石膏、牡丹皮、知母清热生津；郁金、杭芍舒肝柔肝，解郁止痉。若喉中痰声辘辘，可加石菖蒲8g，天竺黄6g，竹沥水100mL；高热，右脉洪大者，生石膏量增至30～90g，知母量增至15～20g；角弓反张加全蝎6～9g，蜈蚣3～4条；四肢抽搐加钩藤10g（后下），僵蚕6g，忍冬藤10g。其他如局方至宝丹、安宫牛黄丸、紫雪散之类，皆可选用。

（2）极期滋阴清热，凉血息风　乙脑往往高热不退，伴项背强直，神昏谵语，起卧不安，唇焦干燥，口干欲饮，皮肤干燥，舌红苔少而糙，为热盛伤阴，津液不足所致。治宜滋阴清热，凉血息风，用加味犀角解毒汤加减，犀角（水牛角代，下同）、羚羊角、牛黄以清热开窍，息风止痉；石斛、葛根、生地黄、知母、玄参、生石膏以清热生津止渴；牡丹皮、玉枢丹以凉血清热，辟秽开窍；金银花清热解毒。若大便久秘、腹痛，加大黄9g，延胡索6g。

（3）后期养血滋阴，柔肝解痉　乙脑愈后，唯头晕身痛，食欲不振，时有干呕腹胀，乃肝阳未息、胃津未复所致，治以益肝养血生津。用加味养血疏肝生津汤，方中杭菊花、薄荷疏肝解郁，以息肝之余火；以女贞子、北沙参、石斛、生地黄、麦冬以养血滋阴、生津；配钩藤、石决明、茯神以镇惊安神；牡丹皮清热凉血，以助阴生津；佩兰芳香醒脾，开窍宁神。诸药协同，共奏养血生津，柔肝解痉之功。

（4）治疗乙脑注意事项　马老认为治疗乙脑必须注意表邪与内热、有汗与无汗、神清与神昏之别，病初可用银翘散加减以辛凉解肌，取絷絷微汗，有汗用白虎汤，内热盛加葛根芩连汤，神昏加犀角粉或牛黄散等；后期宜养阴增液生津，以维持体力，此时勿忘护胃气，忌用汗、吐、下法。

马老治乙脑有五忌之说。一忌汗法，二忌利小便，三忌泻下，以上均易直接耗损津液，使病势发展更快；四忌辛燥药物，燥生热，为阳邪，易伤津耗液，损伤气血，用之使炎症扩散加重；五忌冷敷，因冷敷能使局部血管收缩，毛孔封闭，汗脉不畅，影响内热外散，故易使寒结热伏，内热不去，反而病情加重。马老因此提出治乙脑的原则为在轻灵通透、开窍镇惊的同时做到养阴生津，清热解毒。

3. 肾系病证治疗五法

（1）发汗疏表"开鬼门"　急性肾小球肾炎临床以急性起病，多有前驱感染，伴见水肿、血尿、高血压、尿量减少、不同程度蛋白尿为主要特征。初起多属"风水"范畴，症见水肿，先见于眼睑，继而颜面，重者遍及全身，此类水肿按之即起，伴有发热，畏寒，恶风，流清涕，治当遵《金匮要略·水气病脉证并治》"腰以上肿，当发汗乃愈"之旨，选用麻黄连翘赤小豆汤加金银花、苏梗、芦根之类疏风解表，发汗消肿。若发热汗出，口渴喜饮，小便黄赤，舌红苔黄，为风热外袭，治以疏风清热解毒，予金银花、连翘、紫花地丁、蒲公英、板蓝根、山豆根、玄参、蝉蜕、生地黄、白茅根之类。

尿血为热伤络脉，络破血溢所致，故在上方中酌加小蓟、石韦、藕节、牡丹皮、白茅根以清热凉血止血。尿血渐消而尿液混浊者，乃为湿热下注，加萆薢、萹蓄、黄柏、竹叶以清利下焦。但尿血较重者不可大发其汗，因血汗同源，汗为心之液，发汗过度则伤血，血伤则精损，精损则肾更亏，乃使病情加重。

马老临床用药灵活多变，但万变不离其宗。风水者以疏风解表，表邪得解，小便通利则浮肿尿浊可消，病情乃愈。

（2）利尿消肿"洁净府"　水湿之邪，壅塞不行，湿阻中焦，脾失健运，三焦决渎失司，膀胱气化不行，使水湿泛溢肌肤，发为水肿。其肿多在肢体或腰以下部位，按之没指，小便短少，身体困重，舌淡苔白，脉沉缓，治当遵《金匮要略·水气病脉证并治》"诸有水者，腰以下肿，当利小便"之旨，以利尿消肿为法，治以五苓散合五皮饮。前者温阳利水，后者消肿行水，二方合用，利水消肿之力倍增。若下半身肿甚难消，小便不利则加苏叶、车前子、厚朴、川椒、防己；若畏寒肢冷，脉沉迟者，加附子、干姜以助阳化气，行水利湿；若病情迁延不愈而致体弱，面色无华，神疲少力，舌质淡红者加当归、阿胶以补血养血。若单利小便不效，应加用发汗药或宣通肺气药，以提壶揭盖，小便自通，浮肿则消。但是利小便不可过度，过度则伤津。可见，利小便应选用利而不伤阴之品，或配以养阴生津之属，以防伤阴之弊；在利小便时还要视其肾阳虚否，若阳虚则温煦不足，致膀胱气化不行，而不利于小便排出，故在利小便药中加少量附子、干姜。

（3）温运脾阳，行气利水　水肿是由于肺、脾、肾对水液宣化输布功能失调。肺为华盖，在上主宣发肃降，脾在中主运化转输，肾在下主温化水湿，以助脾运。今脾阳虚弱，失于运化，转输失职，水湿停留而致水肿，其特点多是腰以下为甚，按之凹陷不易恢复，可伴脘腹胀闷、面色萎黄、神疲肢冷、纳减、便溏、小便短少等症。故以实脾饮为主方，方中白术、茯苓、附子、干姜温运脾阳、行气利水，为主药；若水湿过重，加桂枝、猪苓、泽泻；若虚证甚，加党参、黄芪；若腹胀、便溏、纳食不香，加莲子肉、鸡内金；若腰膝发冷、无力，加仙茅、桑寄生以强腰散寒止痛。

（4）温肾助阳，化气行水　肾阳为一身阳气之根本，有温煦形体、蒸化水液、促进生殖发育等功能。肾阳衰弱，气不化水，同时不能温运脾阳；脾阳不足，水湿内盛而发本病。临床多见全身水肿，腰以下为甚，腰痛酸重，尿量减少，四肢厥冷，畏寒神疲，面色晦滞或㿠白，舌淡胖，苔白，脉沉细无力，治疗以温肾阳，行水气，方选真武汤加减，药用茯苓、白术、白芍、生姜、巴戟天、肉桂、淫羊藿、仙茅、熟地黄、山茱萸之类。

若阳气衰微，出现肢冷不温、神疲、纳呆、腹胀、舌淡苔白、脉沉细无力等症，加熟附子、党参、胡芦巴、大腹皮；浮肿明显，加黄芪、椒目、茯苓皮；夜尿频数，尿色清白，加菟丝子，重用肉桂。

（5）滋阴补肾，减少西药副作用　肾病后期，尤其是使用激素或免疫抑制剂者，常出现面颊潮红或面色晦暗、眩晕头痛、心悸失眠、腰膝酸软、手足心热、舌红少苔、脉弦细数等肝肾阴虚、阴虚阳亢之证，临床采用滋补肾阴法以固本求源，令阴阳调和。常用药为生熟地黄、山药、山茱萸、泽泻、茯苓、牡丹皮、牛膝、桑寄生、枸杞子、菊花、玄参、夏枯草、益母草、三七粉（冲服）。若见舌红少苔或大便燥结，加石斛、知母；若舌暗红有瘀点，加香附、马鞭草；血压高者，加草决明、钩藤、白蒺藜、煅牡蛎；若心悸失眠、多梦，加五味子、何首乌。马老通过滋补肾阴法抵抗激素或免疫抑制剂的副作用，发挥中西医各自的优势。

三、典型病案

1. 长期发热：风热内闭经络案

刘某，男，8岁。1990年8月23日初诊。

主诉：间断发热5个月。

患儿5个月前出现发热，咳嗽，流涕，头痛，呕吐，继而出现皮疹，疹退后间断发热。初期2～3日发热1次，以后每天均有发热，体温自午前开始上升，达39℃以上，持续4小时左右，多能自行缓解。外院查体除咽部稍红外，未见其他阳性体征，曾予青霉素、氨苄青霉素、卡那霉素、红霉素等交替静脉点滴，未见明显效果，遂来我院住院治疗。辅助检查：血、尿、便常规，血沉、ASO、免疫全项、肝功能均正常；肥达试验、布氏杆菌凝集试验、HBsAg、OT试验均阴性；十二指肠引流，肝、脾B超，脑血流图，心电图均无异常；血、尿、咽拭子各培养3次均阴性，体温39.3℃时血涂片未找到疟原虫。诊时症见：高热，午前体温在39～39.5℃之间，有时达40℃以上，无恶寒、流涕、咳嗽，面色白，咽微红，纳呆食少，溲赤，舌偏红苔白，脉数。证属风热内闭经络，治宜清解透络。处方：忍冬藤20g，丝瓜络、佩兰各8g，茯苓、菊花、桔梗各6g，陈皮、山豆根各10g，银柴胡12g，甘草3g。4剂。

二诊：热势下降，体温最高38℃左右，口渴，咽干，纳可，舌红苔薄白，脉细数。证属气阴两亏，治宜益气养阴。处方：沙参、玉竹、扁豆、天花粉、青蒿各8g，忍冬藤、白茅根各15g，知母、地骨皮各10g，银柴胡、牡丹皮、胡黄连、炒麦芽、鸡内金各6g。15剂。

三诊：发热间隔延长，6～7日发热1次，体温38～38.5℃，胃脘不适，纳少，咳白痰，面色白，大便溏，1日2次，舌淡红，脉数。处方：白术、茯苓、陈皮、厚朴、白芍、功劳叶、玄参、连翘各6g，鸡内金、地骨皮各9g，焦三仙各15g，甘草3g。服15剂后体温恢复正常，停药观察2周，未见复发，嘱其出院。半年后追访，患儿除一次感冒外，无其他不适。

2. 水肿：脾虚湿盛案

党某，男，7岁。1974年12月18日初诊。浮肿、尿浊4个月。

患儿于4个月前无明显诱因发现面目浮肿，外院查尿常规：蛋白（+++），并有红细胞及颗粒管型。诊为"急性肾小球肾炎"，经用抗生素以及利尿剂等对症治疗，住院2个月病情无好转而转至省某院儿科继续治疗。当时查体：一般情况下，能平卧，心肺未见异常，血压140/90mmHg，下肢、阴囊肿甚，下肢水肿呈指凹性，血胆固醇493mg/L，尿常规：蛋白（+++），少数脓球，颗粒管型（2～5）个/HP，脓球管型（0～1）个/HP。诊断为肾病综合征（肾炎型）。经用抗生素、利尿剂等治疗半个月，浮肿消退，但尿蛋白（++），加用激素、环磷酰胺、吲哚美辛等药治疗2个月后尿蛋白不消退，并逐渐出现"柯兴氏征"，故于12月18日到河北新医大学门诊部邀马老会诊。初诊时症见：面色萎黄，面目虚浮，呈满月脸，精神疲乏，纳呆气短，胸腹胀满，舌淡红，脉虚数，沉取少力。诊为脾虚湿盛。治宜益气健脾，利水消肿。处方：党参 6g，黄芪 9g，白术 9g，防己 12g，茯苓皮 9g，大腹皮 9g，陈皮 9g，石韦 12g，车前子 6g（包煎），桑寄生 9g，小蓟 9g，白茅根 15g，炒莱菔子 3g，甘草 3g，红枣 2 枚。

马老应邀会诊 6 次，按本方加减。患儿共进药 33 剂，精神渐复，纳增，胀满除，血压 100/70mmHg，唯尿蛋白（＋～＋＋）。住院 4 个月出院，在门诊每周就诊一次，继服中药，仍守原方，视病情变化将大腹皮、防己、车前子等利水之品减去，酌加生地黄、杜仲、菟丝子、旱莲草之属，以收益气健脾、补肾之功。历时一年之久，而获痊愈。

参考文献

1. 焦平 . 中国百年百名中医临床家丛书·马新云［M］. 北京：中国中医药出版社，2006.

2. 张伯礼 . 津沽中医名家学术要略［M］. 北京：中国中医药出版社，2008.

第十五章

张介安

张介安（1921—2004），字荷村，男，湖北省黄陂县人。曾任湖北省武汉市中医医院儿科主任、主任医师、教授、副院长，武汉市中医医院终身名誉院长、技术顾问。张介安为湖北省中医儿科专业委员会主任委员，中华中医药学会儿科分会第一、第二届委员，全国首批五百名老中医之一，享受国务院政府特殊津贴专家，从事中医临床工作66年，是我国著名的中医临床学家。

一、学术建树

张介安家传六代中医，专擅儿科，临床注重实践，讲求疗效，在学术思想及诊疗特点上风格独特，自成体系，经验独到。主张望诊为先，闻、问、切为助，重视舌诊，推崇李杲的《脾胃论》，主张从脾论治儿科常见病、多发病及某些疑难重症，治病求本，重视调理脾胃，擅理脾胃，创立治脾40法，尤善用消、下二法治疗各种儿科疾患。

1. 推崇李杲补土学派，重视望诊

张老自幼跟随其祖父、父亲、叔父学医，承张氏家族医学独特的望诊经验和从脾胃论治疾病的经验，主从李杲《脾胃论》，对历代脾胃论医家研究颇多，取各家之长，自成体系。其根据婴幼儿的生理病理撰写的《婴幼儿常见病临床诊治育护》，充分反映了顾护脾胃、重视调护的学术思想。

张老认为儿科临证当以望诊为要：①审察内外，综观其外，析解其内。②四诊合参，望诊为首，闻、问、切为助，相得益彰。③脾胃病重视舌诊，望舌测虚实寒热，望苔测胃气，知疾病进退。④绝不忽视切诊、问诊。⑤以脉测脾，脉真从脉，症真从症。

2. 主张调理脾胃为医之王道

（1）重扶中土　张老认为，"人以胃气为本"，强调了补益脾胃的重要性。脾胃为元气之本，精神元气是人健康的根本，后天依赖脾胃得以滋养，安谷则昌，绝谷则亡。小儿脾常不足，阳明本虚，各种疾患无不影响脾胃之功能，而在病之后期，赖水谷之气以调养，故张老在儿科临床中，制方用药，时时顾护脾胃生生之气。

（2）扶脾升清生胃津　脾健胃和则水谷精气充足，周身得其所养，生机旺盛；脾胃虚弱则生化无能，而津液亦为匮乏，以致燥热内生，烦渴引饮，皮毛干枯，羸瘦困怠，诸症蜂起。张老制方不论温清攻补，无不包含养胃存津之意，且尤为重视益脾气而生胃津。

（3）畅达气机健脾胃　小儿脾气未充，运化力弱，屡患脾胃疾病，然在治疗上，偏补则壅碍气机，峻消则损脾伤正，所以必须掌握病情实质，运用补中寓消，消中寓补，使其补而不滞，消而不伐，以保护胃气为宗旨，以畅达气机、恢复运化功能为目的。

（4）四旁诸疾治中州　脾胃居中州以灌四旁，为后天之根本、气血生化之源泉。倘若脾胃不

健，不独脾胃本身患病，还可导致他脏发生病变。因此，调治脾胃，不仅能治脾胃本身疾患，同时亦可解除肺、肝、心、肾诸脏的病证。

（5）善用消导，寓消于补，寓补于消 张老善用消法，是受张从正"治病当论药攻"理论的影响。从消导着手时，抓住乳食停积胃肠、气机不畅之病理。应用消导法时，张老强调须根据体质之强弱、积滞之久暂、正气伤损之轻重、兼夹里热之多少及伤津耗液等情况酌情应用。"伤之轻者，损谷则愈"，"不消其滞则其疾不平"，故治疗时，应寓"消"于"补"。对积滞日久，已伤脾气，耗伤气液，呈现一派虚损之象，积滞之症仍存，即所谓中医学认为的"大实有羸状"者，应"寓消于补，寓补于消"。

3. 创立治脾 40 法

张老早年与熊济川、熊雨农及彭子玉、万文熙等人一起着重研究了小儿生理"三有余"（阳、心、肝）、"四不足"（阴、脾、肺、肾）等特点，较系统地总结归纳出"儿科治脾十法"。继而在此基础上进一步创立治脾 40 法，包含消导 20 法、扶脾 20 法。

（1）消导 20 法

导滞消积法，适用于单纯性食滞，方用消食散（厚朴、茯苓、木香、槟榔、谷芽、麦芽、鸡内金、陈皮、建曲）加减。

导滞和胃法，适用于乳食停滞，伤及胃腑，胃失和降。药用：厚朴、茯苓、陈皮、建曲、焦山楂、鸡内金、砂仁，若偏胃热者加竹茹、石斛，偏于胃寒者加姜半夏、藿香。

导滞止泻法，适用于积滞不化、伤及中土、土失健运、清浊不分并走大肠之泄泻，方用消食散（厚朴、建曲、槟榔、谷芽、麦芽、茯苓、鸡内金、陈皮）加减。

导滞杀虫法，适用于饮食不洁、损伤脾胃、积湿生热，诸虫滋生，或误食虫卵，方用消食散加榧子、苦楝皮、川椒。

导滞化痰法，适用于食积中焦，脾失健运，食湿交阻，痰浊内生。药用：厚朴、茯苓、青皮、陈皮、建曲、鸡内金、焦山楂、桔梗等加化痰止咳药。

导滞退热法，适用于乳食停于中焦，积滞郁久化热，药用消食散加地骨皮、蝉蜕、石斛。

导滞息风法，适用于食停中脘，积久生热，热灼津液，炼津成痰，痰阻清窍而发。药用：厚朴、茯苓、青皮、建曲、鸡内金、焦山楂、僵蚕、蝉蜕、天麻、钩藤。

导滞止衄法，适用于脾胃积热，上损于肺，热灼肺络，迫血外溢之鼻衄。方用消食散加黄芩炭、栀子、生地黄炭、白茅根。

导滞利咽法，适用于胃腑郁热，上冲咽喉。药用：厚朴、茯苓、陈皮、建曲、鸡内金、焦山楂、牛蒡子、射干、赤芍、牡丹皮等。

导滞清肝法，适用于脾胃积热，内传于肝，肝火上犯之目剳。药用：厚朴、茯苓、青皮、建曲、鸡内金、谷精草、木贼草、刺蒺藜、石斛、杭菊等。

导滞清心法，适用于食积生热，积热内蕴心脾之口舌糜烂。药用：厚朴、茯苓、陈皮、建曲、鸡内金、生石膏、石斛、莲子心、赤芍、牡丹皮，重则去莲子心加黄连。

导滞泄热法，适用于食困中焦，积而生热，热炽熏蒸，实浊之气上犯所致的头痛，以阳明头痛更宜。用张老自拟验方消浊饮：厚朴、生大黄、枳实、建曲、白芷、川芎、生石膏、杭菊、桑叶。

导滞清热法，适用于食积生热，热蕴于胃，熏发于肌肉所致的紫癜（斑毒），又称"肌衄"，相当于现代医学所说的原发性或继发性血小板减少性紫癜和过敏性紫癜。药用：厚朴、茯苓、陈皮、建曲、槟榔、生石膏、石斛、牡丹皮、赤芍、蝉蜕。

导滞畅肺法，适用于脾胃积热，熏蒸于肺，肺气不畅，上犯于鼻。药用：厚朴、茯苓、陈皮、建曲、鸡内金、焦山楂、苍耳子、蝉蜕、浙贝母、桔梗等。

导滞消核法，适用于饮食不节，食停中焦，积久生痰化热，痰热互结所致痰核。药用：厚朴、茯苓、建曲、鸡内金、桔梗、石斛、牡丹皮、土贝母、瓜蒌、夏枯草等。

导滞疏肝法，适用于饮食不节，脾胃受损，气机阻滞，肝失条达所致疾病。药用：厚朴、茯苓、建曲、麦芽、焦山楂、鸡内金、砂仁、青皮、郁金、杭芍。

导滞退黄法，适用于嗜食肥甘，损伤脾胃，脾失健运，湿困中焦，郁而化热，湿热蕴蒸，肝胆失疏，胆汁外溢肌肤所致黄疸。药用：厚朴、茯苓、建曲、鸡内金、焦山楂、猪苓、泽泻、茵陈、栀子、黄柏等。

导滞通络法，适用于饮食失节，停滞中焦，日久生热，热灼津液，筋脉失养所致痿证之早期证候。药用：厚朴、茯苓、陈皮、生石膏、石斛、建曲、鸡内金、麦芽、秦艽、威灵仙、牛膝等。

导滞通便法，适用于乳食停滞，胃肠积热，气滞热遏之大便秘结。药用：厚朴、茯苓、陈皮、建曲、焦山楂、鸡内金、麦芽、槟榔、火麻仁、桔梗，重者加大黄。

导滞解表法，适用于食积兼外感风寒。药用：厚朴、茯苓、陈皮、建曲、焦山楂、鸡内金、麦芽、苏叶、姜半夏、淡豆豉。

（2）扶脾20法

扶脾导滞法，适用于脾虚食积，方用参苓白术散合消食散化裁。

扶脾和胃法，适用于脾胃虚弱，中阳不足，或过食生冷，脾胃受损者。药用：北沙参、茯苓、白术、陈皮、山药、薏苡仁、砂仁、藿香、姜半夏。

扶脾止泻法，适用于脾土亏虚，清浊不分，方用自拟验方六味止泻散：白术、泽泻、茯苓、猪苓、车前、木瓜。

扶脾化痰法，适用于脾胃虚弱，痰湿内生。药用：北沙参、茯苓、白术、山药、薏苡仁、苏梗、姜半夏、陈皮、灯心草。

扶脾渗湿法，适用于脾胃功能失调，水湿内停，溢于肌肤之证，方用参苓白术散合四苓散加减。

扶脾养阴法，适用于长期低热、久汗、久泻、高热后津伤、脾胃阴亏。药用：南北沙参、茯苓、陈皮、山药、薏苡仁、扁豆、当归、杭芍、麦冬、石斛。

扶脾杀虫法，适用于脾胃虚弱，食入不化，积而生虫，或饮食不节，误食虫卵。药用：北沙参、茯苓、青皮、山药、薏苡仁、槟榔、使君子、花椒。

扶脾消疳法，适宜于饮食不节，或病后失调，脾胃损伤，日久津液枯竭，内生积热，气血亏损。药用：南北沙参、茯苓、白术、山药、薏苡仁、青皮、银柴胡、地骨皮、石斛、灯心草，尚可加胡黄连、当归、杭芍。

扶脾温中法，适用于脾胃虚寒之胃脘不适，方用参苓白术散合良附丸化裁。

扶脾行气法，适用于脾气虚，水湿不化，肝气郁疏泄失调之水疝。"水疝"现代医学称"睾丸鞘膜积液"。药用：北沙参、白术、青皮、橘核、猪苓、泽泻、南柴胡、赤芍、白芍、金铃子、荔枝核、小茴香。

扶脾消核法，适用于素体脾胃虚弱，脾虚痰湿内生。"痰核"又称"瘰疬"，相当现代医学之急慢性淋巴结炎。药用：北沙参、茯苓、青皮、白术、山药、薏苡仁、赤芍、牡丹皮、土贝母、夏枯草。

扶脾息风法，适用于脾胃虚弱，阴虚血少，风阳上扰，筋脉失养。药用：炙黄芪、南北沙参、当归、杭芍、茯神、陈皮、山药、薏苡仁、僵蚕、蝉蜕、天麻、钩藤。

扶脾清利法，适用于脾虚湿盛，蕴久化热，湿热内生之黄疸。药用：北沙参、茯苓、茵陈、泽泻、猪苓、白术、薏苡仁、陈皮、扁豆、砂仁。

扶脾升提法，适用于脾气虚弱，清阳不升之脱肛等症候，方用补中益气汤化裁。

扶脾通络法，适用于元气虚弱，肝肾亏损，气血两虚，筋脉失养。药用：南北沙参、茯神、陈皮、山药、薏苡仁、当归、杭芍、威灵仙、秦艽、怀牛膝。

扶脾益肺法，适用于脾虚肺弱，土不生金所致咳嗽等病症。药用：南北沙参、黄芪、茯苓、白术、山药、薏苡仁、陈皮、姜半夏、莲子、扁豆。

扶脾补肾法，适用于禀赋不足，肾气亏损，后天失调所致小儿解颅、五迟、五软等病证。药用：炙党参、炙黄芪、白术、薏苡仁、山药、当归、杭芍、川牛膝、龟甲、陈皮。

扶脾疏肝法，适用于脾土亏虚，肝失所养，疏泄失常，气滞血瘀之"积聚"。药用：北沙参、茯苓、青皮、白术、山药、薏苡仁、广香、当归、杭白芍、赤芍、南柴胡、鳖甲。

扶脾养肝法，适用于脾虚血少，肝血不足，目睛不润。药用：北沙参、炙黄芪、当归、杭芍、熟地黄、白术、茯神、山药、薏苡仁、陈皮。

扶脾宁心法，适用于脾胃虚弱，血之生化不足，心血亏损，心神失养，而致心脾两虚。药用：炙党参、炙黄芪、白术、当归、杭芍、远志、酸枣仁、朱茯神、朱麦冬、朱灯心、陈皮。

4. 治法遣方用药，立足辨证，法依病改，药据证变，知常达变

张老善施古方医治小儿疑难杂症，临证颇多发挥，并不拘泥于一方一药不变，总结出一系列行之有效的验方，一部分是自拟和家传的验方，一部分是古方变通而成的有效方剂，法依病改，药据证变。其继承了叶天士用药轻灵之特点，精准用药，事半功倍，自拟的消食散、六味止泻散、定喘汤等临床效果显著，用药简洁，收效甚捷。

张老遣方用药，一切见证，二切病因，三切气候，四切体质。经方与时方尽其所用，用药如用兵，贵在灵活，处方如用人，在精不在多，知常达变。中药具有四气五味之异、升降浮沉之别，有宜用宜避之分。张老早年学药，熟读《本草纲目》，对药物功效了如指掌，熟悉所用中药之性能、气味、阴阳、厚薄、升降。其临证化裁通变，有是病用是药，前提是精于辨证，洞悉病机。

二、临证经验

1. 消化系统疾病思辨

消化系统疾病包括厌食、食积、疳积、呕吐、泄泻等，相当于现代医学的消化不良、食欲不振、急慢性胃炎及急慢性腹泻病等。消化系统疾病可单独发生，也可以伴随其他疾病发生，病情有长有短，症状有轻有重。辨其是虚是实，还是虚中夹实，主要从脾主运化论治，可以通过望诊查知有无侵犯他脏。辨其病因，有无外邪侵袭，有无饮食内伤。对于厌食、食积、疳积，张老辨证主要分虚实。实者，消导之；虚者，扶之；虚中夹实，扶脾加消导，寓消于补，寓补于消。肺胃阴虚者，佐以滋肺胃阴液；肝气不舒者，佐以疏肝理气；肠气不通者，佐以润肠通便；心火旺者，清心降火；肺胃火重者，降肺胃火。

张老认为，呕吐辨证的关键是分清呕吐寒热之属性，常以"食入即吐谓之热，朝食暮吐谓之寒"为准则。外邪犯胃呕吐者，辛温解表止吐；痰饮、湿浊、肝气上逆呕吐者，以验方消食散消食导滞为主，辅以燥湿降浊，舒肝止吐；虚弱呕吐者，以扶脾为主；偏寒者，温中健脾止吐；偏热者，滋阴养胃止吐。寒湿腹泻者，散寒祛湿止泻；湿热腹泻者，清热利湿止泻；伤食泄泻者，消导食积止泻；脾虚泄泻者，扶脾止泻；阳虚泄泻者，温阳止泻。导滞止泻法适用于积滞不化、伤及中土、土失健运、清浊不分并走大肠之泄泻；扶脾止泻法适用于脾土亏虚、清浊不分的泄泻。张老擅治此类疾病，其家传秘方消食散广泛用于临床，以此方为基础的院内制剂效果显著，其经验方六味止泻散也广泛用于临床。

2. 呼吸系统疾病思辨

呼吸系统疾病包括咳嗽、咳喘、哮喘、感冒、乳蛾等，相当于现代医学的过敏性哮喘、肺炎喘嗽、急慢性支气管炎、急慢性扁桃体炎、急性上呼吸道感染等。张老辨证治疗此类疾病有其独特经验，其经验方咳喘平泡剂对于急性发作的哮喘有立竿见影的治疗作用。张老对于治疗哮喘、咳嗽缓解期，以及控制小儿咳喘复发有自己独特的方法，主张分析其病因是外邪入侵还是内伤饮食，辨别是何脏腑虚弱，辨其是寒是热还是寒热错杂，辨别咳、喘的季节，咳、喘的脏腑。

张老认为，咳喘其病位在肺，均为肺气不得宣畅，其气上逆所致。肺与大肠相表里，故在其病理变化过程中常累及大肠，肺气不畅则大肠腑气易滞，因而治咳喘尤须注重畅肺。畅肺不仅仅是宣肺化痰利气，更蕴有通导畅达大肠腑气之意。急则治其标，缓则治其本。张老治疗不离畅字，用枳壳、桔梗、白芥子、莱菔子、苏梗、苏子等畅肺气，用苍耳子、辛夷等通鼻窍。在咳喘的治疗中，张老仍时时顾护胃气和肠气的通畅，故消导和畅肺气贯穿于咳喘治疗当中。

3. 癫痫的思辨

癫痫是小儿较常见的一种疾病，往往缠绵难愈。张老对于癫痫急重症，主张治生痰之因，独具匠心，疗效显著。"风胜则动"，"诸暴强直，皆属于风"，张老临床将猝然昏倒，不省人事，四肢抽搐，甚至颈项强直，包括搐、搦、掣、颤、反、引、窜、视等癫痫的八候，都归属于风的病变。病证从风论治，责之于肝。

张老认为，痫证的发作，无论症状轻重，往往诸型交错互见，不同程度地伴有风动的临床表现，如常见的有热极生风、血虚生风、痰浊生风等。风为百病之长，痰为百病之根，虚为百病之终。痫因痰生，痰是脏腑功能失调的病理产物，也是导致各种疾病的根本因素之一。张老主张由痰致痫，当治生痰之因。小儿因痰致痫，有平素脾胃积热生痰、惊风之后余热不尽生痰、脾虚生痰3种，而以脾胃积热生痰者最为常见。张老认为，豁痰重在辨治生痰之因，息风则注重择入肝经、平肝风之动的矿物药物，补虚不离养血健脾之法，验之临床，实为治痫之要义。张老补虚断痫常从养血、健脾两方面着手。

在各型癫痫的治疗当中，张老均佐以息风平肝之法。张老治疗癫痫，息风药物必不可少，此类药物走肝经，可使药物直达病所，而充分发挥作用。常用药物有天麻、钩藤、白蒺藜、白芍等。

三、典型病案

1. 心悸：心脾两虚案

黄某，男，13岁。2000年9月15日初诊。

主诉：心悸、气短1周。

患儿一月前因"心肌炎"住院治愈出院。近一周心悸，气短，头昏，睡眠梦多，纳少，神疲倦怠，面色不华，便干，1～2日1行。舌淡，苔白薄，脉细数，偶有结代。诊断为心悸。辨证为心脾两虚。治法：扶脾宁心。予参苓白术散加减。处方：炙党参15g，炙黄芪15g，白术10g，当归10g，杭芍10g，远志10g，酸枣仁10g，朱茯神15g，朱麦冬10g，朱灯心3支，陈皮6g。

5剂。

9月20日二诊：药后心悸偶发，气短、头昏、神倦均有不同程度好转，尤睡眠多梦明显减少，舌脉同前，守上法，续上方7剂。

9月27日三诊：心悸、气短、头昏消失，纳增但仍食纳欠佳，口干明显，面色略转润，大便日行一次，质中。舌淡，苔白微腻，脉细数，无结代脉。拟上方化裁：南北沙参、薏苡仁各15g，白术、茯神、山药、当归、杭芍、麦冬、石斛各10g，建曲、陈皮各6g，灯心3支。

按：本例为脾虚化源不足，气血亏损，致血不养心，其治法以益气补脾为主。中医学认为，气能生血，气盛则化生血的功能自强，同时气血生化亦赖脾气的健运，故脾气充分健运，心神自安。

2. 癫痫：气血不足，肝肾失养案

杨某，男，9个月。1991年9月9日初诊。

主诉：间歇性四肢抽搐5个月。

患儿自1991年4月23日起，不明原因四肢抽搐，双眼定视约2分钟，喉中如鸡鸣，口角歪斜于右侧，间或一天三次，或者一旬一发，纳食可，汗多，大便调，舌淡，苔薄白，头方发稀，给予钙剂治疗无效，足月剖宫产。诊断为癫痫。辨证为气血不足，肝肾失养。治法：补气养血，柔肝息风。处方：炙黄芪15g，煅龙牡各15g，当归10g，杭白芍10g，钩藤10g，茯神10g，僵蚕10g，天麻10g，陈皮6g，蝉蜕6g。5剂。

4月28日二诊：患儿服药后，抽搐次数明显减少，喉间有痰，大便干，夹不消化物，汗减，寐稍安，舌淡，苔薄白，纹伏。上方去天麻，加南北沙参各15g，龟甲15g，治疗3个月，患儿抽搐未作。

按：患儿先天脾肝肾不足，气血乏源，血虚生风致痫，张老给予参芪以裕生血之源，加用平肝息风药物，故可收良效。

参考文献

蔡建新.张介安儿科临床经验集［M］.北京：人民卫生出版社，2014.

第十六章

王静安

王静安（1922—2007），男，四川成都人，国医大师，首届四川省十大名中医，四川省名中医，成都市名中医，享受国务院政府特殊津贴专家。全国第一、第二批老中医药专家学术经验继承工作指导老师之一，曾担任中华中医药学会儿科分会副会长、名誉会长，中华中医药学会外治分会常委，四川中医儿科学会副会长、名誉会长，成都中医药学会名誉会长，全国高等教育学会副会长、名誉会长等职。王静安从医60余年，曾获首届全国中医药传承突出贡献奖，中华中医药学会成就奖、终身理事，曾建立四川省首个"王静安名老中医工作室"并获得"全国先进名医工作室"称号，编著有《静安慈幼心书》《王静安临证精要》《王静安医学新书》，曾获省市科技成果二等奖等。

一、学术建树

王静安自幼受岐黄之术熏陶，先后师从廖里葵、李辉儒、白子熔、周秉良、谢铨镕、何伯勋等蜀中杏林名医，广求真知，博采众长，医术高超，师古而不拘古，形成了自己独特的学术观点和思想。

1. 创立"小儿多湿热炎毒"学说

王静安在继承温热、湿热学说及充分研究小儿疾病临床实际的基础上，结合四川地域特点以及当今小儿饮食习惯，创造性地提出"小儿多湿热炎毒"的病因病机学说。

王静安指出，所谓"炎"即《素问·六元正纪大论》所言之"火郁发之……炎火行……故民病少气"，所谓"毒"即《素问·五常政大论》王冰所注的"夫毒者，皆五行标盛暴烈之气所为也"。王静安认为，四川盆地高山峡谷多，日照时间短，空气湿度大，川人素有"尚滋味，好辛香，喜麻辣"的饮食习惯，郁积日久，化生湿热，遗之胎儿，乳传婴儿。加之现今多独生子女，或过食肥甘厚味，内生湿热，或恣食生冷，乐逸贪凉，多坐少动，致使脾胃受损，阳气困遏，湿邪内生，湿郁化热。小儿又为纯阳之体，一遇时令之邪、喂养不慎，外邪引动内热，内外合患，湿郁化热，互相胶结，病势缠绵，病难速已，则成湿热炎毒之证。故王静安临证之时，重视运用除湿清热解毒的治疗方法，其代表著作《王静安临证精要》一书中，除湿清热解毒药物种类所占比例，超出全书用药总数的三分之一。王静安所创制的效验新方亦多为清热解毒之剂，可见其特别重视除湿清热解毒法的应用。王静安所提出的湿郁化火、火重成炎、火烁成毒的学术思想具有重要的临床学术价值。

2. 传承创新，化裁成方，自立新方

王静安认为，当今社会环境、气候变化、生活习俗、饮食结构等，均不尽同于古，故临床治病不可套用经方古方，应取其精华，补其不足，创新发展，以求实效。他以"湿热炎毒"理论为

指导，结合多年临床实践，对历代古方加以改进提高，创制了大量行之有效的验方。《王静安临证精要》选载方剂 80 余首，其中自拟处方多达 47 个，经临床验证均有较好的疗效。

例如治疗小儿高热，王静安认为小儿稚阴稚阳，最易感受病邪，纯阳之体，邪气最易嚣张，邪正交争急剧则现高热，故创立新方清宣导滞汤。清宣导滞汤以石膏、青蒿为主，白薇、大青叶助之；柴胡、荆芥发散郁热，透营转气；再合赤芍、黄连凉血清热，槟榔、楂曲通腑导滞，天花粉生津，诸药合用，共奏清热解毒、透邪导滞退热之功。又如荷叶茅仙汤，临证加减可治一切血证。血证以火为主，以气为次，故用"荷叶苦能泄热，辛走气分，有一叶一菩提之说。白茅根清热利尿，凉血止血，有一花一世界之誉。仙鹤草泄热凉血，收敛止血，有一草一灵芝之谓。而三药均需炒炙，取血见黑则止"之意。

《静安慈幼心书》还记载了清凉丹治疗小儿外感高热，清热涤痰定喘汤治疗喘证，宣肺化痰汤治疗小儿顽固性湿热咳嗽，退黄汤治疗婴幼儿黄疸，二马白头翁汤治疗急性湿热泻，清肺化痰汤治疗小儿肺炎，吹口丹治疗鹅口疮等。王静安创制新方并非来自主观臆测，而是结合相关理论和临床经验，以八纲统之，用阴阳、表里、虚实、寒热概括病之属性、部位及病邪之深浅，辨证以论治。并认为八纲中，无论成人与小儿，阳热表实者居多，尤以小儿为甚。用药之法，祛邪先于扶正，或扶正与祛邪并用。与此同时，王静安制方重病机，主张"方随法立"，反对拟成方以治现病。提出不可妄用除湿剂，重视运用苦寒剂，区别使用解表剂，驱虫酌伍健脾剂，消导常合益气剂，开门、关门分虚实的学术思想。

3. 精研药性，用药精当，顾护胃气

王静安崇尚叶天士之说，用药多平淡轻灵，在药物选择与剂量控制方面有独到的经验。如治疗咳嗽多用炙麻绒而不用生麻黄，使药性趋于平和；养阴药如地黄、首乌等多味厚滋腻，碍脾生湿，故极少用，常选苇根、石斛、百合、北沙参等滋阴而不碍脾之品；健脾不常用泡参、黄芪、白术，因其补而偏壅，常代之以鸡内金、白豆蔻、炒怀山药、炒麦芽、炒谷芽等以醒脾益气。其临证少用虫类药、矿物药，认为其弊多利少，重浊碍脾，不利运化。再如甘草、杏仁两味，众人皆喜用之，但王静安认为，甘草虽可以矫味，但脾喜燥恶湿，儿科用甘草极易使湿邪中阻而碍脾运化，故极少用之；杏仁苦降，易损小儿元气，故咳嗽不常用杏仁。总之，王静安临证用药以平淡轻灵冲和、无损胃气为要。

在临床实践中，王静安除注重道地药材的选用和药物的炮制加工外，还讲究药物的配伍变化，改变剂量以提高疗效，扩大治疗范围。如对黄连、龙胆草、代赭石等药物的运用就有大、中、小剂量运用的区别。王静安对药物的升降浮沉极为重视，善于将不同属性的药物巧妙融合在一起，制成一方，升降共用，浮沉同施，利用"药势"以祛"病势"。此外，王静安临证善用对药。如郁金与姜黄合用，治疗各种气滞血瘀之胀痛、疼痛而兼湿热者；连翘与川木通合用，治疗小儿脾、胃、心经有热之睡卧不安，烦躁啼哭；黄连配白豆蔻，可除胃肠恶疾、防治癌症等。王静安善用草药、鲜药治疗儿科疾病是其临证特色之一。

在中医常规治法之外，王静安因人、因地制宜，选用当地常见鲜药、草药，或单用或配合使用，收效快捷而价廉。如用大剂量满天星、金钱草以利胆退黄；用青蛙草、肺经草、五匹草、六月寒、兔耳风、枇杷叶（滋阴润肺饮）以治肺热不去、肺阴不足之久咳不止者。仙人掌调青黛粉，有清热解毒、凉血消肿之功，外敷可治急性期之痄腮。如马齿苋、马蹄草鲜草捣汁，加红糖兑服，有清热解毒、凉血消肿、消食和胃之功，治疗夏秋季腹泻、痢疾、腹胀。鲜荷叶、鲜茅根，熬水代茶，其凉血止血之功甚于干品，对儿科各类出血症均有疗效。

此外，王静安用药常加药引。他认为，药引单用时对整个处方并不起主要作用，但对处方中其他药物药效的发挥具有引导或激发作用，对处方整体具有增效的作用。如治疗久咳的滋阴润肺饮，加蜂蜜、鸭梨以增强养阴润肺之功；治疗呕吐的和胃止呕饮，在熬好的药液中加入生姜汁一滴为引，以增强和胃止呕之功；治鼻渊，用葱白头为药引，以增强疏风通窍之力等。可谓独具匠心。

4. 临证重外治，强调内外合治

王静安强调外治法在临床中的实用性、可行性和科学性。他指出，小儿脏腑娇嫩，腠理疏松，反应灵敏，运用外治法取效更易。内外合治既能提高临床疗效，又可解决小儿服药困难和服药量不足而影响疗效等难题，二者合用有互补之妙，更能促进疾病痊愈。王静安在继承前辈的基础上，结合多年临床经验，创制了一套适合小儿的特色外治方法，如小儿推拿、贴脐法、熏洗法、浸洗法、吹鼻法、涂擦法、糊状紧束法等王氏外治九法，用以治疗小儿常见病、疑难病，收效甚捷。

对于外感风邪，发热无汗者，用温经消液汤煎水外洗，有温经散寒、发汗解表之功；对于湿疹瘙痒者，可用解毒退疹汤洗浴，有清热解毒、除湿止痒之效；对于小儿疝气，则用小茴香、吴茱萸炒热外熨患处，可治寒邪凝滞之小儿寒疝；急性口疮，疼痛难忍，食饮不下，可用吹口丹吹撒患处，立能止痛；鼻渊鼻塞者，可用荆芥花、薄荷、白芷、苏叶等煎水熏鼻；小儿厌食者，可佩戴用白豆蔻、香附等做成的醒脾健胃药袋；小儿遗尿者，以肉桂、小茴香研成细粉，外贴肚脐。此外，王静安还独创"王氏小儿推拿法"，总结其推拿要诀为"辨证有法，首重任督；分清寒热，首重补泻；手法简洁，轻柔润快；危急重症，首重按掐"，又言："推、拿、揉、按，性与药同，用推拿即是用药，血调气顺，痰消喘平，脾胃健，积食消，常可不药而功。"

二、临证经验

1. 辛凉（寒）清气与苦寒泻热并举治疗小儿外感发热

王静安认为，小儿外感疾病，辨证应融诸家之长，综合六经、三焦、卫气营血等辨证方法，一般分为风寒、风热两大类型。小儿外感一易兼夹他症，二易迅速传变，故临证应注意是否兼夹他邪，并防止传变。

王静安还强调，小儿外感发热气分是关键。小儿外感发热虽然具有温病卫气营血的传变过程，但因小儿属稚阴之体，具有阴常不足，阳常有余的生理病理特点，因此感邪后化热最速，邪留于卫分时间短促，多数患儿表现为热邪羁留于气分，高热持续的时间较长。因此治疗上以祛邪为要，清气为先。

治疗小儿外感发热，当以辛凉（寒）清气与苦寒泻火并举。王静安认为辛凉清气可清气分邪热，对于高热、口渴、心烦的阳明热炽之证是势在必用，遣用清气之药，力量强大，可直挫邪热。同时认为小儿稚阴未长，六气皆易化火，气分邪热化火，若无苦寒之品，则不能泻其邪火。

根据这一指导思想，王静安在临床治疗小儿外感发热 550 例，采用白虎汤和黄连解毒汤化裁而成清宣导滞汤，取得良效。其方药组成为：石膏 15～60g，天花粉 9～15g，青蒿 9～18g，白薇 30g，桑叶 9～12g，赤芍 6～9g，柴胡 6～9g，荆芥 9g，黄连 3～6g，山楂 9～15g，神曲 9～15g，槟榔 6～9g，板蓝根 15～30g。随证加减：年龄不满周岁者石膏减半；高热引动肝风者，选加羚羊角、犀角、钩藤、蝉蜕以平肝息风；热入营血选加牡丹皮、玄参、生地黄、麦冬以清营凉血；鼻衄者加荷叶、茅根、焦栀子以清热止血；因温热致高烧者，加黄芩、六一散。方中以石膏为主药，大清气分之热，生津止渴。石膏性寒，兼有清热与辛散解肌的作用，故其清热之力尤甚，而能适用于多种疾患。对于外感实热者，轻者用30g，重者用60g，疗效最佳。

方中配青蒿、白薇、桑叶助石膏清热。桑叶亦能宣肺达卫，使邪从卫分而解。板蓝根清热解毒，凉营泄热，与黄连配伍，解毒以清心热，从而杜绝邪犯心主之势。"体若燔炭，汗出而散"，用柴胡、荆芥挥发郁热，透营转气以达于外。天花粉、白薇可清热生津，防止津劫而阴伤。小儿疾病过程中，易脾胃受损，饮食停滞，故配伍山楂、建曲、槟榔消食导滞，一能预防他药伐中之弊，二能调理脾胃，使之生化之源不竭，邪去正安。

2. 理气消瘀止血法治疗儿童紫癜

王静安认为，紫癜有血渗于脉外，多有不同程度的气滞血瘀症状。因此，瘀血在紫癜的发生发展过程中，既是其病理产物，又是其致病病因，可贯穿于疾病的始终。故在治疗上，不提倡一味清热凉血止血，收敛止血（即使在出血之初），而应紧紧抓住气机郁结、瘀血阻滞这一病理环节，根据其瘀阻程度，灵活配以理气消瘀止血药物，切勿盲目止血。瘀血不除，新血就不能归经，出血因此而难止，或者虽暂止又再次出血，这也是紫癜反复发作的原因。

王静安认为，治疗紫癜，在清热凉血的同时适当加以理气活血化瘀之品，疗效更佳。他自创荷叶茅仙汤治疗儿童紫癜（亦广泛用于各种血证）39 例，取得满意疗效。荷叶茅仙汤由炒荷叶、炒仙鹤草、白茅根组成。荷叶茅仙汤中，荷叶轻清苦辛，善走气分，透热转气，又可入血分，清血分之热，活血而不瘀滞；白茅根色白，走而不守，善行血中之气，既可止血又可行血，且清热利尿，使热从小便而解，清热凉血止血而不收涩；仙鹤草可用于全身各部位的出血，药力缓，止血而不留瘀。诸药合用，共奏清热凉血，理气散瘀止血之效。

紫癜初期，皮肤瘀点、瘀斑色较鲜红，苔薄黄，脉浮数者，加荆芥花、金银花、连翘、焦栀子、牡丹皮以清热凉血祛风；皮肤瘀点瘀斑颜色较深、量多者，加三七粉、云南白药以止血散瘀；身热烦渴，脉洪大者，加石膏、天花粉以清胃热；烦渴便秘，苔黄燥，脉数有力，加大黄、黄芩以泻阳明腑实；壮热不退，加紫雪丹以退热解毒；尿血者，加大蓟、小蓟以凉血止血；腹痛便血者，加地榆炭、广木香以理气止血；鼻衄者，加侧柏炭以凉血止鼻衄；齿衄者，加藕节炭凉血止齿衄；皮肤瘀点瘀斑时发时止，伴手足烦热，咽干，舌红少苔，脉细数者，加知母、麦冬、地骨皮以滋阴降火；病程较长，皮肤紫斑反复发作、色暗呈乌青斑点，面色㿠白，神倦乏力，苔薄白，脉细弱者，加潞党参、炙黄芪以补气摄血。

3. 王氏小儿胸腹推拿法治疗小儿肺脾疾病

王静安所创"王氏小儿胸腹推拿法"是以中医脏腑经络学说为理论指导，在继承前人推拿按摩经验的基础上，经过多年实践，总结发展起来的一种小儿推拿方法。该法以推拿胸腹背部为主，以推拿其他部位、经络、腧穴为辅，广泛运用于小儿各种疾病的治疗，其中以治疗小儿肺系与脾系病证效果最好。王静安认为小儿肌肤柔嫩，随拨随应，故多于小儿胸、腹、背部或手臂部进行短时推拿。在穴位选取上，多应用任、督二脉和膀胱经腧穴。手法上多采用推、拿、揉、捏、摩、运等复合型手法。此方法要求医者用力轻巧，在患儿的穴位上进行轻柔又扎实的操作，使患儿舒适地得到治疗。王静安强调，小儿推拿手法要做到"轻快柔和、平稳着实"，医者用力小，对患儿刺激轻，局部感应弱，这与成人推拿操作要求"持久、有力、均匀、柔和"，以及用力大、刺激重、感应强的特点有所区别。

在临床实践中，针对小儿肺系疾病，王静安常以手太阴经、手阳明经、足阳明经为主，辨证配伍取穴风门、肺俞、厥阴俞、膈俞、魄户、膏肓、神藏、神封、华盖、玉堂、膻中等，其具体手法如下。令患儿俯卧于床，或父母亲属平坐，膝弯曲呈 90°，大腿放平，令患儿仰卧、俯卧于上。医者凝神聚气于指掌，用单侧或双侧手掌根，主要以鱼际腹着力，用指须指尖着力，用掌须平和着力，运内八卦，震动乾坤法，推按振抖患儿背部，胸腹则宜推揉擦抹，一般取七、八之数，49～81次，亦可辨证增减。该手法具有理气化痰、降逆平喘、宽胸止咳之功效，对于小儿发热、感冒、咳嗽气喘、痰鸣胸闷、痰壅气急等病证疗效甚好。

针对小儿脾系疾病，王静安常以足阳明经、足太阴经、任脉为主，辨证配伍取穴上脘、中脘、建里、神阙、幽门、商丘、脾俞、胃俞、膈关、胃仓等，其具体手法如下。令患儿仰卧或俯卧于床或亲属平坐之双腿上。医者用手掌根以鱼际腹着力（轻缓为补，重急为泻），运内八卦，推揉擦摩患儿胸腹，推按背部，取七、八之数，49～81次。该手法具有消积化食，健脾和胃之功效，对于小儿厌食、腹胀、腹泻、食积、呕吐、嗳气等消化功能紊乱有良效。

三、典型病案

1. 咳嗽：湿热咳嗽案

周某，女，3岁。1989年1月17日初诊。

咳嗽时发时愈，已三月有余，近几日尤甚，曾于某医院检查诊断为"支气管肺炎"，治疗未效，又到某中医院服药月余，仍未见愈。患儿咳嗽，夜间尤甚，咳痰白稠，纳差，腹胀，口出秽气，大便正常，小便黄，苔黄白腻，脉数。证属湿热咳嗽，用宣肺化湿汤治疗。

处方：苇根30g，冬瓜仁30g，紫苏9g，黄连9g，炙百部12g，炙紫菀15g，炙旋覆花15g，炒麦芽30g，炒谷芽30g，桔梗9g，滑石30g，川木通9g，炙麻绒12g，橘络15g。2剂。

1月20日二诊：咳嗽明显减轻，痰量亦少，纳食渐增，舌苔见退，原方继服2剂。

1月24日三诊：咳嗽消失，纳食尚未完全恢复，遂以健脾开胃善后。

2. 黄疸：湿热壅盛，熏蒸肝胆案

刘某，男，15岁。1986年5月4日初诊。

患者于1986年3月中旬出现尿黄，伴厌油腻、食欲不振。3月25日发现目黄。4月初目黄加重，皮肤发黄，于某医院就医，查肝大4cm，脾大2.5cm，肝区压痛，大便溏泻，每日4～5次。入院后经肝血宁、维生素、肌苷、葡萄糖液、泼尼松等药物治疗，黄疸继续加深，并出现腹胀如鼓、一身悉肿不能倒卧、食欲锐减、鼻衄齿衄不止等症状，皮肤黏膜出现瘀斑及出血点，各项肝功能指标均大幅度超出正常值，于5月4日邀王老会诊。患者除上述症状外，舌苔黄白秽腻，脉弦数。此黄疸乃湿热疫毒壅盛，熏蒸肝胆，侵犯脾胃，胆热外泄所致，必用重剂清热利湿，方能顿挫黄疸的进展。

处方一：金钱草60g，车前草60g，满天星60g。煎水代茶饮，频服。

处方二：退黄汤加味（自拟方）。

茵陈30g，郁金9g，黄连10g，栀子9g，白豆蔻9g，广木香9g，炒香附15g，香橼9g，沉香6g，金钱草30g，满天星30g。煎汤，日服数次。

5月25日二诊：服药3天，黄疸明显消退，尿量大增，衄血止，精神食欲好转。服上方8剂后，自觉腹胀减轻，苔化薄转白，此乃湿热疫毒已无嚣张之势，但留恋未去，故于方中加苍术、草果、厚朴、檀香，以辛开苦降，运脾除湿，疏肝利胆。令其停服第一处方。6月22日查各项肝功能指标恢复正常，遂出院，但仍感胁痛。此乃肝气不舒，气血不畅。恐久病正虚，又久服攻伐之剂，正气受损，乃令其以独参汤送服自拟效灵丸（当归、乳香、没药、沉香、丹参、麝香），并处以下方。

茵陈20g，黄连9g，云苓9g，泽泻9g，白豆蔻6g，炒香附12g，沉香6g，草果9g，苍术9g，车前草30g，金钱草30g，满天星30g。

服上方1月后随访，患者面色红润，食欲旺盛，二便正常，余无病态。

3. 疝气：寒疝气滞案

程某，男，6岁。1989年5月8日初诊。

阴囊肿胀半年余，每因啼哭、运动或咳嗽加重，曾于某医院诊为"睾丸鞘膜积液"。患儿阴囊部逐渐肿大，疼痛加重，甚则面色发青，令其手术，家长不愿而求治中医。望之右侧阴囊肿大，皮色光亮，卧则入于小腹，行立则出小腹入囊中，面青少华，舌淡苔白，脉迟。诊为寒凝气滞之疝气。治以温通散结，疏肝理气，佐以健脾升阳。

处方：吴茱萸3g，炒小茴香10g，川楝子15g，天台乌药3g，广木香6g，炒香附10g，炙柴胡10g，炙升麻6g，炒麦芽30g，炒谷芽30g，紫苏叶10g，白豆蔻6g，连翘9g。2剂，水煎服。

外治：方用温经消液散。小茴香30g，吴茱萸15g，陈艾30g，石菖蒲30g，陈皮15g，官桂15g。1剂，研磨为末，熬水泡洗两侧小腹及阴囊部，每日2次，每剂洗2天。每晚必泡洗1次，逐渐加热，勿使感冒。

5月25日复诊：服上方4剂和外洗后，阴囊肿胀消失，痛止，仅在下半夜阴囊及四肢发凉。加强益气通络之品。

处方：党参15g，橘络10g，青皮6g，陈皮6g，炒香附15g，吴茱萸6g，炒小茴香12g，天台乌药6g，炙柴胡9g，炙升麻9g，黄连3g，连翘12g。2剂而愈，随访未见复发。

参考文献

1. 王静安，萧正安，郁文俊，等.静安慈幼心书［M］.成都：四川科学技术出版社，1986.

2. 王静安.王静安临证精要［M］.成都：四川科学技术出版社，2004.

3. 王静安，王泽涵，王雪梅.王静安医学新书［M］.成都：成都时代出版社，2007.

4. 刁本恕.王静安［M］.北京：中国中医药出版社，2018.

5. 杨殿兴.川派中医药源流与发展［M］.北京：中国中医药出版社，2016.

6. 杨殿兴.中华医药史话：诗情、画意、墨韵［M］.北京：中国中医药出版社，2016：294.

7. 王静安.王静安50年临证精要［M］.北京：中国中医药出版社，2016.

第十七章

关娴清

关娴清（1922—2017），女，辽宁沈阳人，中国医科大学附属盛京医院教授、主任中医师，全国名中医，全国老中医药专家学术经验继承工作指导老师。关娴清曾任全国特种针法研究会副主任委员兼秘书长、中国针灸学会辽宁省常务理事、辽宁省医疗事故鉴定委员会委员、辽宁省针灸学会高级顾问，在 70 载的临床、教学、科研工作中，先后主持省部级课题 5 项，主编、编著出版学术著作 3 部，学生遍布亚洲、欧洲、非洲等多个地区。

一、学术建树

关娴清 1942 年拜韩桂蟾为师，学习针灸推拿技术，1947 年考入盛京医院医学本科，1951 年入中国医科大学附属盛京医院工作，创立中医科及针灸科，在儿童针推方面颇有建树。

1. 用推即用药，依法立方

用推即用药，关老强调小儿推拿时应该用中医理论认识疾病，明确诊断，然后根据诊断拟定治法，依法立方，即根据推拿手法的功效作用和辨证论治进行组合成方、选穴推拿。《幼科铁镜》曰："寒热温平，药之四性，推拿揉掐，性与药同。用推即是用药，不明何可乱推……不谙推拿揉掐，乱用便添一死。"推拿处方是治病的具体方法，由手法、穴位、次数所组成，可发挥汗、吐、下、和、温、清、消、补的作用。推三关、拿风池、拿肩井为汗法的体现；点天突为吐法的体现；清大肠、清肺金、逆运内八卦、下推七节骨为下法的体现；补脾土、补肾经、补肺金、揉丹田、揉肾俞、揉脾俞为补法的体现；分阴阳为和法的体现；清天河水、清心经、退六腑为清法的体现；揉一窝风、揉二扇门等则为温法的体现。

2. 精简取穴，协同配穴增效

《神农本草经》云："有单行者，有相须者，有相使者，有相恶者，有相反者，有相杀者，凡此七情，合和视之。"对药是由两味药物以相对固定的形式配伍组成的，由于其组成严谨，用之临床往往收效显著。关老在对药配伍的启迪下，临证选穴时紧扣病机，强调精简取穴，提倡小儿推拿中穴位的配伍往往能增加疗效，创立了关氏对穴、角穴配穴理论，发挥穴位协同增效、相互辅助、相互兼治、相互制约的作用，临床常获意得想不到的配伍效果。

清肝配捣小天心：清肝可开郁、平肝胆之火、息风镇惊，捣小天心可安神镇静，两穴相伍有镇静、镇惊作用。

揉板门配掐揉足三里：揉板门可消食化积，掐揉足三里可运脾和胃、调中理气，二者相伍可发挥健脾消食的作用。

清肺、推脾配分推膻中：清肺可宣肺止咳化痰，推脾可健脾益气，分推膻中可开胸化痰、利气利膈，三穴相伍则可清肺健脾、宽胸化痰。

补脾肾合推三关：补脾可补血生肌，补肾可培补元气，推三关可补虚扶正，三穴相配，可发挥气血双补的作用。

此外，关老基于《黄帝内经》"荥输治外经，合治内府"的取穴原则创立"输合配穴—抑木扶土法"，即选取手足阳明经及足太阴经的输穴、合穴，通过"输合配穴—抑木扶土法"，即柔肝健脾的康复方法来治疗小儿痉挛型脑性瘫痪。

3. 创立"脊背六法"治疗小儿脑瘫

"脊背六法"是在小儿捏脊的基础上发展起来的，是以中医经络理论为指导，通过对循行于背部的督脉、膀胱经及夹脊穴的刺激，以调整脏腑功能，激发机体正气，使"正气存内，邪不可干"，从而达到防病、抗病、治病的目的。"捏脊"原为单式操作手法，关老在此基础上，将其发展为由6种单式手法组成的复式操作手法，故名"脊背六法"，即推脊法、捏脊法、点脊法、叩脊法、拍脊法、收脊法，主要用于脑瘫患儿。

"脊背六法"的操作部位在背腰部，其治病防病理论总不离中医的经络学说，尤以督脉及膀胱经第一、二侧线为主。督脉起于胞中，与任脉、冲脉"一源三岐"，其走行在《黄帝内经》中已有所论述。《灵枢·经脉》说："督脉之别，名曰长强，夹膂上项，散头上。"至《难经·二十八难》曰："督脉者起于下极之俞，并于脊里，上至风府，入属于脑。"已明确指出脊柱为督脉循行线路，又循行过头部，入属于脑。"脑为元神之府"，"神明出焉"，"脑为髓之府"，故督脉与脑、髓关系密切，具有治疗脑部疾患的作用。脑瘫病位在脑，因此对督脉进行刺激，可改善脑的功能。

督脉为阳脉之海，为手足三阳经之统摄，维系一身之阳气，对其进行刺激调理，可使阳气无处不至而卫御机体，机体阳气充盛，则病邪去或病邪无可侵袭，从而达到抗病、防病、治病的目的。膀胱经为足太阳之脉，其分布从头至足，在全身经脉中循行最长，腧穴最多，堪称阳经之最，在脊背部循行路线位于督脉两侧，又背部属阳，故足太阳膀胱经又称"巨阳"之脉。脏腑之气输注于体表脊背部的穴位称为背俞穴，五脏六腑之背俞穴皆位于膀胱经背部第一侧线上。中医学认为脑瘫乃先天不足、脏腑功能不足所致，故根据"五脏有疾，均可治其俞"的原则，可通过调节背俞穴来达到调整脏腑的功能。背俞穴不但可以治疗其相应脏腑的病症，也可以治疗与五脏相关的皮肉筋骨等病症。

"脊背六法"在操作次序安排上，遵循了由轻到重再到轻的按摩原则，在临床操作时更易被患儿所接受，疗效更好。其中推脊法、拍脊法和收脊法为放松类手法，捏脊法、点脊法、叩脊法为处方性手法。在具体操作时，每种手法的轻重，视脑瘫的分型与患儿的总体状态而定。一般来说，对于肌张力高或不稳定型、体质虚弱、新入院的患儿及婴儿，操作时手法总体宜轻柔，反之可增加手法力度。"脊背六法"通过对膀胱经及其上的背俞穴进行捏、点、按、揉、叩，既能激发膀胱经经气，发挥经络的传导作用，又可通过对背俞穴的刺激，促进脏腑气血的运行，以平衡阴阳，泻有余而补不足，达到对脏腑功能的调整目的，使机体处于"阴平阳秘"的状态，如此则"精神乃治"。五脏六腑功能正常，则所属皮肉筋骨功能正常，患儿身体便强壮健康。

二、临证经验

1. 透穴针刺法治疗小儿面瘫

透穴针刺最早记载见于《灵枢·官针》："恢刺者，直刺傍之，举之前后，恢筋急，以治筋痹也……直针刺者，引皮乃刺之，以治寒气之浅者也。""合谷刺者，左右鸡足，针于分肉之间，以取肌痹，此脾之应也。"透穴针法运用于临床则首见于《玉龙经》，如"中风口眼致㖞斜，须疗地仓连颊车"，治头风痰饮针风池，"横针一寸半入风府"，治眉目间痛时针攒竹，"针二分，沿皮向鱼腰"，头维"沿皮向下透至悬厘"。清代周树东的《金针梅花诗钞》对透刺法的注意事项及作用机理进行了阐述，指出透穴刺法"不但双穴可以前后互通，而且两经亦可彼此连贯矣，不但双穴可以内外兼收，且阴阳亦可相互调爕矣"，"不论为直贯或斜串，于针尖抵达次一孔穴时，均不宜将针透出皮外……且忌摇动针身"。关老强调，透穴针刺法有选穴少、疗效佳，针感强、增疗效，痛苦小、损伤少，难直刺、透刺达，手法简、操作易的特点。临床上面瘫常选阳白透鱼腰、四白透迎香、地仓透颊车、迎香透睛明。

2. 输合配穴—抑木扶土法治疗肝强脾弱型脑性瘫痪

《灵枢·九针十二原》指出："所出为井，所溜为荥，所注为输，所行为经，所入为合。"这是对五输穴经气流注特点的概括。五输穴主要位于四肢肘、膝关节以下，为十二经脉经气出入之所，具有治疗十二经脉及五脏六腑病变的作用。针刺五输穴，可使积聚于四肢的邪气消散，络脉条达，激发经气，使之运行通畅。经气流注运行、通调全身，最终使机体达到阴平阳秘、阴阳调和的状态。五输配属五行，"阴井木，阳井金"，根据五行的生克关系，选用相应的输穴与合穴治疗，即通过抑木扶土的原理，使肝之邪气外泄，脾气充盛，则阳气的温煦、阴血的濡养、津液的润泽都为经筋提供物质上的补充和保证，从而达到"阴平阳秘，精神乃治"的理想状态。

输合配穴—抑木扶土针刺法的选穴是根据《难经·六十九难》"虚者补其母，实者泻其子"的理论，按照五输穴"生我者为母，我生者为子"的五行属性进行。对于阳经如胆经，输穴属木，合穴属土，通过泻输补合可直接达到抑木扶土之效。对于阴经如肝经，输穴属土，合穴属水，井穴属木，因为合穴为井穴的母穴，通过补输泻合，亦有抑木扶土之效，这是输合配穴的一种应用。关老针对肝强脾弱型脑性瘫痪的病因病机，多选用足厥阴肝经、足少阳胆经、足太阴脾经及足阳明胃经的输合穴。

痉挛型脑瘫患儿肘膝以下的异常姿势如握拳、拇指内收、尖足、剪刀步、足内翻等是妨碍患儿运动能力的关键，脑瘫患儿功能的康复应以异常姿势的改善为重点。肝在五行属木，脾属土，根据五行生克规律，肝强脾弱型脑性瘫痪的治疗原则应为抑肝扶脾。关老基于针灸的"穴位所在，主治所在"的近治作用，临床实践发现，输合配穴针刺法可以明显改善脑瘫患儿肘膝关节以下的异常姿势，提高手足、肘膝部位的运动能力，从而促进患儿各种运动功能的发育和完善。采用"输合配穴针刺法"治疗痉挛型脑瘫患儿的肘膝关节以下姿势异常，能取得较好疗效。

3. 针推并用治疗小儿头痛

针推并用即以指代针的"指针"技术和推拿技术相融合的一种小儿推拿技术。指针疗法是以中医学的"经络学说""脏腑学说""卫气营血学说"作为理论基础，遵循《黄帝内经》中"从卫取气""从营置气"的补泻原理，同时通过"四诊""八纲"来辨明疾病，然后根据辨证施治的原则，达到治病健身的目的。指针疗法具有活血祛瘀、疏通经络、调整脏腑、增进食欲、兴奋神经、调和气血、促进新陈代谢、消除疲劳等作用。关老在临床上依据儿童的疾病特点，将指针融于小儿推拿中，形成了针推并用的独特技法。前头痛选印堂、太阳、足三里；侧头痛选太阳、风池、翳风；后头痛选风池、天宗；头顶痛选百会、太冲等。

三、典型病案

1. 小儿脑性瘫痪：肝强脾弱案

患儿张某，男，于 2006 年 7 月 14 日以"至今 2 岁 2 个月独走不稳"为主诉入院。患儿系母孕 40 周 +3 天剖宫产，出生时体重 3450g，身长 51cm，否认生后窒息、黄疸病史。患儿出生后

6个月，家长发现患儿较同龄儿童发育迟缓，7.5个月时前往沈阳市儿童医院间断康复训练半年，效果明显。家长携患儿前往中国医科大学盛京医院复查，诊断为"发育迟缓"，建议康复训练。患儿生后4.5个月能抬头，6个月能翻身，6.5个月腹爬，10个月独坐，10.5个月能四肢爬，1岁能扶走，最近偶能独走7～8步，步态不稳。入院时症见：患儿肢体拘挛僵直，活动不利。查体：可独坐，弓背坐，双下肢肌张力高，双下肢肌力稍差，独站未见尖足，偶能独走7～8步，步态不稳，双手能大把抓物，手指分离差，不会拇、食指捏拿，不喜言语，偶可叫"妈妈"，追视尚可。头颅MRI结果示："双侧侧脑室稍大，后角变窄，体部稍平行；后角旁白质变薄，胼胝体稍薄，形态未见确切异常，髓鞘化未见明显异常；透明隔腔宽达13mm，且壁稍向两侧膨，额顶部脑外间隙及前纵裂宽，侧裂稍宽。"中医诊断：五迟五软五硬（肝强脾弱）。西医诊断：小儿脑性瘫痪（痉挛型）。康复方案：①抑木扶土推拿疗法以通经络、强腰脊，每日1次，每次30分钟。②抑木扶土针刺疗法，不留针，隔日1次，连续治疗1个月，休疗2周。③运动疗法，隔日1次。④作业疗法，每日1次，每次30分钟。⑤头针疗法，留针30分钟，每日1次，连续治疗1个月，休疗2周。

患儿治疗1个月后，肌张力有所降低，肌力稍有提高，能较好地完成治疗师要求的动作，独走稳定性较来诊时明显提高，独走时步距稍有改善，双手的精细活动差，语言发育落后，能简单地说出单音。继续治疗3个月后患儿能走，但行走稍慢，快走姿势略有异常，可以说简单的单字。

2. 小儿面瘫：风寒犯络案

患儿，男，11岁。于入院前3天感寒后始发口角歪斜，左眼闭合不严，无发热，无肢体运动障碍，诊为"面瘫（风寒犯络）"。患儿入院后给予常规处理，并予红霉素静脉滴注，抗支原体感染治疗。同时施针灸推拿疗法，具体如下。取穴以患侧地仓、颊车、阳白、鱼腰、四白、迎香、睛明、颧髎为主穴，远端配穴取健侧合谷。面部穴位采用四针八穴透刺法，如地仓透颊车，迎香透上睛明，颧髎透四白，阳白透鱼腰。

面部针刺早期手法宜轻，平补平泻；后期手法稍加重，留针期间行针2次，以泻为主。合谷穴以泻法为主，可以祛除阳明、太阳经络之邪气。留针30分钟，每天1次，1周休疗1天。施针后以艾条艾灸针刺穴位，温和灸配合雀啄灸，以患儿面部皮肤出现红晕为度，使患儿局部有温热感而无灼痛感为宜。按摩时偏重于患侧面部，先以抹法、摩法、擦法等放松患侧面肌，然后以稍重手法如按、揉、点等作用于相关穴位。同时注意提拉口角和眉毛。按摩以面部发红发热为度，30分钟/次，1日1次。

患儿治疗1周后，左侧口角出现上翘迹象，左眼闭合较好，左侧额纹出现，仅鼓腮时稍漏气。治疗2周后，患儿表现为咧嘴时口角稍向右歪，双侧额纹基本对称，左眼闭合基本正常，双侧鼻唇沟对称，基本痊愈。继续针灸、推拿巩固治疗2天后，患儿痊愈出院。

参考文献

1. 王雪峰.实用小儿推拿学［M］.北京：中国中医药出版社，2019.

2. 王雪峰.关娴清盛京小儿推拿［M］.北京：人民卫生出版社，2019.

第十八章

刘弼臣

刘弼臣（1925—2008），学名刘世仁，男，汉族，江苏扬州仪征市人，中共党员，中医儿科教育家，全国名中医，北京中医药大学终身教授、学术顾问，主任医师，硕士生导师，首批享受政府特殊津贴专家，首批全国老中医药专家学术经验继承工作指导老师。刘弼臣曾任南京市中医院特约中医师、卫生工作者协会主任，工商联主任，抗美援朝委员会主任，建桥委员会主任，中医联合诊所主任，中华中医药学会儿科分会名誉会长，全国中医药高等教育学会儿科分会终身名誉理事长，全国高等中医药院校教材编审委员会委员，北京科技会堂专家委员会委员，第八届全国政协科教文卫体委员会委员，第八、第九、第十、第十一届北京市人大代表。

刘弼臣从事中医儿科临床、教学、科研工作60余载，自20世纪50年代始，先后发表及会议论文百余篇，出版学术著作十余部，协编普通高等中医院校教材《中医儿科学》，牵头国家"七五"攻关课题"复力冲剂治疗小儿眼肌型重症肌无力"的研究，获国家"七五"重点攻关项目科技进步三等奖，并获国际人体科学大会论文金质奖、国际21世纪中西医结合研讨会金杯奖、香港国际学术交流大会金质奖、美国东方医学会学术交流会金质奖、国际远程医疗大会金质奖、99国际学术交流会金质奖，被美国柯尔比科技情报中心授予"国际著名替代医学专家"称号，被美国ABI学会评为"20世纪90年代世界500名人之一"。

一、学术建树

刘弼臣14岁师从其姑父孙谨臣先生，承袭新安学派，成为"臣字门"第六代传人，并先后师承张赞臣、钱今阳等名家，1951年毕业于上海复兴中医专科学校，1956年毕业于江苏省中医学校（现为南京中医药大学）首批师资培训班，1957年调入北京中医学院，先后执教于方剂教研室与儿科教研室，1958年调入北京中医药大学附属东直门医院儿科工作。1978年中国恢复研究生制度后，刘弼臣教授被确定为硕士研究生导师，教书育人，学生遍布全国。

刘弼臣主持研制的"小儿咳热合剂""小儿利咽合剂""调肺养心冲剂""熄风静宁汤""小儿健美增智口服液""小儿健脑散""辛开苦降汤""五草汤"等纯中药制剂，均获院内制剂批号，广泛应用于临床，疗效显著。刘弼臣教授潜心钻研数十载，创立"调肺学派"，被誉为"京城小儿王"，成为中国近代中医儿科事业奠基人之一。

刘老推崇钱乙"五脏论治"的学术思想，尤其重视肺与其他脏腑间的相互影响与制约关系，基于肺常不足，易感外邪，感邪后易传心、犯脾、侵肝、伤肾的生理病理特点，提出"从肺论治"小儿疾病的学术观点，创立"调肺学派"。通过调肺利窍，祛邪逐寇，防止外邪入侵，将疾病消灭在萌芽阶段，同时清除病灶，切断病邪传变途径，避免滋生变证。故从肺论治非独调肺，而是从肺入手治疗疾病。

1. 从肺论治本脏疾病

肺开窍于鼻，与咽喉相连，外合皮毛，外邪袭肺，每从口鼻咽喉、皮毛而入，导致肺气不利，变生他证。因此肺系疾病多见鼻塞流涕、喷嚏、咽痒、声哑失音等鼻咽部症状。另一方面，清窍靠肺气宣发之精气灌注而通利敏锐，若肺气臆郁，清窍不利，则形成慢性病灶，导致疾病时轻时重，迄无已时。故刘老十分重视小儿鼻咽等头面部苗窍变化，创立辛苍五味汤（辛夷、苍耳子、玄参、板蓝根、山豆根），用于肺系疾病初期或复发加重阶段，祛邪护肺以安内宅，免伤他脏。

2. 从肺论治脾系疾病

小儿脾常不足，消化系统疾病多发。肺、脾乃母子之脏，常相合为病。刘老论治脾胃疾病，重视肺脾同调。例如厌食患儿除表现为厌恶进食，食量减少外，常反复出现感冒、咳嗽痰多等肺系病证。刘老在选用半夏、陈皮、枳壳、焦三仙、香稻芽健脾护胃的同时，不忘以辛苍五味汤通窍调肺，肺调则脾健，脾健则肺实。

3. 从肺论治心系疾病

病毒性心肌炎辨属心悸、怔忡，刘老认为乃正气不足，感受外邪，留而不去，内侵心脉所致，日久累及心阳、心络。刘老强调治心不止于心，须调理他脏以治心，认为本病尤与肺关系密切，提出肃肺祛邪、清热利咽、疏风通窍、宣肺通腑、护卫止汗五法治疗小儿病毒性心肌炎，创立调肺养心颗粒（黄芪、玄参、紫丹参、牡蛎等），治疗气阴两虚、瘀热阻心证，临证时据患儿病情加减论治。病程初期，尤其突出从肺论治，见鼻塞流涕、咽痛等肺窍不利证候，加辛苍五味汤通窍宣肺，祛邪逐寇；病程中后期，气阴两伤，瘀热阻心，则养心复脉，畅行气血，改善心肌炎证候。临床运用调肺养心颗粒治疗观察 60 例患儿，并与玉荣养心丹随机对照，结果提示调肺养心颗粒治疗小儿病毒性心肌炎疗效可靠、安全。

4. 从肺论治肝系疾病

多发性抽动症（简称 TS）是一种儿童时期起病的神经发育障碍性疾病，以多种运动性抽动和一种或多种发声性抽动为主要临床表现。刘老认为 TS 本源在肝，病发于肺，乃风痰鼓动，横窜经隧，阳亢有余，阴精不足，动静变化失衡所致的"肝风证"，提出"从肺论治"TS 的观点，采用肝肺同调，创立"熄风静宁汤"，既可平肝潜阳息内风，避免正气过度耗损，又可疏风通窍祛外风，早期截断病邪，防止引动内风。

5. 从肺论治肾系疾病

刘老认为小儿肾炎、肾病患儿早期多因感受外邪发病，常伴发热、流涕、咳嗽、咽痛、疮疡等肺系症状。恢复期患儿常因感受外邪而致疾病复发或病情加重。因此刘老强调从肺论治小儿肾炎、肾病，筛选民间单方、验方，创立五草汤（倒扣草 30g，鱼腥草 15g，半枝莲 15g，车前草 15g，益母草 15g，白茅根 30g，灯心草 1g），清热解毒，活血利水，调肺以益肾，并根据疾病的不同阶段及证候特点，酌情配伍发汗、利尿、逐水、燥湿、理气、清解、健脾、温化之品，安内攘外，以消除水肿、血尿、尿浊。

二、临证经验

刘弼臣教授对小儿重症肌无力（眼肌型）、进行性肌营养不良、病毒性心肌炎、哮喘、肾炎肾病、抽动症、脑积水等诸多儿科疑难疾病的诊治有独到经验。

1. 补脾益肾、疏通经络治疗小儿眼肌型重症肌无力

重症肌无力分为三型，其中以眼肌型居多，症见单侧或双侧眼肌无力、复视、斜视、眼球转动不灵活，中医辨证属睑废。结合五轮学说，刘老认为脾虚是眼肌型重症肌无力的主因，波及肝肾，当辨证施治，佐以通络。中气下陷，补中益气汤加减以补气升提；脾虚湿困，六君子汤加减以运脾化湿；肝肾阴虚，杞菊地黄丸合牵正散加减以补肾平肝。基于临床实践经验，刘老强调将大剂上述补益之品与制马钱子同用，因此各型之中均酌加制马钱子以疏经通络，马钱子炮制入药，剂量不超过 0.1～0.2g，一个疗程不少于 3 个月。刘老提出小儿眼肌型重症肌无力"病在肌肉，症在无力"，创立复力冲剂（党参、黄芪、当归、柴胡、马钱子等）治疗 30 例脾虚型患儿，并与泼尼松片对照，疗程为半年，结果显示复力冲剂总有效率为 96.7%，疗效与西药相当，且能改善全身情况。部分患儿自身前后对照，血清乙酰胆碱受体抗体（AchR-Ab）及免疫复合物均有所下降。急、慢性毒理试验显示复力冲剂无毒副作用。

2. 进行性肌营养不良

进行性肌营养不良是儿童常见的肌营养不良疾病，主要表现为肌无力进行性加重、腓肠肌假性肥大、Gowers 征阳性，包括 Duchenne 和 Becker 两种类型，目前尚无根治手段。其中杜氏进行性肌营养不良最常见，但预后差，患儿最终因受累肌肉萎缩，发生呼吸或心力衰竭而死亡。

进行性肌营养不良属于中医学"五迟五软"范畴。脾主运化，脾健则肌丰有力；肾主骨生髓，肾强则筋实骨壮。刘老认为本病与先天禀赋不足、后天调养失宜有关。治以调补脾肾，强筋通络为法。创制马钱复痿冲剂（黄芪、炙甘草、当归、熟地黄、制马钱子粉等），可健脾补肾、益气养血、活血通络、强壮腰膝，治疗 104 例患儿，取得了一定的近期疗效。由于本病为慢性疾患，刘老重视守方施治，必要时采用散剂或冲剂，缓缓图功，亦强调加强患儿的功能锻炼，配合按摩疗法，才能收到较好疗效。

3. 肝肺同调，治疗小儿多发性抽动症

多发性抽动症（TS）辨属肝风、瘛疭，刘老从风痰立论，认为病位涉及五脏，并将该病分为肝亢风动、痰火扰神、脾虚肝亢、阴虚风动四型，分别辨证施以泻青丸、礞石滚痰丸、钩藤异功散、三甲复脉汤加减。刘老认为 TS 与肺、肝有关，治当肝肺同调，创立熄风静宁汤（辛夷、苍耳子、玄参、板蓝根、山豆根、天麻、钩藤、伸筋草、木瓜、半夏、石菖蒲、白芍等）以调肺平肝、化痰息风，临床验证有效，且无不良反应。若眼部抽动，加菊花、黄连清热明目；抽动严重，加全蝎、蜈蚣搜风剔络，注意用量不宜太过。TS 后期，邪去正虚，刘老多采用健脾益肺之法，减少复发。

刘老运用熄风静宁汤治疗 30 例患儿，并与氟哌啶醇对照，结果显示熄风静宁汤与氟哌啶醇疗效相当，并可调节多巴胺（DA）系统和免疫功能。对 48 例患儿及 24 例正常儿童血浆 DA、谷氨酸（Glu）、门冬氨酸（Asp）含量进行比较，结果显示 TS 患儿存在神经递质功能失调，熄风静宁汤可调节神经递质的释放。刘老认为多发性抽动症与过敏、社会环境因素密切相关，患儿应重视平时的生活饮食调护，强调避免感冒，少食鱼虾发物，少看电视和玩游戏机，减轻课业负担，营造宽松和谐的生活学习氛围，避免诱发或加重抽动。

4. 善用辛开苦降法

小儿湿热病异于成人，临床常见四症为面黄、唇红、苔腻、腹胀按虚，刘老认为脾胃是其病变中心，提出"辛开苦降、分消走泄"，以祛除湿热，调复脾胃的生理功能。治疗小儿湿热病，刘老尤其善用辛开苦降法，据此创立苦辛汤，体现温清并行、化湿济燥、升清降浊、平调阴阳的用药特点。

郁非辛不开，火非苦不降，苦辛汤中黄芩、黄连苦以清降，干姜、半夏辛以宣通，可用于治疗小儿咳嗽、肺炎喘嗽、类风湿病（全身型）、呕吐、呃逆、黄疸、泄泻，证属湿热内蕴三焦者。刘老强调小儿脾常不足，用药宜轻灵，苦寒辛燥之品不宜多用久用，尤其干姜（1g）、半夏（3～6g）、黄连（0.5～1.5g）或马尾连（3～5g）用量少而精，体现刘老处处顾护小儿脾胃、祛邪不伤正的治疗理念。

三、典型病案

1. 眼肌型重症肌无力：中气下陷案

刘某，女，3岁。1988年6月27日入住儿科病区。

主诉：左眼睑下垂1月余。

症见左眼睑下垂，朝轻暮重，睑裂右10mm，左4mm，面黄少华，纳可，便溏，溲黄，舌质淡，舌苔白，脉细。新斯的明试验（+）。辅助检查：血清抗乙酰胆碱受体抗体（AchR-Ab）0.4nmol/L，免疫复合物0.25mg%（正常值＜0.15mg%）。诊断为眼肌型重症肌无力。辨证为脾胃虚弱，中气下陷。治法：益气升提，养血通络。予复力冲剂（党参、黄芪、当归、柴胡、马钱子等），半袋（6g），每日3次，冲服。

患儿服药1月，左睑裂增至6mm，服药2月，左睑裂增至9mm，面色转红润，纳增，大便成形，舌质淡红而活，舌苔薄白。复查血清AchR-Ab 0.125nmol/L，免疫复合物0.07mg%。

服药6月随访：患儿眼部症状消失，精神好，纳佳，面色红润，大便正常，临床痊愈。

2. 抽动障碍：肺肝同调案

柳某，男，9岁。2007年3月23日初诊。

主诉：耸肩、吸鼻、清嗓2年余。

患儿病初耸肩、吸鼻，家长未予重视，以后动作频繁，伴张嘴、清嗓，注意力不集中，脾气急，寐差，纳可，大便干结，舌红，苔黄腻，脉弦滑。诊断：多发性抽动症。辨证为痰热内扰，肝风内动。治以豁痰开窍，柔肝息风。予息风静宁汤加减。

处方：辛夷10g，苍耳子10g，玄参10g，板蓝根10g，山豆根5g，丹参10g，木瓜10g，伸筋草10g，钩藤10g，全蝎3g，半夏10g，黄连3g，制大黄10g，石菖蒲10g，郁金10g，远志10g。20剂。每日1剂，煎煮分2次服。

二诊：服药后患儿诸症明显减轻，饮食二便正常，偶有耸肩、吸鼻、清嗓，注意力不集中，舌红，苔黄腻，脉弦滑。守方加减以期增效。处方：辛夷10g，苍耳子10g，玄参10g，板蓝根10g，山豆根5g，丹参10g，木瓜10g，伸筋草10g，天麻10g，钩藤10g，全蝎3g，石菖蒲10g，郁金10g，远志10g，黄连3g，菊花10g。20剂。

三诊：患儿症状基本消失，偶清嗓，注意力不集中明显减轻，舌淡红，苔薄白，脉滑。治以豁痰开窍，行气活血。予菖蒲郁金汤合四逆散20剂，善后收功。

3. 进行性肌营养不良：脾肾两虚案

周某，男，6岁。1993年5月20日初诊。

主诉：鸭步1年。

患儿生后走路较正常小儿晚，5岁时家长发现其走路不稳，左右摇摆，呈"鸭步"，容易跌跤，逐渐加重，北京协和医院确诊为进行性肌营养不良。刻下：行走不稳，容易跌倒，纳差便溏。查体：面色萎黄，行走呈鸭步，"翼状肩"，腓肠肌假性肥大，Gordon征阳性。舌质淡，苔白，脉细无力。诊断：进行性肌营养不良。辨证为脾肾两虚。治以调补脾肾，强筋通络。处方：党参10g，黄芪10g，熟地黄10g，山茱萸10g，山药10g，茯苓10g，白术10g，白芍10g，蕲蛇肉10g，蜈蚣1条，川续断10g，杜仲10g，牛膝10g，制马钱子0.2g（分冲），焦三仙各10g。

30 剂，每日 1 剂，煎煮分 2 次服。

二诊：面色略见红润，纳食较前明显好转，大便基本成形，舌质淡红，苔薄白，脉细无力。效不更方，守上方继服 30 剂。并配合按摩治疗，加强功能锻炼。

三诊：肌肉较前有力，摔跤次数明显减少，面色红润，纳食正常，二便调，予复力冲剂每次 1 袋，每日 3 次，长期服用，缓以图功。

参考文献

1. 王素梅，吴力群.刘弼臣教授临床经验传承［M］.北京：科学出版社，2009.

2. 沙海汶，曹春林，赵凤志，等.马钱复瘘冲剂治疗进行性肌营养不良临床实验［J］.中国医药学报，1997（2）：55-56.

3. 陈丹，刘弼臣，李素卿.小儿眼肌型重症肌无力对照治疗分析［J］.中医杂志，1991（8）：33-34.

裴学义（1926—2017），男，汉族，北京市人，主任医师，教授，1944年毕业于北平国医学院医科班，毕业后正式拜北京四大名医之一孔伯华先生为师，随师研习十一年，深得其真传，经常代师应诊，医治好许多疑难病患者，以擅长治疗疑难杂症而闻名于京城。20世纪50年代初期，裴老积极协助传染病医院、北京儿童医院治疗各种瘟疫杂病，成绩卓著，因此受北京儿童医院诸福棠院长之聘到北京儿童医院工作。

裴老为第二批、第三批全国名老中医药专家学术经验继承工作指导老师，享受国务院政府特殊津贴，2000年荣获全国名老中医药学术经验继承优秀指导老师称号，2017年荣获首都国医名师称号，曾任北京市东城区联合诊所所长、中华中医药学会理事。

学术上，裴老潜心钻研，不断实践，勇于创新。20世纪50年代初乙脑流行，发病凶险，病死率高达50%，裴老与中医科同仁研制出脑炎散和清消散，使临床有效率上升至90%以上。70年代，婴儿黄疸又逐年增多，裴老对其病因病机深入研究，研制出金黄利胆冲剂、益肝降酶冲剂，临床观察有效率达82.9%。

裴老儿科临床在默默耕耘一线七十余年，临证中他不拘于常，不囿于变，具体病情，具体分析，常常告诫学生"尽信书不如无书"。他从不推崇一家而非议他家，而是学习各家之长，他认为医生治病的关键就在于认证识病，如真能识别为伤寒，绝不能怀疑麻黄桂枝之法不可使用。反言之，如真能为识别温病，也绝不至于用麻桂辛温治伤寒的方法来治疗温病。

裴老在继承孔伯华老师经验的基础上，能够通常达变、与时俱进，形成了自己独到的儿科疾病诊治思维。裴老因临床疗效明显，医术精湛而受到同道们的赞誉，在患儿家长中享有很高的威望，为儿科临床发展做出了突出贡献。

一、学术建树

1. 健脾和中，安康五脏

脾胃学说是中医学的重要组成部分，滥觞于《黄帝内经》，弘扬于仲景，至李杲《脾胃论》而卓然成一大流派，至叶天士渐趋完备。在中医脾胃论的启示下，裴老认为人借水谷以生，谷赖脾土以化，脾胃不足也是许多小儿疾病的发生之源。儿科病证多为中焦与上下二焦同病，如小儿咳喘为上中两焦同病，病在肺、脾；乳儿肝炎为中下两焦同病，病在肝、脾；小儿肾病为上中下三焦同病，病在肺、脾、肾。裴老在治疗上处处体现调中洲、斡旋四旁的原则。

裴老临证时时常提到"有胃气则生，无胃气则死"。他认为水有源，树有根，人身也有根本，一是先天之本肾，一是后天之本脾。脾之所以为后天之本，是因人出生后，必资谷气，安谷则昌，绝谷则亡。脾主运化水谷，为胃行其精气，唯脾气健旺，水谷精微才能化生气血。和调五脏、洒陈六腑，发挥营养作用，维持生理机能，故脾胃旺则百疾不生。

裴老治疗外感、杂病均注意脾胃之气。关于胃者，必从胃治，不关于胃者，亦时刻不忘脾胃这一根本。裴老临证时不但伤食、积疳、吐泻从脾胃治疗，咳嗽、黄疸、肿病也从脾胃论治，例如在退黄方中，裴老用生麦芽作为主药，取其生发脾胃之气的功效。对于脾气虚弱明显者，在方中还加用云苓、白术、肉蔻、莲肉、黄精、伏龙肝等健脾益气之药。脾气健运，水湿得化，热无所附，则肝气调达，胆汁可循常道而行，黄疸消退。又如肿病，裴老认为大抵为中气有亏，健运失常而起，土败不能治水，则停蓄不行，留滞皮肤，而作浮肿。故水肿初期常从健脾论治，对于后期脾、肾不能温化水湿，水肿反复发作者，裴老则在健脾的同时酌加温肾行水之药。

对咳嗽痰盛之患儿，裴老更是注重脾胃的功能，他认为胃中水谷之气不能上蒸于肺，留积于胃中则会随热气化为痰，随寒气化为饮，胃为痰饮所滞，输肺之气亦必不清，而成为诸咳之患，故对于小儿咳嗽，裴老常一半治肺、一半治胃。他常提及若仅用或早用止咳敛肺之药，可能会很快奏效，但异常气候等外邪则又可引动中焦而作咳。因此本病一定要在治肺的同时注意健脾和胃，裴老常在鲜芦根、前胡、杏仁、杷叶基础上加用半夏、化橘红、焦山楂、内金、草豆蔻、砂仁、炒莱菔子等健脾化湿，兼顾标本。由此而治，患儿受益无穷，咳嗽往往不易再发，或发而较轻。

2. 祛湿清热，畅达气机

裴老教学时常常提及他的老师孔伯华先生。裴老跟随孔师临证期间，孔先生曾一再教导学生：一定不要拘泥一方一法，不知变通。随着天体运行、时代变迁，气候、生活定有不同，治法用药必应随之而更，以适应环境之变。

孔先生远见卓识，当前生活水平极大提高，父母倍加关爱小儿，唯恐营养缺乏，往往小儿乳哺未息，胃气未全，即令其恣食肥甘厚味，如此极易造成小儿食积不化，伤食不运则易生湿，湿郁日久则易生热。加之当前环境、气候逐渐改变，夏季湿气蒸腾、冬季应寒反热均导致患儿从内到外感受湿热最重。如临床所见患儿虽病种不同，但多见厚腻苔、滑数脉等湿热之象。

对于湿热的治疗，裴老提出既不可过用寒凉清热，又不可过用苦温燥湿，即所谓"徒清热则湿不退，徒祛湿则热愈炙"，应根据湿重热轻还是热重湿轻而选用清热化湿、宣畅气机的药物。具体治法大致如下。

（1）芳香化湿法　功能化湿透热，开上宣中，以畅气机，药如藿香、佩兰、菖蒲、郁金等，适用于邪阻上中焦者。

（2）苦温燥湿法　适用于邪阻中焦者，功能燥湿醒脾，理气和中，药如半夏、化橘红、厚朴、蔻仁、神曲。

（3）苦寒清热法　适用于邪阻中下焦者，功能清热燥湿，药如黄柏、栀子、滑石、苦参等。

（4）淡渗利湿法　适用于邪阻下焦之证，功能利尿渗湿，药如通草、猪苓、茯苓、薏苡仁等。

上述四法虽各有其适应证，但运用时又相互配合，以达开上、宣中、渗下，清热化湿，宣畅气机之效。

3. 养阴护液，重视生机

小儿为纯阳之体，感邪之后热变最速，极易出现阳热亢盛、津液耗损之象。裴老临床时十分注意救阴护液，以妄攻峻补、损阴竭津为禁忌。他常说阴液不伤或虽伤不甚，便可抗御邪热不致深入，其病即轻浅易愈。若阴液大伤无以制阳，则阳热更亢，其病就更重难疗。所谓"留得一分阴液，便有一分生机"，裴老认为阴液的存亡关系到疾病的预后善恶。对于厌食一证，裴老在健脾开胃基础上，善加滋养胃阴兼清里热的药物，如在神曲、草豆蔻、砂仁、焦山楂、内金、麦芽、谷稻芽的基础上加入石斛、麦冬、玄参、生地黄、青黛等，使全方清补而不腻补，养胃而不碍脾。对于小儿发热一证，临床上常常遇到某些患儿发热持续不退，实验室检查均正常，或反复发热，平均两周或一月一次，或咳或不咳，常伴舌红，苔白，脉数。此二类发热在临床上使用西药都很难奏效或难以控制复发，而裴老用辛凉清热、甘寒育阴之法收到较好的疗效，有其独到之处。

举例1　患儿，8岁男孩，因持续发热两周不退，抗感染治疗无效，遂请裴老会诊。患儿舌质红，苔薄白，脉细数。裴老选用银翘散、青蒿鳖甲汤、清骨散三方化裁之方，用药：鲜芦根30g，金银花9g，连翘9g，青蒿9g，鳖甲12g，地骨皮9g，白薇9g，炒常山1g，银柴胡9g，秦艽9g，生石膏15g，生知柏各9g。患儿服药三天体温降至正常，服药一周痊愈收功。全方滋、透、清并进，一面养阴，一面清热，使阴复则足以制水，邪去则其热自退，共奏养阴透热解表之功。

举例2　患儿，5岁女孩，自生后1岁起即反复出现发热，平均每月发作一次，每次均诊断为"上呼吸道感染"，家长甚为焦急，遂求治于裴老。患儿平素喜饮贪凉，纳食不香，大便偏干，舌质红，苔薄白，脉滑细。裴老辨证属余邪未清，阴分暗伤，选竹叶石膏汤、白虎汤、银翘散化裁之方，用药：竹叶3g，生石膏12g，金银花9g，连翘9g，生知柏各9g，板蓝根9g，瓜蒌20g，青黛3g，鲜芦根30g，鲜茅根30g。全方辛凉透表，甘寒育阴，使余邪清，里热除。患儿服上方四周症状消失，一年后家长再来门诊，诉患儿发热次数已减至1年2～3次。

此类患儿很多，或反复发热，或反复咳嗽，数年不愈，经裴老养阴清里和表之法而病根消除。裴老重视阴液体现在治病的各个方面，如咳嗽，痰黏腻不易排出者，裴老则在止咳化痰方中加入石斛、麦冬、天花粉等滋养胃阴之药，使胃中津液得以濡养，肺津得复而痰易咳出。

4. 三因治宜，灵活变通

裴老还强调临证要因人、因时、因地制宜，如治疗外感疾病，常结合四季气候之变而用药。春季多风，常加防风等散风之药；夏季多湿，加用藿香、佩兰等芳香化湿之药；秋季多燥，加用桑叶、菊花、杏仁等辛凉甘润之品；冬季寒冷，加入荆芥、苏叶等辛温发散之药。根据小儿体质的不同，裴老用药也有不同侧重，如裴老认为消瘦者常为阴分不足、虚火内扰之体质，治疗上注意育阴清热，如选用鲜芦根、鲜茅根、石斛、生地黄等甘寒养阴之品；肥胖者常属脾阳不足，痰湿壅盛之体质，方中可加用半夏、化橘红、云苓、苍术、白术、滑石等健脾祛湿之品。

二、临证经验

1. 婴儿肝炎综合征的证治

婴儿肝炎综合征以"黄疸"为主要症状，属于中医学"胎黄""胎疸"范围，裴老根据小儿黄疸特点，首先辨阴阳，其次重脏腑，将病因归结为湿热、脾湿、肝郁、血瘀。临床对照研究显示：裴老经验方治疗婴儿黄疸在降低血清胆红素方面速度更快、幅度更大，缩短了病程，改善了疾病的预后。

裴老认为本病由孕母感受湿热，日久成毒，母脏毒热熏蒸于胎而发病，故婴儿在胎元时，已蕴藏湿热之毒。如《诸病源候论·小儿杂病诸候·胎疸》曰："小儿在胎，其母脏气有热，熏蒸于胎，至生下小儿体皆黄，谓之胎疸也。"若湿热蕴蒸，黄色明亮，属阳黄；若胎儿禀赋不足，脾气虚弱则脾不化湿，湿郁中阻，肝失疏泄，胆液外溢而发黄，则色黄晦暗如烟熏，属阴黄。阴黄日益加重，色黄而黑，出现腹胀、青筋暴露、胁下痞块、大便色白者，为湿毒深入而致脉络瘀滞。正如《张氏医通·黄疸》所说："诸黄虽多湿热，然经脉久病，不无瘀血阻滞。"

　　裴老认为黄疸分为阳黄和阴黄，辨证论治分论如下。

　　（1）阳黄　为湿热蕴结证，裴老治以清化湿热，药用生麦芽、茵陈、金钱草、通草、丹参、泽兰、黄柏等。裴老用生麦芽为主药，以生发脾胃之气、疏肝解郁，正如清代陈士铎《石室秘录》所云："黄疸虽成于湿热，毕竟脾虚不能分消水湿，以致郁而成黄。"茵陈、金钱草祛湿解热，利胆退黄，通草、黄柏清热利尿，引肝胆湿热下行从小便而出，丹参、泽兰活血行滞，疏通肝脉，利胆退黄。

　　（2）阴黄　为脾虚湿郁证，裴老治以健脾化湿祛瘀，在阳黄方的基础上加入云苓、白术及青黛、血竭、明矾、琥珀四种面药冲服，以增强健脾化湿、活血通络之功。若腹壁膨隆、青筋暴露、肝脾肿大者，则在方中加入橘核、桃仁、红花、大腹皮、鳖甲等祛瘀通络消癥之品。

2. 过敏性紫癜的证治

　　过敏性紫癜是儿童时期最常见的血管炎之一，属中医学"发斑""血证"范畴，有"肌衄""葡萄疫""斑疹""斑毒"等名称。裴老认为本病虽以出血为主要表现，但其本质为脾失健运，湿蕴不化，湿热凝滞，发于肌肤，治疗上常选清热祛湿凉血之法。对活血止血药物的选择，裴老强调临床应灵活应用，早期凉血以止血，而慎用温经止血之药，以防闭门留寇，使疾病缠绵难愈。若病情日久，反复不愈，出现面黄、乏力、舌淡、脉缓之虚象时，可加用温性收涩的止血药物，如血余炭、蒲黄炭、乌梅炭等，这样方能使血止而不留瘀，瘀化而血不动。

　　裴老认为本病的因主要有风、湿、热、瘀、虚等。小儿脾胃薄弱，受纳运化功能不足，易致脾虚湿困；又因小儿脏腑娇嫩，易于感受外邪，感邪之后极易入里化热。湿热相合，化火伤络动血则发为紫斑。《诸病源候论》说："斑毒之病，是热气入胃，而胃主肌肉，其热扶毒蕴积于胃，毒气蒸发于肌肉，状如蚊蚤所啮，赤斑起，乃匝遍体。"湿热熏蒸，煎熬津液，可使血液黏滞，瘀阻于内，造成出血反复不止，疾病缠绵不愈。故本病发病，脾肾不足、湿热郁滞是其本，肺气不足、外邪侵袭为其标。急性期属实证、热证，以湿热内盛、血热妄行多见；慢性期属虚证、瘀证，以血脉瘀滞、气血阴亏为主。

　　裴老认为本病的治疗以清热祛湿凉血为主，青黛、紫草、紫黄地丁、赤芍、牡丹皮、生薏苡仁，败酱草为基本方药，随证加减。

　　过敏性紫癜发病初期多为皮肤型，皮疹颜色多鲜红，证属毒热内蕴，搏于气血，熏蒸肌肤，烁伤脉络，血不得循流故道，渗于经外，治以清热解毒，凉血止血为主，在基本方中加地肤子、白鲜皮以清皮肤、肌肉之积热，除其湿毒。若皮疹迁延日久，色紫暗，则加丹参、川芎、血余炭、蒲黄炭活血化瘀止血之药；病情严重，出现腹部症状，腹痛，呕吐，便血者为湿热合邪蕴结于内，灼伤胃肠脉络所致，方中加乳香、没药、橘核、乌药、炙延胡索；呕吐加化橘红、竹茹，便血加地榆炭、槐角；伴关节肿痛者为湿热合邪，交阻络脉，气血痹阻不通，方中加鸡血藤、怀牛膝、伸筋草、木瓜等清热祛湿，通经活络之药。

　　过敏性紫癜中后期合并紫癜肾炎，以血尿为主者，为湿热蕴结日久，流注下焦，损及肝肾，伤及阴络，血不归经。方中多加鲜茅根、莲须、豆豉、小蓟、赤小豆、藕节、知母、生黄柏、仙鹤草、茜草等清利下焦湿热、凉血止血之药。血尿日久不消、反复不愈者则选加血余炭、蒲黄炭、乌梅炭、地榆炭、牡蛎、熟地黄、山萸肉等药物以温涩经脉，资养固护下焦。

3. 小儿肾病的证治

　　裴老在小儿肾病的中医治疗方面也有其独特的学术思想，他将小儿肾病分为水肿期、蛋白尿期、恢复期，认为小儿肾病主要责之于肺、脾、肾三脏，分别采用宣肺健脾、清热祛湿、滋阴补肾、固护下焦之法治疗。

裴老认为小儿肾病有别于成人，发病初期常呈现从面至足，无处不涉的高度浮肿，这与小儿脾、肺、肾三脏常虚有关。治疗上裴老尤以脾、肾两脏为重，认为脾阳不足、肾气虚为其关键，肺气郁闭为其诱因。经曰："遍身光肿，指按成窟，举手即满者，属脾虚不能制水，水渍妄行故也，治当补脾。"《素问·水热穴论》说："肾者胃之关也，关门不利，故聚水而从其类也。上下溢于皮肤，故为胕肿。胕肿者，聚水而生病也。"指出了肿与脾肾密不可分。脾虚不能克制于水，肾虚不能传其水液，则水液妄行，浸溢皮肤，身体发为肿满。脾又主升清、运化，肾又主蛰藏。故脾肾亏虚，精微不能四布、封藏，失于常道则漏其于下。

根据小儿肾病分期之不同，裴老辨治有别。初期发病多以水肿为主，一般上肿属风属阳，则发汗宣散；下肿属湿属阴，则温阳利湿；通身上下皆肿者，属阴阳互见，则汗利温散兼施。水肿初发，病程较短的多属阳水，乃外受淫邪，肺失通调，脾虚内困，水湿不运所致。肿胀日久不消的多属阴水，乃水肿日久，正气不足，脾虚及肾，肾失温化，统水失职所致。中期即浮肿消退属蛋白尿期，此期因脾湿久聚郁而成热，加之精微物质不断丢失，又服用大量激素，导致真阴受损、水火失济，故此阶段常呈现出阴虚阳亢之症。恢复期病情趋于平稳，但因病情日久，津液损耗于内，病邪退而未尽，多呈现出真阴虚损，尚有余热之象。在阴阳方面，裴老对不同阶段各有侧重，但认为不论温阳或养阴，都要兼顾二者，补阳不忘护阴、补阴不忘顾阳，辨清虚实，抓住根本，肿病方能迎刃而解。对于浮肿期，裴老用麻黄连翘赤小豆汤和五皮饮加减，以麻黄宣肺解表利水，"开鬼门，洁净府"，用五皮饮健脾以皮行皮。

对水结之顽症，裴老主张用药应顾其所急。患儿虽病久体虚，但水湿如泛滥严重，应"有病当治病"，标本兼施，以防脾肾愈加被困。因此对高度浮肿、顽固不消者，在方中加用逐水之峻药如炙甘遂等，以解五脏六腑之急困；对头晕、脉数、血压偏高者，在方中加入石决明、白蒺藜、菊花等以镇肝息风，阻止病之传变，防止高血压脑病的发生。裴老认为蛋白尿期为正虚邪实之时，虚为脾肾亏虚，实为下焦湿热亢盛。用药时虚实兼顾，扶正与祛邪同行。常选苦参、石韦、凤尾草、倒扣草清热祛湿，固护下焦；生山药、芡实补脾益肾涩精；神曲、草豆蔻、砂仁、山萸肉、肉桂、熟地黄、生地黄健脾补肾，以助先天、后天之本。由于本病病程较长，恢复期虽邪气已退，但精微物质亦被耗伤，小儿又为纯阳之体，生机旺盛，故在此期裴老偏于滋养肾阴，清解余热。常选五子衍宗方加生地黄、熟地黄、生海蛤、生牡蛎、山萸肉、知母、黄柏等。

裴老治疗肾病的用药特色归纳如下。

（1）善用药对　针对小儿肾病发病特点，裴老积多年经验，筛选出多种药对，临床疗效明显。如苦参配石韦：苦参，性寒味苦，其燥尤烈，直入肾经，可除其湿热；而石韦味甘苦，性凉，入肺与膀胱经；二者相配即可缓苦参之寒燥，又能使脏腑表里相合，上下相交、水精上濡、肺气下化、小便通利、湿热消除。凤尾草配倒扣草：二者均为苦寒之药，凤尾草入肾，可清热利湿，凉血止血；倒扣草走表，可解表利水、活血；二者同用可表里相助，通里达外，使血止不凝，血行不妄，气血畅达，下窍通利。生山药配芡实：二者性平味甘，同入脾、肾经，功为健脾固肾。芡实可补中祛湿，与山药相配，既可防山药滋腻助湿，又能助其健脾涩精补肾之功。

（2）喜用肉桂　肉桂味辛甘热，入脾、肾经，可温脾胃、补元阳。裴老在清热利湿的苦寒药之中喜加少量肉桂来导引阳气，宣通血脉，调和荣卫，使阳长阴消，气血通行。此药体气轻扬，能峻补命门，又可窜上达下，通营和卫，又兼入后天有健脾益胃之用，为小儿肾病温阳固本之药。

（3）多用生药　肾病中后期，即恢复期，裴老常常选用多味生药，如生牡蛎、生海蛤、生龟甲、生鳖甲等。他认为小儿为纯阳之体，阴常不足，加之疾病日久，虽正已胜邪，但也必损及肾阴真水，炉火虽熄尚有余灰，故恢复期既要顾及虚损之阴液，又要兼清余存之热邪。此期要审慎用药，稍呆即滞，稍重易伤，既要益气养阴，又要兼清余热。裴老此期常选牡蛎、海蛤、鳖甲等生用，以滋养下焦之阴液，同时又兼清遗存之余热，一物而多功用。《本草纲目》中也曾提到"牡蛎补阴则生捣用，煅过则成灰，不能补阴"。

（4）常用神曲　神曲性辛温味甘，有健脾养胃、调食和中之功。神曲味辛而不散，味甘而不甚壅，性温而不见燥，即可散气调中，又可逐水消滞，在众多补脾养胃药中裴老用之最多。

三、典型病案

1. 黄疸：肝胆湿热案

王某，男，6个月。1997年6月10日初诊。

主诉：面目、皮肤黄染5个月。

患儿生后4周即出现面目、皮肤黄染，颜色晦暗如烟熏，精神萎靡，腹胀胁满，时有呕吐，大便溏薄，颜色灰白，小便深黄。现症：发育、营养正常，面色、巩膜黄染，腹部膨隆，肝脾肿大。舌质暗红，苔白腻，脉滑。西医诊断为乳儿肝炎综合征。中医诊断为黄疸，辨证为湿热内蕴，熏蒸肝胆，脉络阻滞。治法：清利肝胆湿热，活血化瘀。处方：生麦芽9g，茵陈12g，通草3g，金钱草9g，泽兰9g，黄柏3g，丹参9g，云苓9g，白术4g，青黛、血竭、明矾、琥珀各0.3g（冲服）。7剂，水煎服。

1997年6月17日二诊：黄疸有所消退，服药后无明显不适，继服前方14剂。

1997年7月1日三诊：黄疸减轻明显，但腹部胀满，肋下可触及痞块，舌暗红，苔白厚。前方加乳香3g，没药3g，鳖甲10g，赤芍10g，牡丹皮10g，大腹皮10g，橘核10g。加强活血通络、温中行气、祛瘀消癥散结之功。28剂，水煎服。

1997年8月2日四诊：黄疸及腹胀胁满等症状均明显改善。

2. 肌衄、便血：湿热伤血案

隆某，男，7岁。1999年11月24日初诊。

主诉：双下肢皮疹1个月。

患儿1个月前双下肢出现红色皮疹，时消时现，反复不愈，近1周皮疹较前有所减轻，但又出现腹痛、呕吐，呕吐物中有血块，大便色黑，纳差。血常规、尿常规正常。现症：精神弱，双下肢可见少许红色皮疹，对称分布，压之不褪色，腹软，压痛明显，未触及包块，舌淡红，苔白黄厚，脉滑数。中医诊断为肌衄、便血。西医诊断为过敏性紫癜（皮肤、腹型）。辨证为湿热内蕴，郁蒸于肌肤，肠络损伤。治法：清热祛湿，止血和中。处方：鲜茅根30g，滑石10g，枳壳4g，半夏4g，化橘红4g，金银花炭10g，仙鹤草15g，地榆炭10g，乳香4g，没药4g，橘核10g，乌药10g，赤芍、白芍各10g，生甘草4g，谷稻芽各10g，神曲10g。14剂，水煎服。

1999年12月8日二诊：服药后，腹痛、黑便消失，复查尿常规正常，双下肢可见新的皮疹，舌质红，苔薄白，脉数。拟加强清热解毒、凉血止血之力，处方为青黛3g，紫草10g，鲜茅根30g，竹茹6g，大蓟、小蓟各10g，谷稻芽各10g，生山药30g，金银花10g，连翘10g，仙鹤草15g，牡丹皮9g，赤小豆30g。7剂，水煎服。

1999年12月15日三诊：服药1周，双下肢皮疹明显消退，舌质淡红，苔薄白，根稍腻。前方加地丁、蒲公英各9g，三七粉3g，患儿服药1周皮疹消退。

3. 水肿：脾肾阳虚案

李某，男，5岁。1998年4月21日初诊。

主诉：反复浮肿 2 年。

患儿自 3 岁起即开始出现浮肿，在当地医院诊断为肾病综合征，予激素口服后病情很快缓解，但撤减激素时，病情常易反复，至今发病已 2 年余，始终未得到控制，本次又浮肿明显，尿蛋白（+++）。现症：患儿高度浮肿，精神弱，舌淡红，苔白略厚，脉滑。中医诊断为水肿。西医诊断为肾病综合征（难治型）。辨证为脾肾阳虚，气不化水，水湿泛滥。治法：健脾益肾，清利下焦湿热。处方：浮萍 9g，连翘 9g，赤小豆 3g，肉桂 4g，姜皮 9g，茯苓皮 15g，大腹皮 9g，五加皮 9g，桑白皮 9g，车前子 30g，冬瓜皮 30g，草豆蔻 4g，砂仁 4g。14 剂，水煎服。

1998 年 5 月 5 日二诊：服药 1 周，浮肿明显消退。服药 2 周，浮肿已不明显。尿蛋白（+～++）。处方：苦参 10g，石韦 30g，凤尾草 15g，倒扣草 30g，生山药 30g，芡实 9g，知母 10g，生黄柏 6g，山萸肉 9g，生海蛤 30g，生牡蛎 30g。清化湿热，固封下焦。14 剂，水煎服。

1998 年 5 月 19 日三诊：又服药 2 周，尿蛋白（－）。处方：五味子 9g，覆盆子 9g，金樱子 9g，菟丝子 9g，枸杞子 10g，知母 10g，生黄柏 6g，生熟地黄各 9g，砂仁 3g，紫河车 9g，山萸肉 9g，石斛 9g。滋补肝肾之阴，恢复元阳之气。服此方 1 年时，停服激素，遂将此方剂量加倍，共研细粉，水泛为小丸，每天早晚空腹服 15 粒，继服半年。随诊 2 年，未见病情反复。

参考文献

1. 胡艳，幺远，柳静，等.裴学义临证经验［J］.中国中医药信息杂志.2009，16（11）：81-82.

2. 胡艳，幺远，柳静，等.裴学义治疗婴儿肝炎综合征经验［J］.中国中医药信息杂志.2012，19（2）.

3. 胡艳，幺远，柳静，等.裴学义老中医治疗过敏性紫癜经验［J］.中国中医急症.2009，18（4）.

4. 胡艳，幺远，柳静，等.裴学义治疗小儿肾病经验撷萃［J］.中华中医药杂志.2009，24（9）：1169-1171.

5. 胡艳.裴学义儿科临证百案按［M］.北京：人民卫生出版社，2013.

第二十章
黄明志

黄明志（1928—2004），河南民权县人，河南中医学院教授，主任中医师，全国第三批名老中医，曾担任河南中医药大学第一附属医院儿科主任、河南中医药大学儿科教研室主任、中华中医药学会儿科分会常务理事及顾问、河南省中医儿科专业委员会主任委员、河南省首批继承型中医高级人才导师、河南省中医高级职务评审委员会委员等，从事中医教学、临床、科研等50余年，是河南中医儿科先驱人物，遗《效蜂集》一册于世。

一、学术建树

黄明志6岁时于私塾学习，父亲即老师，其父黄克质是民国末年睢县四大名医之一。黄明志自幼习《三字经》，背《百家姓》，描红写方，8岁时正式背四书，先后学了《大学》《中庸》《论语》《孟子》等。学未过半，1938年日军侵占睢县城，学馆解散。1956年，黄明志在河南省中医进修学校学习，毕业后调至中医学院任教、附属医院儿科工作，从事中医儿科50余年。他一生治学严谨，临证时师古而不泥古，学而善从证化裁，强调辨证论治是中医的精髓，三因制宜，遣方用药，均有法度，在几十年的临床工作中，创拟了许多经验效方，特别是运用儿科散剂治疗儿科疾病，在国内儿科界独具特色。黄明志晚年潜心研究小儿外治疗法，为儿科疾病治疗开辟新途径，丰富了治疗方法。

1. 疗哑科之病，勿伤其脾胃

中医学理论以脏腑为中心，而脏腑又以脾胃为中心。"脾居中央，灌溉四脏"，脾胃为气血生化之源、脏腑经络之根，是人体赖以生存的根本。古有"脾胃为后天之本"之称，《黄帝内经》指出"五脏六腑皆禀气于胃"，认为人体的生命活动必须通过脾胃的运化作用，才能获得物质基础和动力来源。同时，脾胃又是人体抗御病邪的重要防卫机构，在预防和治疗疾病上起着决定性的作用。《黄帝内经》已明确提出"脾为之卫"，张仲景提出"四季脾旺不受邪"的观点，李东垣将脾胃学说发展完善，认为"诸病由脾胃生"。历代医家在治疗和预防疾病时都十分重视调理脾胃，在长期的医疗实践中，积累了十分丰富的调理脾胃的方法，如清代叶天士认为"上下交损，当治其中"。

黄明志认为，小儿生机蓬勃、发育迅速，对水谷精微的需求相对较大，但由于其脏腑娇嫩，形气未充，脾胃运化功能尚不健全，故"脾常不足"，加之小儿乳食不知自节，饥饱无度，更容易损伤脾胃。若失治误治，用药不当，更伤脾胃，从而导致"百病丛生"，故黄明志提出"疗疾祛病，勿伐脾胃"的学术思想，认为在治疗小儿疾病的过程中，顾护脾胃是一条主线，贯穿于始终。黄明志治疗小儿外感热病时提出"治外感重在祛邪"，常采用清透并举、逐邪外出之法，其治疗外感发热的验方"退热浆"，在运用清热解表药、发汗透邪药的同时，加用山楂、麦芽以消食和胃，以粳米顾护中阳；在治疗食积发热时，喜用达原饮以疏利中焦气机，使中焦脾胃之湿热得以透达外扬；在治疗外感咳嗽时，黄老也喜用二陈汤以健脾化痰。黄老临证很少运用大辛大热、大苦大寒、峻猛攻下之品，祛邪而不伤正，时时顾护脾胃"后天之本"。

2. 治哮喘之疾，分虚实寒热

西医有对症治疗之说，中医之精髓在于辨证论治，辨证灵活准确、立法严谨是临证时的基本要求。其"灵活"是指动态辨证，绝不是拘泥于把一种病分几种证型，每一个证型用什么方，每个方有哪些药物，治病不能胶柱鼓瑟，生搬硬套，按图索骥。儿科疾病具有易寒易热、易实易虚的病理特点，不能灵活运用辨证，辨证不准，则立法不严，虚虚实实，南辕北辙。

小儿咳喘是儿科临床常见的呼吸系统疾病。黄明志熟谙小儿咳喘之医理，精于辨证，知药善用，根据其多年临床经验，认为小儿咳喘分为虚、实两大类。实喘临床常分为外寒内饮证、痰热壅肺证、痰食互结证等，虚喘主要为气虚精亏证。

（1）外寒内饮证　主要责于风寒外束，痰饮内搏，内外合攻，开合不利，令肺气不宣，痰浊不化，痰随气行，壅于气道而发咳喘，治当宗仲景小青龙汤。

（2）痰热壅肺证　并由外感非时之风，内有蕴蒸之热，膈有胶固之痰，风热相搏，引动膈伏之痰，上壅于肺而令咳喘，治当取定喘汤，定喘一方，其实揉宣肺、肃肺、清肺、敛肺、化痰诸法为一体的止咳平喘良方。

（3）痰食互结证　主要由于儿童饮食不知自节，贪食生冷冰镇、肥甘油腻食物，令脾生痰浊，胃中食滞不化，痰积互结，气机不畅，肺气失宣而发咳喘，治取保和汤，其证在肺，其源在胃，欲治其病，必治其胃。积滞于胃，胃失和降，胃气上逆犯肺；痰湿从胃滋生，上犯于肺，肺气失宣，故咳喘痰多。

虚证之喘，当责脾肾。《景岳全书》云："五脏之病，虽俱能生痰，然无不有乎脾肾，该脾主湿，湿动则为痰。肾主水，水泛亦为痰。故痰之化，元不在脾，而痰之水，无不在肾。"故咳喘之虚证为脾肾两虚，阴不维阳，虚阳浮越，精不化气，痰浊上泛，壅滞于肺，下虚上实，治当益脾气，填肾精，令湿化水消，咳喘自息。以生脉饮为主方，"肺朝百脉"而脉自生，脉生则肺行华盖之功。加山萸肉、熟地黄、冬虫夏草以滋肾阴，加胡桃以温补肾阳，使肾中阴阳互生，加蛤蚧尾以平喘，另用西洋参仿傅青主用人参之意，以使所补之气下达病源以生肾水，金水相生，水气自旺，则火气自安，哮喘自愈。山萸肉酸温，能补益肝肾，收敛元气，纳气归肾，固涩滑脱。

3. 医儿科众疾，用外治之法

中医外治疗法乃最早、最原始的治疗方法。清代吴尚先的《理瀹骈文》作为一部极具特色的外治法专著，提到"外治之理，即内治之理，外治之药亦即内治之药，所异者法耳。医理药性无二，而法则神奇变换"。在崇尚回归自然的今天，外治法运用得当则具有简、便、廉、验之特点，因此越来越受到患儿及家长的欢迎。随着生活水平的提高，人们对治病的方式有了更多的要求，在临证时根据疾病的不同、患儿体质的不同选择内外同治的方法，往往事半功倍。

黄明志认为小儿脏腑娇嫩，肌肤薄，外治药物容易到达病所。小儿服药困难，对外治的依从性较好。许多外治方法有其独到的疗效，非内服药物所可比，配合内服多靶点治疗疾病，如虎添翼。黄明志晚年潜心研究外治，拟立了很多外治经验方，采用多种外治疗法治疗儿科疾病。如以暖脐散治疗小儿脾虚久泻，"暖脐膏"由炒苍术、白胡椒、大砂仁等组成，共为细面，混匀，每次 3～5g，醋调外敷"神阙穴"。方中炒苍术健脾祛湿，白胡椒温中散寒，砂仁调中行气，开胃醒脾，适用于脾虚泻及脾肾阳虚泻，均可获良效。又如以立泻痢平膏治湿热泄泻，泻痢平由川黄连、没食子、薤白等组成，共为细面，每次 6～10g，醋调加热外敷双足涌泉穴。方中黄连清热燥湿，泻火解毒；没食子入肾，涩精固气，治大肠虚滑、泻痢不止；薤白入胃及大肠，能理气通阳，治泄泻里急后重，适用于湿热泻痢，效果显著。取涌泉穴，以其为肾之"井穴"，肾开窍于二阴、司二便，故"泻痢平"。敷涌泉直到肾家，收效甚捷。黄明志运用针灸疗法、灌肠疗法、熏洗疗法等外治疗法治疗儿科疾病，取得了显著的疗效。

二、临证经验

1. 健脾清胃，疏达气机法治疗小儿发热

发热在小儿病证中多见，可以急病、慢病多种形式出现。正如王肯堂《幼科准绳》所说："小儿之病，惟热居多。"亦如朱丹溪所云："凡小儿有病皆热。"所谓"没有内伤，不得外感"，小儿"脾常不足"，加之饮食不知自节，饥饱无度，肆食肥甘厚味，易伤胃损脾，令乳食停滞中焦，郁而化湿酿热，使湿热内结不得外达，一旦外感，即引动内蕴之湿热而发病，即俗称"积食热"。积即食积，食积首见于张从正《儒门事亲》，含义是食不消化。《金匮要略·血痹虚劳病脉证并治》言："手足逆寒，腹满，甚则溏泄，食不消化也。"《婴童百问》云："小儿有积滞……此由饮食无度，多餐过饱，饱后即睡得之，是为食积。"食积内存，首伤脾胃，小儿体弱，护顾不周，常引发他病。脾为肺之母，肺金感邪，子病及母，则水谷精微不能上输于肺，导致患儿肺卫不固，易受外邪侵袭，感而发热。小儿脾常不足，乳食伤脾，导致运化功能失常，以致食滞中焦，积而不化，气机不畅，郁而化热，肺亦被伤。肺为娇脏，肺失清肃，不能固卫肌表，则感邪而病，积食内蕴日久可导致发热。肝主疏泄，调畅气机，气行则郁消。

治疗此型发热，黄明志拟达原清导汤加减治疗，方由达原饮、白虎汤加生薏苡仁、大黄、牵牛子组成。其中达原饮疏利透达，使中焦内蕴之湿热外达；白虎汤直折胃中气分之热；生薏苡仁既甘淡性平，偏凉以清热，又健脾益胃以利湿；大黄、牵牛子清热通腑，荡涤肠胃积热，令热随粪去，中焦枢机得以运转，身热自去。热甚加柴胡、葛根；纳呆、腹胀甚去酸敛甘壅之白芍、甘草；便秘甚酌加番泻叶、枳实。其中生薏苡仁清热利湿、疏达气机，对消除积食热至关重要。

2. 治泄乃治湿之法治疗小儿腹泻

小儿为稚阴稚阳之体，生长发育迅速，然所需水谷之精微，均赖脾胃之化生，小儿乳食不知自节，且"脾常不足"，又易感外邪，导致脾胃纳运功能紊乱，升降失调，水反为湿，谷反为滞，清浊不分，并走肠间而为泄泻，故有"湿气盛，五泄成"和"无湿不成泄"之论。黄明志认为泄泻多由湿邪困脾所致，此为共识，但秋泻却是因燥而起，秋泻乃因肺燥不能通调水道，使水液趋下焦而发为泄泻，因此临证时主张"湿泻治脾，秋泻治胃"。脾为太阴湿土，喜燥而恶湿。胃为阳明燥土，喜湿而恶燥。故有"太阴湿土，得阳始运；阳明燥土，得阴自安"之论。据此认为"泄泻之本虽皆由于脾胃，但疗泻当辨孰湿孰燥，不可盖以湿治之"。

黄明志治湿之法，有燥湿、化湿、渗湿、利湿之分，使湿得燥、得化、得渗、得利而泄泻得止。其中燥湿善用苍术，脾喜燥而恶湿，苍术之燥为脾所喜，使湿邪因燥而除，脾运得复；化湿善用藿香，土爱暖而喜芳香，芳香之品能醒脾化湿，湿邪得化，脾气自醒；渗湿善用茯苓、薏苡仁，味淡之品，能渗能泄，使水湿得以渗泄；利湿尤喜用滑石、车前子，分利水湿，利小便而实大便。古人云"治湿不利小便非其治也"，正此之渭也。然治湿之品易于伤阴，为此黄明志同时采用生山药研粉，每次 10g，每日 3 次，煮粥代食。生山药健脾运湿，又可养阴生津，补虚不恋邪，去湿不伤阴，诚为治疗泄泻之佳品。

3. 疏肝健脾、化痰逐瘀法治疗癫痫

癫痫以脑神经元过度放电导致的反复性、发作性和短暂性的中枢神经系统功能失常为特征，大多起病于儿童时期，而生后 1 岁以内最高，可由多种疾病继发而生。频繁的癫痫发作会导致患儿出现大脑发育迟缓或行为和精神不振，给患儿及家属带来巨大的精神负担及经济负担。对于癫痫病，黄明志认为病因虽较复杂，但总括起来，分先天和后天两种。先天因素主要是"胎惊"，即《素问·奇病论》云："此得之在母腹中时，其母有所大惊，气上而不下，精气并居，故令子发为癫疾也。"胎儿因母体受惊而气乱，恐则精却而肾亏，而小儿出生后以患痫证。后天因素多为风、火、痰、食、惊、瘀血等，但其病理关键在于"内有胶固之痰"，一遇侵扰，遂致气机逆乱而触动伏痰，痰浊上扰清窍，壅塞经络而发痫证。根据小儿的生理特点，癫痫虽与心、肾（脑）相属，然与肝脾关系尤为密切。小儿"肝常有余"，若遇邪扰，气机逆乱，肝风内动，故《临证指南医案》曰："内风乃身中阳气之变动也。"小儿"脾常不足"，有两种情况：一是相对不足，因小儿在生长发育过程中，营养物质需要量较大，而脾胃运化功能尚未健旺；二是由于小儿乳食不知自节，寒暖不知自调，令脾胃运化功能失常，中焦积滞，酿生湿热，聚而为痰。"肝常有余易动肝风，脾常不足易生痰，痰郁易化火，风、痰、火相搏，内舍于心窍，外闭于经络，癫痫由是作矣"。同时，黄明志通过长期临床观察发现，瘀血也是癫痫发作的一个主要原因，小儿由于跌仆或产伤，头部形成瘀血，头为精明之府，瘀血内停，血流不畅，则神明逆乱；血瘀不行，筋脉失养而致痫，即《医林改错》云："抽时正是活人死脑袋。"

黄明志根据癫痫患儿的临床表现和病史特点，辨证论治，圆机活法，创制了治痫方药，取得了比较满意的疗效。他起先曾用苗家验方"痫愈散"治疗肝火偏盛，痰热上扰清窍之病证，多获良效。后因痫愈散中白马蹄药源缺乏，又自拟"龙虎镇惊散"用于临床，方由茯苓、生龙齿、琥珀、朱砂、僵蚕、蝉蜕、全蝎、大蜈蚣、石菖蒲、天麻、钩藤组成，共奏疏肝息风、健脾化痰、活血化瘀之效。

三、典型病案

1. 发热：阴虚发热案

李某，男，12 岁。1997 年 11 月 16 日初诊。

主诉：低热 2 年。

现病史：患儿两年前多次感冒，经治疗后感冒痊愈，但屡屡汗出如洗，此后出现每于午后及夜间发热，体温在 37.4～38℃之间，全身无力，头晕，于 1996 年 11 月、1997 年 6 月两次住院治疗，风湿类、结核类、肺部检查无异常，为求中医治疗遂来我院。现症见：发热，体温 37.5℃，盗汗，五心烦热，少寐多梦，大便干，小便黄，胃纳不佳，舌质红，苔少，脉细数。

查体：神志清，精神可，面色微黄，形体消瘦，口唇干，未见明显发绀。咽部无充血，扁桃体无肿大，未见脓点及疱疹。颈部未触及肿大淋巴结，呼吸平稳，无三凹征，双肺呼吸对称清，未闻及干湿啰音。

辅助检查：血常规示白细胞 7.4×10⁹/L，中性粒细胞 47%，淋巴细胞 51.1%。

诊断：发热（阴虚发热证）。

治则：养阴透热。

处方：三甲潜阳饮加减，药用：青蒿、制鳖甲（先下）、制龟甲（先下）各 15g，制穿山甲 10g，鸡内金 15g，炒槟榔、川厚朴、番泻叶各 10g，胡黄连 15g，牡丹皮 10g，地骨皮 20g，玄参、银柴胡、知母各 10g。

7 剂，每日 1 剂，水煎分 2 次温服。

11 月 23 日复诊：服上药后体温波动在 36.6～37.8℃，盗汗较前减轻，纳食差，大便质软，夜眠可。受上方，去番泻叶、槟榔；加地黄 15g，白芍 10g，茯苓 10g。10 剂，每日 1 剂，水煎分 2 次温服。佐以釜底抽薪贴。

12 月 5 日复诊：现热退，偶有盗汗，纳食可，夜眠可，余无特殊不适。守上方，7 剂。一月后复诊，未再发热。

2. 腹胀：脾肾阳虚案

周某，女，2 个月。2000 年 12 月 27 日，以"腹胀 1 月余"为代主诉来诊。

患儿自出生以来患儿腹部膨隆，伴有呕吐，夜眠差，纳食一般，排气多，大便稍稀，有泡沫，当地医院以"消化不良"给予口服药治疗 1 周，疗效不佳，腹部膨隆加重。患儿 1 月龄时于郑州某医院住院治疗，辅助检查提示巨结肠。给予生理盐水加开塞露灌肠，1 日 2 次，并给予控制饮食等对症治疗 1 周，腹部膨隆仍未减轻。医生建议患儿出院后在家灌肠，1 日 2 次，待患儿 3～4 月龄时手术治疗。患儿家属坚持在家灌肠治疗 1 月，腹胀仍无改善，纳食及精神较前差，排气仍多，插肛管哭闹明显，灌肠困难。来诊时，患儿精神稍差，纳差，体瘦，腹部膨隆明显，肠鸣音活跃，舌质淡，苔白稍厚，指纹红。

辨证：脾肾阳虚。

治则：温阳健脾，理气和中。

方药：木香 6g，槟榔 10g，乌药 10g，枳实 6g，沉香 1g，大腹皮 10g，白豆蔻 3g，青皮 6g，陈皮 6g，砂仁 6g，制附子 6g，白术 10g，干姜 6g，白芍 10g，茯苓 10g。3 剂，每剂混匀分 3 包，1 日 1 包，分 2～3 次水冲服，配以厌食膏外贴。家属起初不相信单用中药的疗效，仍配合每日灌肠治疗，服药三天后，腹胀有所减轻，遂停止灌肠，单用中药治疗。

2001 年 1 月 8 日二诊：腹胀较前明显减轻，哭闹及吐奶较前减轻，夜眠好转，舌质淡红，苔薄黄。效不更方，继服原方 3 剂，改用暖脐散外敷，佐以艾灸神阙、足三里，每日 15 分钟。

2001 年 1 月 20 日三诊：患儿精神可，纳乳佳，夜眠，大便量、质均正常，体重明显增加，腹部膨隆消失，肠鸣音正常，以健脾温中理气巩固治疗。处方：太子参 10g，炒白术 10g，茯苓 10g，陈皮 6g，清半夏 12g，木香 6g，砂仁 6g，炒枳壳 6g，大腹皮 10g，肉豆蔻 6g，青皮 6g，制附子 6g。3 剂，每剂分 3 包，1 日 2 包，分 2～3 次水冲服。

2 个月后回访，患儿未再腹胀，纳食、大小便及生长发育均正常。

3. 鞘膜积液：寒凝肝脉，气滞水停案

李某，男，6 岁。以阴囊肿半月余为主诉来诊。

患儿面色黄，偶有鼻塞，纳食差，夜眠差，大便稍干，每日 1 次。舌质淡，苔白稍厚，脉滑。查体：双侧阴囊肿明显，无红肿及压痛，透光试验阳性。

辨证：寒凝肝脉，气滞水停。

治则：温阳化气，利水渗湿。

方药：当归 10g，木香 6g，乌药 10g，盐小茴香 6g，炒槟榔 10g，炒川楝子 10g，木瓜 10g，猪苓 10g，茯苓 10g，泽泻 10g，炒白术 10g，桂枝 6g，橘核 10g，荔枝核 10g，木通 6g，炙甘草 6g。6 剂，每日 1 剂，水冲服。

外用处方一：白矾 100g。以高度白酒浸湿宣纸，撒一层白矾，如法炮制，共七层宣纸、六层白矾，层层叠加，外敷阴囊处，以婴儿尿不湿固定，临睡敷，晨起揭，每日 1 次。

外用处方二：母丁香 3g，研粉，热醋调敷脐部，每日 1 剂，临睡贴，晨起揭。

二诊：阴囊肿明显减轻，鼻塞消失，纳食较前好，大便正常，舌质淡，苔薄白，脉滑数。处方：木香 6g，盐小茴香 6g，吴茱萸 6g，炒槟榔 10g，炒川楝子 10g，木瓜 10g，猪苓 10g，茯苓 10g，泽泻 10g，炒白术 10g，肉桂 3g，橘核 10g，荔枝核 10g，党参 10g，升麻 6g，北柴胡 6g，炙甘草 6g。6 剂，每日 1 剂，水冲服。外用处方同前。

三诊：阴囊肿大明显改善，纳可，大便正常，舌脉同前。效不更方，继服前方 10 剂，每日 1 剂。外用药：透骨草 30g，小茴香 15g，乌药 15g，升麻 10g，五倍子 15g，白矾 10g，麻黄 10g。5 剂，水煎外洗阴囊，2 日 1 剂。患儿哭闹，拒绝继用宣纸白矾外敷药物，遂停用。

四诊：阴囊肿大症状基本消失，饮食、二便正常，停用内服方，继予外洗药物巩固治疗半月。后期随访，患儿症状消失，未反复。

参考文献

1. 黄甡，邢新婵. 黄明志教授治疗小儿咳喘的经验 [J]. 陕西中医，2006，10：1256-1257.

2. 黄甡. 黄明志运用外治法治疗儿科疾病验案举隅 [J]. 辽宁中医杂志，2006，1：114.

3. 邢新婵. 黄明志运用达原饮临床经验集要 [J]. 辽宁中医杂志，2006，7：788.

4. 黄甡，邢新婵. 黄明志治疗小儿发热经验选析 [J]. 辽宁中医杂志，2005，7：646.

第二十一章
邹德琛

邹德琛（1930—2005），男，黑龙江青冈县人，黑龙江中医药大学教授，硕士生导师，享受政府特殊津贴专家，黑龙江省名老中医，龙江医派杰出医家，历任黑龙江省第七、八届人大常委，黑龙江中医学院（现黑龙江中医药大学）伤寒教研室主任、院工会副主席，中医基础理论研究所所长，中华全国中医学会理事，黑龙江省新药评审委员会委员，全国老中医药专家学术经验继承指导教师。邹德琛潜心致力于《伤寒论》的研究，善于使用经方治疗各种疾病，曾主校《伤寒总病论》，尤善治小儿病及外感热病、肺病等。

一、学术建树

邹德琛出身中医世家，幼承庭训，弱冠行医，立足于北疆，从事中医教学与临床50余载，习经典，施经方，倡传承，重创新，尤在儿科疾病诊疗方面建树颇丰，提出了许多新的学术思想、治疗法则，作为龙江医派的代表医家之一，为后世开创寒地儿科流派奠定了基础。

1. 传承《黄帝内经》之旨，善以经方论治

邹德琛自幼研习《黄帝内经》，灵活运用其基本理论，不断积累临床实践经验。《黄帝内经》作为中医理论的奠基者，较早认识到体质因素对于中医临床辨证论治的重要影响。后世医家学习《黄帝内经》理论，倡导"因人制宜"，更有医家提出"体质学说"。基于此，邹德琛诊治儿科疾病时尤其重视小儿的体质特点及临床用药与成年人的差异。此外，正如吴鞠通《温病条辨·解儿难》所言："其用药也，稍呆则滞，稍重则伤，稍不对证，则莫知其乡。"邹德琛针对小儿脏气清灵、稚阴稚阳等特点，儿科临床施治时常用药性平和之品，兼以顾护小儿正气之药，避免过用大辛大热以伤津化火、大苦大寒以损伤脾胃之阳。

小儿发病容易，传变迅速，易造成热性疾病，临床诊治时难免施以黄芩、黄连等苦寒之品，邹德琛认为此种情况可加甘草之类以缓其苦、制其寒而固中气。此外，《黄帝内经》认为许多疾病的发生都与饮食不节或生活作息不规律有关，因此，邹德琛认为未病预防和病后调护在疾病的治疗过程中亦至关重要。

邹德琛致力于研究《伤寒论》，善于运用六经辨证治疗各种疾病，对经方及其配伍加减变化运用自如。邹德琛临床施治时经常运用经方，或为原方，或稍加变化，或多个经方合方。如用麻杏石甘汤治疗哮喘、咳嗽，用桂枝汤治疗皮肤病，用小青龙汤治疗肺炎，用五苓散治疗小儿脑积水，用麻黄汤治疗肾炎，用真武汤治疗肾病综合征等。邹德琛认为应用经方的关键是抓住经方所主治证候的病机，在临床上无论是西医什么病，还是中医什么证，只要符合病机，都可用经方加减治疗。

2. 提倡四诊合参，尤重望诊

邹德琛提倡四诊合参，尤其重视望诊。小儿脉率快，骨小难以分寸，加之情绪易波动，诊脉

时常有较大变异。另外，小儿不会言语，疾苦不能自述，纵然能言，也难以辨其真伪。且小儿多在初病之时，声音呼吸或不失其常度，当闻及声音时，呼吸已失常态，病情较为严重，导致切、问、闻三诊在儿科应用有一定的困难，故邹德琛认为望诊在儿科疾病的诊断中更为重要。

邹德琛认为望诊首先是望神色形态，即观察小儿精神状态、面部神色、形体动态等，以此可观察小儿生长发育的状况、生理机能的活力动态。通过细致的望诊，还可观察到小儿五脏六腑的生理病理变化，其面色、苗窍亦有相应的表现，借此了解疾病之所在，这对诊断和治疗均有重要的价值。邹德琛强调小儿的舌诊非常重要，主要观察舌体的神色形态和舌苔的苔色、苔质，这些是辨别阴阳寒热、表里虚实、内伤外感、轻重进退、痰凝血瘀、食积火盛的主要依据。察指纹一法也属望诊的内容，邹德琛在"浮沉分表里，红紫辨寒热，淡滞定虚实，三关测轻重"的辨证纲领基础上，参考小儿平时的纹形，这对诊断治疗疾病有一定的价值。

此外，邹德琛重视对皮疹的观察。对于很多发疹性疾病的病儿，望诊检查皮疹可以辨别诊断疾病，对了解病程、观察病情、推测预后等非常有益。在临床诊疗中，对排泄物如痰涎、呕吐物、鼻涕、大小便等的望诊均不可少，这对某些疾病的诊断和治疗有不可忽视的重要价值。所以，邹德琛认为儿科四诊应以望诊为要，掌握望诊，并与闻、问、切三诊相互参合，方能做出正确的诊断与治疗。

3. 推崇东垣脾胃学说，注重后天之本

邹德琛临证注重顾护脾胃，推崇脾胃学说。脾胃为水谷之海、后天之本、气血生化之源，脾胃学说是中医理论的重要组成部分，历代医家都重视对脾胃的研究，以李东垣为代表的脾胃学说成为一个著名的学术流派。《黄帝内经》奠定了脾胃观的理论基础，《伤寒论》奠定了脾胃观的临床证治基础，《脾胃论》扩展了脾胃观的临床应用范围。邹德琛为伤寒大家，潜心于《伤寒论》的研究，颇受其学术思想的影响，作为仲景群方之魁的桂枝汤，也具有滋阴和阳、调和营卫、补益脾胃等功效。邹德琛注重调理脾胃、扶正培本的学术思想，突出体现于其对儿科疾病的治疗中。

对于小儿患脾胃疾病之因，邹德琛认为小儿生长发育迅速，对水谷精微的需求较成人为多，但小儿脾常不足，饮食稍增、不节或不洁等，易引起脾胃运化功能失常，使人发生脾胃方面的疾病。基于此，邹德琛总结出自己独特的治疗经验，即组方用药当先固护脾胃，保胃存津，多用健脾药，少用克伐药，灵活变通，并指出中医方随法定、药随证出，故治疗此类疾病要根据患者的不同情况加减变化，以获良效。

其次，邹德琛重视顺承脾胃的升降之性。脾升胃降，脾胃是升降运动的中心、全身气机升降的枢纽，而脾胃升降失常亦为多种疾病的病机，在临床上调理脾胃，必须掌握脾升胃降的特性以及注意升降的关键在于升清。脾得以升清，则气血阴阳得以化生，滋养五脏六腑，人即安和，邪气自不能扰；胃得以降浊，糟粕顺畅得下，气机畅通，邪气自不滞留。因此，辛开苦降之法在邹德琛治疗脾胃疾病时，对于小儿和成人使用频率均非常之高。

此外，邹德琛认为饮食与脾胃的功能有着必然的联系，因此他特别注意患者的饮食与护理。邹德琛认为小儿脾胃疾病偏于虚寒，乃患儿喜食寒凉所致，其临床多表现为脾肾阳虚之征，故往往在健脾补气、温补脾肾的同时，嘱患儿父母注意小儿饮食宁少勿多，少给小儿食用寒凉之品及肥甘厚味，以免造成中阳不足，脾胃虚弱；并尽量减少小儿的零食摄入量，以免影响正常营养的吸收等。

二、临证经验

1. 宣肺理气化痰法治疗小儿咳嗽

咳嗽是肺系疾病中的常见证候，外感内伤均可导致，其总的病机为肺失宣降，肺气不利，或兼痰浊阻肺。邹德琛认为，肺失宣发肃降，咳必由是而生，肺浊脾湿为痰嗽之本。肺脾不足，且形气怯弱，易感外邪，肺气被束，宣降失司，咳必生焉，故以宣肺理气化痰法，用辛开苦降之方药，调达气机，疗效显著。常用方为止嗽散加减：紫苏、紫菀、款冬花、荆芥、前胡、杏仁、桔梗、陈皮、甘草。方中紫苏、荆芥、前胡辛温解表，散风寒之邪；桔梗、杏仁一辛一苦，一升一降，宣肺降气，调畅气机，助肺宣发肃降；款冬花、紫菀止咳平喘化痰；陈皮健脾理气；甘草和中，调和诸药。随症加减：咳急呕吐者加清半夏、青皮，以增化痰破气之力；发热而咳嗽者加薄荷，以助辛散解表发汗之功；胸闷者加瓜蒌、枳壳，使开郁降气之力盛；咳喘重者加苏子、莱菔子，使降气之力雄；咽干而痛者加麦冬、山豆根，使清咽润喉之功效大；痰燥难咯者加川贝母，以润肺化痰；表虚汗出多者去荆芥、紫苏，加黄芪、桂枝、白芍，以调营和卫，益气固表；痰多者加茯苓、半夏，以健脾化痰。外感咳嗽后期，虽外邪渐清，但多正气亦伤，痰邪阻肺，每拟橘半六君汤加减以益气化痰，善后复旧；如属热病后期，壮火气衰者，可用小柴胡汤或柴胡桂枝汤加减治之。

2. 健脾与消导并用治疗小儿厌食

小儿厌食是儿科临床最常见的病证之一，是指食欲减退，食少纳呆，甚至不食。邹德琛认为小儿厌食症形成的主要根源在于脾胃虚弱，故立法以健脾开胃，消积导滞为主。自拟方：白参（或党参）、茯苓、焦白术、山药、砂仁、焦山楂、槟榔片、胡黄连、炮姜、枳壳、甘草。方中白参（或党参）、焦白术、茯苓、山药健脾益气以助运化；砂仁芳香醒脾；焦山楂、槟榔片消积导滞，快气悦脾；胡黄连、炮姜一寒一热，一降一升，炮姜味辛，能温脾阳，散寒邪，助脾升清，胡黄连味苦，坚肠胃，清疳热，助胃通泄，二者合用，辛开苦降，调畅脾胃气机；枳壳理气宽肠；甘草和中，调和诸药。全方补泻兼施，寒热并用，能升能降，共奏健脾开胃之效。方随法定，药随证出，运用此方随证加减，疗效明显。禀赋不足，气虚明显者宜加黄芪、山药补其元气；便溏腹泻者可仿参苓白术散之意加扁豆、莲肉、桔梗之属，亦可加葛根以升阳止泻；便秘者加增液汤，并改焦白术为生白术；腹痛俯卧者加延胡索以止痛；腹胀不舒者加川厚朴、枳壳以调气；外感寒邪者加紫苏、荆芥以散寒解表；暑令感湿或饮食不洁者，可合不换金正气散以除湿正气。

3. 用药轻灵，表里兼顾治疗外感表证

小儿肌肤薄弱，卫外功能较差，寒温不能自调，所以易患外感病。邹德琛治疗小儿疾病提倡清灵，效显即可，药味亦不宜过多过杂，常用平和之药，如治疗小儿外感发热，喜用紫苏、桑叶、荆芥、前胡、生姜、金银花、薄荷、菊花等。有时甚至只用一二味药（如生姜、陈皮）治疗风寒表证较轻者。邹德琛治疗儿童外感表证，常采用辛温辛凉并用之法。外邪初犯，出现表证，由于小儿一般多里热，易寒从热化，或热为寒闭，形成寒热错杂之证。单用辛凉，往往汗出不透；单用辛温，又往往汗出而热不解。临床辛温辛凉并用，可使风寒风热两解。在具体运用时权衡轻重，灵活掌握，寒邪重则辛温应重于辛凉，热邪重则辛凉应重于辛温。

小儿发病易虚易实、易寒易热，但总以热证、实证为多，并往往兼夹里热或食滞，形成表里同病、寒热错杂证。单独使用解表药往往汗出热退，但汗后复发热，所以在用解表药的同时，必须佐以清热药，如伴食滞则佐以消食运脾药。一般常用麻黄汤、桂枝汤、银翘散、桑菊饮、杏苏

散等，常用药有紫苏、桑叶、荆芥、桂枝、麻黄、前胡、金银花、淡豆豉、薄荷、菊花等。若体虚外感，常合用玉屏风散、参苏饮，即在解表药的基础上加党参、黄芪、白术、茯苓、陈皮等益气之品。若夹食积，常合用平胃散、消食散、枳实导滞散等方，即在解表药的基础上加陈皮、厚朴、枳实、鸡内金、白豆蔻、山楂等消食导滞之品。

三、典型病案

1. 中风：脾虚痰浊案

1982年4月，曾治一男婴冯某，年方周岁。患儿数日前左侧面部肌肉抽动，继则右侧面部亦有抽动，而后高热、神昏2日。某医院以"局灶性癫痫"收留住院。初服"安宫牛黄丸"十余丸不效，继服"抱龙丸"而止，唯右侧肢体瘫软，诊为"脑炎后遗症"，再治无效而出院。后向余求治，初诊时患儿右侧肢体瘫软不遂，意识尚清，双目呆滞，面色淡黄少华，喉中痰鸣，腹胀纳少，舌质淡，苔薄白，指纹淡青，脉缓弱。余询其饮食及便溺之情，其祖母曰：患儿素日食少而便溏，频且量多。余以为此乃脾土虚衰，健运失职，痰浊内生，阻络闭窍而致之小儿中风病，宗《证治准绳》"指迷茯苓丸"法，取治中脘停痰、臂痛难举之意，遂处方：党参10g，白术10g，茯苓10g，陈皮5g，砂仁5g，半夏5g，石菖蒲5g，远志5g，竹茹10g，天竺黄5g，甘草5g。嘱水煎频服。

服上方3剂，即见显效，患儿右侧肢体已能活动，但尚无力。患儿意识清楚，目光有神，腹胀已轻，便次减少，乳食有增，痰鸣若失，唯低热未除（体温37.1～37.3℃）。视其证情，脾气已运，痰浊已化，但仍气血虚弱，运行不畅，营卫失谐。治当益气活血、调和营卫，遂予黄芪桂枝五物汤加减。患儿服2剂后，病情明显好转，嘱其继服上方数剂，低热已退，肢体活动如常，症状消失，体质渐复，迄今病未复发。

2. 咳嗽：肺气不固案

孟某，5岁，男。1995年11月11日初诊。

患儿咳嗽2年，入秋以来，咳又作，易感冒，自汗出，舌淡苔白，脉缓。

处方：焦白术15g，黄芪20g，防风10g，茯苓15g，桑白皮15g，川贝母10g，款冬花15g，紫菀10g，瓜蒌25g，杏仁10g，炙甘草10g。6剂，水煎服。

1995年11月17日二诊：服前方，咳已轻，自汗减少，余同前。

处方：白芍15g，桂枝10g，黄芪15g，炙甘草10g，款冬花15g，紫菀15g，川贝母10g，桔梗10g，桑白皮15g，枇杷叶10g，旋覆花10g，青皮15g。9剂，水煎服。

1995年11月26日三诊：咳嗽已止，自汗已减，余同前。

处方：白参5g，焦白术15g，黄芪20g，半夏10g，款冬花15g，紫菀15g，平贝母15g，桔梗10g，桑白皮15g，焦山楂10g，槟榔片10g，炙甘草15g。7剂，水煎服。

参考文献

1. 夏洪生. 北方医话［M］. 北京：北京科学技术出版社，2005.

2. 张友堂，邹存清. 邹德琛学术经验集［M］. 北京：科学出版社，2016.

3. 姜德友. 龙江医派学术与文化［M］. 北京：科学出版社，2019.

第二十二章

陈昭定

陈昭定（1938—2015），男，福建福州人，首都医科大学附属北京儿童医院教授、主任医师，博士生导师，首都国医名师，全国名老中医药专家学术经验继承工作指导老师。陈昭定曾任北京儿童医院中医科主任、国家食品药品监督管理局新药评审中心委员、国家中医药管理局科技成果审评会委员、中华中医药学会儿科专业委员会常务理事、北京中医药学会儿科专业委员会主任委员等职，在 50 余载的中医儿科临床、教学、科研工作中，先后两次参加国家援非医疗队并获荣誉证书，主持小儿肺炎、肺脓疡、胃炎、消化性溃疡、腹泻病等相关科研项目 5 项，发表学术论文 30 余篇，主编、编著出版学术著作 20 余部，为中医儿科事业的发展做出了毕生的贡献。

一、学术建树

陈昭定 1938 年 7 月出生于福州，1957 年考入上海中医学院医疗系，在六年大学生涯中有幸聆听海派名家程门雪、黄文东、章巨膺、金寿山、石筱山、陆瘦燕、陈大年、顾伯华、徐仲才、王玉润、裘沛然、凌跃星、张羹梅等老师的授课，打下了坚实的中医基础。1963 年，陈昭定毕业分配到北京儿童医院中医科工作，跟师清廷御医李春沂、张贵廷的弟子金厚如老先生。陈昭定继承了金老在儿科热病诊治中灵活辨证的丰富经验，体会到散剂量小、味淡、效宏的特点，初步确立了研制适合儿童特点、儿童易于接受的儿科药物剂型的发展目标和理念。20 世纪 70 年代后期，陈昭定跟师北京地区三代祖传的著名儿科大家王鹏飞老先生，潜心研究王老治疗小儿脾胃病的独特经验及家传验方，深得王老真传。陈昭定的学术建树主要表现在以下几个方面。

1. 提出"气血调畅为本"理论，论述"行气活血、化瘀通络"法

陈昭定继承京城家传名医"小儿王"王鹏飞老先生注重气血的学术思想，认为气血是脏腑功能活动的物质基础，在生理上相互为用，病理上相互影响。陈昭定还认为气血充足调畅是身体健康的重要标志，气血失调则是疾病发生、发展的关键所在，提出了"气血调畅为本"理论。中医学早有"百病皆生于气"的论点，强调气在发病中的重要性。不论气实还是气虚，均可导致血脉运行不畅而发病，气血不调则百病皆生。小儿因其特有的生理病理特点，更易出现"湿热痰食惊虚"等病理变化，临床应审证求因，通过行气活血、化瘀通络等手段，达到"调畅气血"、恢复气血正常运行、治疗疾病、恢复健康的目的。

陈昭定认为"气血调畅为本"理论具有重要的理论及临床实用价值，在临床中注重调畅气血，尤其是在疑难杂病的治疗中，灵活应用行气、活血、化瘀之法，使患者恢复气血的调畅，常取得较好的临床疗效。他在王鹏飞老先生"青紫香"方的基础上，以"调畅气血"理论为指导，使用青黛、紫草、乳香等药物，治疗肺脓疡、肝脓疡、消化道溃疡、过敏性紫癜、急性肾炎等儿

科疾病，同时对"青紫香"方进行加减应用，进一步扩大其适用范围，积累了丰富的临床经验，不断验证该理论的有效性。

此外，他在强调"气血为病"的同时，还重视脾胃与气血的关系，认为脾胃为后天之本、气血生化之源、气机升降之枢纽，脾胃健康是保证气血充足调畅的根本。调畅气血不仅要活血通络，也要调畅脾胃气机。在儿科常见病泄泻、厌食、腹痛等疾病的治疗中，常用丁香、木香、小茴香、肉豆蔻等温脾行气，而不妄用参芪；藿香芳香祛湿、醒脾和中；佛手疏肝理气和中；荔枝核、川楝子行气通络；紫草、延胡索凉血行气活血，治疗小儿消化性溃疡所致的呕血、便血；乳香行气活血，治疗溃疡病非活动性出血期。以上均是注重调畅气血、恢复脾胃功能的体现。

2. 倡导"护佑女童生殖健康"，创建中医小儿妇科专业

陈昭定在多年的临床工作中，发现一些女童特有的疾病竟无人问津。他认为，女童不是成年女性的缩影，女童的生理结构与成年女性有着显著的区别。20 世纪 90 年代时，女童的特有疾病如性早熟、情感交叉擦腿综合征等，均难以由成人妇科专业医生进行诊治。陈昭定以其敏锐的洞察力和强烈的责任感，倡导"护佑女童生殖健康"，于 1995 年率先在北京儿童医院中医科创建了小儿妇科专业，打破了多年来女童生殖系统疾病无人问津的局面，填补了我国中医小儿妇科专业的空白。

陈昭定选派科室年轻有为的医生到北京妇产医院进修学习，对患病女童采用现代医学的技术方法进行全身及内外生殖器的妇科检查，配合阴道分泌物细菌培养和涂片、盆腔 B 超、X 线、CT、性激素水平测定、病理检查等检查手段，以西医诊断为基础，运用中医理论，以中药或中西药结合的方法为特色，对女童生殖器官炎症如外阴炎、外阴阴道炎、异物性阴道炎、淋菌性阴道炎，青春期发育异常如女童性早熟，青春期月经异常如青春期子宫功能性出血、痛经、闭经、多囊卵巢综合征等，以及外阴白斑、外阴硬化萎缩性苔藓、小阴唇粘连、情感交叉擦腿综合征等进行了中西医诊疗及相关科研，不断总结临床疗效，并研制出"洁童阴洗剂""复幼合剂"等院内制剂应用于临床。

"复幼合剂"能显著改善阴虚火旺型性早熟患儿的症状，使提早出现的第二性征消退，降低雌激素水平，延缓骨龄的成熟速度，是治疗阴虚火旺型女童性早熟的有效药物。"复幼合剂"对青春期常见月经病——气阴两虚型青春期功能性子宫出血的治疗，也显示出明显的优势，可改善临床症状——调整月经周期，减少恶心呕吐、头晕、体重增加、血脂异常等雌孕激素所致的不良反应。此外，陈昭定还对影响女性生育能力的多囊卵巢综合征的病因、病机进行了研究，对月经延期、闭经的青春期少女进行早期的中药干预，以保护其生育能力。

3. 开发儿科药物新剂型，促进剂型改革与发展

陈昭定对儿科药物剂型改革的理念，是受金厚如老先生的启发。金老熟谙中医经典理论，却不拒绝西医学等现代科学技术，认为中医如能借助现代医学的技术与方法，对于中西医结合、创造祖国新医学派大有裨益。金厚如老先生在多年的行医生涯中，针对患儿服药困难的实际情况开展了剂型改革，将传统汤剂改良成量少效宏、味淡易服的散剂 57 种、合剂 28 种。

陈昭定深受金老这一理念的影响，认为散剂处方用药量少，既兼顾了小儿服药困难的特点，又能节省药源、便于储存携带、价格便宜。同时，散剂是以生药直接研粉服用，不经蒸煮熬煎，可最大限度地保持药物的原有性能。20 世纪 80 年代以来，陈昭定与科室同事不断致力于北京儿童医院院内制剂的开发，应用王鹏飞老先生的经验方，针对当时小儿肺脓疡治疗的难点研制了"脓疡散"，用以治疗儿童肺脓疡，在中医科病房开展"脓疡散"与抗生素的对照研究，并取得良好的疗效。

此后，陈昭定陆续对临床确有疗效的验方进行总结摸索，从汤剂到散剂，后又逐渐研制颗粒

剂、合剂，并开展新剂型的临床与药效学验证，研究成果多次获北京市及中华中医药学会科技进步奖。陈昭定主持开发研制的院内制剂新剂型包括胃平冲剂、运脾止泻颗粒、温胃合剂、青紫合剂、复幼合剂、肺炎合剂、清解合剂、银黛止咳合剂、痰喘宁合剂、健宝合剂、洁童阴洗剂等，促进了儿科中医药学的发展，为中医儿科提出了新的研究与发展方向。

二、临证经验

1. 清热解毒、化瘀排脓法治疗小儿肺脓疡

肺脓疡是严重的肺部急性化脓性感染，属中医学"肺痈"范畴。陈昭定认为，本病主要因外感风热或风寒，邪侵肺卫，郁滞不解；或素有痰热，过食辛辣，湿热蕴蒸日久，复感外邪而发病。邪热传里，肺受熏灼，气失肃降，烁津成痰，痰热阻滞肺络而致血瘀，痰热瘀血偏盛，则血败肉腐，化脓成痈。若痈久不退，则气阴耗伤，正气虚损。他以"脓疡散"中青黛、紫草、乳香清肺脏郁滞之毒热、化痰浊、行气血为基础；加用咸寒之寒水石以加强清泻伏热、引热下行之功效；加皂荚化痰通窍，《长沙药解》中载"皂荚辛烈开冲，通关透窍，搜罗痰涎，洗荡瘀浊，化其黏联胶热之性，失其根据攀附之援"；与清热豁痰的天竺黄配伍，涤痰开窍，清瘀腐脓浊最为快捷。诸药合用，共奏清热解毒、活血化瘀、消肿排脓之功，后期加用银杏护肺、白及敛肺生肌。临床研究结果显示"脓疡散"在退热、脓疡吸收、减少后遗症等方面均优于单纯西药组，证实了清热解毒、化瘀排脓法治疗小儿肺脓疡的有效性。

陈昭定还对"脓疡散"进行了药理、药效学研究，结果显示"脓疡散"对急性炎症渗出与肉芽组织增生有抑制作用，并可促进痰液的排出，提高巨噬细胞对金黄色葡萄球菌的吞噬能力。

2. 运脾法治疗小儿迁延性腹泻病

小儿腹泻病属中医学"泄泻"范畴，是感受外邪、饮食内伤、脾胃虚弱所致，主要病变部位在脾胃。小儿气血未充，脏腑娇嫩，脾常不足，感邪或内伤饮食，则传化失常，水谷不化，精微不布，水反为湿，谷反为滞，合污而下，并走大肠，甚至造成疳积、慢脾风、气脱液竭等严重疾病。

陈昭定认为，脾胃这一对脏腑，无论生理病理，在人体中均占有重要的地位。小儿脾胃病的发病机制无不与脾运胃纳、脾升胃降的功能失常有关。因此治疗小儿脾胃病，必须掌握证候实质及其转归，时时以维护脾气、恢复脾主运化的生理功能为要。这一理论观点已在临床中得到共识。儿科之圣——北宋医家钱乙特别重视小儿脾胃病，在《小儿药证直诀·脉证治法》中论及脾胃病变时就提出了"脾主困"的重要学术思想，他所创立的名方"益黄散""异功散"，均显示了运脾法在小儿脾胃病中的重要性。

迁延性腹泻证属脾胃气虚，运化无力，其发病原因虽可能与感寒、受暑或伤食有关，但病机不离脾胃虚弱，治疗应以扶正治本为主，祛邪为次。陈昭定以脾胃学术观点为依据，以王鹏飞的经验方为基础，研制出"运脾止泻颗粒"治疗小儿迁延性腹泻病，并取得满意的疗效，其主要组成为：肉豆蔻、茯苓、赤石脂、伏龙肝、丁香、黄连、寒水石等。他认为，小儿为稚阴稚阳之体，过于温热则易化火生风。方中肉豆蔻辛温入脾、胃、大肠经，温而不燥，温中行气，固涩止泻；丁香温中散寒，下气降逆，通血脉；茯苓利水渗湿，健脾养胃，助脾胃运化恢复；赤石脂性温味酸涩，入胃、大肠经，涩肠止血，收敛生肌，现代研究发现赤石脂为硅酸盐类矿物多水高岭石，主要成分是含水硅酸铝，可以吸附肠道内的发酵产物和炎症渗出物，对消化道黏膜具有很强的覆盖能力和保护作用；伏龙肝固肠止泻；黄连清热燥湿；寒水石分利小便，并使肉豆蔻、丁香不致过于温燥。诸药亦温亦清，有运有涩，标本兼顾，攻补兼施，体现了运脾法的作用与机制。

三、典型病案

1. 积聚：瘀血内结案

李某，女，4 岁。2000 年 1 月 12 日初诊。

主诉：间断腹痛、脾大 2 月余。

患儿 2 月余前因间断腹痛、腹胀，于就诊时发现脾肿大。发病后自觉乏力、纳差，无鼻衄、呕血、皮下斑疹等出血征，神疲，面色萎黄，腹大膨隆，左肋下痞块 9cm，边锐质中硬，舌质暗红，苔薄白，脉弦数。化验：肝酶正常，末梢血白细胞 $3.0×10^9$/L，血红蛋白 120g/L，血小板 $39×10^9$/L。诊断为积聚。辨证为瘀血内结，郁久成痞。治以活血化瘀散结。

处方：青黛 3g，紫草 9g，乳香 6g，三棱 6g，莪术 6g，威灵仙 6g，赤芍 10g，白芍 10g，焦山楂 10g。20 剂，每日 1 剂，水煎服。

2 月 18 日二诊：药后腹痛明显减轻，精神纳食好转，血小板 $90×10^9$/L。上方去赤芍、白芍，加黄精 10g、白芷 6g。20 剂，每 2 日 1 剂，水煎服。

4 月 5 日三诊：药后腹痛基本消失，纳食好转，体重增加 2kg，脾回缩至肋下 6cm，血小板恢复至正常水平。守上方 10 剂，每 2 日 1 剂，水煎服，后制成小水丸，每日 2 次，每次 3g。

12 月 20 日四诊：中药治疗近 1 年，未再出现腹痛、腹胀等不适，无反复呼吸道感染，精神、纳食好，体重增至 20kg，脾回缩至肋下 4cm。血白细胞（6.3～8.1）$×10^9$/L，血小板正常。

2. 泄泻：脾胃虚弱案

刘某，男，1 岁。2003 年 12 月 10 日就诊。

主诉：腹泻 2 个月。

患儿反复腹泻 2 个月，先后使用抗生素、微生态制剂、中成药及静脉输液治疗，效果均不明显。诊时大便稀薄，时为水样便，每日 4～6 次，时轻时重，呕吐，食欲欠佳，夜卧不安。查体：体重 9kg，精神欠佳，面色少华，腹软，皮肤弹性尚可，无明显脱水征，心肺腹未见异常，舌质淡红，苔白。大便常规示脂肪球（+），WBC（0～2）个 /HP。诊断为泄泻。辨证为脾气虚弱证。腹泻日久，脾胃虚弱，清阳不升，运化失职。治以健脾益气，涩肠止泻。

处方：肉豆蔻 6g，藿香 10g，赤石脂 15g，茯苓 10g，芡实 10g，伏龙肝 10g，石榴皮 10g。7 剂，每日 1 剂，水煎服。

12 月 17 日二诊：患儿大便性状好转，时为软便，次数减少至每日 2～3 次，精神、食欲较前改善，继服前方，去伏龙肝，加白术 6g 以增强健脾之力。7 剂，每日 1 剂，水煎服。

12 月 24 日三诊：患儿大便性状基本正常，每日 1～2 次，精神食欲明显好转，睡眠安稳。嘱注意饮食调理。

参考文献

1. 甄小芳. 陈昭定学术思想与临床经验探讨及调畅气血治疗传染性单核细胞增多症的研究［D］. 北京：北京中医药大学 .2011.

2. 杨燕，闫慧敏. 运脾止泻颗粒治疗小儿腹泻的临床疗效观察［J］. 中国中西医结合杂志，2006，26（10）：899-902.

3. 汪受传. 儿科名医证治精华［M］. 上海：上海中医药大学出版社，2004.

4. 季之颖，陈芳，杨燕. 陈昭定教授治疗小儿久泻经验［J］. 中国中医急症，2005，14（2）：157.

第二十三章

王 烈

王烈（1930—），男，辽宁省盖州市人，国医大师，吉林省中医药终身教授，长春中医药大学附属医院二级教授、主任医师，博士生导师，中国中医科学院首届学部委员、博士后合作导师，享受国务院政府特殊津贴专家，国家中医药管理局第一至第六批全国名老中医药专家学术继承工作指导老师。王烈兼任世界中医药联合会儿科专业委员会、中华中医药学会儿科专业委员会、中国民族医药学会儿科专业委员会、全国中医药高等教育学会儿科教育研究会等顾问、名誉理事长，获全国中医药杰出贡献奖，吉林省有突出贡献的专家，劳动模范，优秀教师，吉林省英才奖章、最美教师等荣誉，出版著作 27 部（其中婴童系列 18 部），发表论文 200 余篇，科研成果 9 项，其中"白屈菜治疗百日咳"获吉林省重大科技成果奖，获得国家专利 3 项，研制新药 6种、院内制剂 70 余种。王烈毕生致力于小儿肺系和呼吸病证的研究，尤以哮喘防治为专。

一、学术建树

王烈教授毕生致力于小儿肺系疾病的研究，尤其对小儿哮喘病的防治有独到的见解，学习钱乙"尊古、创新"，提出了"因时、因质""三防、四早"的创新性理论体系。

1. 提出"哮喘苗期"理论

王烈教授于 1992 年首创"哮喘苗期"理论。指出符合"哮喘苗期"诊断者多为 1 岁以内小儿，主要症见易感、体肥、肉松、面㿠、湿疹、易泻、发稀、骨软等，临床并无咳喘之证。他曾对具有上述表现的患者进行长期预后观察，发现有 75% 的患者在日后发为哮喘，而追溯 500 例确诊为支气管哮喘的小儿之病史，发现有 70% 患者年幼时有"哮喘苗期"表现，说明具有"哮喘苗期"表现的小儿较常儿更易发生哮喘病。

分析"哮喘苗期"相应表现，可将其归纳为肺脾肾三虚证。肺气虚，卫外不固，易患反复呼吸道感染、湿疹；脾气虚，乳食运化失常，气血生化乏源，故而经常腹泻，且体胖、面色㿠白；肾气虚，发无所养，主骨不利，则发稀、骨软。王烈教授认为，此类患者为"体质异常"，肺脾肾虚则酿生伏痰，中医归为"痰蕴"状态，而伏痰留饮历来被认为是哮之夙根，每因调护失宜、外感六淫、情志失调或接触发物而发为哮喘。此类患者应及早应用中药干预治疗，临床以防哮汤口服 4 周为 1 个疗程，间隔 3 个月共服药 8 周，旨在调补肺、脾、肾之气，诸脏无虚，则痰无所生，故哮喘机会随之减少。此外，尚应提醒家长在小儿有外感时及时就诊，防止诱发哮喘。

综合分析国内外研究资料，迄今对本病的预防仍多为二、三级水平，仅局限于已有咳、喘、哮症状者，即疾病发生后的对症处理，基本上不改变自然病程，相当一部分患者漏诊、误诊，有50% 的患者在发病 3 年后才得到正确诊断，影响肺功能的恢复，耽误治疗时机，使得疗程延长，治疗难度增加。中医多强调发作期和缓解期的治疗，此时有典型临床见证，属"病已成而后治之",为中医"治已病"理论的体现。由于 80% 以上哮喘始于 3 岁前,因此早期干预非常必要。"哮喘苗期"理论的创新之处在于,针对可能发生哮喘的征兆,早期发现、早期诊断、早期治疗、早期预防,旨在改善三脏虚损体质以防止哮喘发作,可有效降低哮喘患儿的发病率,防患于未然,并且可以避免"过度医疗"问题,体现了中医"未病先防""治未病"的预防原则,可减少小儿哮喘病发病率。

2. 提出哮喘"三期分治"理论

对于哮喘的治疗,朱丹溪提出"未发以扶正为主,既发以攻邪为主",后世医家皆遵循此法,因此传统上中医将哮喘分为发作期、缓解期两期。中医学教材提出哮喘按照三个时期治疗,即发作期、缓解期和迁延期。就临床而言,三期患者皆有症状,发作期咳、喘、哮兼备;迁延期则表现为虚实夹杂;缓解期或肺虚易感多汗,或脾虚乏力食少,或肾虚气短面㿠。临床用药皆有症可依,发作期可止咳、平喘、定哮;虚实夹杂可补虚、祛痰;缓解之后又可补肺、健脾、益肾。

王烈教授通过多年实践认为,哮喘之所以难治,在于病因复杂,容易反复,且与家长缺乏对本病的认识、调护不当、不能坚持治疗有关。自 1988 年开始,王烈教授增辟哮喘稳定期,即将哮喘缓解期后无任何临床症状与体征之时定为稳定期,加以治疗。此为哮喘之"三期分治"理论。此时之治,实际上是将古法"冬病夏治"移至缓解期后,接续治疗,以防反复。其治在于益气,即益肺脾肾之气。

中医学认为,哮喘之凤根为痰,哮喘之所以难治,即在于此。痰的产生责之于肺脾肾之气虚。肺虚津凝为痰,脾虚湿聚为痰,肾虚阳虚水泛为痰,或阴虚炼液为痰,皆导致伏痰内蕴。之后每在感受外邪、肺失宣降,接触发物、刺激气道,情志不遂、肝失疏泄,过度劳累、气机失常等诱因的作用下,痰随气升,气因痰阻,痰气交阻,阻塞气道,导致哮喘发病。稳定期之治在于祛除伏痰,痰无所生则其哮难作,可有效防止该病的反复发作。近万例临床病例观察及长期随访结果表明,稳定期治疗可扶助正气、抵御外邪,有效增强患者体质,降低呼吸道感染次数,降低哮喘病复发次数。

该理论的创新之处在于,将哮喘缓解期后无任何临床症状与体征之时定为"稳定期",加以巩固治疗,体现了中医"既病防变""既病防复"的预防原则,更是对"治病求本""治标与治本""扶正与祛邪""调整阴阳""调整脏腑功能"等中医治则的综合运用。

3. 提出哮咳理论

1982 年初,王老发现临床上有许多长期咳嗽(超过半个月)的病例,具有病程长、病情顽固(应用抗生素及止咳药疗效欠佳)、有过敏因素、有家族过敏史的特点,应用传统的止咳化痰等方法治疗,疗效欠佳。

1983 年始,王老以方测证,针对临床上长期咳嗽患者应用止咳药物治疗无效的现象,提出以哮论治的观点,首创"哮咳"病名。所谓"哮"是言其病性与治法,"咳"则述其病状。王烈教授认为,此类小儿长期咳嗽不愈与肺热有关,久咳则痰郁肺窍瘀阻,肺气上逆,终成哮喘。王烈教授在国内中医界较早提出了以哮论治久咳的治疗方法,至今仍在临床广泛应用。

王老认为,小儿时期极少有患慢性支气管炎者,凡病期超过 2 周者均应考虑咳嗽变异性哮喘(哮咳),诊断依"问病程、查用药、询病史、检体征、辨症状、找诱因"等诸多方面而定,不必拘泥于教材,病程达 1 个月方能诊断为咳嗽变异性哮喘。以哮论治该病,应三期分治,分别为咳期、痰期和稳定期。咳期多见咳嗽少痰或无痰,夜间或晨起加重,可因着凉、过食甜咸之品、闻及异味而加重。经 1 周治疗,咳嗽多可减轻,进入痰期,症状以痰为主,再经治疗可进入无症状期,即稳定期。

王老结合本病临证只咳不哮的特点，经过多年临床总结与药物筛选，制定了哮咳防治系列方剂。咳期辨证多为肺热，病机变化有风盛、气逆、痰阻、血瘀，应用长白山道地药材，拟方"哮咳饮"以清肺、疏风、理气、活血。经治一周多咳轻见痰，名为痰期，病机变化为痰邪壅盛，重在化痰，佐以理气、活血，拟方"缓哮方"。对无任何临床表现的稳定期，应用"防哮汤"加味治疗，旨在益气防哮。1800例临床资料观察和长期随访表明，稳定期的治疗可以巩固疗效，减少复发次数，并降低了部分患者典型支气管哮喘的发病率，是中医"既病防变""治未病"理论的临床应用。在今后的研究工作中，应加强对该病的认识，防止误诊、漏诊，注重进行该病的中医证治规范化研究，发挥中医药治疗优势，提高临床疗效，并进行中医药防治该病的科学评价，将研究成果纳入教材，提高中医儿科整体防治水平。

4. 提出"鼻哮"理论

王老认为当代临床的儿科疾病，哮喘之病者众，但其难获久效之碍，首推鼻病，于1980年首次提出"鼻性哮喘"理论。治疗哮喘不除鼻病干扰，哮喘也不易治愈，而两病兼治，不至于顾此失彼而影响疗效，方可一举两得。治疗上应以散寒清热，利鼻止哮，化痰平喘为大法。临证可根据王烈教授治疗哮喘的三期分治疗法，将本病分为发作期、缓解期和稳定期。鼻衄与哮喘同时发作时称为鼻性哮喘发作期，治疗应根据两病症状的轻重而选择处方用药。

哮喘发作期，鼻衄症状不显时，以止哮平喘除痰为主，可用苏地止哮汤加减，基本药物组成：全蝎、苏子、前胡、地龙、杏仁、黄芩、射干、白鲜皮、川芎、白屈菜。鼻衄症状明显，哮喘已缓解时，治以培土生金，利鼻通窍为主，选用利鼻方治疗，药物组成：黄芩、黄芪、细辛、防风、乌梅、甘草、白芷、川芎、苍耳子、辛夷、白术。鼻衄及哮喘症状均明显时，治以散寒清热，利鼻止哮，化痰平喘，用鼻哮汤治疗，药物组成：细辛、全蝎、苏子、地龙、麻黄、黄芩、射干、苍耳子、辛夷、白鲜皮、徐长卿、白屈菜。缓解期根据证型综合调理，稳定期以扶正之剂治其本。

二、临证经验

1. 疏风解表、清热解毒法治疗小儿风热感冒

叶天士在《幼科要略》中谈到"襁褓小儿，体属纯阳，所患热病最多"。肺常不足，卫外不固，内有蕴热，外感毒邪，导致小儿所患肺系疾病最多，而此类疾病又以发热为主要临床表现之一，因此王老将以发热为主症的小儿肺系疾病称为小儿"热证"。若单纯从外感表证角度以清热法治疗，则部分患儿效果不佳；以"热毒"论治，加之以清热解毒之法，则可大大提高临床疗效。

对于小儿风热感冒，传统治疗大多选用"辛凉平剂"银翘散加减以辛凉解表，虽可解表，但解毒作用较弱，毒不除，则邪毒传经变证之虑立至。王老认为，治疗风热感冒宜以疏风解表、清热解毒为主，自拟清感方加减治疗，药物组成：柴胡、黄芩、紫草、重楼、金莲花、野菊花、生石膏、寒水石、青蒿、射干等。王老重用柴胡、黄芩表里双解，为君药。

小儿热病多累及肺胃，黄芩以除肺胃热为专。王老谓："柴胡退外热居长，黄芩清里热为专。"善用清热解毒中药，如紫草、重楼、金莲花、野菊花等。又曰："紫草、重楼皆可清热解毒，然一清血毒，一清气毒，二者相伍使卫气营血之毒得解。"菊花与野菊花为同科植物，虽均有清热解毒之功，但野菊花苦辛，微寒，其苦寒之性尤胜菊花，更长于清热解毒。以上四味治致热之因，使热退毒解，为臣药。

若患儿高热不退，正气未衰，正邪交争，邪热炽盛则热势越高，毒越重，需配伍清热之力更

强的药物，选用石膏与寒水石为佐药。当毒热较重时，应用二者可迅速清热泻火解毒，截断病邪发展，防止传变。

热病易致阴伤，乃因毒邪致热，逼津外泄而消烁阴津，最易耗伤机体阴液，方中青蒿养阴清热以防阴伤；小儿脏腑功能发育未全，肺气不足，易致外邪袭肺而出现咳嗽、有痰，射干既能加强君药解表作用，又可使痰消、咳止。二者共为使药。

纵观全方，清感方以清热解毒药为核心，配伍其他药物，清除外感邪气、热毒，共奏疏风解表、清热解毒之功，体现了"热毒理论"之内涵。此方用药精简，但所用药物性味较凉，故王老云："中病即止，不可久用，以防伤及脾胃，变生他证。"

2. 养心平肝、调和阴阳法治疗儿童抽动障碍

王老针对日益增多的儿童抽动障碍，提出了三期分治儿童妄为症，本病核心为"妄"，妄者，乱也，狂乱毫无约束。"为"指做、行，指动作与行为。王烈教授认为本病的病机关键为先天肾脑不足，发病与五脏功能失调有关。病位在心、肝、肾三脏，心藏神，肝主筋，肾主骨生髓，而脑为髓之海，心、肝之气有余，肾不足，三脏功能失调，继而出现轻微脑功能障碍综合征。

王老认为妄为症急性期以突发口眼及面部抽动为最常见临床表现，且发病症状较为明显。临证治疗强调清心平肝，以生铁落为引经药，加白芍、珍珠母、紫贝齿、龟甲、鳖甲等，诸药合用，调和心肝。发作期经有效治疗后，病情多进入缓解期，此期症状减而未平，病情呈正虚邪恋状态，病性属本虚标实。此时宜选用珍珠母、石菖蒲、合欢皮、淫羊藿、灵芝、枣仁、白果叶、胡荽等药滋养心肾以安神。稳定期症状消失，此时受外界刺激后常可引起病情反复。此期为治疗的重点，此时应调补心肝、补益肾脑，从治本法则。常选用枸杞子、龟甲、鳖甲、龙骨、牡蛎等以补益心脑，养血调神，巩固疗效。此外，王老在妄为症的调护中提出"善、和、松"，善即善待儿童；和即家庭和睦；松即让儿童放松，减轻压力。针对家长的护理，提出九条对策："正确面对，淡化行为；宣泄精力，及时表扬；良好习惯，戒除诱因；恰当应和，心里支持；减负少压，环境不杂；举家尽善，病则易瘥；能此居七，药疗仅三；病者前程，有望似锦；自愈有年，但志必先。"

三、典型病案

1. 哮喘：肺热痰瘀案

王某，女，6岁。2018年10月1日初诊。

主诉：间断咳嗽、喘促1年余。

患儿于1年前感冒后出现阵发性咳嗽，喘促，喉间哮鸣有音，经雾化吸入糖皮质激素及口服孟鲁司特钠片后好转，之后咳嗽、喘促常因感冒而诱发，平素间断服用孟鲁司特钠片及中药免煎颗粒（具体药物不详），发作时雾化吸入沙丁胺醇、布地奈德，病情控制欠佳。刻下：患儿咳嗽阵作，伴哮鸣，以晨起明显，痰稠不易咯出，鼻塞鼻痒，咽红，纳可，夜寐欠安，二便调，舌质红、苔白，脉数。双肺听诊呼吸音粗糙，可闻及散在哮鸣音。西医诊断：支气管哮喘。中医诊断：哮病。中医辨证：肺热痰瘀证。治以清热化痰，活血平喘。处方：细辛1g，全蝎2g，地龙20g，紫苏子20g，前胡20g，射干20g，黄芩20g，川芎20g，白鲜皮20g，白屈菜10g，苦杏仁5g，桃仁5g。4剂，2日1剂，水煎分早、中、晚3次口服。

10月8日二诊：咳嗽较前明显减轻，以晨起及活动后咳嗽为主，痰少而黏，鼻塞鼻痒，咽红。治以泻肺降气，清热化痰。处方：辛夷8g，苍耳子8g，锦灯笼20g，百部20g，瓜蒌20g，黄芩20g，枇杷叶25g，川贝母5g，白屈菜12g，清半夏10g。4剂，2日1剂，水煎分早、中、晚 3 次口服。

10 月 15 日三诊：咳嗽已平，咯吐黄痰，神疲纳呆，易于汗出。治以理气健脾，清热化痰。处方：橘红 20g，茯苓 20g，瓜蒌 15g，北沙参 10g，芡实 15g，桔梗 20g，清半夏 10g，川贝母 5g，白屈菜 12g。7 剂，2 日 1 剂，水煎分早、中、晚 3 次口服。

10 月 29 日四诊：患儿病情较为稳定，但仍有痰，纳呆，易汗出。治以补益肺脾，润燥化痰。处方：白芍 20g，天冬 20g，麦冬 20g，甘松 3g，桑白皮 15g，白术 15g，旋覆花 15g，款冬花 15g，紫菀 15g，北沙参 15g，川贝母 3g。4 剂，2 日 1 剂，水煎分早、中、晚 3 次口服。

11 月 5 日五诊：服药后患儿诸症消失，疾病进入稳定期。治以益气除痰，固本祛根。处方：黄芪 20g，白芍 20g，灵芝 8g，玉竹 18g，山药 15g，大枣 15g，百合 15g，白术 15g，佛手 10g，冬葵子 10g。7 剂，2 日 1 剂，水煎分早、中、晚 3 次口服。嘱患儿家长于 2018 年 11 月 19 日以该方加枸杞子 20g，继服 7 剂，之后继服益气固本胶囊（吉林省中医院院内制剂，由黄芪、冬虫夏草、玉竹、五味子、补骨脂、何首乌、女贞子、海螵蛸、佛手、大枣等组成），每次 3 粒，每天 3 次，连服 18 天后停药。2019 年 8 月电话随访，哮喘未再发作。

2. 抽动障碍：心肝火旺证案

李某，男，6 岁。2019 年 9 月 15 日初诊。

主诉：紧张后右侧上肢抖动间断发作两年。

患儿两年前受到家长责骂后出现头面部及双侧上肢抽动，后诱发右侧上肢抖动间断性发作，平素容易兴奋，冲动任性，不避危险，因在幼儿园经常打人被幼儿园拒收，曾用氟哌啶醇、安坦等治疗，未见明显缓解，就诊前行头部 CT 及脑电图检查均未见异常。刻下：患儿右侧上肢抽动，烦躁易怒，伴有神识不清，纳可，夜寐欠安，二便调，舌质红，苔黄厚，脉弦数。中医诊断：妄为症（心肝火旺）。治以开窍醒神，息风止痉。处方：白芍 15g，白果叶 6g，生铁落 12g（先煎），珍珠母 12g，淫羊藿 12g，远志 15g，酸枣仁 8g，僵蚕 12g，合欢皮 12g，石菖蒲 12g。7 剂，2 日 1 剂，水煎分早、中、晚 3 次口服。

10 月 1 日二诊：患儿偶有上肢抽动，情志平稳，未出现神识不清。治以舒经活络，安神潜阳。处方：天麻 4g，钩藤 12g，酸枣仁 8g，远志 12g，夜交藤 12g，白芍 15g，龟甲 12g，鳖甲 12g，柏子仁 6g。7 剂，2 日 1 剂，水煎分早、中、晚 3 次口服。

10 月 15 日三诊：患儿前症明显改善，偶有上肢抽动。治以养心益肝，调和气血。处方：白芍 15g，远志 12g，龟甲 12g，鳖甲 12g，淫羊藿 12g，灵芝 12g，酸枣仁 4g，白果叶 6g，胡荽 30g。7 剂，2 日 1 剂，水煎分早、中、晚 3 次口服。

10 月 29 日四诊：服药后患儿诸症消失，疾病进入稳定期。治以滋补肾脑，调和阴阳。处方：白果叶 6g，龟甲 12g，鳖甲 12g，龙骨 12g，牡蛎 12g，龙眼肉 12g，灵芝 12g，胡荽 30g。7 剂，2 日 1 剂，水煎分早、中、晚 3 次口服。嘱患儿家长于 2019 年 11 月 20 日以该方加枸杞子 15g 继服 7 剂。2020 年 3 月电话随访，患儿未再发作。

3. 感冒：风热证案

张某，女，5 岁。2017 年 5 月 26 日初诊。

主诉：发热 2 天。

患儿 2 天前无明显诱因出现发热，呈不规则热，体温最高 39.4℃，口服退热药后 1～2 小时热退复升，咽痛，食纳差，夜啼不安，大便干，小便黄。查体：体温 38.6℃，咽充血，扁桃体 Ⅱ 度肿大，心肺未见明显异常，舌红，苔黄，脉浮数。患儿平素属食积内热体质，大便干，平均 2～3 天 1 次，平时易感，既往有热性惊厥病史 2 次。诊断：感冒，证属风热。治以疏风清热，解毒利咽。处方：柴胡 15g，黄芩 15g，青蒿 15g，紫草 5g，重楼 5g，射干 8g，金莲花 15g，野菊花 15g，石膏 15g，寒水石 8g，地龙 15g，蝉蜕 8g。3 剂，水煎服，2 日 1 剂。

6 月 1 日二诊：家长述患儿服药第 2 日发热次数减少为 3 次，最高 38.5℃，第 4 日已经完全不发热。现患儿无发热，无咽痛，二便正常。查体：咽略红，扁桃体无肿大，舌淡，苔略黄，脉和。因患儿平素为食积内热体质，故继续以消食导滞、清热通便方调理患儿体质。

参考文献

1. 王烈 . 婴童肺论［M］. 吉林：吉林科学技术出版社，2000.

2. 王烈 . 婴童哮论［M］. 吉林：吉林科学技术出版社，2001.

3. 王烈 . 婴童哮喘防治诠论［M］. 吉林：吉林科学技术出版社，2002.

4. 王烈 . 婴童医案［M］. 北京：中国中医药出版社，2017.

5. 王烈 . 婴童哮喘［M］. 吉林：吉林科学技术出版社，2018.

第二十四章

贾六金

贾六金（1941—），男，山西省昔阳县人，山西中医药大学附属医院教授，主任医师，博士生导师，山西中医药大学附属医院儿科创始人，国家中医药管理局重点学科《中医儿科学》学术带头人，第三批、第五批、第六批全国名老中医药专家学术经验继承工作指导老师，第三批、第四批全国优秀中医临床人才指导老师，山西省优秀中医临床人才研究项目教学委员会副主任、山西中医学院附属医院首届名医、山西省贾氏儿科学术流派创始人。贾六金2003年任山西省突发公共卫生事件专家咨询委员会专家，2016年获"首批山西省名老中医"荣誉称号，2017年获"全国名中医"荣誉称号。

贾老20世纪60年代始研习中医，由懵懂入门，经勤勉苦学，受大师亲传，擅长治疗小儿外感热病和疑难杂病，被业界和公众誉为"精儿科、通全科、接地气、有大爱"的贴心医生。退休后接诊患者超20万人次，耄耋之年仍坚持每周4次门诊，被百姓誉为"山西小儿王"。

一、学术建树

1956年，贾六金15岁时即跟从同宗叔父，昔阳县名老中医贾如琏先生开始学习中医，1958年考入山西省中医学校，1961年9月毕业后在山西省中医药研究所工作，师从山西四大名医之首李翰卿先生和三晋儿科名医张光煜先生，得李老应用经方和张老治疗儿科疾病的经验，深受二老治学精神和医德医风的熏陶。在其从医60余年间，博采众长，潜心专研，对《黄帝内经》《难经》《伤寒论》《金匮要略》《医宗金鉴》和钱乙、万密斋、叶天士、张锡纯等诸家著作和学术成就进行了深入的研究，中医理论功底扎实，学术造诣深厚，勤于临床，勇于探索，学验俱丰，形成了独特的学术思想。

1. 崇尚并奉行中西医结合

贾老一贯践行中西医结合，强调作为中医工作者，不仅要弘扬中医，应用中医，在临床中发扬中医特色，也要掌握现代医学知识，中西并重，中医的优势在于通过四诊将人体的全方位信息综合起来，着手于特定环境、个体差异及疾病的阶段性治疗。西医近二百年来充分利用现代科学技术的成就寻找疾病发生的原因，从器官组织到细胞基因，从生物物理到生物化学，详尽地探知了人体的生理和病理机制，对大多数疾病的发生、发展都有客观的认识。然而，许多疾病病因复杂隐匿，疾病的发生和变化受多种因素的影响，给西医的病因治疗带来了一定的困难。这些西医学之短，恰恰是中医学之长。贾老一贯坚持衷中参西，将中西医各自的优势有机地结合起来，积极地从现代医学中汲取养料为我所用，力求实效。贾老坚持宏观辨证与微观辨病相结合，坚持西医辨病与中医辨证相结合，如治疗小儿厌食症时，贾老将宏观辨证和微观的微量元素指标结合起来进行辨证治疗，取得了很好的疗效。

　　贾老认为在中医辨证与西医辨病相结合的过程中，重要的环节是参考西医理化检查结果，判断疗效，预知疾病转归。参考化验检查并非丢掉中医特色，而是提高中医望闻问切的能力。如利用 X 线、心电图、超声、CT、内镜、MRI 以及实验室等各项检查技术明确西医诊断，对中医辨证很有帮助。将西医检查作为中医四诊的延伸和补充，同中医理论有机地结合，能开阔思路，准确用药。

　　辨证论治既不同于一般的"对症治疗"，也不同于现代医学的"辨病治疗"，而是将西医辨病论治引入中医辨证论治体系，也就是辨证与辨病相结合的临床模式。如小儿咳嗽一证，首先要从中医的角度明确引起咳嗽的病因，分辨是属于外感六淫所致的外感咳嗽，还是五脏受损引起的内伤咳嗽，再从西医的角度辨病，仔细检查是咽喉炎、扁桃体炎、气管支气管炎、肺炎、肺结核等呼吸道疾病引起的咳嗽，还是呼吸系统以外的某些疾病引起，如此对咳嗽一病才能有全面的认识，才能更切合实际地选方用药，提高疗效。

　　2. 四诊合参，注重望问，发掘风池、气池的望诊特色

　　儿科古称哑科，小儿或不能言语，或表达不清，或言不足信，且检查时常常啼哭叫扰，声色俱变，难于配合，给诊断带来困难。临床上许多医师不注重问诊，亦有"四诊不求全备，以望诊为主"之说。贾老指出，小儿疾病的发生、发展、变化过程、治疗经过，以及既往病史、衣食起居等基本情况，只有通过问诊才能获得，这些资料是分析病情、判断病位、掌握病性及辨证治疗的可靠依据，问诊是诊断、治疗疾病不可缺少的重要过程。贾老一再强调，四诊中既要合参，又要突出望诊和问诊。

　　风池、气池望诊与辨证较早见于明·万全《片玉心书》："风气两池黄吐逆，烦躁啼哭色鲜红。"《医宗金鉴·幼科杂病心法要诀》以图谱指明风池、气池的部位：风池即眼平视，瞳孔直上，当眉毛下缘处，即目上胞；气池位于目下胞。风池、气池均为目胞之处，属五轮之中的肉轮，为脾所主。脾胃为后天之本、气血生化之源，脾胃的受纳运化功能对促进小儿的生长发育尤为重要。小儿生机蓬勃、发育迅速，对营养物质的需求较高，脾常不足之特点也更易显现。风池、气池的异常变化，可反映小儿脾胃的病理变化，对诊断脾胃疾病及其全身疾病都具有重要的指导意义。

　　在长期临床实践中，贾老发现气池色泽变化更易显现，有青色、赤色、紫色、黄色、黑色。气池色青伴有山根发青，主惊，多见于小儿暴受惊恐，惊啼不安，睡卧不宁，或脾虚肝旺质。赤色者，可见面红唇赤，常见于积滞日久，脾胃蕴热者，胃热熏蒸其面。色黄形瘦者多脾胃两虚，形胖者多痰湿。形瘦者多脾胃阴虚火旺，形胖者多脾胃积热。有见紫色者，紫为赤之甚，主肺胃热盛之证。气池色紫为胃经火热，常见于阳明燥火过盛，或胃火蕴郁日久所致。若是紫暗，而呈黑色者，多为瘀血寒凝之象。

　　西医对变应性鼻炎的体征描述包括眼眶下有灰蓝色环形暗影和皱褶，称"变态反应性着色"，俗称"黑眼圈"。这是鼻腔和鼻窦黏膜长期肿胀或水肿，或鼻甲肥大，压迫静脉丛，造成睑静脉与眼角静脉淤血所致，也是特应性儿童眼鼻过敏的一个特征性表现，在目前过敏性鼻炎日益增多的情况下有重要的诊断价值，同时也拓宽了中医对气池的认识水平，丰富了中医儿科望诊内容。

　　3. 五脏证治，突出肺脾

　　贾老继承了钱乙"五脏虚实补泻"的学术思想，结合数十年临床实践进一步发展了"五脏证治"，逐步形成了"五脏证治，突出肺脾"的学术思想。贾老认为，小儿生理病理特点决定了临床上小儿肺系、脾系疾病的高发病率。临床所见肺系疾病多伴有消化道症状，如感冒、咳嗽、肺炎喘嗽等病常伴有纳差、呕吐、大便干结或溏泄等症状，而积食、泄泻等脾胃疾病易诱发感冒、咳嗽等肺系疾病，这与肺脾两脏之间相互影响、相互制约的关系密切相关。贾老将肺脾密切相关的九大因素概括如下。

（1）肺、脾经络相连，手太阴肺经起中焦，为脾胃所居之地。

（2）肺、脾具有共同的生理、病理特点，即万全所提出的小儿"肺常不足""脾常不足"，生理功能较薄弱，从而易于患病。

（3）肺、脾两脏共同参与气的生成与输布，肺主呼吸清气，脾胃主水谷精气。

（4）卫气出于脾胃水谷之气，而分布于人体体表，实是肺气功能的延展。

（5）津液输布代谢中，肺、脾二者密切相连，"饮入于胃，游溢精气，上输于脾，脾气散精，上归于肺"。

（6）脾、肺为母子关系，五行生克制化中，生理上土生金，病理上母病及子，子盗母气。

（7）病理上脾为生痰之源，肺为贮痰之器。

（8）形寒寒饮，伤肺又伤脾。

（9）西医学中呼吸系统与消化系统之间解剖生理特点的密切关系，与中医学肺脾关系相吻合。

由此可见肺与脾互相影响，互相为用，贾老形容其为"一荣俱荣、一损俱损"的密切关系。肺不病则化源不绝，脾不虚则生化不息。在五脏辨证中，对儿科常见多发疾病应着眼于肺脾两脏，突出从肺、脾论治。

4. 组合创新，善复方多法合用

事物的整体与部分是自然界的一对具体矛盾，要认识掌握，需要分解，要创新发展，则更需要组合。医学中的"组合"无处不在，中医学的创新发展需要组合思维，只有善于把多个不同的事物组合起来思考，才能得到创造性的成果。贾老在长期的医疗实践中，集先贤之精华，结合临证经验，逐渐形成了"组合思维"的学术思想，临床辨证施治思维注重证候、治法、方药的组合，擅长多方合用、多法并举。贾老指出，复方、多法合用优于单方、单法治疗，复方多法治疗涵盖面广，可使主证、兼证都能得到充分的治疗，同时可汇总主方的优点，有利于集中优势打"歼灭战"，且多方合用，能将相类似的方剂合成一方使用，有利于方剂的创新与发展。贾老创制了20余种行之有效的方剂和药物组合，如银柴退热汤、六妙汤等，既有继承又有创新，临床广为应用，效如桴鼓。

二、临证经验

1. 总结小儿感冒发热诊治八要，治肺"六杰""十二法"

小儿肺脏娇嫩，不耐寒热，卫外不固，极易感邪。因此，肺系疾病占据儿科疾病十之六七，及时、准确的治疗尤为重要，一旦失治，娇肺遭伤不易愈。贾老总结小儿感冒发热诊治八要，即"表里先后尊古训，风寒风热辨别清，警惕温疫防误诊，病情复杂多兼证。发热早期防惊风，遍身微汗要记准，有汗身凉脉需静，热退复升详审因"。贾老针对肺系疾病，总结"治肺六杰十二法"。所谓"六杰"是指具有特殊功效的六味治肺中药，即麻黄开肺闭、黄芩清肺热、黄芪补肺气、葶苈子泻肺实、甘遂逐肺饮、皂荚消胶痰。"十二法"是指治疗肺系疾病的常用方法，即宣肺、开肺、降肺、泻肺、清肺、温肺、润肺、敛肺、固肺、益肺、补肺、金水相生法，在临床广为应用。

2. 善用和清，少用补法

贾老根据小儿的生理、病理特点，在儿科疾病的治疗中处处体现用药醇和柔润的原则，慎用大寒、大热、妄攻、蛮补，临床总以清法、和法为要。

清法即清热法，是运用寒凉药物，通过清热、泻火、解毒、凉血等作用，以解除热邪的治疗大法。清代名医叶天士在《临证指南医案·幼科要略》中说："襁褓小儿，体属纯阳，所患热病最多。"小儿生机旺盛，一发病则机体反应敏捷，对外邪有较强的反应能力，故而感邪之后往往从阳化热，所以临床所见小儿"所患热病最多"，感邪后"易化热化火"，根据《素问·至真要大论》"热者寒之"的治疗原则，因此治疗多用清法。现代医学认为小儿发热性疾病大多为感染性疾病，须抗感染治疗，现代药理学研究发现清法所用大部分中药都有抗病毒、杀菌或抑菌的作用。贾老强调，在运用清法时，一要充分利用小儿纯阳之体易趋康复的特点，准确、及时地辨证施治；二要审慎用药，因清法所用药物多性寒凉，易损阳气，尤易伤伐胃阳，故不宜久用，须中病即止，以免阳气受损而使病情缠绵难愈。贾老治疗外感热证只开 3～4 剂药，常反复叮嘱家长务必热退药止。

和法即和解法，贾老指出"和法"是通过和解与调和的方法，针对阴阳、表里、寒热、升降等错杂的病机矛盾，顺应人体自和趋势，采用比较和缓的药物或寒热并用，或升降并举，或散收并行，从而调整人体阴阳、脏腑气血等，使之归于平复的治法。小儿的生理特点为稚阴稚阳、纯阳之体，其功能转输主要在少阳肝胆。在病变发生发展过程中，小儿易寒易热，易虚易实，究其原因，乃少阳枢机不利占主导。因此贾老在治疗儿科疾病时，将和法应用到各种疾病的治疗当中，常常寒热并用、补泻合用、表里双解、升降相协、敛散并用，其中尤以调和脾胃法应用更为广泛，如将平胃散加减等十首方剂用于呕吐、腹痛、泄泻、积滞、厌食、幽门梗阻等儿科脾胃病证的治疗。同时，将"和法"用于亚健康状态及疾病恢复期的调理，亦取得显著疗效。

3. 创制清热解毒燥湿良方——六妙汤

六妙汤是在四妙丸基础上加味而成。四妙丸以黄柏清热燥湿为君；苍术燥湿健脾为臣；牛膝补肝肾，强筋骨，活血通经，兼可引药下行，同时为佐、使药；薏苡仁渗湿泄浊，导湿热从小便出，为佐药。苍术和薏苡仁配伍，强化健脾利湿之功，断湿热之源。全方共奏清热、利湿、活血之功，是治疗下肢痿弱、足膝红肿、筋骨疼痛、关节屈伸不利之良方。四妙丸重用薏苡仁，而黄柏用量较二妙丸减少，且采用盐炒黄柏，取其偏于滋阴降火，从而使全方的清热之力大为减弱。因此，四妙丸偏于利湿除痹。

贾老在前贤四妙丸的基础上，再加苦参、金银花作汤剂，为六妙汤。苦参味等黄柏，寒类大黄，效似黄连，功用清热燥湿，祛风杀虫，主治湿热泻痢、肠风便血、黄疸、水肿、带下、阴痒、疥癣、皮肤瘙痒、湿毒疮痒等。药理研究发现，苦参有抗过敏和减轻变应性接触性皮炎反应的作用。金银花经冬不凋，味甘性寒，功用清热解毒，主治外感风热或温病发热、中暑、热痢、热淋、痔漏、疮痈、疖肿、瘰疬、一切不论已溃未溃之肿毒及多种感染性疾病。《本草正》曰："金银花善于化毒，故治痈疽、肿毒、疱癣、杨梅、风湿诸毒，诚为要药。"六妙汤酌情加减后可用于治疗儿科、皮肤科湿热内蕴诸证，如婴儿湿疹、脓疱疮、少女阴道炎、银屑病、寻常疣、痔疮脱肛、习惯性擦腿动作、红斑性肢痛、下肢丹毒、尿路感染、前庭大腺炎、肠炎、痢疾、过敏性紫癜、风湿性关节炎等。

三、典型病案

1. 乳蛾：烂乳蛾案

朱某，男，7 岁。2014 年 11 月 7 日初诊。

主诉：发热伴咽痛 2 天。

患儿于 2014 年 11 月 5 日无明显诱因发热，最高体温可达 39℃，精神不振。曾服用布洛芬混悬液退热、小儿热速清糖浆，热退复升。来诊时症见：发热，轻咳，咽痛，纳呆，大便干结。查体：体温 38℃，咽喉明显充血，扁桃体Ⅱ度肿大，左侧扁桃体见脓点，双肺呼吸音清，未闻及干湿啰音，腹软，肝、脾未触及肿大，脐周压痛。舌质红，苔白厚，脉浮数。血常规：白细胞 $11.2×10^9$/L，中性粒细胞比例 73%。诊断：烂乳蛾。治法：疏风清热，解毒利咽，消肿排脓。处方：银柴退热汤加减。用药：金银花 10g，连翘 10g，柴胡 6g，黄芩 10g，牛蒡子 10g，射干 10g，桔梗 10g，山豆根 6g，生石膏 15g，板蓝根 10g，大青叶 10g，紫花地丁 10g，炮穿山甲 6g，皂角刺 10g，漏芦 10g，甘草 6g，淡豆豉 10g，荆芥 10g。水煎服，每日 1 剂，连服 4 剂。

二诊：患儿热退神清，咽部脓点渐消，仍轻咳，纳差，二便调，舌质红，苔白厚，脉平。前方减石膏、黄芩、荆芥、淡豆豉，加姜半夏 6g、焦三仙各 10g。水煎服，每日 1 剂，连服 3 剂。经随访，患儿服药 3 剂后痊愈。

2. 银屑病：湿热郁滞，湿重于热案

徐某，男，6 岁。2020 年 10 月 21 日初诊。

主诉：全身散在斑丘疹半月余。

现病史：患儿近半月无明显诱因出现全身散在斑丘疹，初起为散在针头大小的丘疹，微痒，无渗出、脱屑，纳食欠佳，二便调，外院诊断为荨麻疹（胃肠型），以抗过敏药物治疗（用药不详），效果不理想。查体：发育正常，营养中等，全身散在绿豆大小的红色斑丘疹，脉滑，舌淡苔白。诊断：银屑病（湿热郁滞，湿重于热）。方药：金银花 10g，苍术 10g，苦参 6g，黄柏 10g，牛蒡子 10g，薏苡仁 10g，白鲜皮 10g，苍耳子 10g，炒蒺藜 10g，地肤子 10g，牛膝 10g。6 剂，水煎服，每日 1 剂，早晚分服。

2020 年 11 月 4 日二诊：斑丘疹增多，瘙痒，脱屑，覆有鳞屑，纳差，大便不成形，每日 2～3 次，脉滑，舌淡苔薄白。一诊方改牛蒡子 6g，苍术 12g，薏苡仁 12g，加赤芍 10g。继服 10 剂，水煎服，每日 1 剂，早晚分服。

2020 年 11 月 18 日三诊：皮损颜色变淡，偶有瘙痒，未见新起皮疹，纳差，大便不成形，每日 1～2 次，脉滑，舌淡苔薄白。二诊方加黄芪 10g。继服 10 剂，水煎服，每日 1 剂，早晚分服。

2020 年 12 月 16 日四诊：皮损范围减少，颜色进一步变淡，遇热稍痒，未见新起皮疹，纳佳，大便偏稀，每日 3～4 次。改方：党参 8g，炒白术 8g，茯苓 8g，金银花 10g，苍术 10g，苦参 6g，黄柏 8g，牛蒡子 10g，薏苡仁 10g，白鲜皮 8g，苍耳子 6g，炒蒺藜 8g，地肤子 10g，牛膝 8g。12 剂，水煎服，每日 1 剂，早晚分服。

半年后其母因身体欠佳前来调理，诉患儿诊后痊愈，未有复发。

参考文献

1. 马融. 中医儿科学［M］. 北京：中国中医药出版社，2016.

2. 贾六金，薛征. 贾六金中医儿科经验集［M］. 北京：人民卫生出版社，2018.

3. 张焱，秦艳虹. 贾六金"治肺六杰十二法"经验述要［J］.《中华中医药杂志》，2016，31（9）：3586.

张士卿（1945—），男，河北邯郸人，甘肃中医药大学教授、博士生导师，主任中医师，国务院政府特殊津贴专家，全国名中医，全国老中医药专家学术经验继承工作指导老师，曾任甘肃中医学院院长、甘肃中医学院附属医院院长兼党委书记，兼任中华中医药学会儿科专业委员会顾问、全国中医药高等教育学会儿科教育研究会顾问、中国中医药研究促进会小儿推拿外治委员会副主任委员、世界中医药联合会儿科委员会常务理事、中国民族医药学会儿科委员会专家、甘肃省中医药学会副会长、甘肃省中医药学会儿科专业委员会主任委员、《中医儿科杂志》主编。1998 年获国家卫生部"全国卫生文明建设先进工作者"，同年获全国教育总工会"三育人先进个人"称号，2007 年获甘肃省"五一劳动奖章"，2008 年获"奥运火炬手"等荣誉称号，2004 年被评为"甘肃省名中医"称号，2013 年获"中华中医药学会儿科发展突出贡献奖"，2017 年评为"全国名中医"，2019 年获人力资源社会保障部、国家卫生健康委员会、国家中医药管理局颁布的"全国中医药杰出贡献奖"。张士卿先后发表论文 60 余篇，出版著作 6 部，主持科研课题 6 项，学生遍布全国，其中多人已成为临床一线骨干。

一、学术建树

张士卿入岐黄之门、行中医之路已达 50 余载，于 1964 年考入北京中医学院，6 年本科勤学苦读，毕业后支援西北医疗 8 年，在这 8 年的实践教学中奠定了扎实的经典功底，1978 年考入中国中医研究院研究生班，拜全国儿科大家王伯岳为师，尽得其真传，1990 年以首批全国名老中医学术继承人身份，拜甘肃省名老中医于己百为师，全面继承整理恩师经验，辨证遣方日臻纯熟，且在多方面颇有建树。

1. 以"脾虚肝旺"立论，倡"调肝理脾法"论治儿科多发病

基于中医藏象学说、五行学说，张士卿认为肝脾两脏在生理上相互依存、病理上相互影响，在小儿时期尤为突出。小儿生机蓬勃，发育迅速，对水谷精微营养物质需求迫切。但小儿"脾常不足"，所以常因喂养不当、调护失宜，而致脾胃受伤，出现运化功能异常之厌食、积滞、呕吐、泄泻等病证；又由于"肝常有余"，每因寒暖不适，外感发病，最易化热化火，甚至引起高热、惊厥、神昏、抽搐等病证。两者在疾病演变中互为因果，从而导致小儿因脾虚肝旺而引起的病证较多。

张士卿将小儿肝脾不调病证的主要诊断依据总结如下。

气色变化：肝色青，脾色黄。肝失冲和，气血不调，脾失健运，化源不充，以致气血无以上荣。故肝脾不调的小儿面部气色多苍黄不泽，特别是目内白睛晦滞不清，目下睑胞及口周晦暗发青。

特异症状：肝主升动，脾主肌肉。肝脾不调小儿每因肝阴不足，肝阳偏胜，脾运不健，肌肉失养，而表现为性急多动，食少形瘦，腹胀时痛，二便不调。若属肝胃火盛者，亦可表现为食量虽多，但因肝旺乘脾，致脾运失健，肌肤失润，且性情焦躁易怒，执拗难管。

调肝理脾法常用药物如下。调肝常用药：①养肝柔肝：白芍、当归、乌梅、柏子仁、酸枣仁、龟甲。②疏肝理气：香附、柴胡、郁金、青皮、天台乌药、川楝子。③平肝潜阳：生龙骨、生牡蛎、钩藤、白菊花、代赭石。理脾常用药：①健脾益气：党参、茯苓、白术、山药。②燥湿运脾：苍术、厚朴、草果、藿香。③和脾渗湿：扁豆、薏苡仁、莲子肉。④理脾和中：砂仁、木香、陈皮。⑤醒脾开胃：焦三仙、莱菔子、鸡内金。

2. 提出"经方头，时方尾"理论，经方时方共融，治疗疑难杂病

中医历来讲究"理、法、方、药"一线贯穿。其中，治疗疾病取效的关键就在于方剂的选用。对于方剂，传统的划分有经方、时方之说。时方，是后世时兴习用之方，尤其是自金元时期，张元素提倡"古方今病不相能也"之后，刘完素、李东垣、朱丹溪等医家创制的很多新方。经方，又称古方，以张仲景的《伤寒论》《金匮要略》所载方为代表。

张士卿认为经方和时方各有不同的组方用药思路和特点。经方用药多数在3～9味，药味精简，药量较大，主治明确，法度森严，规范严谨，药物之间的用量比例和加减都有严格的指征，药量变化和药味增减都对方剂的主治和功效产生较大的影响，所以临床使用经方时，按照方证相应的原则，一般不随意进行加减，只要方剂主治和证候相互吻合，则疗效显著。时方在组方选药上机动灵活，不拘一格，根据临床实际情况进行加减变化，能更好地针对患者的实际情况遣方用药。且时方选药大多药力较轻，药量较小，药味较多，与经方相比较而言，时方更具轻灵、平和、稳妥之特点。

张士卿在多年的临床实践中，经过不断深入思考和摸索，总结"经方头、时方尾"的选方用药经验，即在临床具体遣方用药时，针对患者的病机、病情，往往以经方打头作为主方或处方主体，取"擒贼先擒王"之意，以治其本；针对患者的一些兼见、次要症状，则采用对症治疗，选取时方或者时方中的常用药进行辅助治疗，以治其标。如此，既有治本之方，又有治标之药，标本兼顾同治，疗效显著。

对于咳嗽患儿，张士卿根据小儿"纯阳之体""稚阴稚阳"等体质特点，常选用经方小柴胡汤作为主方，再根据患儿具体情况，对症选用时方配合治疗，如兼感风热之邪，咳嗽轻、发热重、咽痛明显者，多合时方银翘散；咳嗽较重者，合用时方桑菊饮；感受风寒者，兼用时方杏苏散。治疗小儿虫证，常选用经方乌梅丸，合用时方使君子散、抵圣散等进行加减，以增强疗效。小儿脾胃虚弱，食欲减退，面黄肌瘦，多选用经方理中丸和时方参苓白术散配合应用，协同起效。小儿内有积滞，外感表邪，发热持续，多选经方麻杏石甘汤和时方达原饮同用，外散表邪，内消积滞，疏通气机郁滞，邪无可留，发热自退。

3. 甘淡和脾，调水畅中，提出"和脾利水法"治儿科杂病

和脾利水法采用甘淡和脾、渗湿利水的药物，促使体内水湿之邪由小便排出，从而达到治愈疾病目的。张士卿认为脾胃在人体的重要性一向为历代医家所重视，它不仅是人体气机升降运动的枢纽，而且是人体水液转输运化的中州，人体水液代谢的全过程由肺、脾、肾、三焦、膀胱、大肠、小肠等共同发挥作用完成，脾主运化水湿的作用是其中的重要环节。临证治疗水湿之邪为患的一类疾病，无论从肺或从肾着手，都应当配合理脾和脾之法，方能收效满意，具体用法如下。

（1）小儿湿胜水泻　临床症见大便次频量多，水谷不分，泻下如水而无脓血，臭味不甚，小便短少，舌淡红，苔白腻。水湿成因，一由湿胜，一由脾伤，湿胜多责之长夏之际，调摄不慎，脾为暑湿之邪所困，致运化失常，故夏秋季节患此病者为多。脾伤多责之小儿脾常不足，加之乳食不节，喂养不当，暴饮暴食或过食生冷不洁之物，以致脾胃受损，运化不及，故此病多见于小儿。和脾利水法治疗此类泄泻，可选用雷氏增损胃苓法、通利州都法，以及《串雅内编》的"分水丹"等方化裁。

（2）小儿水肿　小儿肌肤娇嫩，腠理不密，易感外邪。外邪侵袭，卫气不宣，又易使湿热内蕴。湿热邪毒一方面可充斥于外，引起咽喉肿痛、皮肤疮疡等症，另一方面也会壅遏三焦，使气液不能宣通，停滞而生水湿。水湿内蓄，不得排泄，溢于肌肤，则导致水肿。小儿肾炎水肿即因于此。治疗应着重对肺、脾、肾三脏进行调治，其中尤以和脾为关键，而和脾又以利水为先导。以甘淡和脾、渗湿利尿之品，促使体内水湿外排，达到利水消肿的目的，是和脾的重要方法之一。此亦符合曾世荣在《活幼心书》中提出的"法当随四时用药，解表通利小便……滋润救脾导水汤剂渗泄之，乃为良法"的原则。和脾利水法常用方剂可选五苓散、五皮饮、茯苓导水汤、实脾饮等方化裁。

（3）小儿痰湿咳嗽　小儿发病容易、传变迅速，外感之后常子病及母，致脾失健运、痰浊内生，故治疗当以和脾利水为先。水利则湿有外出之路，湿去则脾不受困而中土得安。脾和胃清，焉有生痰成饮之虑，若更佐以消痰止嗽之品，则痰嗽可平。常用方剂可选二陈汤、葶苈大枣泻肺汤、三子养亲汤、千金苇茎汤等方化裁。

（4）小儿汗证　临床常见小儿汗证，每身无他病，常动则汗出如珠。盖小儿常因饮食积滞，损伤脾胃，运化失司，湿浊内停，久而化热，湿热相搏，迫汗外泄，故动则汗出如珠。水湿既蒸为汗，从肤腠毛窍而泄，则必然下输膀胱而为溺者少，故证见小便短少。治疗这类小儿多汗证，应当审证求因，采用和脾利水之法，佐以消积除热之品，一方面通利州都，运脾化湿，另一方面消导食积，清除郁热。水湿从小便而去，内热得以解除，则必无蒸腾作汗之疾。常用方剂可选五苓散、保和丸、蒿芩清胆汤、泻白散等方化裁。

二、临证经验

1. 开达膜原、疏利透达，治疗小儿外感热病

张士卿认为小儿脏腑娇嫩，形气未充，一则肺常娇嫩，卫外功能薄弱，加之寒暖不知自调，故易感外邪，且小儿为纯阳之体，感邪易从阳化热；二则脾常不足，饮食不知自节，故易食积内停，郁而化湿酿热。两者可互为因果，内外交结，伏于膜原。常用辛散暴烈之药为主，伍以清滋柔和之品为辅的达原饮，以开达膜原，除秽化浊，疏利透达，清热燥湿，滋阴养血。达原饮出自吴又可的《温疫论》，由槟榔、厚朴、草果、黄芩、知母、芍药、甘草组成。槟榔能消除伏邪，为疏利之药；厚朴破戾气所结；草果辛烈气雄，除伏邪盘踞。以上三味协力，直达巢穴，使邪气溃败，速离膜原。伍知母滋阴，以防热伤津液；配芍药和血，以免热耗营血；黄芩以清燥热；甘草为和中之用。此方润燥相辅，刚柔相济，祛邪而不伤正，护正而不恋邪，既能调和肝胆、又能调理脾胃。

邪伏膜原常以发热、腹胀、大便干或便稀不爽、舌微红、苔白或黄厚而燥腻为诊断要点。临证可随症加减，如脘腹胀满者可加苍术、枳壳、陈皮；内有积食者加焦三仙、鸡内金；胁痛、呕而口苦者加柴胡、延胡索；高热者加石膏；恶心呕吐者加竹茹；多汗者加牡丹皮、浮小麦；头身痛、畏寒重者加羌活、防风；肺气不宣，咳嗽者加杏仁、炙麻黄；外感热毒，咽喉肿痛者加金银花、连翘、射干、僵蚕、牛蒡子；暑湿内伏者加藿香、佩兰；鼻塞者加苍耳子；口唇干者加芦根；咳嗽痰多者加桔梗、瓜蒌皮、莱菔子；胃浊不降、郁热内生者，合升降散。用达原饮时须注

意厚朴、草果剂量不宜过大，避免苦燥伤津，若患者系阴虚之体或温病邪入营血，则不可用。

2. 明诊断、重病因，涤痰开窍、息风平痫治癫痫

张士卿认为小儿癫痫的原因有先天因素和后天因素。先天因素有遗传缺陷或胎中受惊，致使胎气受损，气血逆乱。后天因素包括颅脑外伤，瘀积伤络；窒息厥脱，神明失养；时疫温毒，损心犯脑；脑窍畸形，痰瘀阻滞，损伤心脑；虫积脑瘤，寄居脑窍；病后阴虚，虚风内动。另外，外感发热、情绪紧张、过度劳累、声光刺激等可诱发本病。发作期病机为风痰上涌，邪阻心窍，内乱神明，外闭经络；休止期病机为脏腑亏虚，痰浊内阻。

治疗上，张士卿认为首先要识病、明理、辨证、立法，然后据此遣方施药，如此才能使理、法、方、药丝丝入扣。癫痫之成因为惊、风、痰、火、食、瘀，风痰上涌，邪阻心窍，内乱神明，外闭经络，神志怫郁，故一时发作，病在心、肝、脾、肾，治疗宜从镇惊、息风、涤痰、泻火、消食、化瘀入手，重视调理心、肝、脾、肾之功能。发作时治其标，具体以镇惊安神、息风定痫、涤痰开窍、化瘀通窍为基本大法；病情控制后治其本，治以健脾化痰、调补气血、养心平肝。张士卿继承先师王伯岳治癫痫方，以千金龙胆汤、温胆汤、钩藤饮等结合自己的临床体会，重新组方并进行剂型改革，创制平痫冲剂（郁金、丹参、代赭石、天麻、僵蚕、石菖蒲）。方中天麻入肝，息风止痉，且甘润不烈，作用平和；代赭石质重沉降，善降逆气、坠痰涎；僵蚕息肝风，止痉挛抽搐，且兼化痰；石菖蒲辛开苦燥温通、芳香走窜，不但有开窍宁神之功，又具化湿、豁痰之效；郁金辛散苦泄，能解郁开窍；丹参活血养血、安神。诸药合用，共奏涤痰息风、化瘀通窍、养血安神、平痫止痉之功，验之临床，每多良效。

3. 审天时，察运气，论治时病及疑难病

中医运气学说，是古人以天人相应观为指导，以阴阳五行生克制化理论为框架，以天干地支为演绎工具，专门研究自然界天象、气象等的变化规律，以及天象、气象变化与人类疾病发生和流行关系的一种学说。运气学说认为，自然界气候的变化直接和间接地影响着人体的健康和疾病的发生与流行，而这种变化是有规律可循的。一般来说，一年一个小周期，六十年一个大周期。所以，每年的气候变化和疾病的发生与流行情况都可以应用运气学说加以推测和预报。同时，疾病的预防和诊治，也可以此作为重要参考。因此，古人强调"圣人治病，必知天地阴阳，四时经纪"（《素问·五常政大论》），指出"岁气有偏，人病应之，用药必明乎岁气"（吴崑注语），否则"不知年之所加，气之盛衰，虚实之所起，不可以为工"（《素问·六节藏象论》），"治不法天之纪，不用地之理，则灾害至矣"（《素问·阴阳应象大论》）。

2008年春季，我国安徽省阜阳市暴发了手足口病，其疫情严重，死亡率高，引起了广泛关注。张士卿认为，2008年从岁次戊子，戊为天干之阳干，天干纪运，故戊年为火运太过。子为地支之阳支，地支纪气，故子年为少阴君火司天，阳明燥金在泉，中见太微火运。同时，这一年六气之客主加临的情况是：二之气（即公历3月20日至5月21日，农历春分至小满期间）为客气厥阴风木加临于主气少阴君火之上，客生主，木生火，风火相煽，故其气候特征表现为火热偏盛；三之气（即公历5月21日至7月22日，农历小满至大暑期间）为客气少阴君火加临于主气少阳相火之上，君相加临，火热时至，故其气候特征同样表现为大暑炎光，火热炽盛。清代温病大家余霖在其《疫疹一得》中曾说"火者疹之根，疹者火之苗"，因此这一年份，尤其从春分至大暑这段时间，最易发生痘疹一类的疫病，且余氏在其书中就有"乾隆戊子年，吾邑疫疹流行"的记载。同样，清代温病大家吴瑭也观察到痘疹多"发于子、午、卯、酉之年"，至于其原因，吴氏认为主要是"子、午者，君火司天；卯、酉者，君火在泉……必待君火之年，与人身君火之气相搏，激而后发也"。明其病因，其治法自然明了。

手足口病属中医学温病范畴,其发病与外感风、火、湿、热及时疫邪毒有关,与心脾伏火、肺胃壅热亦有关。故其治疗大法应以清、疏、利、透为主,临证时可按轻、中、重三症论治。

(1)轻症 多属邪犯肺脾,治法宜以宣肺透邪为主,佐以清热化湿。方选银翘散合薏苡竹叶散加减。

(2)中症 属湿热内蕴,熏发于外,临证尚需辨别湿重于热、热重于湿、湿热并重等不同而分别论治。湿重于热者可选甘露消毒丹加减以宣肺透热、行水化湿;热重于湿者可选黄连解毒汤合碧玉散加减,以清热解毒为主,佐以利湿透疹;湿热并重者可选黄连解毒汤合三仁汤加减,以清热解毒利湿为主,佐以透疹。

(3)重症 若属湿热蕴盛,燔灼气营者,病情严重,则为本病重症,可选清瘟败毒饮加减,以清热利湿、解毒凉营为治。

张士卿在临床上运用运气方治疗多种儿科疑难疾病,在诊治反复呼吸道感染、哮喘、过敏性鼻炎、顽固性湿疹、脑性瘫痪、多发性抽动、癫痫等疑难杂症时,首先根据患儿出生年月,推算出其先天体质,抓住"先机",并在用药时除常规治法外,依据当前运气及以往病情加重时的具体运气"按时给药",常取得显著效果,患儿在用药后体质改善,发病次数降低。

三、典型病案

1. 多发性抽动:肝脾不调案

彭某,女,5岁6个月。2019年10月29日初诊。

主诉:注意力不集中,频繁眨眼,咽喉不利,伴夜寐不安3个月。

家长于3个月前发现患儿注意力不集中,躁动不安,频繁眨眼,咽喉不利,常发吭吭声,同时伴有夜卧不宁,遂来就诊。刻下:坐立不安,手足躁动不宁,频繁眨眼,咽喉不利,常发吭吭声,急躁易怒,睡时易惊醒,易积食,食纳欠佳,二便调。

西医诊断:多发性抽动。

中医诊断:慢惊风(脾虚肝旺证)。

治以疏肝理脾、息风止痉。方用柴胡加龙骨牡蛎汤加减。

处方:柴胡10g,黄芩10g,法半夏6g,生龙骨15g(先煎),生牡蛎15g(先煎),党参6g,白芍15g,赤芍15g,天麻10g,钩藤10g,石菖蒲10g,郁金6g,蝉蜕6g,僵蚕6g,白菊花10g,射干6g,山豆根6g,炒枣仁15g,远志6g,焦三仙各10g,浙贝母10g,炙甘草6g。7剂,每日1剂,水煎服。

11月5日,家长自觉患儿服上方后诸证明显减轻,药方效佳,故自行按原方继服14剂,服后症状基本消失。

11月19日二诊,家长诉患儿3天前因不慎外感,再次出现睡时易惊醒、多梦。现患儿急躁易怒,夜卧不安,伴咳嗽,流清涕,食欲尚可,二便调。

处方:柴胡10g,黄芩10g,法半夏6g,生龙骨15g(先煎),生牡蛎15g(先煎),党参6g,白芍15g,赤芍15g,天麻10g,钩藤10g,石菖蒲10g,郁金6g,蝉蜕6g,僵蚕6g,桔梗6g,苦杏仁6g,白芷6g,苍耳子6g,辛夷6g,白菊花10g,炒枣仁15g,远志6g,浙贝母10g,炙甘草6g。7剂,水煎服。

服药后未再复诊。电话随访,诸症已除。

2. 胸痹:心虚痰结案

赵某,男,6岁。2004年10月28日以"胸闷、气短、乏力2月"就诊。此患儿2月前因感冒后出现心悸、乏力，就诊于当地某医院，行各项检查后确诊为"病毒性心肌炎"，经西医治疗后症状均有好转，但仍胸闷、气短、乏力、心律不齐。后转他院，诊断为"病毒性心肌炎后遗症"。患儿来我院时除上述症状外，症见精神欠佳，面色萎黄，舌质稍红，苔白腻，脉结代。心脏听诊：心率110次/分，奔马律。发病以来伴盗汗，食欲欠佳，大小便正常。患儿证属心气不足，痰阻心脉。治以滋阴益气，养心化痰，佐以活血。

处方：瓜蒌10g，薤白10g，法半夏10g，陈皮6g，丹参15g，党参15g，鹿衔草10g，苦参10g，麦冬10g，生地黄10g，炙甘草10g，玉竹10g，云茯苓10g，竹茹10g，生龙牡各30g（先煎）。7剂，每日1剂，水煎服。

11月4日二诊：患儿胸闷、气短、乏力有改善，心率100次/分，奔马律减少，盗汗好转，但患儿烦躁、易发脾气，大便偏干，舌质淡红，苔薄黄。处方：瓜蒌15g，薤白10g，法半夏10g，枳实6g，赤芍10g，丹参15g，栀子6g，淡豆豉6g，当归10g，竹叶10g，党参15g，苦参10g，麦冬10g，甘草3g，焦三仙各10g，生龙牡各30g（先煎）。7剂，每日1剂，水煎服。

11月11日三诊：心律不齐好转，奔马律消失，仍有期前收缩，上楼后气短稍重，舌质淡红，咽稍赤。处方：瓜蒌15g，薤白10g，法半夏10g，枳实6g，赤芍10g，丹参15g，栀子6g，桔梗6g，当归15g，牛蒡子10g，党参15g，苦参10g，麦冬10g，甘草3g，焦三仙各10g，生龙牡各30g（先煎）。7剂，每日1剂，水煎服。

半年后随访，诸症未发。

参考文献

张弨.张士卿学术经验集［M］.兰州：兰州大学出版社，2006.

汪受传（1946—），男，江苏东台人，南京中医药大学教授、博士生导师，主任中医师，享受国务院政府特殊津贴专家，全国先进工作者，全国模范教师，国家级教学名师，全国名中医，全国老中医药专家学术经验继承工作指导老师，曾任中华中医药学会儿科分会主任委员，现任世界中医药学会联合会儿科专业委员会会长、世界卫生组织传统医学国际疾病分类项目（WHO–ICD）专家组成员、国家中医药标准化技术委员会委员等职。汪受传在 50 余载中医儿科临床、教学、科研工作中，先后主持国家科技攻关计划、国家自然科学基金等各级科研课题 23 项，主编国家级规划教材《中医儿科学》等 19 部，主编、编著出版学术著作 37 部，学生遍布亚洲、欧洲、非洲等多个国家（地区）。

一、学术建树

汪受传踏入岐黄之路已半个多世纪，自 1964 年进入南京中医学院，历经六年本科苦读、九载乡里摸爬，1979 年再回母校，先后以研究生、学术继承人身份两次跟师江育仁教授，有多方面的学术建树。

1. 提出"纯阳""稚阴稚阳"统一论，论述"儿童体质八分法"

关于小儿阳气，历来有"纯阳"与"稚阳"两种主要学术论点。汪受传认为这两种观点看似背驰，其实并不对立。汉·许慎《说文解字》说："纯，丝也。"清·罗整齐《鲟溪医论选》说："小儿年幼，阴气未充，故曰纯阳，原非阳气之有余也，特稚阳耳！稚阳之阳，其阳几何？"由此认为纯阳指小儿阳气细微不足，与稚阳无异。所谓纯阳为盛阳之说，与小儿生理病理不符，难以立论。至于现代有用纯阳解释小儿蓬勃生长发育的旺盛生机者，那是对于阳气在另一层面的理解，并非指小儿生理上便是阴不足而阳有余的阴阳失衡状态。在临床工作中必须时时顾护其稚嫩不足的阳气，才能在平时保证小儿正常生长发育、病时免遭阳气受戕变生危证、病后及时康复、减少复发。"稚阴稚阳"是小儿体质的基本特点，阴阳和调是小儿健康的保障。

汪受传提出儿童体质是由先天禀赋、后天环境因素影响形成的，包括形体动态、生理功能和心理状态诸方面相对稳定而又可以变化的特质，其与不同疾病的好发倾向、疾病证候与转归、治疗干预的效果有着一定关联。小儿体质类型的划分，当从是否均衡和如何不均衡分论。均衡质可称之为平和质，即阴阳、气血和调平衡的体质，但这种均衡和平只是相对而不是绝对的，是阶段性的状态，可以随着体内外多种因素产生动态变化而改变，转化为不均衡质。不均衡质则可以按形成的先天、后天因素不同区分为特异体质和偏颇体质两类。特异体质源于先天禀赋，故称为特禀质。偏颇体质形成与先天、后天多种因素均有关，可再从阴阳、气血、虚实、脏腑分为 6 种类型：气虚质、血虚质、阴虚质、阳虚质、痰湿质、阳热质。儿童不均衡体质可以是单一型的，也可以是复合型的，如气血两虚质、血虚兼特禀质等，只是从辨识和干预的需要出发，分而论之。

2. 提出"伏风"理论，论述"消风法"治疗小儿过敏性疾病

汪受传认为"风"是多种外感、内伤、先天疾病产生的重要病因，在中医儿科发病学上有着重要地位。除传统理论的"外风""内风"外，有必要提出"伏风"概念，即特禀质小儿禀受于先天、潜藏于体内的伏风，一旦遭遇贼风诱因，便会发生过敏性疾病。伏风在当今日益增多的小儿过敏性疾病的病因病机中占有突出地位，对疾病的发生、发展、预后有着重要影响。

伏风所致疾病的常见临床证候，如鼻塞流涕、鼻痒喷嚏、呛咳咽痒、哮鸣气喘、肤起风团、皮肤瘙痒等，皆符合中医学风证特征，因而可以归于"风病"一类。此类风病平时并无病态表现，只是在接触某些可能引发的外来因素如外风、气味、天花粉、皮毛、饮食等时，一有所触，则风象显露而宿疾复发。最常见者如风束肺窍之鼻鼽、风束肺络之风咳、风痰郁肺之哮喘，以及风泛肌肤之湿疹、荨麻疹等。

这类"风病"都可以消风法为主治疗。现将常用消风法列举如下。

（1）**散邪消风法**　用于外风初犯，伏风泛起之风犯肺卫证，常见于外感初期。偏风寒选方荆防败毒散加减，常用药为麻黄、荆芥、防风、白芷、辛夷、苍耳子、蒺藜等；偏风热选方银翘散加减，常用药为金银花、连翘、薄荷、蝉蜕、菊花、紫草、甘草等。

（2）**除湿消风法**　用于风湿犯肤证，常见于奶癣、湿疹等疾病。偏风泛肌肤选方消风散加减，常用药为防风、蝉蜕、蒺藜、苏叶、川芎、生地黄、僵蚕、蜈蚣、地肤子等；偏湿溢肌表选方除风胜湿汤加减，常用药为苍术、秦艽、薏苡仁、佩兰、羌活、独活、土茯苓、白鲜皮等。还可加用外治法，如苦参、黄柏、黄连、马齿苋、败酱草、蛇床子等煎汤外洗。

（3）**凉血消风法**　用于血热生风证，常见于过敏性紫癜、荨麻疹等疾病。选方犀角地黄汤加味，常用药为水牛角、生地黄、赤芍、牡丹皮、虎杖、紫草、板蓝根、甘草等。

（4）**养血消风法**　用于血虚生风证，常见于奶癣、皮肤瘙痒症、过敏性紫癜等疾病。选方四物汤加味，常用药为当归、川芎、熟地黄、白芍、乌梅、乌梢蛇、紫草、甘草等。

（5）**豁痰消风法**　用于风痰内蕴证，常见于哮喘、风咳、鼻鼽等疾病。选方涤痰汤加减，常用药为胆南星、枳实、葶苈子、地龙、僵蚕、辛夷、五味子等。

（6）**固表御风法**　用于表虚不固证，常见于反复呼吸道感染易引发风病的患儿。选方玉屏风散合桂枝加龙骨牡蛎汤加减，常用药为炙黄芪、白术、防风、桂枝、白芍、甘草、煅龙骨、煅牡蛎、生姜、大枣、五味子等。

3. 提出"哮喘夙因风痰内伏"，论述"三期分证"治疗小儿哮喘

哮喘是儿童时期常见的一种反复发作的哮鸣气喘性肺系疾病。本病以哮鸣、气喘为发作期特征，故称为"哮喘"。哮喘具有反复发作的临床特征，既往认为是患儿肺、脾、肾不足，痰饮内伏所引起。汪受传认为，本病之所以反复发作，更重要的是由于患儿特禀体质、伏风内潜，因而一旦触冒外邪贼风（如外感风邪，接触花粉、皮毛、油漆、螨虫等异物、异味，嗜食咸酸厚味、鱼腥发物，活动过度或情绪激动等），便引起哮喘发作，所以将本病反复发作的夙因定为"风痰内伏"更为恰当。

关于哮喘的临床分期，汪受传认为本病历来分为发作期、缓解期两期，但在发作、缓解之间，还常有一段哮喘减轻而未完全平息，静则气息平和，动则喘鸣发作的阶段，可称之为迁延期。哮喘辨证主要从寒热虚实和肺、脾、肾三脏入手。发作期以邪实为主，进一步辨寒热。咳喘痰黄，身热面赤，口干舌红为热性哮喘；咳喘畏寒，痰多清稀，舌苔白滑为寒性哮喘。迁延期证候为虚实夹杂，实在风痰内着留恋不解，虚在肺、脾、肾虚的不同证候已现。缓解期以正虚为主，辨其肺脾肾、气阴阳之不足，气短多汗、易于感冒为气虚，形寒肢冷面白、动则心悸为阳虚，消瘦盗汗、面色潮红为阴虚。

小儿哮喘发作期的治疗以攻外邪调肺气为主。迁延期当消风涤痰、扶助正气，标本兼治；缓解期则以扶正固本、培补肺脾肾为要。在整个治疗过程中，要遵照"发时平哮，平时固本，不忘消风祛痰"的原则，以图肺、脾、肾虚康复，消其伏痰夙根，方能使之长期缓解。

哮喘发作期以邪实为主，证分寒热，以热性哮喘多见。外邪束肺、风痰壅肺是发作期的共同病机，治疗以伏其所因、祛风涤痰、平哮定喘为大法。寒性哮喘证治以消风散寒、涤痰定喘，用小青龙汤合三子养亲汤加减。热性哮喘证治以消风清肺、涤痰平喘，用麻黄杏仁甘草石膏汤合苏葶丸加减。外寒内热证治以解表清里、消风定喘，用大青龙汤加减。

哮喘迁延期风痰留恋不解，伏痰久居伤正，肺、脾、肾虚象已现，证候虚实夹杂，治疗须标本兼治，宜消风化痰平喘、补肺健脾益肾。风痰恋肺、肺脾气虚证治以消风化痰、补益肺脾，用射干麻黄汤合人参五味子汤加减。风痰内蕴、肾气亏虚证治以泻肺祛痰、补肾纳气，偏肺实者以苏子降气汤加减，偏肾虚者用都气丸合射干麻黄汤加减。

哮喘缓解期补益固本，调补肺脾肾、气阴阳，同时需要御外风、息伏风、化痰饮。肺脾气虚证治以健脾益气、补肺固表，用玉屏风散合人参五味子汤加减。脾肾阳虚证治以健脾温肾、固摄纳气，用金匮肾气丸加减。肺肾阴虚证治以养阴清热、补益肺肾，用麦味地黄丸加减。

二、临证经验

1. 补肺固表、调和营卫法治疗小儿反复呼吸道感染

反复呼吸道感染是1年或至少半年内发生上、下呼吸道感染的次数超过一定范围的肺系疾病。汪受传领衔制订的《中医儿科常见病诊疗指南》集成专家意见，将本病辨证治疗方法分为以下四种：①肺脾气虚证：治以补肺固表、健脾益气，用玉屏风散合六君子汤加减。②营卫失调证：治以温卫和营、益气固表，用黄芪桂枝五物汤加减。③脾肾两虚证：治以温补肾阳、健脾益气，用金匮肾气丸合理中丸加减。④肺脾阴虚证：治以养阴润肺、益气健脾，用生脉散合沙参麦冬汤加减。

汪受传认为，以上四证是反复呼吸道感染证候划分的基本方法，但从临床实际来看，则以肺卫不固、营卫不和证最为常见。其病机在于肺气虚卫表不固、卫阳虚营阴失守，临床表现为反复外感，面色少华，恶风肢凉，多汗易汗，汗出不温，舌质淡，苔薄白，脉无力。治疗当补肺固表、温卫和营，可予桂枝加龙骨牡蛎汤与玉屏风散合方加减。以其构筑肺金屏障功能为方意而命名金屏汤，方由桂枝、白芍、煅龙骨、煅牡蛎、炙甘草、炙黄芪、炒白术、防风、生姜、大枣组成。

汪受传在应用金屏汤时，将《究原方》玉屏风散方中黄芪、白术、防风三药的用量比例由1∶2∶1调整为3∶2∶1。黄芪的用量为10～20g，多用15g，食欲好者用炙黄芪，食欲差或邪毒留恋者则改用生黄芪；白术常用10g，纳差、便溏、苔腻者则苍术、炒白术同用，各5～10g；防风常用3～5g。桂枝加龙骨牡蛎汤的常用药物剂量为桂枝3～4g，白芍10～12g，炙甘草3g，煅龙骨15～20g，煅牡蛎15～20g，生姜3片，大枣4枚。随证加减：如患儿还有轻微咳嗽，可选加桑白皮、桔梗、百部、炙款冬花等；干咳无痰者，选加天冬、麦冬、百合、石斛等；痰多，大便偏干者，选加全瓜蒌、浙贝母、法半夏、胆南星等；咽部充血、扁桃体肿大者，选加玄参、虎杖、蒲公英、芦根等；咽痒者，加蝉蜕、牛蒡子、木蝴蝶等；喷嚏流涕者，酌加辛夷、苍耳子、白芷等；汗出较多者，酌加五味子、浮小麦、碧桃干等；食欲不振者，酌加炒谷芽、炒

麦芽、焦山楂、焦六神曲、陈皮等；畏寒恶食，时有腹部隐痛，大便溏薄者，酌加干姜、砂仁、益智仁、焦山楂等。本病在缓解期需坚持长期服药，可针对每个患儿的体质特点辨证选方用药，制成浓缩糖浆剂，温开水送服，方便服用。

2. 消风宣窍法治疗小儿鼻鼽

鼻鼽，古代医籍中又称作"鼽嚏""鼽窒"等，西医学中的变应性鼻炎、嗜酸性粒细胞增多性非变应性鼻炎等类似本病。汪受传认为小儿鼻鼽的发病与伏风内蕴、肺窍不利密切相关，治疗应以消风宣窍为基本法则。

汪受传集成专家意见，在其牵头制订的《中医儿科临床诊疗指南·小儿鼻鼽》中提出本病的辨证治疗方法如下。①肺气虚寒证，治以温肺散寒、益气固表，用温肺止流丹加减。②肺经伏热证，治以清宣肺气、通利鼻窍，用辛夷清肺饮加减。③肺脾气虚证，治以益气健脾、升阳通窍，用补中益气汤加减。④肺肾两虚证，治以温补肾阳、通利鼻窍，用金匮肾气丸加减。

汪受传总结长期临床经验，针对本病最常见的肺气虚寒证，创制了验方消风宣窍汤。该方由四个药对组成：炙麻黄、桂枝宣肺通阳利窍，辛夷、苍耳子散寒消风通窍，五味子、乌梅敛肺收涩固表，胆南星、广地龙消风化痰解痉。全方散寒与通阳并举，宣散与收敛同用，消逐风痰，通利鼻窍。随证加减：伴风寒表证者加荆芥、防风、蒺藜；伴风热表证者去桂枝，加金银花、薄荷、蝉蜕；鼻塞重者加川芎、细辛、鱼脑石；清涕量多者加苍术、半夏；黄浊涕者加黄芩、鱼腥草；鼻干瘙痒者加南沙参、白芍、地黄；眼痒目赤者加菊花、青葙子、栀子；咽干咽痒者加蝉蜕、麦冬、胖大海；皮肤瘙痒者加地肤子、蒺藜、徐长卿、乌梢蛇；多汗易感者加炙黄芪、炒白术、防风、煅龙骨、煅牡蛎。汪受传曾以氯雷他定为对照，做了 215 例临床研究，发现试验组疗效优于对照组（$P < 0.05$），并通过实验研究证实消风宣窍汤可明显减轻变应性鼻炎模型豚鼠的症状，其作用机制可能是通过调节 Th1/Th2 免疫失衡，减少 IgE 的生成和组胺的释放，从而发挥抗过敏作用。

3. 清热、解郁、涤痰、化瘀法治疗肺炎喘嗽

汪受传在其主编的"十五""十一五""十二五"国家级规划教材《中医儿科学》和《中医儿科常见病诊疗指南·肺炎喘嗽》中，已经提出了肺炎喘嗽的规范辨证治疗方法。

（1）常证　①风寒郁肺证，治以辛温宣肺、止咳平喘，用华盖散加减。②风热郁肺证，治以辛凉宣肺、清热化痰，用银翘散合麻黄杏仁甘草石膏汤加减。③痰热闭肺证，治以清热涤痰、开肺定喘，用五虎汤合葶苈大枣泻肺汤加减。④毒热闭肺证，治以清热解毒、泻肺开闭，用黄连解毒汤合麻黄杏仁甘草石膏汤加减。⑤阴虚肺热证，治以养阴清热、润肺止咳，用沙参麦冬汤加减。⑥肺脾气虚证，治以补肺益气、健脾化痰，用人参五味子汤加减。

（2）变证　①心阳虚衰证，治以温补心阳、救逆固脱，用参附龙牡救逆汤加减。②邪陷厥阴证，治以清心开窍、平肝息风，用羚角钩藤汤合牛黄清心丸加减。

汪受传组织全国五中心临床研究 480 例肺炎住院患儿数据，发现肺炎喘嗽的病机演变不离热、郁、痰、瘀的相互影响与转化，并由此提出了清热、解郁、涤痰、化瘀的治疗基本法则。常用药物如下。

（1）热证　表热证治以疏风清热，药用金银花、连翘、薄荷、牛蒡子、大青叶、荆芥等；肺热证治以清肺解热，药用石膏、鱼腥草、黄芩、金荞麦、贯众、虎杖等；毒热证治以清热解毒，药用黄芩、黄连、栀子、石膏、大黄、蚤休等。

（2）郁证　表郁证治以解表宣肺，药用炙麻黄、杏仁、桔梗、桑叶、菊花、蝉蜕等；郁闭证治以开肺解郁，药用炙麻黄、杏仁、前胡、桑白皮、地骨皮、枇杷叶等。

（3）痰证　痰热证治以清化痰热，药用浙贝母、瓜蒌皮、黛蛤散、天竺黄、葶苈子、青礞石等；痰浊证治以温化痰浊，药用半夏、陈皮、紫苏子、莱菔子、枳实、僵蚕等。

（4）瘀证　治以活血化瘀，药用川芎、桃仁、丹参、郁金、虎杖、大黄等。此外，根据不同证候，疏风散寒、补益肺气、健脾益气、润肺养阴等法也较常用，温补心阳、救逆固脱、平肝息风、清心开窍法在变证时急需应用。

三、典型病案

1. 顿咳：肝火犯肺案

张某，女，86天。2019年5月9日初诊。

主诉：咳嗽20多天。

患儿咳嗽已20多天。阵发性痉挛性咳嗽，连咳难止，日轻夜重，咳后有深吸气性鸡鸣样吼声，泛恶或吐出痰涎、食物，面部涨红，目睛红赤，烦闹多啼，小便尚黄，大便尚调，咽红，舌质红，舌苔黄，指纹紫滞。肺部听诊可闻及干啰音。在外院就诊时多次用琥乙红霉素等药，未曾见效。查血常规：白细胞总数 18.65×10^9/L，中性粒细胞32.1%，淋巴细胞67.8%，单核细胞8.2%。CRP：10.6mg/L。诊断为顿咳。辨证为肝火犯肺，肺气失肃。治法：泻肝降火，肃肺止咳。予龙胆泻肝汤加减。处方：龙胆草1g，栀子3g，黄芩4g，桑白皮3g，杏仁3g，百部3g，葶苈子3g，胆南星2g，代赭石6g（先煎），枇杷叶3g。4剂。

5月13日二诊：患儿服药后痉挛性咳嗽发作次数减少，每咳次数亦由原十几声减为七八声，目睛红赤减轻。代赭石6g改为地龙3g，再进7剂。

5月20日三诊：患儿日间已不咳嗽，夜间咳嗽2、3次，呕恶、面红、目赤、烦闹多啼诸症均明显好转，前方再进7剂。

5月27日四诊：患儿咳嗽已基本平息，口干，咽红，舌质红，舌苔薄黄。拟前方减苦寒药物，增润肺之品调治。处方：桑白皮3g，地骨皮3g，杏仁3g，百部3g，天冬3g，麦冬5g，黄芩4g，栀子3g，罗汉果3g。7剂。此后患儿痊愈停药。

2. 肝痈：毒瘀壅结案

张某，男，13岁。1984年7月31日住入儿科病区。

主诉：发热、肝区痛15天。

患儿于7月14日自觉疲乏、纳减。7月16日发热（39.5℃），畏寒，无汗，腹痛，泻黄色稀水便。3天后腹泻止，仍发热，肝区痛，在当地医院用庆大霉素、青霉素治疗未效。7月26日到南京某医院经B超检查诊断为"细菌性肝脓肿"，经治疗未见好转。7月30日来本院门诊收住入院。入院时患儿精神委顿，面色淡白，形体消瘦，畏寒，发热，微汗，纳呆，大便3日未行，右胁肋下疼痛。查体：体温38.3℃。神志清，精神差，舌质淡，苔白腻。巩膜皮肤无黄染。心肺听诊无异常发现。肝区饱满，肝上界第5～6肋间，剑突下4.5cm，右肋下4cm，质Ⅱ度，表面光滑无结节，边缘钝，肝区叩击痛、压痛明显。脾左肋下2cm，质软。B超检查：肝脏右叶有低回声暗区，约3cm×4cm。诊断：肝痈（细菌性肝脓肿）。辨证为毒瘀壅结证，乃湿热壅结肝脏，气滞血瘀，毒腐成脓，阳明热结。治以少阳、阳明双解，解毒消痈，活血化瘀。予大柴胡汤加减。

处方：柴胡6g，枳壳6g，栀子10g，厚朴6g，蒲公英15g，赤芍10g，丹参10g，金银花12g，败酱草15g，黄芩10g，薏苡仁15g，生大黄6g（后下）。4剂，1日2剂，分4次服。

8月2日：服药2天身热已退，大便畅行，肝区疼痛消失。原方继服2天。

8月4日：患儿身热未起，精神转佳，食欲增进，肝区无疼痛，舌苔薄腻。原方有效，去厚朴，加黄芪，改为每日1剂。

8月13日：前方加减服用9剂。患儿精神好转，纳食有增，肝区不痛，但面色少华，出汗较多。体检：肝脏已缩至剑突下2cm、肋下2.5cm。脾脏肋下刚触及。患儿热毒壅结之象已减而气血亏虚之象显露。前方减清热解毒消痈之品，增益气养血、软坚敛汗药物。8月21日患儿出院，带药回家继服。

处方：柴胡3g，枳壳6g，蒲公英15g，金银花10g，赤芍10g，白芍10g，黄芪10g，当归10g，丹参10g，煅龙骨20g（先煎），煅牡蛎20g（先煎）。每日1剂，水煎服。

9月7日：患儿来院复查，一般情况好，身无所苦。肝剑突下1.5cm，右肋下0.5cm，质Ⅰ度。血沉20mm/h。B超检查：肝脏光点较密集，分布均匀，血管走向清楚，较前对比，低回声暗区消失。

参考文献

1. 汪受传. 汪受传儿科学术思想与临证经验［M］. 北京：人民卫生出版社，2014.

2. 汪受传. 汪受传儿科求新［M］. 北京：中国中医药出版社，2020.

3. 汪受传. 汪受传儿科医案［M］. 北京：中国中医药出版社，2020.

第二十七章

丁 樱

丁樱（1951—），女，江苏南京人，二级教授，国医大师，博士后合作导师，首届全国名中医，全国中医药高等学校教学名师，河南中医药大学儿科医学院院长，学术委员会副主任，第一附属医院儿科医院院长。兼任中国民族医药学会儿科分会会长、中华中医药学会儿童紫癜－肾病协同创新共同体主席、世界中医药联合会儿科分会副主委、中国中医药信息研究会儿科分会名誉会长、中华中医药学会儿科分会名誉副会长、河南省中医中西医结合儿科专业委员会主任委员、国家儿童用药专家委员会委员等多项职务。丁樱教授从事医学临床 53 年，长期致力于小儿难治性肾病、紫癜性肾炎等儿童疑难病的研究，主持科研课题 27 项，获国家中医药管理局及河南省科技进步奖 16 项，主编、参编论著 18 部、教材 12 部，发表学术论文 285 篇，所培养的多名学生在国内外高校及医院成为学术骨干。

一、学术建树

1. 创扶正祛邪、序贯疗法辨治小儿肾病

小儿肾病以水肿为主，水肿根据其特点可归属于中医学"阴水"范畴，除了中医治疗外，激素治疗是目前治疗小儿肾病的核心治疗手段之一。小儿肾病在激素运用过程中，根据其用药的不同阶段会出现规律性变化，早期多见肺脾气虚、脾虚湿困证，中期在气虚的基础上可见阴虚火旺证，随着激素的减量，气虚、阳虚证候逐渐显现，整个过程出现阴阳变化更替，因此以"阴平阳秘，精神乃治"为小儿肾病辨证的纲领，以"谨察阴阳所在而调之，以平为期"为论治的原则。根据患儿的不同病程阶段，扶正祛邪、调整阴阳，配合激素不同剂量给予序贯论治法，具体包括益气、温阳、养阴及活血、利水、清热等治法。临床根据肾病使用激素的不同阶段所表现的中医证候规律，循序采用温阳利水、滋阴清热、温肾助阳、益气固肾的四步治法。

第一，未用或使用激素早期（2 周内）。此期患儿蛋白尿、水肿及气虚、阳虚症状比较明显，同时兼有水湿、血瘀等邪实。激素乃大温大热之品，此时其壮火食气作用尚未显现，临床分期属正虚兼邪实期，临床多表现为脾肾阳虚或脾虚湿困的证候。症见全身浮肿，神疲乏力，面色㿠白，畏寒肢冷，腰膝酸软，小便短少不利，口淡不渴，舌质淡，苔白滑，脉沉无力。证型：阳虚水泛证，治宜温阳益气，化瘀利水。

第二，使用足量激素 2 周后或长期使用激素阶段。因激素的副作用渐显，患儿阳虚之证仍存，阴虚表现逐渐明显，从而表现为肝肾阴虚、虚火内盛的阴虚火旺证候，亦即现代医学所说的医源性肾上腺皮质功能亢进症。症见五心烦热，面部痤疮，心烦躁扰，食欲亢进，口干舌燥，满月面容，舌质嫩红，少苔或无苔，脉细数。证型：阴虚火旺证，治宜滋阴清热、温肾补气。

第三，激素巩固治疗期（减药阶段）。随着激素用量的变化，阳刚燥热之品减少，激素的副

作用逐渐减少，而"壮火食气"的副作用表现出来，火易耗气伤阴，可导致气阴两虚。患儿多由肝肾阴虚、阴虚火旺证渐转变为气阴两虚证。症见气短乏力，手足心热，自汗出，易感冒，腰膝酸软，大便稀溏，纳呆腹胀，神疲乏力，舌质淡有齿痕，脉沉细或细数。证型：气阴两虚证，治宜益气固肾为主，兼以气阴双补。

第四，激素维持治疗期。此期激素减量至小剂量维持阶段，激素的副作用逐渐消失，由于大量外源性激素对内源性"少火"产生的抑制，"少火生气"作用减少，患儿阴损及阳，又逐渐表现出脾肾气虚或阳虚证候。症见神疲倦怠，气短乏力，面色苍白，肢凉怕冷，纳呆便溏，舌淡胖，脉虚弱。证型：阳气虚弱证，治宜益气固肾或温肾助阳。

2. 从瘀论治小儿肾病

肾病综合征属本虚标实、虚实夹杂之病证。正虚是指气虚、阳虚、阴虚，为病之本。邪实是指外感及水湿、湿热、瘀血及湿浊等病理产物，为病之标。在小儿肾病的五个标证中，瘀血最为重要，是导致本病发病、缠绵难愈和促发病机恶性循环的重要病理因素。故血瘀是贯穿本病病程始终的关键病机，活血化瘀法正切中小儿肾病的这一关键病机，通过消除瘀血，阻断病机的恶性循环，从而使病痊愈，并防止其转化为难治性肾病。

形成肾病血瘀的病因病理环节很多，可概括为以下几种：精不化气而化水，水停则气阻，气滞则血瘀；阳气虚衰，无力推动血液运行，血行瘀阻，或气不摄血，血从下溢，离经之血留而不去，或脾肾阳虚，失于温煦，日久寒凝血滞，均可导致血瘀；病久不愈，深而入络，致脉络瘀阻；阴虚生火，灼伤血络，血溢脉外，停于脏腑之间而成瘀；阴虚津亏，热盛血耗，使血液浓稠，流行不畅而致瘀；因虚或长期应用激素使卫外不固，易感外邪，外邪入侵，客于经络，使脉络不和、血涩不通，亦可成瘀。

肾病瘀血病机复杂，故遣方用药要谨守病机，做到法随证立、方随法转、圆机活法，正如《黄帝内经》所言，"谨守病机，各司其属"，"必伏其所主而先其所因"。鉴于此，丁樱教授临床常灵活运用理气活血、养阴活血、温阳活血、凉血散血四法，每收桴鼓之效。

3. 提出热、瘀、虚主要病机，强调分期论治过敏性紫癜性肾炎

过敏性紫癜临床上除皮肤紫癜、腹痛、关节疼痛等表现外，出现肾脏损伤可诊断为紫癜性肾炎，临床表现常见血尿、蛋白尿，少数可伴有浮肿、高血压甚至肾功能异常。紫癜性肾炎据其临床表现可归属于中医学"紫癜""尿血"范畴，病位主要在肾，与脾、肺相关。丁樱教授根据紫癜性肾炎的发病特点及临床表现，总结出其发病的外因多为感受风热邪毒，或进食鱼虾、辛辣等燥热腥发动风之品，内因主要为素体有热、血分伏热。

《小儿卫生总微论方·血溢论》云："小儿诸溢血者，由热乘于血气也。"紫癜性肾炎的病机可概括为风热邪毒与血分伏热相合，损伤脉络而发病。邪热损伤皮肤血脉，则血溢于肌肤，发为肌衄；毒热损伤肾络，则见尿血；邪伤于中焦或肠络，则发为腹痛、呕吐、便血；邪阻滞于关节，则关节疼痛。丁樱教授认为在发病初期，邪热之毒为关键。血液溢于脉外，离经之血留而为瘀，从而加重病情。血瘀贯穿于紫癜性肾炎的始末，瘀血阻滞又成为新的致病因素，致疾病加重或反复，临床见血尿反复发作，迁延难愈。邪毒炽盛，伤气耗阴，可见气不摄血或阴虚火旺证；伤及脾肾，致脾肾亏虚证，脾不敛精，肾不固精，精微外泄，则发为尿浊。

丁樱教授把本病病机概括为"热""瘀""虚"3个方面，并且非常重视以下3点。

（1）强调分期而论　早期以热为主，多为风热、血热；后期以虚为主，多为阴虚、气虚，少数可见脾肾阳虚。血瘀贯穿整个病程。

（2）重视饮食控制　中医学认为鱼虾、羊肉等为热性之品，本病多因血分伏热引起，如果患者常吃这些食物，可加重病情或引起疾病复发，在发病的急性期一定要忌食，即使病情稳定后也只能少量食用。

（3）重视预防外感　本病的发生和反复多由外感诱发，因此患病期间应采取措施，积极预防外感发生。

二、临证经验

1. 从调理脾胃而治肾

第一，急则治标，兼顾脾胃。肾病患儿每因感受水湿、湿热等外邪，湿邪困阻中焦，升降失司，统摄失职，导致肾病急性发作，症见蛋白尿、血尿复发或加重，周身浮肿（或有胸腹水），尿少等，此时即使无脾胃症状，也应于大剂量利水剂中伍以黄芪、党参、茯苓、白术等健脾益气之品，以利水祛邪而不伤正、调中扶正而不碍邪为度。

第二，缓则治本，调补脾胃。由于脾虚贯穿于肾病发生发展的慢性演变过程中，故补脾治本之法也应坚持始终，调补脾胃不仅有摄血止尿蛋白之功，且有增强免疫力、改善机体功能之妙。调补之法，常用益气健脾、温补脾阳、升阳举陷、益气养阴的方剂，如四君子汤、参苓白术散等，在其他疗法中配伍益气健脾之品亦可提高疗效。

第三，无症可辨，治以脾胃。肾病屡经中西药治疗，临床表现多以蛋白尿、血尿为主，常无其他明显症状。对于无症可辨者，除了诊察舌脉并结合实验室检查外，多从脾胃论治，每用益气养阴兼清利湿热法或补气健脾益胃升阳法而取效。

第四，防治复发，培补脾肾。肾病初愈或初获缓解，尿检阴性，或尿蛋白极微量，或见少许红细胞，不宜过早停药，主张继用益气健脾养阴之品，并少佐清热利湿之药，以培补脾胃，补中寓通，巩固疗效。常用药物为黄芪、党参、白术、薏苡仁、麦冬、白花蛇舌草、益母草、甘草等。同时注意饮食起居有节，渐使胃气旺盛，以防肾病复发。另常酌加生熟地黄、菟丝子、桑寄生、山茱萸等益肾之品，以利于培土。

2. 善用藤类，畅通肾络

各种原发性或继发性肾脏疾病，蛋白尿往往反复发作或长时间不消失，病程长，缠绵难愈。中医学有"久病入络之说"，认为邪入络脉是造成病变迁延难愈的主要原因。外感六淫、水湿、湿热及瘀血等病邪，久居体内，阻遏气血，使气血不畅，络脉瘀滞不通，是导致水肿、蛋白尿经久不消，甚至出现肾功能衰竭的关键所在。因此，小儿肾系疾病，特别是蛋白尿久不缓解的患儿，治疗上须通经活络，以祛除络中病邪，使肾络通畅。病久之邪，深入于络，肾络不通，非一般活血药物所能剔除，故有络邪易入难出之谓。丁樱教授通过多年临床实践，观察到藤类药物常能够深入络脉，畅通肾络，逐出滞留其间的病邪。

《本草便读》云："凡藤蔓之属，皆可通经入络。"藤蔓之属，缠绕蔓延，犹如网络，纵横交错，无所不至，为通络之佳品，临床常辨证使用雷公藤、忍冬藤、青风藤、海风藤、络石藤、鸡血藤等。对于外感风邪，伏于肾络，每因外感诱发或加重者，常用青风藤、海风藤以祛风通络，除肾络伏风；湿热内蕴，阻于肾络者，以忍冬藤、络石藤清热利湿，解毒通络；瘀血阻滞，肾络不通者，以大血藤祛瘀活血，化瘀通络；病程日久耗伤气血，血虚致瘀，阻于肾络者，以鸡血藤、首乌藤养血补血，活血通络。雷公藤为所有藤类药物的代表，可应用于各种证型之中，其提取物雷公藤多苷广泛应用于临床，具有较强的抗炎、抗自由基、抗氧化及免疫抑制作用，可抑制肾小球系膜细胞和基质的增生，对免疫介导的肾小球疾病可发挥抗炎和免疫调节作用，因而可减轻肾脏病理改变，减轻蛋白尿症状。

3. 活血化瘀，贯穿始末

肾病高凝状态，属于中医学"血瘀"范畴。如前所论，肾病形成瘀血的病理环节很多，瘀阻肾络，肾络不通，精流不畅，塞而外溢，从而形成蛋白尿，并使蛋白尿顽固难消。血瘀是导致肾病蛋白尿缠绵难愈、反复难消的重要病理因素。瘀血化水，水病及血，相互影响，此病理存在于肾病的整个病程之中，因此，活血化瘀应贯穿肾系疾病蛋白尿治疗的始终。丁樱教授常在辨证施治的基础上全程加入活血化瘀药物，常选方剂有桃红四物汤、血府逐瘀汤、抵挡汤、大黄䗪虫丸等，常用药物有当归、丹参、桃仁、红花、牡丹皮、赤芍、川芎、泽兰、益母草等。尿血者以三七、蒲黄炭、茜草为佳，止血而不留瘀；瘀血重者予水蛭、虻虫、制大黄破血逐瘀；血中胆固醇过高，高凝血瘀者多用消肉食积滞、活血化瘀的生山楂；气滞血瘀者常加入活血行气的郁金、三棱、莪术等。现代研究也证实，活血化瘀药具有改善血液黏稠度、扩张肾血管、提高肾血流量、改善微循环、减少肾动静脉血栓发生率的作用，同时可明显提高肾病蛋白尿的缓解率，缩短缓解时间，减少复发率。

三、典型病案

1. 肾病综合征：脾肾阳虚兼血瘀案

李某，男，7岁。2019年8月7日初诊。

主诉：水肿伴蛋白尿1周。

患儿1月前无明显诱因出现颜面、双下肢浮肿，在当地医院查尿常规：PRO（+++），BLD（−），RBC（0～1）个/HP；肝功能：ALB 23g/L；CHOL 11.50mmol/L。拟诊"原发性肾病综合征"，具体治疗不详，效差。为求系统治疗，遂来诊。刻下：颜面、双下肢浮肿明显，呈指陷性，咽不红，扁桃体Ⅱ度肿大，心律齐，心音有力，双肺呼吸音粗，未闻及明显干湿啰音。腹胀，移动性浊音（−），肾区无叩击痛。神经系统查体未见异常。舌质淡暗，苔白滑，脉沉缓。血常规：WBC 9.7×10⁹/L，PLT 430×10⁹/L，N% 62%，L% 34%。尿常规：PRO（+++），BLD（−），RBC（0～2）个/HP。24小时尿蛋白定量3.6g。肝功能：ALB 15g/L，GLO 10.3g/L，CHOL 6.8mmol/L。肌酐、尿素氮在正常范围。西医诊断：原发性肾病综合征。中医诊断：水肿。证候诊断：脾肾阳虚兼血瘀。治法：温肾补气，活血利水。处方：自拟肾病方。用药：生黄芪30g，太子参15g，菟丝子15g，桑寄生10g，大腹皮10g，猪苓15g，泽兰10g，薏苡仁20g，当归15g，鸡血藤15g，桂枝6g，甘草6g。14剂，每日1剂，水煎服，分3次服。西药予泼尼松20mg，每日3次。

二诊：患儿浮肿消退，尿蛋白定性转阴，24小时尿蛋白定量850mg。患儿近日手足心热，烦躁易怒，盗汗，纳多易饥，尿多，大便偏干，两颧潮红，舌红少苔，脉细数。四诊合参，证属阴虚火旺、脾肾阳虚、血瘀。

治法：滋阴清热，温肾补气。处方：生黄芪30g，太子参15g，菟丝子15g，桑寄生10g，生地黄10g，知母10g，黄柏6g，当归10g，鸡血藤15g，甘草6g。14剂，每日1剂，水煎服，分3次服。西药予泼尼松20mg，每日3次，2周后改为顿服，并逐渐减量。

三诊：患儿病情稳定，未再出现浮肿，但仍颧红盗汗，手足心热，烦躁易怒，小便黄，大便正常，舌红少苔，脉细数。辅助检查：尿常规：PRO（−），肝功、肾功正常。四诊合参，证属肝肾阴虚兼血瘀。处方：上方继服14剂，每日1剂，水煎服，分3次服。西药予泼尼松，10日后改为隔日顿服，并逐渐减量。

四诊：泼尼松已减量至60mg隔日顿服，患儿尿检持续正常，颧红盗汗、手足心热、烦躁易怒等症状基本消退，食欲较前稍差，二便正常，舌质淡，舌苔白稍厚，脉沉细。分析患儿病情，激素减量期间已有阳虚之象，辨证属气阴亏虚，治以益气养阴为法，予六味地黄丸加减。处方：生黄芪30g，菟丝子15g，太子参15g，枸杞10g，桑寄生15g，淫羊藿10g，生地黄10g，牡丹皮12g，泽泻10g，茯苓15g，怀山药20g，山茱萸6g，炒白术10g，炙甘草6g。30剂，水煎服，每日1剂。泼尼松继续减量，每月减5mg，每周定期查尿常规。

其后患儿病情持续稳定，每月按时复诊，中药于激素减量期间守上方加减。随访至今，病情稳定，未再复发。

2. 紫癜性肾炎，阴虚内热兼血瘀证

患者某，女，11岁。2012年4月3日初诊。

主诉：双下肢皮肤紫癜17天，尿检异常3天。

患儿17天前双下肢无明显诱因出现皮肤紫癜，针尖至黄豆大小，色鲜红，高起皮肤，压之不褪色，对称分布，伴膝踝关节肿痛、腹痛，无便血、无呕血、无咳血等症状。至当地医院查血、尿常规均正常，予氢化可的松针、西米替丁针1周，紫癜消退，疼痛缓解，即停药观察。停药7天后复查尿常规：PRO（+++），BLD（+++），RBC（+++）；24小时尿蛋白定量1.56g。西医诊断：紫癜性肾炎（血尿伴蛋白尿型）。肾脏病理诊断：紫癜性肾炎（Ⅲa）。患儿现症见手足心热，汗出较多，大便偏干，舌质红，苔少，脉细数。中医诊断为尿血，辨证属阴虚内热兼血瘀证，治以养阴清热、活血化瘀。处方：生地黄10g，牡丹皮10g，知母10g，黄柏10g，当归20g，丹参20g，旱莲草15g，生蒲黄10g，白茅根20g，益母草15g，三七3g，五味子6g，甘草6g。并加用泰州雷公藤多苷片10mg，每日3次口服，泼尼松每日30mg顿服。

上药服用10天，复查尿常规：PRO（++），BLD（+++），RBC（+++）；24小时尿蛋白定量0.99g。病情好转出院。门诊继续治疗，泼尼松、雷公藤多苷片逐渐减量。中药上方加茜草15g，藕节10g。

2012年8月19日随访，24小时尿蛋白定量0.068g，尿常规：PRO（-），BLD（+），RBC（5～8）个/HP，肝肾功能均正常，未见紫癜反复。

第二十八章

温振英

温振英（1928—），女，汉族，辽宁省辽阳县人，首都医科大学附属北京中医医院主任医师，博士生导师，享受国务院政府特殊津贴专家，全国老中医药专家学术经验继承工作指导老师，第二届首都国医名师，国家中医药管理局全国名老中医药专家温振英传承工作室及北京中医药薪火传承"3+3"工程温振英名医传承工作站导师，首都医科大学附属北京中医医院授予其"杏林女杰"称号。温振英曾兼任全国和北京中西医结合儿科研究会理事和委员、全国优生科学协会理事、小儿营养学会专家委员会委员、《实用儿科临床杂志》编委、《北京中医》编委、《中医杂志》特邀编审等，所研究的各项课题获部、市、局级科研成果奖多项，发表论文30余篇，主编、参编著作十余部。

一、学术建树

温振英1953年毕业于湖南湘雅医学院，先后在中国医科大学、北京医学院任教和临床，在此期间跟随秦振庭教授学习多年，1959年以儿科主治医师身份响应号召，参加北京第一届西医离职学习中医班，毕业后于1961年分派到北京中医医院。温振英教授在临床工作中不仅向本专业的祁振华、杨艺农、周慕新等多位名医学习，还求教于其他科室确有专长的前辈，如皮外科专家赵炳南、风湿痹病专家王为兰、肾病专家姚正平等。在60余年的行医生涯中，她一直以"全面继承、整理提高、创新中医"为己任，并与时俱进，研究领域从中医基础理论的四诊转向健康儿童的体质类型，研究病种从传染病转向肾病、血液病、免疫性疾病、小儿中医营养与保健，具有坚实的中医理论基础、丰富的临床经验及不断创新的科研思维。

1. 立足中医"整体观"，提出基于"体质"的"整体医疗"理论

整体观是中医理论体系的基本特点之一，强调人体是一个有机整体，同时认为人与外界环境（社会环境、自然环境）具有统一性，因此防治疾病须因时、因地、因人制宜。温振英教授在中医学整体观理论的基础上，更注重体质及心理因素在人体辨病辨证中的重要作用，提出诊病、治病、防病要"结合体质、兼顾心理"的整体医疗理论。

体质是人体相对健康时的一种身体状态，是先天与后天多种因素共同作用下形成的一种个体特征，患者的体质决定了其对某种致病因素和某些疾病的易感性。在发病形式上，由于邪气的种类、性质、强弱和致病途径不同，个体又有脏腑、气血、阴阳的偏颇和体质差异，因此体质决定病机的从化，使个体在疾病开始阶段即表现为不同的类型。同样是外感致病的感冒，不同的体质表现的证型不同。气虚、阳虚体质的患者多表现为风寒感冒，阴虚体质的患者则多表现为风热感冒。因此治疗原则必然迥异。无论是急性病还是慢性病的治疗，温振英教授诊治疾病均紧密结合患者体质特点，临床取得了较好的疗效。

"整体医疗"理论强调基于"体质"的中医诊疗及预防保健，体现在诊病整体观（整体与局部相结合）、病体同调（既治疾病又调体质、体质与疾病并重）、兼顾心理及生活指导等多方面。

2. 以"正气"为本，提出"扶正祛邪"法在防治外感发热性疾病中的应用

温振英认为外感疾病的发生发展，实质上是邪正交争的过程，疾病的预后转归取决于邪正双方的消长进退。正气乃人体之根本，邪气乃疾病之标而已，治疗疾病必须时刻顾护人体之正气，可扶正以祛邪，或扶正祛邪兼施，并要做到祛邪而不伤正。

治疗外感性疾病，汗、吐、下、清、消等祛邪之法固然重要，但在对细菌感染有针对性作用的抗生素快速发展的今天，调动人体抗邪能力、扶正祛邪是中医的优势所在。对于病毒感染性疾病，由于病毒侵犯人体及自身复制方式的特殊性，机体免疫在抑制病毒方面起着非常重要的作用，免疫力低不能抑制病毒的复制，但免疫亢进则会引起可怕的"炎症风暴"，导致机体发生全身炎症反应而出现多脏器衰竭。故在治疗上采用扶正固本法调动机体潜在的抗病能力，调节阴阳气血津液平衡。在感染性疾病的预防方面，温振英不主张用治疗该类疾病的药物或清热解毒药进行预防，认为常人使用该类药物或可损伤人体之正气，甚或导致正虚而邪侵，而通过饮食起居或扶正固本药物等增强人体正气的方法进行预防，可能会收到更为理想的效果。

3. 提出"特禀阴虚质虚风内潜"论，从"风"论治小儿哮喘

哮喘的发病与特异性体质密切相关，这已为现代医家所共识。这种特异性体质多数有家族史，中医学称"先天属肾"，所以温振英认为哮喘内因的"肾"应理解为先天遗传因素，这种先天体质的偏颇是导致疾病发生的根本原因，其与成人的"肾不纳气"之咳喘有着本质的不同。肾中寓有真阴真阳，肾阳不足可导致水液代谢紊乱而出现痰饮内伏，而肾阴亏虚则易出现阴虚风动。

哮喘的发生表现为突然发作、喘息有声、甚则抬肩撷肚，符合"风性主动、善行数变"的特点，因此无论哪种原因引发的哮喘发作，都离不开"风邪"作祟。"风邪"既可以是外风，也可以是内风。温振英将风、寒、暑、湿、燥、火等外感六淫与西医学所说的吸入、食入及皮肤接触性过敏原都称作"外邪"，外邪本身可以是外风，也可以是外邪引发的内风。情志因素如大笑、大怒等亦可诱发哮喘发作，此为气机运行失调引动了内风。因此"风邪"是哮喘发作的必要因素。

古时哮喘多从痰论治，但温振英认为临床有一种类型的哮喘，喘而无痰，症状皆以呛咳或哮鸣为主，夜间发作较白昼为多，或表现为昼轻夜重，舌红嫩，苔少或无苔，脉细弦，此为阴虚风动的喘息。这种哮喘证型多见于阴虚体质的儿童，其平素多有盗汗、唇红、大便易干燥等阴虚的表现。体质偏颇导致虚风内潜，当有诱因时即可出现风动上扰，喘息发作。

对于阴虚体质儿童发作的哮喘，以外风为诱因急性发作时，需要以祛外风为要，同时兼以息内风为辅；当病情缓解时，则以养阴化痰息风治本为务。

4. 重视中医保健，运用中医理论发挥中医儿童保健特色优势

"预防为主"是我国卫生工作的方针之一，"治未病"理论更是中医的特色，也是中医学预防保健的核心内容。运用中医"整体观"，因人、因地、因时的居家生活保健措施的建立，是预防疾病的关键。

温振英提出要运用中医理论，基于儿童的中医体质类型，因人、因时、因地制宜地指导小儿的衣食住行，将具体措施应用于儿童的预防保健中。如羊肉性甘温，有补气血、温中暖下的作用，适于阳虚、气虚体质儿童，对于阴虚滞热体质的儿童则应忌用或少用；阴虚滞热体质儿童可适当多食甘寒、咸寒、清润生津的食品，如绿叶蔬菜、非热性水果、牛奶、蜂蜜、水产品等。在体质的基础上结合四时气候特点指导饮食、穿衣等，能够帮助孩子少生病、不生病。

二、临证经验

1. 益气养阴、扶正祛邪防治小儿反复呼吸道感染

温振英将反复呼吸道感染的病因病机根据患儿年龄不同分为2种情况。

其一，脾虚为本，土不生金，导致卫外不固而反复外感。小儿的生理特点为"肺脾常虚"，家长喂养不当导致婴幼儿脾胃不和，日久脾虚不能生养肺金，卫外不固，外邪乘虚而入，虚人外感，邪热直中，毒邪留伏耗伤气阴，反复损伤正气，形成恶性循环而致呼吸道反复感染。

其二，肺病日久耗伤气血，"子盗母气"导致脾虚。此种情况多见于年长儿，其在婴幼儿时期营养发育正常，入托或入学后数次呼吸道感染造成免疫功能障碍，多数病例过多应用广谱抗生素，抑制了免疫反应的正常进行，或过多服用苦寒之药损伤脾胃，造成感染后"脾虚"综合征。这类脾虚临床表现为脾胃阴虚证，如便干、盗汗、舌质嫩红少苔，或虽有苔但有剥脱或裂纹，此类复感儿系肺损在前，脾虚在后。从临床实践来看，这类"脾虚"的性质则由80年代的以气虚为主转变为90年代后的以气阴两虚较为多见，这可能与90年代后家长对小儿营养和医疗普遍重视，城市儿童婴幼儿时期营养性疾病减少、膏粱厚味的饮食增多容易损伤胃阴有关。

温振英认为反复呼吸道感染患儿体质柔弱，其病情往往"一波未平，一波又起"，虽有感染的急性期与缓解期之分，但缓解期过于短暂，正气未及培补又遭邪气损伤，因此主张治疗反复呼吸道感染应防治结合，扶正祛邪兼施。新感初期，病邪较轻，病位在表，宜以解表透邪为重点。本病以正虚为本，解表透邪忌辛温发汗过猛。疾病中期、极期病位在里，病邪较重，应以清热、凉营血为重点，然选药苦寒不可太猛，用药时间也不可过长。要注意保护胃气，及时采用扶正祛邪并重、调和营卫、透邪外出的法则。选药应因时因地制宜，重视疾病的变化和患者对药物的反应。

常用药物：急性期根据情况多选用防风、青蒿、地骨皮、白薇、玄参、石菖蒲、土茯苓、紫草、黄精、天花粉等；若咳嗽痰多，需辨别"痰"的来源，从"鼻"窍出者，加用白芷、冬瓜子，从"支气管、肺"出者加苏子、紫菀等。缓解期则多选用生黄芪、黄精、北沙参、天花粉、百合、陈皮、乌梅等。也可让患儿长期服用温振英教授早年主持并获奖的课题"扶正祛邪法治疗小儿病毒性肺炎的临床与实验研究"及"培土生金法防治儿童呼吸道感染的研究"研制的养阴益气合剂、健脾益气合剂以润肺理脾，扶正固本，并嘱贵在坚持。

2. 祛风润肺、息风平喘治疗小儿哮喘

支气管哮喘是小儿常见病，医书记载其内因是肺、脾、肾三脏功能失调，痰饮内伏，触动诱因而发，日久痰瘀互阻于气道，病情日益加重。正如《证治汇补·胸膈门》所言："内有壅塞之气，外有非时之感，膈有胶固之痰，三者相合，闭拒气道，搏击有声，发为哮病。"由于本病伏痰难去，外邪难防，发物难明，尤其是素体肺、脾、肾不足的体质状态难于调理，致使哮喘缠绵，难以根治。治疗在急性发作期以降气化痰平喘为要，缓解期则宜补益肺、脾、肾，以固其本。

温振英认为随着气候的变迁、人们饮食习惯的改变，哮喘患儿气虚、痰湿体质者渐少，阴虚体质者渐多，阴虚则虚风内潜，感受外邪后，内外合邪可致气机上逆于肺，肺气不降而发作咳喘，气机阻滞、痰涎内生，故其表现虽喘而初始少痰，在喘末方有痰涎之音。本类型之喘息乃阴虚为本、痰逆为标，治疗在急性发作期则应祛外风、息内风，兼以理气化痰，缓解期则需补益肺肾、益气养阴。

急性期用药常选防风、醋柴胡、刺蒺藜、桑白皮、紫菀、苏梗、陈皮、石菖蒲、乌梅、白果、五味子，有热者加黄芩、天花粉，痰多者加苏子、冬瓜子等。缓解期用药常选生黄芪、党参、北沙参、百合、黄精、乌梅、五味子、陈皮等，兼脾气虚者加茯苓、白术。

3. 健脾益气、行涩兼顾治疗小儿泄泻

泄泻病是儿科的多发病之一，包括病毒性肠炎、细菌性肠炎或饮食不节所引起的单纯性消化不良，中医学统归于"泄泻"的范畴，其病因虽有不同，临床表现类型不一，但温振英认为，脾胃受损是本病的根本。正如《幼幼集成》所云："夫泄泻之本，无不由于脾胃。"

温振英认为，小儿脾常不足，饮食失节或外邪侵袭，或药物所伤，均能引起脾胃受损导致其功能失调，运化失常，出现泄泻。临床治疗可根据病因或祛风散寒，或清热除湿，或消食导滞，或健脾补肾，或益气养阴，但均应时刻不忘"脾虚"之本。清热不可过用苦寒，导滞不可过用攻下，并且在治疗以实证为主的泄泻时可配伍健脾理气的药味，对泄泻无度的急性腹泻也需适当加用收涩药物以防脱证的发生。祛风散寒药常用防风、苍术、藿香、苏叶，清热祛湿药常用苍术、黄芩、土茯苓、生薏苡仁，理气消食药常用陈皮、半夏、神曲、山楂，健脾益气药常用党参、白术、茯苓、山药、莲子，温补脾肾药常用益智仁、补骨脂、肉豆蔻等，涩肠止泻药常用乌梅、诃子、五味子等。

三、典型病案

1. 小儿泄泻：脾虚湿热泄

罗某，女，1岁半，以"吐泻并作4天"为主诉于2005年5月26日初诊。

现病史：4天前突然全家腹泻，查不出食物中毒病原。患儿吐泻并作，水样便，不发热，无呼吸道症状，大便镜检白细胞满视野，经西药输液治疗，大便镜检白细胞已减少至每视野5～10个。

既往史：平素患儿纳差，多汗，易腹泻，易感冒。

中医四诊：面色萎黄，咽部无充血，舌质淡红，舌苔薄白，脉细。

病机分析：发病突然，涉及全家三口人，说明病因多属饮食不洁。患儿此次发病不发热，无上呼吸道感染症状，而大便镜检白细胞满视野，支持肠炎诊断。但患儿平素纳差，多汗，易感冒、腹泻，说明其平素肺脾气虚为本，本次外感湿热邪气为标。

中医诊断：小儿泄泻（脾虚湿热证）。

治法：健脾和胃，清热除湿。

处方：苍术10g，土茯苓10g，生薏苡仁10g，茯苓10g，荷叶10g，陈皮10g，芡实10g，黄精15g，乌梅10g，诃子6g，五味子10g，生麦芽、生稻芽各10g。1剂服用2天，共7剂。

患儿于2005年6月9日复诊。家长诉：服药1剂后吐泻全止，继服后纳食增，盗汗止。患儿之父与患儿同病，但有发热、不呕吐，经西药静脉滴注后泻仍不止，见其子服中药疗效好，故服上方1剂，泻亦止。复诊要求续开巩固疗效方。中医四诊：面色转荣，舌淡红，舌苔薄白，脉细，腹软略胀。继以健脾和胃消胀。

处方：黄精15g，百合15g，荷叶10g，枇杷叶10g，陈皮10g，乌梅10g，山楂10g，生麦芽、生稻芽各10g。1剂服用2天，共10剂。

2. 小儿哮喘：风痰内伏，阴虚肺燥证

杨某，男，8岁。以"咳喘反复发作6年"为主诉于1997年8月14日初诊。

现病史：患儿1岁半开始易感咳嗽，2岁时初次发作喘憋，后反复咳喘多次，于6岁时确诊为"支气管哮喘"，过敏原检查结果显示患儿对动物毛、尘螨过敏。近2个月咳喘再次发作，用激素吸入治疗，喘虽止而仍时有呛咳，夜间重。

中医四诊：形体消瘦，面色萎黄，舌质嫩红，舌苔少有剥脱，中心有裂纹，脉细数，肺听诊无异常，咽不充血。

病机分析：患儿现8岁，有近6年咳喘史，已明确诊断为小儿哮喘病，激素吸入治疗后喘已止，但干咳夜重昼轻，结合面诊为气阴两虚表现，舌象、脉象为阴虚肺燥表现。

中医诊断：小儿哮喘病（风痰内伏，阴虚肺燥）。

治法：养阴祛风，润肺止咳。

处方：防风10g，醋柴胡10g，白薇10g，白茅根15g，白蒺藜10g，乌梅10g，天花粉10g，诃子6g，五味子10g，紫菀10g，黄精15g，生黄芪15g，陈皮10g。1日1剂，共7剂。

药后1周于1997年8月21日复诊，诉：服药3剂，呛咳止，偶尔干咳，鼻衄1次，食欲尚可。中医四诊：形体、面色同前，舌质嫩红，苔少，脉细数，咽不红。继续祛风止咳，养阴凉血。

处方：防风10g，白薇10g，白茅根15g，白蒺藜10g，乌梅10g，诃子6g，五味子10g，石菖蒲6g，桑白皮10g，陈皮10g，枳壳10g。1剂服用2天，共10剂。

2周后于9月2日复诊，诉：药后一直未喘，未鼻衄，偶流清涕但未发热，未感冒。中医四诊：面色转荣，舌嫩红，舌苔白，脉滑。继以养阴益气固表善后。

处方：生黄芪15g，黄精15g，白薇10g，白茅根15g，白蒺藜10g，乌梅10g，五味子10g，诃子6g，石菖蒲6g，防风10g。1剂服用2天，共10剂。

追访：药后哮喘未再发，感冒亦减少，偶尔感冒亦无喘症。

参考文献

1. 温振英. 温振英医话验案精选［M］. 北京：人民军医出版社，2006.

2. 郑军，李敏. 温振英学术思想与临证经验［M］. 北京：人民军医出版社，2015.

3. 温振英，李敏. 温振英儿科诊疗传真［M］. 北京：北京科学技术出版社，2016.

孙浩（1928—2021），字亮臣，江苏仪征人，主任中医师，江苏省国医名师、省名中医，全国老中医药专家学术经验继承工作指导老师，全国卫生文明建设先进工作者，享受国务院政府特殊津贴专家，中医儿科"臣"字门第五代传人。孙浩曾任江苏仪征市人民医院、中医院院长（1966—1994），江苏省卫生厅科学技术委员会委员，江苏省中医药学会名誉会长，中国中医药学会儿科专业委员会常务理事，江苏省中医药学会儿科专业委员会主任委员，扬州市中医药学会副会长，《江苏中医》《中医外治杂志》《中国临床医生》编委，发表学术论文 130 余篇，著有《孙谨臣儿科集验录》《医学存心录》。

一、学术建树

孙浩 16 岁随其父孙谨臣学医，1948 年悬壶于世，后曾跟随中医儿科泰斗江育仁学习，从医 70 余年，精通中医儿科、内科诸症，尤擅儿科，毕生摸索，传承出新，学术建树颇丰。

1. 传承家学，以"和"为贵，创立调治肺脾八法

孙浩继承中医儿科"臣"字门家学，在临证治法上坚持以"和"为贵，同时又有创新。孙浩认为，由于小儿"三有余、四不足""易虚易实、易寒易热"的生理病理特点，临证处方用药应平和，不轻用过补、过攻之剂，以免损伤小儿正气。对小儿轻症或病后调理，孙浩主张以食疗为主，把治病和补充营养有机地结合起来，灵活运用内病外治，以便患儿接受。在治疗小儿肺系疾病和脾系疾病时，即遵此法，常用"升降结合""消补兼施"的治法，取得了较好的疗效。

孙浩对于调治小儿肺系疾病，遣方用药应灵活应变，防患于未然，并始终注意顾护正气，认为临证应掌握呼吸出入之机，善调升降；明确恶寒畏火之性，慎用寒温；熟谙小儿易虚易实之变，妥施补泻。如治疗小儿哮喘，宣肺以疏其表，通肺以降其痰，补肾以固其本。

孙浩主张调治小儿脾系疾病应以健脾胃为主，不轻用攻伐，提出"虚证宜补，但不可骤补，必须补中寓泻；满证宜消，但不可剧消，必须消中兼补；湿证宜燥，但不可太燥，必须燥中寓濡；阴虚宜滋，但不可过滋，必须滋中潜化"。以"扶阳"为第一要义，于恙后调理脾胃，"药补"和"食补"有机结合。

孙浩结合多年临床经验，创立疏、通、宣、肃、温、清、补、敛八法治疗儿科肺脾系疾病。疏，即疏表，主要用药有桑叶、菊花、荆芥、薄荷叶等。通，一为通窍，主要用药有辛夷、苍耳子、山豆根、石菖蒲等；一为通下，主要用药有大黄、芒硝、瓜蒌等。宣，即宣肺，主要用药有麻黄、杏仁、桔梗、牛蒡子等。肃，即肃降，主要用药有苏子、莱菔子、葶苈子、旋覆花、代赭石、浙贝母等。温，即温肺，主要用药有干姜、半夏、桂枝等。清，即清解，主要用药有黄连、黄芩、生石膏、栀子、竹叶、连翘、黛蛤散等。补，即补益，主要用药有黄芪、太子参、茯苓、

炒白术、当归、山药、白扁豆等。敛，即敛肺，主要用药有乌梅、五味子、白芍、紫菀等。

2. 灵活用药，老药新用，注重小儿内病外治

孙浩认为，医家用药如用兵，"运用之妙，在乎一心"，应根据临床辨证，灵活运用。如孙浩运用张仲景《伤寒论》桂枝二麻黄一汤治疗顽固性荨麻疹，起效迅捷。荨麻疹多因风寒客于肌肤，与气血相搏而成。如风寒久稽不解，深入血络，而致营卫不和，瘾疹反复出没不收，则形成顽固性荨麻疹。此种瘾疹非一般疏风药所能奏效，可用桂枝二麻黄一汤（桂枝12g，白芍、杏仁、炙甘草各9g，水炙麻黄6g，大枣5枚，生姜2片）疏风散寒、通达经络、祛邪达表，桂枝、麻黄2∶1合用可加强深入血脉透邪外出的作用。

孙浩发现，某些内服药物外用时，可取得优于内服的效果。芦荟性味苦寒，入肝、胃、大肠经，内服有清热凉肝、泻下杀虫的作用。芦荟外用疗疾，则最早见于唐·刘禹锡《传信方》："芦荟、甘草研末，敷癣甚效。"后世亦有用本品外治口疮、脑疳、鼻痒等症的记载。但本品外治创伤、炎症出血，古今方书均未述及。孙浩认为本品质黏"似黑饧"（《本草纲目》），敷之与血溶化如胶，能黏合破裂之血管，封闭出血之创面，故能止血。孙浩外用芦荟治疗因拔牙、鼻衄、血友病、血小板减少、一般性软组织外伤、直肠小溃疡、肛裂、痔疮、下肢溃疡等原因出血患者二百余例，效果显著，明确芦荟为治疗急症血证之要药。

孙浩借鉴古今医家经验，擅长按照经络学说及辨证施治的原则，运用外治法治疗小儿内病。如用敷脐法治疗食积便秘、穴位敷贴法治疗小儿哮喘、灌肠法治疗小儿秋季腹泻（湿热泻）、浴身法治疗小儿夏季热、裹腹法治疗寒性胃脘痛、浸足法治疗反复呼吸道感染等。这些外治法方法简便，患儿易于接受，疗效显著，充分体现了中医简、便、廉、验的特点。对某些疾病熟练运用点、涂、敷、洗、搐、捏、摩等外治法治疗，可起到应急、辅助和缩短疗程的作用。如涂法，藤黄酊外治是"臣"字门家传秘方，取藤黄蘸醋磨如稀糊状或浸于酒精中制成酊剂，用时以消毒药棉涂患处，其功效不落于抗生素。又如取铅丹、炉甘石、枯矾、冰片等研为细末，制成升炉散。对湿疹者，先用野菊花、车前草煎水洗净疮面，然后将升炉散扑于患处；对创面干燥者，用麻油调散成稀糊状，用干净毛笔蘸涂患处，旬日内即可收除热解毒、收水止痒之功。

二、临证经验

孙浩创新辨证运用二子散敷脐治汗证、统血消斑汤（散）合芦荟外用治疗小儿慢性紫癜、覆脐止泻散外治小儿腹泻、恬静汤（散）治疗儿童多动症等，取得了很好的疗效。

1. 二子散敷脐治汗证

汗证是小儿常见的病证，系在安静状态、正常环境中，全身或局部出汗过多，甚则大汗淋漓。本病多发生于5岁以下的小儿。小儿汗证的发生，多由体虚所致，其病机不外为肺卫不固、营卫失调、气阴亏虚、湿热迫蒸致津液外泄。孙浩认为，小儿肌肤常表现柔软湿润，身有微汗称"养身汗"，而小儿汗证则有自汗、盗汗、多汗之分，不分寤寐汗出过多为自汗；仅在寐中汗出过多为盗汗；多汗则指小儿寐时出汗，汗出如珠，沾湿衣衫，以头面、颈项、胸背为多，临床无明显气（阳）虚、阴虚征象，与自汗、盗汗不同，与养身汗亦异。

孙浩运用二子散敷脐治疗小儿自汗、盗汗、多汗，取得了较好的效果。二子散敷脐系将等量五倍子、五味子研细末，每晚睡前取10g用温开水调拌捏成如银元（较现在壹元硬币稍大）大药饼，紧贴脐窝，上覆洁净塑料布一块（较药饼稍大），外用纱布绷带裹腹（螺旋式从上腹裹至下腹，使之相互牵扯，以免药饼滑脱）。翌日清晨起床时揭去，连敷3晚为1个疗程。孙浩以此法治疗63例患儿，有效率为93.5%。

二子散中五倍子味酸、咸，性寒，入肺、肾、大肠经，能敛肺止血、化痰止咳收汗；五味子味酸，性温，入肺、肾经，可疗咳定喘、敛汗固肠。二药均入肺、肾二经，其味皆酸，治疗肺虚出汗极为有效。二药合用，系受朱丹溪"黄昏嗽方"（即五倍子、五味子二药合成，功擅收肺保肾）之启发，有金水相生、母子同补之义，其功效倍于单味药。二药药性寒温相济，平和无刺激，无过敏反应。脐窝为神阙穴所在，属任脉经，可纵横连贯人身十四经脉，上达心肺，下交肝肾，使入肺肾二经之药性随其经气径入病所，故疗效甚捷。

2. 统血消癜汤（散）合芦荟外用治疗小儿慢性紫癜

小儿慢性紫癜（西医学称慢性原发性免疫性血小板减少症）是儿科临床上常见的一种出血性疾病。西医学对本病的病因及发病机理尚未完全明了，目前认为本病是一种自身免疫性疾病。本病在中医学中属"肌衄""虚斑""阴斑""衄血"范畴。有医家认为斑与荣卫、脏腑虚损有关，有的则认为斑因于火（热），也有的认为本病的病位在脾，其治亦在脾。孙浩教授认为小儿慢性紫癜的病因为小儿"脾常不足"，加之饮食失调，化源匮乏，以致气虚不摄，血溢于脾之所主部位（四肢、肌肉）而为斑。伴有鼻衄、齿衄者，虽与肺、胃有关，但大多是母病及子，燥湿不济使然，亦当从脾治之。

孙浩经过反复的临床实践，自拟统血消斑汤（散）内服治疗小儿慢性紫癜，取得了较好的效果。用药：潞党参 10～15g，炙黄芪 6～10g，茯苓 10～15g，炙黄精 10～15g，炙甘草 3～5g，炒谷芽 10～15g，全当归 3～5g，熟地黄 5～10g，旱莲草 10～15g，生白芍 15～20g。若肝气偏旺，好动易怒，出血偏多者，生白芍可用至 30g。15 天为 1 个疗程。

统血消癜汤（散）仿归脾汤之意，以补益脾气统摄血液为主。方中党参、黄芪、白术、黄精、甘草补益脾气；谷芽运脾和胃，以利补气药的运用；当归、地黄和血养阴；旱莲草、白芍味酸性收，功擅敛阴止血。孙浩使用白芍多年，认为其有较好的敛阴止血效果，用后血小板上升较快，此即《本草正义》所谓"收摄脾气之散乱，肝气之恣横"之功。本方补而不滞，温而不燥，阴阳相济，寒温平调，适用于"易虚易实，易寒易热"的小儿之体，并有利有节地发挥治脾的效用，从而达到化源充足、气血调和、血循经行、衄必自止的目的。同时，凡兼见鼻衄，齿衄者，联合芦荟外用。

本病病期较长，且有间歇期病情隐而不露的阶段，慎勿以为病已痊愈而中止治疗。

3. 恬静汤（散）治疗儿童多动症

儿童多动症是一种儿童时期较常见的神经发育障碍性疾病，常在 12 岁以前发病，以学龄期儿童为多，病程至少持续 6 月，其表现有与同龄儿童发育水平不相称的注意缺陷、活动过度和冲动，常伴学习或工作困难、情绪和行为方面障碍，但智力正常或基本正常，可有家族史，我国儿童发病率为 4.9%～6.6%。

孙浩认为，儿童多动症以"性躁""多动"为特征，为先天禀赋不足，后天调护不当，脏腑功能失常，阴阳平衡失调所致，病位在心、肝、脾、肾，与肝有直接关系。"肝者，将军之官"，其性刚直不阿，肝属风木之脏，其变多动不止。肝与肾有"乙癸同源"之义，肝之条达宣畅，必赖肾水以濡之，小儿"肾常不足"则肝失所养，故多现肝气乖张之症。故治疗上，应以治肝为主，滋补肾阴故治肝也，然补益心脾在治肝中的重要作用亦不容忽视，二者兼施，其疗效可相得益彰。

孙浩以恬静汤（散）治疗儿童多动症取得了良好的临床疗效。处方：熟地黄 10～15g，山萸肉 10～15g，五味子 3～5g，甘枸杞 10g，生白芍 10～15g，茯神 10～15g，炙远志 5～10g，生龙骨 20～30g（先煎），生牡蛎 20～30g（先煎），炙甘草 5g，淮小麦 50～100g（煎汤代水），红枣3～5枚。方中熟地黄、山萸肉、五味子滋肾，甘枸杞、生白芍养肝。肝与心同属厥阴经，为神魂之所舍，若肝疏泄太过，必致心神失守，加入茯神、远志、龙骨、牡蛎，意在宁心安神。方中甘草、小麦、大枣为《金匮要略》之"甘麦大枣汤"，取其养心宁神、甘润缓急之用。小儿"脾常不足，肝常有余"，本方诸药合用培其不足，制其有余。上方为1日量，每剂煎2次，上下午各服1次，连服10天。继以本方10倍剂量为散，每次10g，1日2次，加糖少许，开水和服，连续服用3个月。孙浩用恬静汤（散）治疗儿童多动症53例，有效率92.5%。

本病为儿童常见神经心理性疾患，在治疗过程中，孙浩强调家长尚须关心体谅患儿，要循循善诱，耐心教养，注意调节其情志活动，使之逐步由多动向自制转化。

三、典型病案

1. 泄泻：脾虚久泻案

解某，女，11个月。患儿自3月龄时开始腹泻，5～8次/日，稀水或蛋花样大便，时夹黏液，患儿曾在本地医院应用抗生素治疗，口服"思密达""妈咪爱"等，腹泻无明显好转，于是辗转在南京、扬州、镇江等地求治，曾多次住院治疗，疗效不佳。患儿精神日萎，胃纳减少，食后则泄，夹未消化食物残渣。大便常规：脓细胞量多少不等，脂肪球少量或多量。查体：精神不佳，面色㿠白，哭声低弱，肌肉不丰，肠鸣音稍亢，肛周淡红，舌质淡，舌苔薄白，四末欠温，此乃脾虚泄泻。处方：米炒太子参6g，茯苓6g，炒白术5g，煨木香3g，砂仁2g（后下），广陈皮3g，乌梅炭4g，肉桂2g（后下），制附子3g（先煎），通草2g，甘草2g。3剂，水煎服。

二诊：3天后复诊，患儿大便次数稍减，胃纳渐增，精神好转，面色转润，四肢变温。上方去制附子，续进5剂。

三诊：1周后复诊，患儿大便1日2次，稍溏，胃纳可，精神好，四肢温，舌质淡红，舌苔薄白，指纹淡红。处方：米炒太子参6g，茯苓6g，炒白术5g，煨木香3g，砂仁2g（后下），广陈皮3g，姜半夏5g，炒麦芽6，甘草2g。5剂，水煎服，后用参苓白术散调理半月而愈。

孙浩强调，小儿泄泻一年四季均可发生，特别是长江中下游地带，雨水多、湿度大，夏秋季节更容易发生小儿泄泻，再加上小儿饮食不知自节，故泄泻常反复发作，迁延不愈。但是不论何种泄泻都与"脾""湿"密切相关，在治疗脾虚泻时尤其应抓住"健脾"这一根本，故在治疗时运用太子参、炒白术、茯苓、制附子、肉桂等健脾扶阳。此即张仲景所说："四季脾旺不受邪。"基于这种认识，泻止后可用参苓白术散调理，其基本点仍着眼于"旺脾胜湿"以扶助正气。

2. 水痘：邪郁肺卫案

张某，男。形寒发热2日余，咳嗽，鼻流清涕，疑为感冒未治。症见面红耳赤，眼光如水，头面、四肢散见红疹，胸背多见。疹周红晕，中心有晶莹水疱如粟。腹痛便稀，烦躁不安，舌红，苔薄白，指纹浮红。证属时毒入侵肺卫，与脾经湿热相搏，发为水痘；治以疏风清热，解毒利湿。

处方：荆芥4.5g，连翘6g，金银花6g，薄荷2.4g（后下），蝉蜕4.5g，牛蒡子4.5g（研），白蒺藜6g，桔梗3g，甘草节3g，通草2.4g。1剂，水煎服。

二诊：先见水痘已发疱灌浆，浆色浑浊，颗粒饱满，周围泛红，其余部位又陆续新见水痘，仍发热，咳嗽，便稀。时毒有宣泄之机，湿热有下行之势，勿令止泻，仍须透邪。继予原方去荆芥、薄荷，加干浮萍3g，地肤子6g。1剂，水煎服。

三诊：药后身热已退，先见水痘正收靥结痂，后见水痘方发疱灌浆，肢体未再见新痘发生，咳嗽较疏，便稀转实。风湿时毒已向外宣泄，唯元气受损，余氛未净，治须益气养阴，清热解毒。处方：金银花 6g，连翘 4.5g，牡丹皮 4.5g，赤芍 4.5g，南沙参 9g，麦冬 6g，地骨皮 6g，碧玉散 9g（包），绿豆衣 3g。服 2 剂。

四诊：水痘已先后收靥结痂，身有润汗，纳佳，大便正常。痘发过程，儿体气阴两伤，须善于调理，痘痂俟其自行脱落，慎勿搔破。处方：太子参 9g，茯苓 9g，炙黄芪 6g，怀山药 9g，大白芍 9g，麦冬 9g，金银花 4.5g，人中黄 6g，紫草 3g。3 剂，水煎服。

按：本案水痘属轻证、顺证，从见疹至收靥仅 4 日，治以疏风清热，凉血解毒，痘收后则治以益气养阴败毒。亦有热毒症状较为严重，出现营血分症状和壮热烦渴，痘大且密，颜色深红或紫滞，浆稠如脓，颗粒饱满，病程长至 10 日以上者，必须大剂凉营清热解毒，投以清营汤或犀角地黄汤。

参考文献

1. 孙浩 . 医学存心录［M］. 北京：人民军医出版社，2015.

2. 高军 . 百世医道—臣字门儿科临床经验集萃［M］. 广州：华南理工大学出版社，2020.

第三十章
倪珠英

倪珠英（1931—2020），女，汉族，祖籍福建，湖北省中医院主任医师、湖北中医药大学儿科教授、硕士研究生导师，湖北省中医院中医儿科创始人，享受国务院政府特殊津贴专家，全国名老中医药专家，第二批全国老中医药专家学术经验继承工作指导老师，首届湖北中医名师。倪珠英历任中华医学会儿科学分会湖北分会常务理事等职，主持和参与国家、部、省级科研课题十余项，分获部、省级科学技术进步奖二、三等奖四项，研制多种院内制剂，广泛运用于临床，病患受益者众，主编《中西医结合防治流行性乙型脑炎》等专著，学生遍布海内外。2001 年，倪珠英获"中西医结合贡献奖"，在业界享有盛誉。

一、学术建树

倪珠英在 60 余载儿科临床、教学、科研工作中积累了丰富的经验，尤其在小儿肺系、脾系、肾系、疑难病方面有独到见解及诊治观。1959 年，倪珠英响应国家号召，参加"西医离职学习中医班"，师从宋之桢、蒋洁尘等名老中医，步入岐黄之门。60 年来，倪珠英不断学习，勤于临证，学术上颇有建树。

1. 明虚实，除邪务尽绝病根

倪珠英临证诊治，始终立足小儿生理病理特点，把握正虚与邪实关系，确立治法，认为邪实常为病情演变的主要方面，故治法重在祛邪。小儿乃稚阴稚阳之体，脏腑娇嫩，肺、脾、肾三脏本虚尤为显著，加上小儿寒温不能自调，饮食不能自理，易外感六淫疮毒，内伤饮食寒凉，发病容易，无论正虚与否，皆因邪侵而引发或加重。小儿脏腑娇嫩，病邪传变迅速，稍有差池，则生变证。一般认为小儿脏腑娇嫩，恐祛邪而伤正，应用谨慎。小心予之，往往造成病重药轻难取效；或攻补兼施缓图之，常致留邪为寇病反重。

小儿脏腑之虚为其生理特点，不同于成人之疾病劳损。正如《景岳全书·小儿则》论小儿特点"其脏器清灵，随拨随应，但能确得其本而撮取之，则一药可愈，非若男妇损伤积痼痼顽者之比"。故小儿脏腑之虚，乃脏腑发育未臻，功能相对不足，必随小儿年龄增长而增强，非短时强补可得；而邪留日久，必影响生长发育及脏腑功能，导致真正虚损，故主张大剂祛邪；此大剂非强攻峻逐，而是轻清疏散，因势利导，务在祛邪必尽。

在药量上，倪珠英也重视大剂祛邪的原则。小儿不能保证服药量，因此对于学龄前及学龄期儿童，开处单味药量同成人；对重证顽证患儿则剂量略大于成人；唯婴幼儿稚嫩之体不耐攻伐，药量宜小，且时时注意顾护正气，待病邪渐去，倪教授必从调理脾胃入手，使其功能旺盛，充分化生气血，五脏六腑得到滋养，正气自复，病根必除。对于久病正气真亏，或先天禀赋不足者，当祛邪为主，稍佐扶正之品，以助邪祛。因而治疗小儿病应"祛邪为先，祛邪为上，祛邪即扶正"。强调祛邪务尽，很多患儿因长期反复罹病求治，经彻底祛邪后，终告痊愈。扶正之法应于邪去大半之后方能用之，扶正与祛邪应逐步过渡，早施补法，虽曰扶正，却无异于拔苗助长，万不可取。

2. 确立了儿童咳喘类疾病"热痰气"的诊治理论

倪珠英认为小儿咳喘类疾病之病理关键在于热、痰、气，所不同只是三者轻重之别而已。肺中有热是引起咳嗽的主因；痰邪留滞肺络是引起咳嗽之根；凡肺之一切症状，均由肺气失调引起，肺的宣肃功能失调是症状产生的主要因素。在不同的肺系疾病，以及同一种病的不同证候之中，热、痰、气三者之间往往无明确的先后致病关系，但有轻重主次之别。如外感风热犯肺，致肺气失宣，继之生痰，出现咳嗽、喉中痰鸣等症，表现形式为热、气、痰；再如哮喘病缘于"外有非时之感，内有壅塞之气，膈有胶固之痰"，表现形式为热、痰、气等。总之，三者致病先后并不十分重要，关键在于辨清轻重主次。临床上常常可见痰湿阻络，肺气闭郁，郁而化热者。痰热互结，痰气交阻，互生互长，互为因果，形成热盛、痰阻、气闭之恶性循环。这一病理变化，乃小儿咳喘之极期表现，最为严重。

热、痰、气的临床表现如下。

肺经热证表现：发热、口渴、便结、尿黄、痰稠、咽红、舌红、苔黄、指纹青紫或脉数。具备其中5项可定为热重。咳喘病证除了肺脏本经有热外，其他脏腑之热亦可影响到肺。常见的有心火烁金、木火刑金、肺胃热盛等。

痰证表现：咳嗽伴结声或咳痰；喉间痰鸣；舌苔厚或腻；脉滑或指纹紫滞；肺部痰鸣或干湿啰音。若具备其中3项可定为痰重。若痰中泡沫较多，伴见咽痒，则为风痰；若同时兼有热象，则为热痰。

气闭证：由于气闭证最重，通过观察，认为以下几点征象有助病情判断：呼吸急促（安静时呼吸增快）；鼻扇；点头呼吸；三凹征；口唇指趾青紫；舌质暗红；肺部哮鸣音；心率增快。具备其中5项可定为气闭重。

热、痰、气的治疗应抓住主要矛盾，分辨孰轻孰重，及时诊治。准确用药，阻断热、痰、气的相互联系对防止病情恶化、促进患儿康复十分重要。

治热五法如下。

（1）清热解表法　用于外感风寒、风热证，偏风寒者选自拟寒感咳方加减；偏风热者选热感咳方加减。

（2）清肺法　用于外感之邪入里化热，邪热在肺，肺经热盛证。据热之轻重又分为：①宣肺清热法：适用于热邪初入肺经，热尚不重，以肺气失宣为主，方用三拗汤加黄芩、鱼腥草、金银花。②辛凉清气法：用于热在气分，痰热闭肺之证，方用麻杏石甘汤加味，若热邪不甚或处于冬季，石膏用量2倍或3倍于麻黄；若痰郁化火，则重用石膏，石膏之量可4～5倍于麻黄。③泻肺清热法：用于肺热炽盛，热郁气闭证，方用泻白散治之，桑白皮、地骨皮量宜偏大。④辛开苦降法：用于肺经痰热壅盛之证，方用小陷胸汤加味。方中黄连用量一般在3～5g。⑤养阴清热法：用于肺热证后期，气阴两伤证，方用自拟滋肺养胃方。

（3）通腑泻热法　又称"釜底抽薪"法。用于肺热炽盛，腑气不通证，方用承气汤类加减。小儿脾胃薄弱，大苦大寒或大下恐伤脾胃，故常以熟大黄清热通腑；若热结甚，亦可用生大黄，但宜中病即止。若便结不太甚，或体虚之儿可用牛蒡子轻清通腑泻热。

（4）清肝法　用于木火刑金证，方用龙胆泻肝丸加减。如肝热不太重，在宣肺清热化痰的基础上加用钩藤、夏枯草、龙胆草、黄芩、山栀、青黛、泽泻、车前草等其中一二味即可。

（5）清胃法　用于脾胃积热证，常用泻黄散加减。需要强调的是，虽然热邪是小儿肺系病证基本病理因素，但并不能否认寒（外寒、内寒）的存在。在外感风寒初期，或者痰湿较重，热象非主要矛盾时，仍应遵循"寒者热之""病痰饮者，当以温药和之"的原则，运用辛温解表、温肺化痰的治法，此时清热法只是作为佐治，防止病邪热化。

治痰八法如下。

（1）温肺化痰法　用于湿痰证，常用干姜、细辛、川椒、五味子、白芥子、法半夏等，温化痰湿同时，应稍佐清热之品，一是缓和辛温之性，防其热化形成痰热互结之势；二是有化热之象者，寒温并投使痰湿能去。

（2）清热化痰法　用于热象与痰象都较明显之痰热互结证。常用胆南星、天竺黄、全瓜蒌、鱼腥草、蒲公英、马兜铃等。

（3）理气化痰法　用于痰阻气滞证，常用苏子、陈皮、川芎、前胡、枳壳等。

（4）泻肺化痰法　用于痰壅气逆所致咳喘证。常用葶苈子、苏子、莱菔子、白芥子、酒大黄等。

（5）重坠下痰法　用于顽痰证，常用青礞石、寒水石、代赭石等。由于现在患儿一般治疗比较及时到位，很少形成此证，故此法现已少用。

（6）通络化痰法　用于痰与气结，肺络不畅者，常用全瓜蒌、法半夏、薤白，热证加地龙，寒证加细辛、桂枝等。

（7）利湿化痰法　用于痰湿内盛证，常用冬瓜仁、薏苡仁、苍术、云苓、车前草等。

（8）健脾化痰法　用于肺脾气虚证，疾病后期调理阶段，常用药为黄芪、太子参、白术、茯苓、甘草等。

治气五法如下。

（1）宣肺理气法　用于外邪束肺，肺气不宣，以表证为主者，常用炙麻黄、杏仁、前胡、桔梗、苏叶、防风等。

（2）宽胸利气法　用于肺气郁闭、肺络不畅证，常用全瓜蒌、法半夏、薤白、枳壳、香附、旋覆花等。

（3）通降肺气法　用于肺气不降证，常重用苏子、降香、杏仁、青皮、陈皮、炙杷叶等。

（4）通络利气法　用于气机升降失职所致咳喘，凡无明显表证，寒热之象均不明显，常规宣肺降气化痰法效果不著，伴见咳嗽、大便干结者，可改用此法。常用升降散加减，在肺经郁热时多有气机阻滞，故亦常与泻白散合用。本法还包括虫类药的应用，常用地龙、蝉蜕，若痉咳不止或喘甚可用全蝎、蜈蚣，但由于其攻邪力强，用于小儿应详辨其证，中病即止。若病程较长，通利同时还可少佐化瘀之品，如川芎、赤芍、桃仁等以化瘀理气。

（5）补脾益肺法　用于肺脾气虚证。常用玉屏风散或四君子汤加减，可酌情稍加升提、收敛之品，如桔梗、五味子、乌梅、诃子等。

3. 确立了儿童脾系病证"治脾不忘治肝"的诊治理论

肝与脾在生理、病理上的关系都极为密切。从生理而言，肝主疏泄，脾主运化，肝的疏泄功能正常，则脾的运化功能健旺；从病理和治疗而言，"见肝之病，知肝传脾，当先实脾"（《金匮要略》）。这是古人运用五行理论对肝、脾关系的基本认识。

就五行而言，肝属木，脾属土，按五行相生相克的一般规律，肝木与脾土之间存在相克的关系。倘若脾胃受损，功能失职，平衡即被打破。一方面，肝木会乘己所胜，形成肝木乘土之证；另一方面，土虚不能生金，则金不足，金不足则不能制木，木偏旺从而会进一步加重肝木乘土，形成恶性循环。如肝气疏泄太过，乘脾犯胃，临床上常表现为腹胀、腹痛、腹泻、肠鸣、呕吐、厌食等症。若脾胃已虚，则脾虚肝旺，肝火上炎，表现为烦躁易怒、磨牙惊啼等症。这些病证的发生，既有小儿"脾常不足"，容易发生脾胃疾病的主因，也有"肝常有余"，容易乘脾犯胃的因素在内。倪珠英教授认为小儿脾胃病发生均包含肝用太过的因素，临证可有肝经症状，如胁肋胀痛、口苦、脉弦等，但更多时候未必明显。本着"治病求本"和"未必先防"的原则，主张小儿脾胃病无论虚实，皆需治肝。

4. 确立了儿童肾系病证"热湿瘀虚"的诊治理论

倪珠英根据小儿生理、病理特点和个人临床实践，认为小儿血尿基本病因病机是"以热为先，因湿为重，因实致虚，先实后虚"。小儿肌肤薄，藩篱疏，肺娇嫩，卫表弱，外易感风热湿毒，因"体属纯阳"，易从阳化热，从热化火，下传直伤肾络而致血尿；又"脾常不足"，既可因六淫直伤脾胃，脾失健运而生湿，也可由饮食不知自节，恣食无度，重伤脾胃致湿、食内滞。湿邪既成，或因小儿体属"纯阳"，而从阳化热；或因其性属阴，最易遏阻阳气，所谓"湿胜则阳微"，使小儿不足之肾阳更亏，水湿难化，蕴蓄日久必化热，形成湿热之证。由于"湿土之气，同类相召，故湿热之邪始虽外感，终归脾胃"（常虚谷），进一步伤脾碍胃，阻滞气机，郁久化热，湿与热结，下注肾与膀胱也致尿血。

湿热之邪具有双重致病特点，即火热亢盛炎上和湿性黏滞、重浊、固着之性，当二者相合，如油裹面，形成无形之热蒸动有形之湿的趋势。湿热胶着，黏滞难化，日久必使"稚阴稚阳"之小儿气耗阴伤，导致阴伤虚火内炽，灼伤肾络则血尿难消。气为血帅，气虚血运无力而瘀血内停；湿阻气机，气滞也致血瘀；湿热互结，更使病邪难去，病程绵长。终因脏虚无以祛实，湿热浊瘀壅塞三焦，气化不利，决渎失司，水道闭塞而形成癃闭、关格等病情危重、错综复杂的局面。因此，倪珠英强调"热邪"是小儿血尿的主要致病因素，湿热是血尿加重且缠绵难愈的病理关键，湿热、虚热、瘀热等均因热而起，或与热相合，热邪贯穿于小儿血尿始终。根据这一思想，倪珠英认为清热利湿应为小儿血尿基本治疗大法，在此基础上根据临床辨证，或活血化瘀，或滋阴降火等，不一而足。

在治疗上，倪珠英紧扣小儿血尿的病机特点，总以清法为先，再审度虚实分而治之。实热者，以清热止血为主；虚热者，以滋阴泻火为法。

小儿血尿之实热，多源于上中二焦，以肺胃多见。实热下迫膀胱，损及阴络而为血尿。实热为病程早期阶段，起病时间较短，临床可见肉眼血尿、尿色茶红或镜下血尿，伴口臭喜饮，或浮肿少尿，咽红；舌红，苔黄厚，脉滑数等。此时肾脏病理改变尚不严重，倘若在此阶段主以清热解毒、利湿止血之法，必能事半功倍，逆转血尿病理发展趋势，阻止肾脏病变慢性进展，防止肾纤维化。受黄宫绣《本草求真》"漏芦能使遗精尿血止"之启发，以漏芦为君，自拟金水清方（漏芦、连翘等）治疗实热血尿，以防陷入湿热黏滞、温清两难境地，早期阻断小儿血尿进展。方中漏芦清热泻胃止血；连翘清散上焦邪热，解毒通淋；生甘草清热泻火解毒，调和诸药；共奏清热利湿、解毒止血之功，适于各型血尿。

血尿日久，精微外泄，肾阴必亏，虚火内炽，灼伤血络则尿血。其病程较长，尿色淡黄，多为镜下血尿，伴口干，咽暗红，舌红少苔或薄苔，脉细等。肾脏病理改变难测，治疗当滋阴清热、利湿凉血。自拟清肾汤（磁石、寒水石、滑石、花蕊石、肉苁蓉、冬葵子、儿茶、生甘草和双六味地黄汤（生地黄、山药、山萸肉、茯苓、牡丹皮、泽泻、黄柏、知母、枸杞、菊花、滑石、生甘草）。前方清降肾经之火，且有益肾养阴之功，适于血尿日久，肾阴受损者。后方偏滋补肝肾，清热利湿，适于肝肾阴虚，虚火内炽之血尿。

部分顽固血尿，纵用清热利湿、补脾固肾、化瘀止血等法，无一验效，再细审脉证，发现都有面色㿠白、反复外感、舌红脉细等症，属气虚阴伤，然此虚不在脾肾，而在肺。唐容川《血证论·尿血》指出："尿血治心与肝而不愈者，当兼治其肺。肺为水之上源，金清则水清，水宁则血宁。盖此证原是水病累血，故治水即是治血。"肺金为肾水之母，具有通调水道、下输膀胱的职能。若肺有郁（虚）热，妄行之血从水道入于胕中而尿血；若肺虚失其制节，不能约束水道，精微下注也可致尿血。气虚血涩，血不循经，复又加重尿血。此时当清金补肺，养阴化瘀，使"金清则水清，水宁则血宁"，方用自拟清源饮加减（百合、白及、阿胶、三七粉、泽泻、车前草等）。方中百合、阿胶养阴补肺止血，白及入肺经，清热止血，三七行血止血而不留瘀，泽泻、车前草利湿。患儿用此方，常得"柳暗花明"之效。

二、临证经验

1. 从鼻咽论治小儿咳嗽

咳嗽，无论外感时邪，内伤五脏，都是肺宣肃功能失职、肺气不利所致。鼻为肺窍，咽喉为肺卫之门户，外邪入侵，上先受之，鼻咽首当其冲。心、肺、脾、肾、胆、督脉之经，又皆络于鼻咽，故鼻咽处之症状，往往可反映外感病邪性质及脏腑、经络之寒热虚实。这对于历来被称为"哑科"的小儿医来说，至关重要。因此，倪珠英对咳嗽患儿在四诊辨证基础上，特别重视鼻咽望诊，将其作为辨证的重要佐证。凡咳嗽伴咽红，鼻塞，流清涕，为风热犯肺；咽稍红，鼻塞重，涕流如水，提示风寒束肺；咽红赤，喉核肿大或有脓点，提示肺胃热盛，火热循经上炎；咽暗红，喉核肿大见结节，说明郁热在肺已久；咽红，流涕或咽后壁见黄色分泌物，此为肺经湿热，胆腑郁热或督脉之火上冲于脑。故凡小儿咳嗽必察鼻与咽喉。如此，既有助于咳嗽辨证，又能有的放矢地增减药物，提高疗效。

小儿乃纯阳之体，脏腑功能旺盛，常因脏腑娇嫩、发育未臻而易为邪侵，因此，其久咳多因实邪为患，纵有虚证，也因实邪留伏致虚。其邪常为痰饮、郁热，鼻咽又常为留邪之地，往往为医家所忽略。临床常见小儿久咳不愈，经多种方法治疗，咳虽有所减轻，但易反复发作，轻时作干咳，重则咳甚夹痰，尤以早、晚为甚。

治疗上，倪珠英遵"脾为生痰之源，肺为贮痰之器"之古训，认为调理脾肺，固不可少，然从鼻咽着手，清郁热、化痰饮更为必用之法，以绝病根。因此，倪珠英认为，初咳者鼻咽见症为必治之症，久咳者治鼻咽为治根之法。

（1）疏风宣肺，化痰止咳，利咽通窍　本治则适用于咳嗽初起，肺卫受邪，肺气不宣，肺窍不利，可见咳声轻扬，咽痛，或鼻塞流涕等症。倪教授在疏风宣肺、化痰止咳的基础上，必辅以利咽通窍，此乃强调"急救受邪之地"（鼻咽），使病邪犯于此而止于此，以免入络传经闭肺，致变证丛生。药物多选用桔梗、牛蒡子、薄荷、白芷、苍耳子、蝉蜕、山豆根、射干、羌活、细辛等，遣方常以俞根初《通俗伤寒论》中的"新加三拗汤"为主，该方专治外感初起"风伤肺，寒伤太阳，头痛恶寒……咳嗽白痰等证"，随证化裁，可获桴鼓之效，即该书所谓"达药"也。发病急骤、咳频、声如破竹之急性咳嗽，多因外邪封咽闭喉所致，类似喉痹。经曰："喉为肺之门户。"张景岳指出："少阴之脉络于横骨，终于会厌，系于舌本。凡阴火逆横于上，多为喉痹。"本证为火热邪毒犯于太阴、少阴二经，肺金受灼，火盛伤阴。急予清热养阴，宣肺开音。自拟痰热喉咳方：炙麻黄、杏仁、前胡、枳壳、瓜蒌皮、法半夏、鱼腥草、钩藤、僵蚕、蝉衣、姜黄、防风、熟大黄、桔梗、生诃子肉、生甘草、马勃。水煎频频温服，常获捷效。

（2）清热泻肺，利咽散结，活血排毒　本治则适用于肺胃郁热，络脉受阻者。患儿多因反复扁桃体肿大或化脓而致咳嗽经久不愈，常干咳，自觉喉中有痰，咽暗红，喉核肿大有结节，舌暗红，苔白或黄、中厚，脉滑。自拟咽咳方治之。组方：芙蓉花、皂角刺、桔梗、冬瓜仁、白芷、桑白皮、地骨皮、瓜蒌皮、川芎、桃仁。

（3）抑肝清肺，解毒排脓　本治则适用于久咳不愈，肺移热于肝胆，循经上炎，蒸灼头脑者，如《黄帝内经》所云"胆移热于脑"。患儿平素多鼻塞或流涕，久咳且时轻时重，以夜间为主，或晨起咳吐脓痰，咽后壁多见黄、白脓涕，鼻窦 X 线片提示慢性鼻窦炎。其咳嗽是由脓涕经鼻下流于咽，致肺气不利所致，治鼻则咳自止。自拟鼻渊方：苍耳子、赤小豆、芙蓉花、金银花、黄芩、藁本、怀牛膝、柴胡、白芍、枳实、夏枯草、红藤、生牡蛎。守法治疗半旬，常见效。

（4）清热养阴，祛风通窍　本治则适用于素体阴虚，屡用苦寒辛散之品伤阴，致虚火上炎者。患儿久咳，鼻塞流浊涕，或咽后壁见脓涕，但用治鼻常法无效。伴口干，舌红稍绛或暗，苔薄，脉细。取景岳清化饮之意。自拟滋咽鼻咳方：玄参、麦冬、生地黄、黄芩、赤芍、白芍、牡丹皮、丹参、僵蚕、白蒺藜、苍耳子、芙蓉花、白芷、百部、冬瓜仁。服之每每奏效。

2. 抑木扶土法治疗小儿脾胃病

"抑木扶土"是倪珠英治疗小儿脾胃病的根本治疗大法。扶土是根本，抑木是兼治。治疗小儿脾胃病时，都要根据患儿寒热虚实及症状特点选用适当的治肝之法。

治脾胃关键在于"扶土"。扶，有扶持、挽扶之意。意即小儿的脾胃不足乃是生长发育过程中的相对不足，与成人脾胃虚弱不同。当然小儿也会出现脾胃虚弱证候，但小儿生机蓬勃，这种虚的状态相对来说容易恢复。故治疗主要以调理、扶助脾胃为主。具体治法有以下几种。

（1）健脾益气法　多用于素体脾胃虚弱，或疾病后期，无明显实邪，以脾虚见证为主者。常用方为七味白术散、补中益气汤。常用中药有黄芪、太子参或党参、白术、甘草、扁豆、山药等；若脾虚中气下陷，症见久泄、脱肛，或气虚发热者，方中常加枳壳、佛手、陈皮、神曲、葛根等舒畅脾气、升发清阳。

（2）滋养胃阴法　用于胃阴虚证。治以甘凉柔润为主，常用生地黄、麦冬、百合、沙参、石斛、天花粉等。

（3）温补脾阳法　用于脾胃虚寒证，常用方为理中汤加砂仁。若脾阳虚衰，累及肾阳致脾肾阳虚，则酌加附子、肉桂、吴茱萸等。

（4）运脾化湿法　主要用于湿阻中焦证。常用方为平胃散、藿香正气散。常用中药有苍术、厚朴、陈皮、砂仁、法半夏、白术、茯苓、藿香、佩兰、薏苡仁、泽泻等。

（5）清泻脾胃法　主要用于脾胃积热证。常用方为泻黄散，随症加减。方中石膏大寒，山栀苦寒，用量需根据患儿年龄、体质以及热之轻重等因素酌定。

（6）化积消食法　用于乳食停滞证。本法多与其他治法合用，药物如鸡内金、炒莱菔子、炒谷麦芽、神曲、山楂等能消食助运。若口不知味，纳食不佳，可参入石菖蒲、砂仁、蔻仁、甘松等醒脾开胃。

抑木就是要调达"肝常有余"，即调达相对偏旺之肝气。临证遣方用药，不仅注意勿妄伐生生之肝气而使充盛有余的蓬勃生机受戕，更要始终把握肝脏"体阴而用阳"特点，柔体济刚，补虚泻实，使肝气舒畅条达，肝脾调和。疏肝、泻肝、清肝三法在小儿脾胃病证时运用最广。

（1）疏肝法　此法为抑肝常用治法。无论有无肝经见症，只要出现腹胀、腹痛、腹泻、纳差、肠鸣音亢进等脾胃之症，均可根据症情轻重适当选用此法。疏肝不可过于辛散温燥，否则可伐伤肝阳，损及阴血，阴血愈损，则肝气愈郁。常用药有香橼、佛手、刺蒺藜、香附、青皮、柴胡、薄荷等。

（2）泄肝法　肝为风木之脏，体阴而用阳。肝气之有余是相对于肝脏阴血不足而言的。泄肝常用芍药甘草汤加味。白芍与甘草配伍，酸甘化阴以缓肝之急、制肝之用，而脾有所养，肝脾功能协调则气血生化、运行正常。可以说此二药相伍乃"抑木扶土法"之集中体现，倪教授最喜用之。

（3）清肝法　小儿乃"纯阳"之体，有余之肝气易从阳化火，此所谓"气有余，便是火"也。临床常见痄证、贫血、夜惊等，患儿性情急躁，夜卧不宁，揉眉挖鼻，吮指磨牙，夜惊易啼。此因脾胃虚损，肝木乘盛，肝旺化火所致。当清肝平肝，祛风解痉。常用药如蝉衣、钩藤、夏枯草、胡黄连等。

3. 活血化瘀法根治小儿尿频

尿频以小便频数为特征，属中医学淋证范畴。小儿尿频，包括尿路感染、神经性尿频，以尿路感染多见。小儿的生理病理特点决定了其肾脏病多由湿热引起，本病表现得尤为突出。尿频日久，因延误治疗，每呈反复发作之特点，湿热流连，耗气伤阴。气虚血行无力而停滞；湿阻气滞则血瘀。现代肾脏疾病研究提示，肾盂肾炎急性期若未经积极彻底治疗，可导致局部肾间质呈弥漫性炎症浸润，肾血管硬化，免疫复合物沉着，晚期肾内纤维化瘢痕形成，也即中医之"瘀滞"。可见，正虚、湿滞、血瘀是此阶段主要病理因素，临床表现为尿频时发时止，尿检间断异常，易感冒，或纳少消瘦。症状可有可无，但均见B超双肾集合系统光点增强、粗乱，甚至肾脏炎性改变，血、尿 β 双肾集合均高于正常，以及其他肾功能受损指标。治疗这类患儿，当以活血化瘀为主，辨证配合补虚利湿。有关研究资料表明，活血化瘀药不仅有抗菌消炎的作用，与扶正清热利湿药合用时，更能增加肾血流量，改善病变部位微循环和局部营养状况，促进炎症吸收和瘢痕组织软化，从而达到根治之目的。常用中药：益母草、当归、泽兰、桃仁、红花、川芎、鸡血藤、生山楂等。配合使用西药肝素、尿激酶等抗凝剂。

三、典型病案

1. 血尿：热毒湿郁，瘀血内阻案

田某，男，7岁。2004年5月1日初诊，因"反复紫癜伴持续性镜下血尿1年余，再发紫癜1周"就诊。

2002年7月，患儿双下肢无明显原因出现紫红色皮疹，高出皮面，无腹痛、关节痛，无尿频、尿急、尿痛，无浮肿尿少。在外院予地塞米松、泼尼松、曲安西龙、血尿胶囊，输血小板等治疗1年余，紫癜反复出现，尿RBC持续（+++）。近半年未予治疗，紫癜仍反复出现，似与感冒有关系，4～6天可自行消退。1周前双下肢又见紫癜。发病以来，精神、纳食、大便如常，无发热、关节痛、鼻衄等不适。近几日偶喷嚏，不咳、不喘，尿黄。患儿平素易感冒，家族中无类似病史。查体：神清，精神可，发育良好，面色有华，全身无浮肿，咽暗红，心肺（－），腹（－），双下肢散在钱币大小陈旧性暗褐色、褐黄色皮疹，压之不褪色，余处未见。舌尖红，苔薄白根稍厚，脉左滑，右缓弱。尿常规：PRO（－），RBC（+），畸形40%～60%（见芽孢状红细胞）。西医诊断：紫癜性肾炎。中医诊断：紫癜（热毒湿郁，瘀血内阻）。法当清热解毒利湿，化瘀止血消斑。处方：自制中成药金水清口服液治之，每日3次，每次20mL；藻酸双酯钠（PSS）0.05g+0.9%NaCl溶液250mL，静脉滴注，每日1次，连续14日。

5月22日二诊：患儿于初诊后第15天及5天前分别出现紫癜，以双下肢多见，之前有轻度感冒，现紫斑已消减，口不干，纳好，夜汗多，大便稍干，1～2天一次，无其他出血证。检查：

一般情况好，双下肢散在大小不一淡紫色斑块，压之褪色，无压痛，不痒。咽稍红，双扁桃体Ⅰ度肿大，心肺（-），腹软，无压痛。舌淡红，苔少薄白，脉滑。尿常规:PRO（-），RBC（++），WBC（-）。血热有减，风邪已去，气虚阴伤渐显，继用上法，加益气健脾养阴。因金水清口服液缺，改服中药：漏芦10g，连翘10g，生甘草10g，紫草30g，太子参15g，牡丹皮10g，赤芍10g，蒲黄炭30g，大蓟、小蓟各10g。13剂，水煎服，每日1剂。另口服藻酸双酯钠（海通片），0.1g/次，1日2次。

6月12日三诊：患儿15天前因感冒出紫癜后，至今约2周未现，无其他不适，纳好，二便调。检查：一般情况好，下肢右腿上见一陈旧性淡褐斑，咽稍红，双扁桃体Ⅰ度肿大，心肺（-），腹软，舌稍红，苔薄白，脉细滑。尿常规:PRO（-），RBC（+～++），WBC（-），余正常。热毒有减，继清余邪，金水清口服液减量。每次15mL，1日3次。海通片继用前量。

7月31日四诊：患儿1个月余无感冒，无皮疹，无不适，纳好，二便调。检查：一般情况好，咽不红，心肺（-），皮疹（-），舌稍暗红，苔薄白，脉细滑。尿常规:PRO（-），RBC少许，余正常。效不更方，守上方继服。

11月13日五诊：患儿无皮疹，无感冒，纳好，二便调。尿检持续正常已近3个月。检查：一般情况好，咽稍红，心肺（-），皮疹（-），舌暗红，苔薄白，脉滑。12小时Addis计数:RBC 1.5万个，WBC 0.1万个。肝功能、肾功能、免疫全套均正常。病已痊愈，停金水清、海通片，随访。

2006年5月23日随访：患儿停药后未再出现紫癜，很少感冒，2～3个月查尿Addis计数，均正常（除一次感冒后2天RBC 115万个/12小时，略有上升，后复查也正常）。

2. 阴水：脾肾阳虚，风袭水盛案

杨某，男，13岁。2005年12月17日初诊，因"发现蛋白尿，浮肿7天"就诊。

患儿3岁时患肾病综合征，经治疗已愈，3年未发。7天前出现打喷嚏，流涕，尿量多，双眼睑浮肿，查尿蛋白（+++），予抗感染治疗5天，尿检未正常，口服泼尼松15mg，仍流涕，浮肿同前。查体：BP 105/80mmHg，体重42kg，精神反应可，呼吸平，双眼睑浮肿（+），双扁桃体Ⅰ度肿大，脚踝处轻度凹陷性水肿。心肺无异常。舌质淡胖，舌苔薄白根腻，脉沉缓。尿常规:RBC 45个/HP，WBC 9个/HP，PRO（++），黏液丝（++）。血常规:WBC 7.8×10⁹/L，LYM 42.3%，GRAN 55.1%，HGB 105g/L，PLT 355×10⁹/L。肝肾功能:ALT 17U/L，TP 64g/L，ALB 36U/L，CHOL 5.65mmol/L，BUN 4.1mmol/L，K⁺3.49mmol/L。余正常。诊断为阴水（脾肾阳虚，风袭水盛）。法当疏风宣肺，利水消肿，佐以扶正。方拟麻黄连翘赤小豆汤合五皮散五苓散加味治之。处方：炙麻黄10g，连翘15g，生姜皮5g，桑白皮10g，陈皮10g，大腹皮10g，猪苓15g，泽泻10g，桂枝6g，白术10g，防己15g，牵牛子15g，黄芪30g，茯苓皮20g。7剂，水煎温服，每日1剂。嘱停泼尼松，注意饮食调养。

12月24日二诊：服上方1剂，尿量较前增加1倍，约3000mL/天，次日尿蛋白转阴，无汗，纳好，大便调，口不干，无涕，无乏力。查体：体重39.5kg。眼睑及全身浮肿（-），咽不红，心肺听诊无异常。舌质暗红，稍胖，边有齿痕，舌苔薄白，脉滑。血常规:WBC 6.4×10⁹/L，LYM 54.6%，GRAN 43.7%，HGB 116g/L，PLT 394×10⁹/L。肝肾功能:ALT 19U/L，TP 75g/L，ALB 43U/L，CHOL 6.07mmol/L。余正常。效如桴鼓，诸症悉解，且血浆白蛋白升至正常，尿PRO（-）。前方大剂利水有伤阴化热之象，且水湿未尽，脾肾阳虚。当益肾健脾，清热利湿。用双六味地黄汤加味治之。处方：生地黄15g，山萸肉8g，山药15g，茯苓20g，牡丹皮10g，菊花10g，知母8g，枸杞10g，泽泻10g，黄柏8g，滑石20g，生甘草10g，生黄芪30g，淫羊藿

8g，猪苓 20g，蝉衣 20g，陈皮 10g，白术 10g。共 7 剂，水煎服，每日 1 剂。

2006 年 1 月 7 日三诊：用上方至今，前 2 天咽痛，无涕，无发热，大便干，每日 1 次，用头孢菌素 2 天。查体：一般情况可，呼吸平，咽红，心肺听诊无异常，舌红，苔薄白，脉细滑。尿常规：RBC 0 个 /HP，WBC 9 个 /HP，PRO（－），黏液丝少许，余正常。效不更方，加生首乌 30g。15 剂，日服 1 剂，分 3 次口服。

2006 年 1 月停药观察，随访半年尿检未再出现异常。

参考文献

刘晓鹰 . 倪珠英中医儿科心鉴［M］. 北京：科学出版社，2014.

张奇文（1935—），男，山东省寿光人，主任医师，教授，全国名中医，全国劳动模范，我国著名儿、妇科专家，中华中医药学会儿科学会奠基人及创始人之一，中华中医药学会理事、常务理事。张奇文先后担任山东省医学会会长，山东省中西医结合学会会长，澳洲全国中医药针灸联合会学术顾问、名誉会长，全国高等教育儿科分会名誉会长等职，历任潍坊市中医院院长，潍坊市卫生局局长，山东中医学院（今山东中医药大学）中医系主任、党委书记，山东省中医药研究所所长，山东省卫生厅副厅长，政协潍坊市委员会副主席（正厅）等职务，为医药卫生事业的长足发展及中医复兴事业做出了突出贡献。

张家医学渊源，张奇文自幼受四祖父张世恩启蒙，先后承晚清秀才郄秋浦、山东省儿科专家蒯仰山等六位名老中医之衣钵，传其薪火，躬耕杏林一生，被赞为"南江、北王、中张"。张奇文于国内外期刊发表学术论文81篇，主编并出版学术著作18部。20世纪80年代，张奇文牵头与周凤梧等人主编了《名老中医之路》一书，刊载了近现代97位名老中医的治学与成才之路，被著名国医大师邓铁涛教授称作"是一部20世纪当代名医的'成才史'"。张奇文的《实用中医儿科学》修订两次出版，荣获全国优秀中医药科技图书一等奖，《中国灸法大全》及《儿科医籍辑要丛书》荣获北方十一省优秀科技图书一等奖，《幼科条辨》荣获山东省科技进步一等奖。

一、学术建树

张奇文自十余岁由祖父言传身教起，钻研岐黄之术六十余年。1954年，张奇文考入山东省昌潍医士学校（潍坊医学院的前身）西医专业，进行了医学知识的系统学习。在学习西医的同时，他从没有放弃过中医知识的学习，积极组织中医小组，被同学们称为"小中医先生"。张奇文毕业后再次投身中医事业，随郄秋浦、曹同文及蒯仰山等名老中医学习，精研不辍，穷极精微之术。张奇文曾三进三出省城，虽长期担任医疗卫生部门领导，但仍坚持垂堂问诊，不求回报，只求患者安康及复兴中医事业，被百姓赞为"厅级郎中"。

1. 提出流行性脑炎"暑多兼湿"的特点

20世纪50年代，流行性乙型脑炎流行，张奇文结合自身在1957～1959年的临床抢救经验，对当时盛行的"暑必兼湿"和"热必兼湿"提出了自己的见解。他认为，"暑必兼湿"和"热必兼湿"的结论都不能对当时乙型脑炎的病因病机进行全面的概括，临证时不可偏执于"暑必兼湿"的论点，兼湿或不兼湿当从患者的临床表现出发，要避免暑温病治疗的绝对化。他结合《素问·五常政大论》，提出要在"必先岁气，无伐天和"规则指导下，用"暑多兼湿"的观念去理解、认识、治疗该病。

"暑必兼湿"之说，首见于叶香岩《三时伏气外感篇》："长夏湿令，暑必兼湿。"以后不少医家如吴鞠通、章虚谷、丁甘仁等都遵从"暑必兼湿"或"暑必夹湿"之言。但根据当时各地治疗流行性脑炎的临床经验，张奇文认为根据其发病季节及临床表现，多属于中医学"暑温""暑风""伏暑""暑厥"范畴。从发病季节来看该病多发于夏至以后，"先夏至日为病温，后夏至日为病暑"，天气炎热，地气濡湿，人在气交之中，易同感暑湿二气，因而"暑多兼湿"。但如果湿轻热重，则会化火化燥，灼液伤津，在此阶段，临床上并无湿象之征，其病机也就不一定是"热必兼湿"。若天气炎热，暑热感人而致病者，一发病即见气分热盛，继而表里皆热、气血两燔，亦很少有夹湿表现。从具体证治来看，石家庄地区以清热、解毒、养阴立法，主以白虎汤、清瘟败毒散等取得显著疗效。北京地区发生的乙型脑炎，初期照搬石家庄治疗经验的疗效较差，后改用通阳利湿、芳香宣透法，疗效就十分理想。另外，由于地势之高洼、气候之燥湿、禀赋之偏盛、宿疾之有无等原因，兼证亦见不同。由此可见，病无定情，治无定法，不可以偏概全，用"暑必兼湿"和"热必兼湿"来一概而论是不合适的。

2. 最早从中西医结合角度认识小儿"变蒸"

变蒸是古代医家阐述婴幼儿生长发育规律的一种学说，小儿在变蒸过程中，形体不断地长大，脏腑机体功能也随之完善、健全。张奇文从中、西医学两个角度对变蒸学说提出自己独特的见解。他认为，其一，应期而变是受《周易》卦爻的影响，为说明变易之理，强行将阴阳两卦匹配以应六十四日之数，不成为普遍规律，不应过分拘泥。其二，受张景岳与陈飞霞学术思想的影响，他也认为胎儿在母腹十月，生后须经过"一变生肾，二变生膀胱……"等次序进行脏腑神气发育的说法是不准确的，该说法实际上是河图五行生成的脱胎，不符合脏腑发育的西医学研究结果。其三，对于发热等变蒸的突出表现及变蒸后的小儿情志状态与以往有异的说法持审慎态度，小儿发热受种种因素的影响，诸如神经、体液、物理、化学等感染或非感染性的因素，都可以引起小儿发热，不可简单地拘泥于变蒸之说。但值得注意的是，中医学认为发热是"正邪相争"的表现，但此"邪"，虽多指外邪，也要重视体质的偏颇。小儿处于生长发育时期，对外界环境变化的适应能力不足，缺乏自身调节的稳定性，因此古人提出少数体虚之儿，为适应内外环境，出现变蒸发热，有一定道理。其四，现代免疫学的发展，使人们从另外一个角度认识了机体的免疫功能，不仅是通过微生物的感染而获得保护性的作用，也在免疫过程获得了防御、自身稳定、免疫监视作用。变蒸完成后脏腑正气得到加强，结合现代免疫系统随着机体的生长发育逐步完善的说法，进行中西医结合思考后确有一定道理。

3. 提出"脏腑相关论"和"肺胃肠相关论"

脏腑相关论是以五脏为中心的整体观，主要表现为以五脏为中心的人体自身的整体性及五脏与自然环境的统一性，是中医学整体观念的精髓。张奇文认为"脏腑相关论"临床意义有三：一是相关脏腑与经络在生理上有密切联系；二是脏腑病理变化通过"有诸内，必形诸外"，出现相应部位临床表现，丰富中医儿科临床诊断的内容和方法；三是经络脏腑相关论与"脏腑同治"是探索和提高中医疗效的途径。

张奇文临床发现，喂养失调、内环境菌群紊乱、抗病能力低下所造成的呼吸道感染患儿占儿科门诊诊者的一半。张奇文从"脏腑相关论"着手，根据"肺与大肠相表里""肺脉起源于中焦"，提出了"肺胃肠相关论"。他认为在中医辨证论治的前提下，应以"宣肺勿忘解表，清肺勿忘清肠，止咳勿忘化痰，化痰勿忘运脾，润肺勿忘养胃，标去勿忘培本"为治则。在上呼吸道感染等肺系疾病的治疗中，对于部分因胃肠功能失调而频繁发病的"复感儿"，在宣肺解表的同时可加入消导助运之药，"表里双解"，使得退热更快。选方用药也须根据地域、气候不同而灵活变通。如在冬末春初或气候交替之时，用张仲景的六经辨证结合脏腑辨证治疗小儿肺胃肠相关疾病，往往取得满意疗效。对于便秘型"复感儿"，采用"清肺与清肠并举"之法，通大肠，降肺火，利小肠，清心火，保持大便通畅，则是防止复发的关键所在。

4. 基于稚阴稚阳，提出"阳主阴从"观点，临证注重扶阳

张奇文根据小儿稚阴稚阳的生理特点，基于《素问·生气通天论》对于阳气的认识，结合多年的临床经验，提出"阳主阴从"的学术观点。他认为阳气对于儿童尤为重要，"体为阴、阳为用"，阳气即正气，可使营卫和平，正常运行，在生理状态下是人身立命的根本，是全身的动力，尤其是肾阳。在病理状态下，阳气是抗病的能力，阳气衰弱与否是疾病善恶转化的关键。张奇文临证时注重元气，倡导扶阳，用药上以擅长使用附子、干姜、四逆汤等温热方药著称。他认为附子大辛大热，能壮先天元阳、补坎中真阳，补真火即是壮君火。对于病毒性心肌炎，他根据小儿纯阳稚阴、心常不足、易寒易热、易虚易实的生理病理特点，提出君火元阳不足、宗气内陷、毒邪外袭、心脉瘀阻的病因病机观点，以扶阳气、升宗气、解毒、化瘀为主组方，补其不足，祛其有余，标本兼顾，临床收到了理想的效果。

二、临证经验

1. 妙用涤痰开窍法论治小儿癫痫

癫痫属于中医学"痫证"范畴，本病是先天或后天因素造成脏腑功能失调，气机逆乱，元神失控，进而导致的一种发作性神志异常性疾病，发作时可见意识丧失，甚则跌倒、不省人事、两目上视、四肢抽搐等。其病因多端，先天禀赋不足、胎中受惊、六淫外感、饮食所伤、跌仆损伤等皆可诱发。张奇文认为，脏腑气机逆乱，郁而生痰，阻塞经络，蒙蔽清窍，引动肝风是主要的病机变化。"脾为生痰之源"，痰浊的生成与脾虚、中焦气机升降失常关系密切。小儿面黄、上下眼睑虚浮、唇舌淡、四肢不温皆脾虚之象，在导痰、涤痰、化痰、清痰的同时重在健脾，而健脾也不全在补，还应佐以醒脾、和胃、消导、助运等法，重视调理脾胃气机升降，倡导健脾法宜长宜久。癫痫的主要表现为意识丧失的同时伴有抽搐，体现在肝、脑、心三经，清心开窍也十分重要。张奇文效法古人，以清心开窍为法，自拟镇惊散，药物组成：牛黄1.5g，珍珠3g，僵蚕、全蝎各9g，节菖蒲9g，麝香0.5g，天竺黄4.5g。上药共研细末，瓶贮，每服1g，日服3次。镇惊散既可镇惊开窍，又可清热豁痰，同时张奇文强调开窍法在使用的时候宜暂而不宜久。张奇文用药大胆且有创意，曾用人的胆结石替代牛黄，梅片替代麝香，治愈了2例癫痫患者，减少了贵重药物的使用。

气机逆乱生痰的同时可以致瘀，痰浊阻络可以致瘀，加之久病多瘀，痰瘀互结也是癫痫的主要病机之一，特别是顽固性癫痫和腹型癫痫。小儿癫痫之瘀血症状多表现在犯病之前，包括头痛如劈，小儿常抱头自摇，或握拳捶及，或腹痛，痛有定处，唇舌紫暗，舌下静脉迂曲，临证时可使用活血化瘀药物，如丹参、桃仁、红花、赤芍，甚者用䗪虫、水蛭、干漆，或者选用通窍活血汤，或配伍半夏、天竺黄、天麻、白附子、炒僵蚕等化痰祛风止惊药物，或配伍槟榔、莱菔子、木香、九香虫、焦三仙等消导理气止痛药物，或配伍牵牛子、巴豆霜、皂角等通里攻下药物。

2. "疏、清、补"并用治疗儿科咽喉类疾病

咽喉类疾病属于儿科临床常见疾病之一，包括咽扁桃体肿大和腭扁桃体肿大等。咽喉是经脉循行交会之处，既是饮食气息出入之门户、后天营养精微传输之通道，又是防御外邪侵袭的重要门户。咽喉位在五脏之上，内连脏腑，与五脏六腑尤其是肺、脾、胃、肝、肾关系密切。张奇文认为乳蛾的病机是风热邪毒侵犯或者脏腑亏损导致的虚火上炎，在自身倡导的"肺胃肠相关论"基础上提出了"从咽论治"的新思路，处方用药以疏风清热、解毒补虚为主。他在《金匮翼》"锡类散"和《本草逢原》中治疗乳蛾药物的基础上，自拟"咽门缩桃丸"，药物组成包括乌梅、爪甲、马鞭草、射干、马勃、挂金灯、木蝴蝶、牛蒡子、象牙屑、麝香、羚羊角粉、牛黄。方中乌梅、爪甲解毒利咽，去腐生肌；马鞭草、射干、马勃、挂金灯、木蝴蝶、牛蒡子助君药清热解毒，利咽消肿；象牙屑、麝香助君药清热拔毒，去腐生肌，共为臣药；羚羊角粉、牛黄平肝息风，凉血解毒；桔梗载诸药上行，以达病所。

张奇文2011～2013年使用咽门缩桃丸治疗281例扁桃体肿大患儿，总体有效率达94.3%。该方不仅能治疗扁桃体肿大，还能治疗癫痫、注意力缺陷多动障碍、鼻炎、反复呼吸道感染、哮喘、心肌炎、肾炎、紫癜、湿疹等疾病。

张奇文善用爪甲治疗小儿扁桃体肿大。爪甲入药于唐朝，始治翳障，后逐渐应用于中耳炎、乳蛾、鼻衄、鸡爪风等疾病。咬指甲是儿童时期常见的一种不良习惯，多见于3～6岁儿童，随着年龄增长，多数患者咬指甲行为可自行消失，少数顽固者可持续到成年。从中医角度来看，爪甲与肝、心、脾、胃、肺、十二经络有关，应用此药可以治疗上述脏腑经络病变。从西医角度来看，指甲属于结缔组织，主要成分为角蛋白，含有多种天然元素，如钙、铁、锌、磷、硫等，还包括多种维生素。张奇文发现患有扁桃体肿大的孩子常伴有这种不良习惯，咬指甲是因为人体可能缺少其中某种成分。结合既往用爪甲治疗淋巴组织增生的直肠息肉的经验，张奇文认为肿大的扁桃体同样为淋巴组织增生，病理性质相同，通过"以甲补甲"的特殊方式治疗，以及使用含有爪甲的方剂加入引经药后治疗各种息肉类疾病，如扁桃体肿大、声带息肉、直肠息肉等，临床疗效显著。

三、典型病案

1. 五迟五软：脾肾两虚案

郎某，男，2岁6个月。2014年初就诊。

主诉：生长发育迟缓。

患儿9个月会坐，至今不能行走，言语迟，下肢无力，头项痿软，时低头，无落日目。舌质红，舌苔少，指纹淡。曾就诊于北京儿童医院，颅脑CT、肌电图等各项检查未发现明显异常。患儿系第二胎第二产，足月剖宫产，出生体重约3kg，生后无缺氧窒息病史。其兄身体健康。患儿父母体健，母亲怀孕期间除纳食欠佳外，余无明显异常，无近亲婚配史及家族遗传病史。治法：补肾温阳，益精填髓，健脾益气。处方：鹿茸、石菖蒲、全蝎、胡芦巴、鸡血藤各10g，补骨脂、菟丝子、鸡内金、生晒参、炒谷芽、炒麦芽、鹿角胶各15g，川牛膝6g，炒山药30g，大蜈蚣3条，共为极细末，每服3g，打入豆浆内服。

2014年4月21日二诊：患儿现能扶外物行走，话语增多，一次能讲1～2个字，上方继服2剂。

2014年7月18日三诊：上方2剂，打粉，服法同前。

2014年10月17日四诊：经6个月治疗，患儿精神大见好转，话语较前增多，汗多，扶外物行走较前好转。舌质红，舌苔少，指纹淡。体重20kg。处方：上方加紫河车、沙苑子各20g，砂仁6g，鹿茸加量至15g，胡芦巴加量至30g，2剂，打细末，每服5g，日服2次。

2015年4月22日五诊：患儿双下肢有力，较前明显好转，话语发音清楚且连贯。舌质红，舌苔白，指纹淡。处方：在2014年10月17日方基础上加骨碎补、炙僵蚕、焦山楂各20g，益智仁、焦神曲各15g，鹿茸加量至20g，紫河车加量至35g，石菖蒲加量至30g。服法同上。

2. 反复呼吸道感染：肺胃实热案

徐某，男，4岁。2008年5月13日初诊。

主诉：反复呼吸道感染2年余（父母代诉）。

患儿近两年来出现呼吸道感染，每月1～3次，平素喜肉食，不食蔬菜，喜俯卧，易打鼾，手足心热，大便干，晨起有口臭，盗汗甚，时见面赤唇红，腹胀。查体：患儿精神及营养状况良好，扁桃体Ⅱ度肿大，舌红，苔黄腻，脉滑略数，心肺听诊无异常，肝脾未触肿大。实验室检查：血常规未见异常；T细胞亚群：CD3$^+$57.1、CD4$^+$22.2、CD8$^+$32.1、CD4$^+$/CD8$^+$0.68。诊断：反复呼吸道感染。治疗："咽门缩桃丸"口服，每丸重6g，每服一丸，一日一次，睡前用薄荷煎汤送服，三个月为一个疗程，并告知家长日常护理主要事项。

一个月后复诊：家长欣喜告知本月患儿未患感冒。查体：扁桃体明显缩小为Ⅰ度肿大。实验室检查：T细胞亚群：CD3$^+$67.3、CD4$^+$39.6、CD8$^+$31.5、CD4$^+$/CD8$^+$1.25。

三个月后复诊：患儿扁桃体炎肿大已消失。

随访一年，患儿仅感冒一次。

3. 流行性脑炎：暑湿夹感案

孟某，男，6岁。1963年8月13日入院，经西医确诊为流行性乙型脑炎（普通型）。

主诉：发热、嗜睡4天。

患儿发病4天，嗜睡懒言，呕吐，面垢神疲，体温38℃，大便不畅，小便略黄，头痛项微强，舌质淡红，苔白腻，脉濡数。证属暑湿夹感，以湿为重，初欲化热，拟取清热化湿。处方：薏苡仁四钱、藿梗一钱半、杏仁三钱、枳壳三钱、郁金一钱半、滑石三钱、白蔻一钱半、连翘三钱、鲜芦根一两、黄芩二钱、木通一钱、甘草一钱，两剂，共煎频服。

8月14日上午，药后身热已退至37℃，出汗较多，腹微胀，大便未行，小便亦少，手足心热，舌质淡，苔白腻而润，脉濡数。仍从上法，原方加谷芽三钱，两剂共煎继服。

8月15日上午，药后腻苔已退，腹部仍胀，手足心热甚，脉数，腑结，拟下剂。大黄二钱、芒硝三钱、枳实二钱、木通三钱、竹叶三钱、滑石四钱。连服两剂，后剂加麻仁三钱，至8月17日大便得通、腹胀立减，体温降至36.8℃，精神转好，食欲亦增，停药治愈出院。

参考文献

1. 中医儿科专家——张奇文教授［J］. 中医儿科杂志，2012，8（1）：2.

2. 张奇文. 变蒸学说刍议［J］. 山东医药，1981（2）：48-50.

3. 张宝华. 张奇文教授治疗小儿癫痫的经验［J］. 中国农村医学，1997（7）：39-40.

4. 王默然，朱士高，张晓斐，等. 张奇文教授用咽门缩桃丸治疗儿童腭扁桃体肿大的经验［J］. 世界中医药，2016，11（3）：454-458.

5. 王默然，李佳，张奇文. 张奇文教授用爪甲治疗扁桃体肿大的经验［J］. 光明中医，2015，30（10）：2078-2079.

6. 刘茜茜，李云华，王默然. 张奇文治疗五迟五软医案1则［J］. 光明中医，2016，31（13）：1958-1959.

王霞芳（1937—），女，上海人。现任上海市中医医院主任医师，上海市名中医，上海中医药大学"王霞芳名中医工作室"主任、兼职教授，上海市中医特色小儿厌食专科学科带头人，兼任世界中医药学会联合会儿科专业委员会名誉会长，第三、四批全国老中医药专家学术经验继承工作指导老师，"全国名老中医王霞芳传承工作室"导师和"海派中医董氏儿科学术流派传承总基地"负责人，享受国务院政府特殊津贴专家，获上海市"三八"红旗手及上海市卫生局"三八"红旗手称号。王霞芳从事中医儿科医疗、教学、科研工作近50年，主持和参与科研课题7项，曾获国家中医药管理局科技进步奖和上海市科委、上海市卫生局科技进步奖，主编专著3部，参编著作20余部，申报专利1项。

一、学术建树

王霞芳业医数十载。自1962年考入上海市名中医带徒班，夯实中医理论基础，潜心临床实践，1983年考入上海市卫生局举办的中医研究班，拜董廷瑶教授为师，从此专攻中医儿科，1991年以学术继承人的身份跟随董廷瑶教授学习，深得其真传。

1. 治病求本，辨证施治

王霞芳认为，中医学具有独特的理论和治疗体系，其突出特点之一就是辨证论治。王霞芳指出病本又分"病因之本"和"体质之本"，认为疾病的发生必有其因，病因不同，体质不同，疾病的发展过程、诸多症状也不同，则治法不同。通过辨证分清病因、病变本质、发病部位、邪正关系及疾病发展过程中证的变化，结合患儿的体质类型，才能制定出正确的治则、方药，这才是中医辨证论治的目的。现代社会发展迅速，儿童的疾病谱也有很多改变，治则、方药亦应随之而变，方能达到病愈速效之目的。

王霞芳指出：在辨证过程中须加以"推理论病，推理论治"，尤其应注意同一疾病在不同的病程阶段可以出现不同的症状，而不同的疾病在病情变化过程中亦可能出现同样的症状，临床应遵循"同病异治、异病同治"的法则。王霞芳提出小儿厌食辨证当分六型，治疗过程应分三期，各期消补各有所重的原则。厌食初期内有湿滞，脾胃失司，当消导化滞，运脾而不伐胃气，以消为用；中期滞化脾弱，应益气健脾醒胃，消补兼施；后期胃开思食，以益气健脾，补肾助长和补脾为主。王霞芳通过大量临床实践，发现小儿反复发生呼吸道疾病多为肺脾同病证型，其本为脾虚失运，痰湿内生，土不生金，则肺气虚，宣肃失司，而反复感邪发病。提出"治肺为先、脾肺同治、健脾善后"的新论点，切合实际，不但能控制病情，还能改变患儿体质，防御外邪而愈病强体。王霞芳认为小儿哮喘的发作期、缓解期、稳定期三期证候分别有所侧重，采用不同的治则，不同的方药，充分体现了"治病求本"的辨证论治思想。

2. 肺脾同病，健脾为要

王霞芳在儿科临床诊治上注重小儿的生理、病理特点，崇尚李东垣"脾胃内伤，百病由生"的论点，深谙小儿乃稚阴稚阳之体，形气未充，故脏腑娇嫩，成而未全，全而未壮。初生之儿脾运力弱，需在生长发育过程中不断地充实。小儿机体生长发育迅速，生长越快，对营养的需求量相对越大，则脾之运化更显不足。肺脏全而未壮，主气功能未健，故肺脏娇嫩，宣肃不利，抗病能力差。小儿寒暖不能自调，饮食不能自节，故易为外邪六淫所侵，或由饮食内伤。往往外邪直犯，脾肺同病，或脾病及肺，或肺病及脾，故临床发病方面，也以肺、脾两脏疾患为多，表现为反复呼吸道感染、哮喘、肺炎、厌食、泄泻、营养不良、生长缓慢等症。

王霞芳认为诊治小儿病应先察其脾胃之厚薄、正邪虚实，处方遣药则须时时顾及脾气胃阴，祛邪而不伤正，总结提出治疗小儿呼吸道疾病"治肺为先、脾肺同治、健脾善后"的观点，以及分期分证的治疗法则。王霞芳根据"正气存内，邪不可干"的中医理论，强调病情控制的后期，尚需益气健脾善后，认为"脾肺同治，健脾为要"。

3. 调治儿病，尤重脾胃

王霞芳认为脾胃对小儿尤为重要。小儿脏腑娇嫩，"脾常不足"，乳食不知自节，冷热饥饱无度，过饱伤脾、饥则伤胃，常使化源不足，日久影响生长发育。所以调治脾胃是儿科的大法。

王霞芳认为，小儿更应慎用医药，药物调理贵在平和。用药祛邪，不可伤及胃气，只要病邪衰去大半，即可改用调理之品。小儿稚阴稚阳，易虚易实，用药稍呆则滞，稍重则伤，而且脏气清灵，随拨随应，用药原则宜顺脾胃之所喜而去其恶，宜健运为本。脾主化，胃主纳，脾主湿，胃主燥，调治脾胃重在"理脾不忘和胃，调胃不忘健脾"。调补脾胃之虚时，予缓而轻补之法，补中寓清，补中寓通；调脾胃之实时，消中兼补，通中有补。湿证宜燥，但燥中寓濡，利中有滋，使胃津不伤；阴伤宜滋，须滋中潜化，养阴不碍脾，使脾胃燥湿相济。同时，脾气宜升则健，胃气宜降则和，所谓"补脾贵在运脾"。调理脾胃药物的选择、配伍也应轻灵平和，精炼不杂，轻补轻调，选质轻味薄之品，既不损伤正气，又能灵动气机，促醒脾胃，且煎成汤剂后，药味清淡，苦味不甚，患儿易于接受，故多投以性平味甘之品。王霞芳认为，脾胃在小儿生长发育过程中具有重要作用，脾胃病在儿科发病率高，调理脾胃是防治儿科疾病的重要环节。无论是节饮食，慎医药，还是以药调之，都应始终不离脾胃"以平为衡，以和为贵"之要旨，以顾护脾胃为根本。历代医家重视调理脾胃，认为"小儿脾常不足，尤不可不调理"。王霞芳曰："调理脾胃，医中之王道。"此论在儿科确为金科玉律。

二、临证经验

1. 审证求因论治小儿泄泻

泄泻是小儿常见病，四季皆有。其发病从临床上看与季节变化有关，即与"六淫"的侵袭有关，"六淫"中尤以湿邪碍脾，与他邪兼袭（风寒暑邪）为主，以夏秋季为多。因此夏秋季节的小儿腹泻应治湿与调理脾胃并重；冬季则因风寒湿邪引起感冒、肺炎喘嗽而继发腹泻，治应祛邪健脾温化痰饮为重。

王霞芳认为小儿泄泻的病因，以感受外邪、内伤饮食、脾胃虚弱、湿浊下注为多见。其病变主要在脾胃，若脾胃受损，则饮食入胃之后，水谷不化，精微不布，清浊不分，湿食下注，而成泄泻，故有"湿多成五泄"之说。唯使脾健则水湿自化，无湿则不成泻，脾土强者，自能胜湿。《景岳全书》也有"治泻不利小便非其治也"的说法。小儿具有稚阴稚阳、生理薄弱的特点，较成人多发本病，且容易复发。泄泻日久，易耗伤气液，甚至出现伤阴伤阳的重证、变证，严重影响小儿发育。故要重视及时正确的治疗，以防产生危候。

王霞芳治疗小儿泄泻首先注重审证求因，推理论病，在精确辨证的基础上立法选方施治，并在病变过程中法随症变，灵活化裁，时刻护卫脾气胃津，斡旋脾胃气机，重视脾胃清浊升降的枢机作用。善用经方，临床常选理中汤、五苓散、四苓散之属，常用药为白术、茯苓、猪苓、泽泻、车前子等，配伍葛根、扁豆衣、荷叶等甘味轻灵升清之品，宣发清阳，分利水湿，泄泻自和。王霞芳将泄泻分为五型：伤食泄、湿热泄、风寒泻、脾虚泻、厥阴泄，分别以王氏保赤丸、葛根芩连汤、五苓散、荆防败毒散、藿香正气散、理中汤、乌梅丸等代表方加减化裁治疗，辄能收效。

小儿泄泻，每有屡治不愈、迁延日久者，王霞芳认为应及时而适当地加入补中益气止涩药物，如人参、炒白术、石榴皮、煨诃子、禹余粮等。固肠止涩法之运用，必须具备苔净、腹软、溲通、无表证和里积等条件，方为合宜。

2. 六型六方分型论治小儿厌食症

小儿厌食症是近几年临床极为多见的病症，是指较长时期食欲不振，见食不贪，甚而厌恶进食、拒食，为小儿消化道常见病症。

现代社会经济发达，物资丰富，家长又宠爱独生儿，片面强调营养，超量喂以高蛋白、高能量乳食，而小儿脾胃功能尚弱，营养过剩则难以消化，积滞于中，损伤脾胃而厌食，正如《素问·痹论》所述："饮食自倍，脾胃乃伤。"王霞芳根据当今小儿厌食的病因特点，进一步拓展了董老的经验，提出了小儿厌食辨证当分六型，并筛选组成六个主方，分型治疗。在治疗过程中随症情的变化，方药也随之变化，应分三期论治，充分体现了王霞芳"同病异治""治病求本"及小儿病尤当"调治脾胃为王道"的论点。

（1）湿食里滞型　消导化滞，运脾燥湿。初期以消为先，消食导滞，健脾开胃。王师选董氏消疳甲方，加以筛选组成新方，厌食儿难以口服，灵活变通，改制成散剂（董氏开胃散）外敷脐部，改变了给药途径，家长及患儿均乐于接受，正中契机，使药能直达病所而获奇效，积滞渐消，胃口渐开。治疗进入中期，消补兼用，当健脾助运，醒胃和中。治疗进入后期，胃口已开，进食量显增，当益气健脾，补肾促长。王师指出：三期分治中尤应注意，无论补或消，皆须处处顾护胃气，做到"消不伐胃，补不呆胃，消补皆以运化为要"。

（2）脾胃气虚型　益气健脾，助运醒脾。此类患儿素体脾胃气虚运化乏权，不能及时腐熟水谷，化生精气输布津液，临床常出现饮食不思，少气懒言，面色少华，山根青筋，精神萎靡，食少便多，舌淡胖嫩，苔薄白，脉濡细软，指纹淡红且未过风关，大便不实或软烂或夹有不消化物等脾胃运化失常症状。王霞芳以异功散为主，益气健脾，助运醒脾，药用党参、白术、茯苓、甘草、陈皮、砂仁、白豆蔻、山楂、谷芽、佛手，益气健脾醒胃，补运兼施，开胃思食。

（3）胃阴不足型　酸甘化阴，养胃生津。本证多见于素体阴虚患儿；或热病之后阴津耗损；或嗜饮奶粉、奶制品；平时多食巧克力及油炸、炙烤、辛辣食品，耗伤阴液。临床呈现舌质红或绛，舌苔花剥或光剥，俗称"地图苔"，患儿不思进食，食少饮多，形体消瘦矮小，肌肤失润。此乃胃阴亏虚，故不知饥不思食。治宜养阴生津开胃，宜清养而不可腻补，以免滋腻之品碍脾；更不宜温燥之药，以免再劫胃阴，更耗其津。选用董氏养胃汤（珠儿参、川石斛、谷芽、白术、乌梅、炒扁豆、怀山药、小青皮、山楂、神曲、炙鸡内金）出入补益气阴，养胃生津。

（4）肝胃不和型　疏肝理气，降逆和胃健运。此型患儿性格多内向或胆怯，或自卑少言，稍拂其意常易肝气郁结而气机失调，肝旺则犯胃克脾，使气机升降失常，脾胃纳运失司，则烦躁易怒，不思饮食，精神情绪诱因可加剧厌食。方选四逆散，功能疏肝解郁、理气和脾。加选甘麦大枣汤与四君子汤合用，健脾补气、疏肝安神，疗效甚佳。

（5）营卫不和型　调和营卫，促醒胃气。此类厌食患儿兼见汗出肢凉，多盗汗，易感外邪，反复感冒，面色苍白，睡时露睛，腹软便调，苔润脉细等症状，是为营卫不和、脾胃失调。经云："脾胃主一身之营卫，营卫主一身之气血。"小儿营卫不和，常能影响脾胃的气机升降，而致胃纳不振，长期厌食，自汗盗汗，反复感冒，而苔润腹软便调是里无食积之兆。此型乃董廷瑶教授首先提出的证型，其代表方为桂枝汤，功效调和营卫，健脾促醒胃气。

（6）虫积型　杀虫化滞，调理脾胃。有小儿年幼不注意卫生，导致腹内寄生虫滋生而厌食。临床可见小儿消瘦，脐周时痛，面色少华，面有虫斑，吮指咬甲，嗜异，夜间磨牙等症状，治疗以消积杀虫为主，可予开胃散外敷，加内服驱虫之中药，如胡黄连、使君子、苦楝根皮等，待虫积消去，宜健脾益气。同时教导家长小孩注意卫生。

3. "火丁"指压法治疗小儿吐乳症

小儿呕吐是指胃失和降，气逆于上，以致乳食由胃中经口而出的一种病症。王霞芳认为呕吐的病因病机不外虚实两类：实证外为感受风寒暑湿燥火六淫之邪，内由饮食伤中、痰热内阻、肝气犯胃等，致胃气痞塞，升降失调，气逆作呕；虚证因脾胃本虚，运化无权，气机逆调，脾气不升胃气不降，上逆呕吐。当谨慎审因，辨证论治方能获效。王霞芳在临床上继承其导师、中医儿科泰斗董廷瑶的"指压火丁法"，治疗婴儿吐乳症，迅即取得良效，尤有特色。董廷瑶教授认为若婴儿"火丁"高突，则胃气上逆而引发呕吐，指压"火丁"部位可有效治疗婴儿吐乳。王霞芳引领董氏儿科继承组，设计课题研究、动物实验证实了其有效性、科学性、创新性、可重复性（又经过循证医学多中心证实）。全国名老中医董廷瑶教授，家学渊源，世业中医儿科，医术精湛，善于创新，通过对众多呕吐症婴儿的观察和诊疗，发现呕吐与患儿咽喉部的"火丁"有关。所谓"火丁"是指悬雍垂相对面的会厌软骨部位局部突起，甚至高耸尖硬，董老认为因浊邪火热熏蒸形成"火丁"高突，致胃失和降，秽浊之气循经而上，刺激咽喉而引起呕吐，因此他另辟蹊径，继承家传，创立以振奋胃气，平复"火丁"的指压手法治疗呕吐。根据针灸理论，内脏功能失调，沿其经络系统所产生的反应点，也即具有良效的治疗点。呕吐是脾胃疾患，"火丁"部位正是足太阴脾经、足阳明胃经在体内循行所过之处，《黄帝内经》有"足太阴之脉……属脾络胃，上膈，夹咽，连舌本，散舌下""足阳明之脉……循喉咙，入缺盆，下膈，属胃，络脾"之记载，董老认为脾气宜升，胃气宜降，"火丁"高突，胃气上逆引起呕吐，则指压"火丁"可作为一良效治疗点，促使脾胃气机调畅，通降复常而奏平逆降浊止呕之效。

王霞芳两度拜董老为师，连续随师学习二十余年，在名师的严格督教下，刻苦学习，得其真传，在继承董老学术思想的基础上，对其独特的诊疗方法加以整理研究。1985 年，王霞芳应用董氏指压法治疗 40 例婴儿吐乳症，有效率为 95%；1986 年 10 月又总结了 105 例临床资料，有效率达 96.2%。王霞芳与上海中医药大学协作开题研究，运用现代医学手段对其作用机理进行了生理学方面的研究，动物实验结果阐明了指压"火丁"引起平逆降浊止呕的作用机制是一种反射弧活动，这一反射最终导致胃发生舒张，胃内压降低，从而抑制胃内容物的反流溢出。

2001 年，"董氏指压法治疗婴儿吐乳症的临床规范化研究"作为中管局课题，经多中心研究，复旦儿科医院、曙光医院、江苏省中医院、宁波市中医院临床验证，证实董氏指压法的治疗有效率达 91.25%。

三、典型病案

1. 厌食：湿食里滞案

朱某，男，4 岁。2012 年 6 月 29 日初诊。

主诉：食欲不振 3 年。

患儿厌食已久，平日嗜饮料、零食，厌食五谷，口气臭秽，形体瘦小，面色萎黄，山根青筋纵横，上睑及太阳穴均可见青筋，难眠不安，有寝汗，大便日一行，气味酸臭，舌边红苔根薄黄腻，脉细弦。平素易感咳嗽、咽炎或发热，每月发病。西医诊断：神经性厌食；反复呼吸道感染。中医诊断：厌食（湿食里滞型）。辨属湿食里滞，脾失健运。拟运脾燥湿消滞，外治法治之。

针刺四缝穴，2 指有黄色黏液。董氏开胃贴（外敷神阙穴），2 周。

2012 年 7 月 13 日二诊：已肯进食谷物 2 天，每餐 1 两，面色淡黄，青筋色减，寝汗已减，难眠不安，大便尚调。舌边红苔化薄白根微腻，脉沉细。上法尚合，续治。

针刺四缝穴，4 指有黄色黏液。董氏开胃贴（外敷神阙穴），2 周。

2012 年 7 月 27 日三诊：纳谷渐增，面色淡黄，山根目周青筋明显，大便正常，寝汗减少，夜间龄牙流涎，入睡改善，夜眠不宁。舌淡红苔前化根薄白，脉细软。

针刺四缝穴，1 指有少许黏液。董氏开胃贴（外敷神阙穴），2 周。

2012 年 8 月 10 日四诊：胃口已开，知饥索食，夜眠转安，寐时流涎，寝汗大减，面色淡白，青筋细蓝，舌质淡红，苔化薄润根薄白，脉濡细。病情向愈，桂枝龙牡汤加味调扶巩固之：桂枝 3g，炒白芍 9g，生龙牡各 30g（先煎），太子参 9g，生白术 9g，香谷芽 9g，砂仁 3g，生山楂 9g，生姜 6g，大枣 6g，炙甘草 3g。14 剂。

2. 泄泻：脾虚湿滞案

陈某，男，5 岁。2004 年 2 月 4 日初诊。

主诉：腹泻 3 月余。

3 月前赴宴食后，大便散泄色黄，日 1～2 次，多时 3 次以上，无腹痛，小便欠利，服"思密达""希刻劳"无效，纳食也减，挑食口臭，面黄形瘦，舌红苔白腻，脉濡细，轻度肋骨外翻，粪检（－）。辨证：脾虚湿滞。治则：健脾温中利湿。拟理中汤合四苓散加味。处方：党参 6g，焦白术 10g，炮姜 3g，炙甘草 3g，猪苓、茯苓各 10g，泽泻 12g，焦山楂 10g，煨木香 6g，葛根 10g。5 剂。

2004 年 2 月 11 日二诊：药后纳增，大便转稠，日 1 次，色深褐，无腹痛，小便通利，苔化根薄白，再拟前法续治。处方：党参 6g，焦白术 10g，炮姜 3g，炙甘草 3g，猪苓、茯苓各 10g，泽泻 12g，焦山楂 10g，煨木香各 6g，葛根 10g，荷叶 15g。7 剂。

2004 年 2 月 18 日三诊：泄泻已和，大便成形，日 1 次，胃口已开，苔化薄净，脉细和，久泄脾胃气阴俱伤，再拟参苓白术散加味巩固之。处方：党参 6g，炒白术 10g，茯苓 9g，炙甘草 3g，白扁豆 10g，砂仁 3g（后下），薏苡仁 15g，湘莲 10g，葛根 9g，荷叶 15g。7 剂。

参考文献

1. 宋知行，王霞芳. 董廷瑶《幼科撷要》[M]. 北京：百家出版社，1990.

2. 王霞芳，邓嘉成. 中医临床家·董廷瑶 [M]. 北京：中国中医药出版社，2001.

3. 王霞芳，何丽，王忆勤，等. 跟名医做临床·儿科难病 [M]. 北京：中国中医药出版社，2009.

4. 封玉琳. 王霞芳儿科临床经验撷英 [M]. 北京：中国中医药出版社，2015.

5. 封玉琳，林洁，邓嘉成. 海派中医·董廷瑶临证撷英 [M]. 北京：中国中医药出版社，2018.

6. 王霞芳，倪菊秀，董幼祺. 海派中医·董氏儿科 [M]. 上海：上海科学技术出版社，2018.

时毓民（1938—），男，安徽寿县人，复旦大学附属儿科医院中医科主任医师、教授、博士生导师，享受国务院政府特殊津贴专家，全国老中医药专家学术经验继承工作指导老师，曾先后任职中国中西医结合学会儿科专业委员会副主任委员、上海市中西医结合学会儿科专业委员会名誉主任委员、上海市高级中医临床人才培训班导师、国家中医药管理局暨上海市卫健委时毓民学术思想传承工作室导师等，为上海市名中医。时毓民在60余载中医儿科临床、教学、科研工作中，先后主持科研课题国家及省部级科学研究基金10余项，相关研究多次在国内获奖，获上海市邝安堃中西医结合优秀工作者基金奖、中国中西医结合学会颁发的全国中西医结合贡献奖等。时毓民亲自执笔、指导学生在国内外核心期刊发表论文100余篇，主编《儿科疾病的中西医结合治疗》《儿童性早熟中西医结合论治》等专著14部，参编《诸福棠实用儿科学》《中西医结合临床儿科》等儿科权威专著30本。作为国内知名的医学科普作者，在国内《大众卫生》《上海医药报》等卫生科普刊物上撰稿发表相关医学科普文章150多篇。时毓民作为上海医科大学最早的中西医结合博士生导师之一，培养了十余位儿科中西医结合专业人才，他们多成为国内中西医结合儿科事业的领军人才。

一、学术建树

时毓民1962年毕业于上海第一医学院，进入儿科医院内科，1978年参加上海医学院西学中班脱产学习中医，先后师承上海市名老中医顾文华、贾福华、徐蔚霖、朱瑞群教授等，结业后转入中医科工作。时老从医60载，作为国内中西医结合儿科的先驱，守正创新，在中医儿科肺系、肾系疾病临床和基础研究中多有建树。

1. 继承先贤，首创滋阴泻火调治生长发育

时老认为中医的肾是一个广泛的概念，不同于西医的"肾脏"，除西医的泌尿肾脏系统外，还包括西医下丘脑－垂体－性腺轴、下丘脑－垂体－肾上腺轴和下丘脑－垂体－甲状腺轴等一系列神经内分泌网络系统的功能。中医的肾与儿童青春期发育的正常启动及性早熟存在极其密切的关系。中医的肾藏先天之精，其生理功能和病理表现可以用肾阴肾阳来概括。肾阳又名"命门火"，又称真阳或元阳；肾阴又称真阴或元阴，人体的生长发育、生殖繁衍，无不依赖肾精的化生。人体各脏发育及功能成熟，均取决于肾阴的滋养、润泽及肾阳的温煦、推动。从幼年开始，肾精始充，稚阴稚阳。随年龄增长，发育至青春期，肾精开始充盛，阴阳平衡，生殖功能开始成熟，男子遗精，女子月经初潮，形体丰满健强。

20世纪80年代初，时老结合顾文华老中医的经验和儿科医院性早熟中西医结合诊疗组的研究，率先总结提出儿童性早熟的病因病机：各种病因造成阴阳失衡，肝肾阴虚、相火妄动，导致天癸早至。儿童性早熟中医辨证分型包括肾阴不足、肝气郁结、冲任失调和痰湿阻滞等，各种诱因可诱导患儿天癸过早出现，这与患儿肾、肝、脾三脏功能的失调有密切的关系。按照以上分证，常用治法是：肾（阴）虚火旺证滋阴降火，肝经郁热证疏肝清热解郁，痰（热）阻滞证化痰散结清热。

2. 宏观辨证结合微观辨证，善用活血化瘀提高疗效

时教授临证时常常指出："久病入络""久病必瘀"。《素问·痹论》云："病久入深，营卫之行涩，经络时疏，故不通。"《素问·调经论》曰："五脏之道，皆出于经隧，以行血气，血气不和，百病乃变化而生。"其提示气血不和、久病及瘀是很多慢性疾病的病机关键。清·叶天士在此基础上创立了久病入络基本理论及相关治法。时老在临诊中结合现代医学原理，运用现代医学检测手段，对久病患儿进行甲皱微循环检查和血小板聚集功能测试，通过微观及临床辨证分析，发现小儿时期也存在着血瘀证。时老经过长期的研究探索，总结了活血化瘀法的作用机制：①改善血液循环。②防治血栓形成。③调节代谢，促进组织修复。④抗炎作用。⑤调节免疫功能。

时老把研究结果广泛应用于临床，对于此类患者多以丹参、当归、赤芍等药物活血化瘀、通经活络，改善患儿久病血瘀的体质。时老临床治疗血瘀证，丹参常用至 15～30g，并选用一味活血药物相配使用，如赤芍、当归、桃仁等；常加用黄芪，达到益气活血之效；对于有山根青筋的哮喘患儿则活血化瘀贯穿始终。

3. 重视望诊，辨析山根青筋指导临床

山根青筋指鼻根部的青筋。自古以来，我国民间流传小儿出生后面部有青筋显露者多体质虚弱，易患多种疾病的观点。古代中医文献中也有关于山根青筋与疾病关系的描述。如《幼幼集成》指出："山根青黑，每多灾异。"《古今医鉴》云："青在山根惊四足，青筋脾热生风。"青筋似与脾肺的关系较密切。

时老指出，面诊、舌诊在儿科尤为重要，通过对面部山根青筋的有无、色泽、形态、分布的变化可以部分推测疾病的进退情况。时教授临床发现面部有青筋的婴儿上呼吸道感染、支气管炎发病的机会明显比没有青筋者多。小儿面部青筋以山根青筋居多，山根青筋脉纹以横形居多，其次为竖形、分枝状。上述研究表明山根青筋小儿体质较差。反复呼吸道感染、哮喘患者中，山根青筋小儿与无青筋小儿、正常对照组相比，多存在免疫功能紊乱。反复呼吸道感染患儿血小板聚集率升高，青筋组患儿比无青筋者更高，说明血小板功能亢进，提示存在血瘀的病机。这些为临床采用活血化瘀治疗提供了依据。

时老还发现山根青筋色泽进退与疾病进退相关，疾病好转过程中，色泽可变浅、变淡、个别可消失。所以，对反复呼吸道感染患儿观察其山根青筋的分布、色泽、进退对临床有指导意义；临床检测结果提示对有山根青筋小儿应重视扶正及活血化瘀治疗，对早期发现有山根青筋小儿需给予预防措施，以减少反复呼吸道感染发生。

二、临证经验

1. 辨治儿童性早熟

时教授认为，性早熟的辨证需注意辨别其虚实。虚者为肾阴不足，肾阳偏亢。实者或肝经郁热、肝郁化火，或脾虚痰湿、气滞血瘀，累及肾之阴阳平衡失调而发病。单纯性乳房早发育的患儿年幼，属稚阴稚阳，遇诱因易致一过性阴阳失调，相火浮动，系肾阴不足、相火妄动轻症。也有医家认为，临床应从肝郁痰凝认识单纯性乳房早发育的证候。部分患儿随年龄增长，形气渐充，气血阴阳调和，大部分可逐渐平复。真性性早熟患儿多过食膏粱厚味，营养过剩，或体禀阴虚内热体质，肾阴虚、相火旺持续存在，多肝肾阴虚，相火妄动，或夹痰、或夹湿、或夹火、或夹瘀，多为虚实夹杂，或纯为实证。

阴虚火旺证可见于部分单纯性乳房早发育和中枢性性早熟患儿，体禀阴虚内热型偏颇体质，若长期过食肥甘厚味或摄入含激素的食物、补品，可致患儿阴阳失调，相火亢盛，发为早熟。该型治疗原则多为滋阴降火，常用知柏地黄丸加减。方中熟地黄改为生地黄，既能滋补肾阴，又不致过度滋腻；山茱萸滋补肝肾；黄柏苦寒，善清肾火；知母苦甘寒，滋肾水降虚火；牡丹皮善清相火；另加生麦芽散结回乳。全方共奏滋阴降火之功。五心烦热可加莲心，盗汗可加地骨皮、玄参，阴道分泌物多可加椿根白皮。

肝经郁热证可见于假性外源性性早熟和真性性早熟部分病儿，平时系内热体质，或情志过亢，足厥阴肝经循阴部，抵少腹，布胁肋，因疾病或精神因素致肝失疏泄，肝经郁滞，可见胸胁不舒，乳络不畅，引起乳房胀痛；若日久化火则心烦易怒、口臭、痤疮、便秘，湿热下注则带下黄赤。时教授认为，肝经郁热常与肾虚火旺共同存在，证候表现程度不一，需要根据证候主次辨证加减，治疗以疏肝清热解郁为主，常用丹栀逍遥散加减。方中柴胡、八月札疏肝解郁，白芍养阴柔肝，当归活血化瘀，生地黄滋养肝肾之阴，牡丹皮、栀子泻肝肾火，全方共奏疏肝解郁，滋阴降火之功。乳房胀痛明显可加香附、郁金，带下色黄量多可加黄柏、龙胆草，口臭可酌加黄连。

痰湿阻滞证多见于肥胖合并性早熟患儿，也可见于部分性外源性假性性早熟。平时患儿长期营养过剩，过食膏粱厚味，喜卧少动，或先天禀赋不足，脾肾两虚，壅滞难化，损伤脾胃，聚湿成痰成瘀，气滞痰凝乳络，冲任失调，肾阴肾阳失衡，性征早现。痰湿（热）阻滞证治以化痰散结清热为主加减，常用化痰散结方加减。方中茯苓、炒白术健脾，浙贝母、生牡蛎化痰清火散结，知母、黄柏、玄参滋阴降火，穿山甲、莪术、牡丹皮理气活血散瘀，生麦芽散结消肿。全方共奏健脾化痰、滋阴降火之功。乳房胀痛、急躁易怒可加夏枯草、瓜蒌皮；带下清稀加苍术、薏苡仁，带下黄臭加黄柏、龙胆草。

2. 分阶段辨病结合辨证治疗儿童肾病综合征

时老认为，儿童肾病综合征在不同阶段，标本虚实主次不一，或重在正虚，或重在标实，或虚实并重。在具体治疗时应解决各个不同阶段的主要矛盾。如水肿严重或外邪湿热等邪实突出时，应先祛邪以急则治其标；在水肿外邪等减缓或消失后，则扶正祛邪，标本兼治或继以补虚扶正为重。

肾病初起，若患儿肢体浮肿不甚，或浮肿多见于面部，小便减少，色萎黄，少气乏力，精神萎靡，食少纳呆，舌淡苔薄白，脉沉弱无力，时老认为多为肺脾气虚，通调失司，可予益气健脾、利水化湿为主。方选：补中益气汤加减。组成主要为黄芪、白术、党参、当归、茯苓皮、泽泻、甘草。若尿量增多、尿蛋白过多加金樱子、桑螵蛸、山茱萸、菟丝子。部分患儿在疾病早期未用激素治疗前，可表现为浮肿明显、面白虚浮、畏寒肢冷、乏力纳差、小便短少、腹胀便溏，舌质多淡胖、苔白或白腻，脉沉细或无力等症，时老认为属于脾肾阳虚型，可以温补脾肾，利水消肿。方选加味真武汤加减，药用附子、肉桂、黄芪、茯苓、泽泻、白术、玉米须、桂枝、车前子等。

肾病治疗日久，如激素依赖、频繁复发或长期使用激素维持治疗的患儿，若表现为多汗、反复感冒、神疲乏力、面色无华、耳鸣目眩、咽干口燥、咽部暗红、手足心热，尿蛋白常反复出现，舌稍红，苔少，脉细弱，时老认为属于气阴两虚型，即脾气虚伴肾阴虚，临床应益气补肾、气阴双补。常选用参芪地黄汤加减阴阳双补，药用党参、黄芪、生地黄、山茱萸、山药、茯苓、牡丹皮、泽泻、丹参等。若肾病临床水肿不甚明显，尿蛋白迟迟不转阴，伴气短，面色无华，腰酸，皮肤无光泽，舌质暗、边有瘀斑、苔少，脉或沉涩，时老认为多属气虚血瘀，宜益气活血、化瘀通络为主，方用补阳还五汤加减，药用黄芪、当归、赤芍、川芎、桃仁、红花、地龙、丹参等。尿蛋白严重加山药、芡实、党参，有血尿者，加炒蒲黄、地榆等。

3. 补肾益气法治疗儿童肾虚型夜遗尿

遗尿症是指 5 岁以上小儿不能从睡眠中醒来而反复发生无意识排尿行为，每周超过一定次数，持续至少 3 个月，它是学龄前期及学龄期儿童常见的泌尿系统疾病之一。小儿遗尿症最常见者为肾气不足，膀胱虚冷，不能约束水液，气虚不能固涩，而尿频或遗尿。西医认为单纯性夜遗尿与神经中枢功能失调有关，大部分患儿有睡眠过深、不易唤醒的现象。

时老结合自己多年临床经验，以补肾益气法为作为小儿遗尿症的主法，随证加减。时老认为缩泉丸是治疗遗尿的经典名方，对于轻症患者可单独服用。下元虚寒证治宜固本培元，固涩止遗，除应用固本培元药物外，应加用固涩止遗之品，如桑螵蛸、覆盆子、五味子等。对于肺脾气虚证者，除选用黄芪、党参补气外，可加用生麻黄以加强宣肺温煦开窍之功，常用量一般 5～12 岁每日 3～6g，年龄大于 12 岁者可用每日 9g。若湿热化火，夜寐不宁，梦多烦躁，可加用黄连、连翘、茯神、竹叶；若久病不愈，热伤阴液，阴虚火旺者，可加用知柏地黄丸滋阴降火。心肾不交证以清心滋肾、安神止遗为主，若夜寐难醒可加石菖蒲、远志等安神开窍药物。早在 20 世纪 80 年代，时老为便于儿童服药，精选党参、炙黄芪、补骨脂、菟丝子、桑螵蛸、石菖蒲等药，创制遗尿合剂来治疗遗尿，其对于小儿的遗尿症、夜尿增多、功能性尿频均有治疗作用，该合剂已成为中医科及西医遗尿专科门诊治疗遗尿症的首选用药。

三、典型病案

1. 性早熟案

杨某，女，7 岁。1996 年 4 月 11 日就诊。

主诉：双侧乳房触痛 1 周。

现病史：患儿 1 个月前因调理哮喘体质在本地一诊所服药，前医方中多使用温阳之品，如胎盘、鹿角片等。患儿服药 3 剂后，家长发现患儿双侧乳房大，伴疼痛，遂来本院就医。现症见易怒急躁，口干面赤，手足心发热，盗汗，便干，口渴，舌质红绛，苔薄黄，脉细数。体征：双侧乳核 2.0cm×2.0cm，Tanner Ⅱ期，阴毛、腋毛未见，外阴未见明显色素沉着。

中医诊断：性早熟（外周性，阴虚火旺）。

治则：滋肾阴，泻肝肾火。

方剂：知柏地黄丸合丹栀逍遥散加减。

药物：知母、白术各 10g，黄柏、生地黄、山药、山茱萸、白芍、茯苓各 15g，泽泻、柴胡各 9g，牡丹皮 6g，焦栀子 3g。服用 7 剂后胀大的乳房明显缩小，疼痛缓解。前方加龙胆草 10g，郁金 9g，枳壳 6g。再服 7 剂，乳核平而愈。

2. 肾病综合征案

患儿，男，5 岁。以反复蛋白尿半年于 2006 年 7 月 4 日就诊。

现病史：因反复水肿、尿蛋白半年入院。患儿半年前呼吸道感染后，出现眼睑、颜面浮肿，逐渐至四肢。当时实验室检查示尿蛋白（++++），红细胞（8～10）个/HP，血清白蛋白 22g/L，血胆固醇 6.32mmol/L。双肾 B 超：双肾大小正常，双肾弥漫性改变。肾穿刺结果提示微小病变型。采用激素正规治疗 1 周后尿蛋白转阴，4 周后减量，6 周后减量至 4 片隔日服，当时尿蛋白反弹至（+++），恢复至 8 片/日，3 天后尿蛋白转阴。后凡是减量至 6 片隔日服，均出现尿蛋白反弹（+++～++++）。近日轻咳，浮肿再现来诊。精神差，纳差，无呕吐。查体：精神尚可，面红，柯兴容明显，双肺呼吸音清，心音有力，腹膨隆，肝、脾未触及，腹部移动性浊音（−），阴囊水肿（－），双下肢无明显水肿。胃纳好，易饥多食，大便略干，小便黄，舌尖红苔薄黄，脉细弦略数。

诊断：肾病综合征（激素依赖型）。

中医诊断：肾虚火旺。

治则：滋阴降火，益气补肾。

处方：生地黄 12g，知母 9g，生山药 20g，泽泻 9g，牡丹皮 9g，山茱萸 9g，猪苓、茯苓各 15g，黄芪 15g，太子参 15g，甘草 5g。

上方服用 1 个月，尿转淡黄，泡沫减少，余症减轻，激素减量 4 片／日。复查蛋白（＋＋），继以前法加入玉米须 30g，芡实 15g。服药 20 余剂，尿检蛋白（±），激素减至隔日 2 片。此时患儿柯兴容明显减轻，面色不红，脾气稍平，大便不干，食欲正常，舌质淡，苔薄，脉细弦，上方去牡丹皮、泽泻，生地黄改 9g，知母 6g，加淫羊藿 9g，继服 30 剂，蛋白未反跳，激素减至隔日 1 片，守法守方继续治疗约 2 个月，连续 4 周化验尿蛋白均为（－）。随访 1 年病未复发。

3. 慢性特发性血小板减少性紫癜案

柴某，男，12 岁。患儿鼻出血伴有皮肤瘀点，查血小板低下，用皮质激素治疗有好转，然而激素减量后，血小板明显低下，同时伴有鼻出血及皮肤瘀点，呈激素依赖，病程已有 7 个月。初诊体检：面色偏红，柯兴氏征，身体无出血点，心肺无殊，胃痛，上腹部有轻度压痛，舌偏红，苔薄，脉细滑。血小板（PLT）：74×10^9/L。证属阴虚血热，瘀阻脉络。予凉血止血，活血通络。处方：水牛角 30g（先煎），生地黄、熟地黄各 9g，仙鹤草 9g，鸡血藤 15g，芦根 30g，茯苓 15g，蒲公英 12g，麦冬 9g，枸杞子 12g，炙甘草 4.5g。皮质激素渐减量。

复诊：4 周后。患儿无鼻出血、腹痛。体检：面色偏红，身体无出血点，胃纳减，口渴、上腹部有轻度压痛，舌偏红，苔薄，脉细。PLT：75×10^9/L。证属阴虚胃热，脾肾两亏，予滋阴清热，健脾补肾。处方：黄芪 9g，生地黄 9g，蒲公英 12g，陈皮 4.5g，菟丝子 9g，山药 12g，枸杞子 12g，麦冬 9g，仙鹤草 12g，茜草 9g，女贞子 12g，炙甘草 4.5g。皮质激素减量。

三诊：4 周后。患儿无鼻出血，有腹胀。体检：身体无出血点，扣之如鼓，上腹部无压痛，舌淡红，苔薄，脉细。PLT：110×10^9/L。证属脾虚气滞，予健脾理气。处方：炙黄芪 9g，花生衣 9g，大枣 12g，枳壳 9g，广木香 4.5g，陈皮 4.5g，黄芩 9g，香附 9g，扁豆 9g，炒白芍 12g，石斛 9g，炙甘草 4.5g。停用皮质激素。

四诊：4 周后。患儿汗多，略乏力，无鼻出血，稍有腹胀。体检：足软，身体无出血点，腹软，上腹部无压痛，舌淡红，苔薄，脉细。PLT：122×10^9/L。证属脾肾不足，予益气补肾为主。处方：炙黄芪 9g，太子参 12g，山药 12g，补骨脂 9g，麦冬 9g，菟丝子 9g，石斛 9g，炒白术 9g，当归 9g，党参 9g，茯苓 12g，炙甘草 4.5g。

连续服药 16 周后停药。此后又随访 5 个月，患儿无鼻出血，全身无出血点，无腹痛，PLT 正常。

参考文献

1. 孙雯，俞建 . 时毓民教授治疗儿童性早熟经验浅谈［J］. 中国中西医结合儿科学，2011，3（2）：114-115.

2. 孙雯，俞建，时毓民 . 时毓民辨治儿童肾病综合征经验［J］. 中国中西医结合肾病杂志，2016，17（9）：757-758.

3. 孙雯，俞建，时毓民 . 时毓民治疗儿童慢性特发性血小板减少性紫癜经验［J］. 中华中医药杂志，2010，25（7）：1035-1037.

第三十四章
王应麟

王应麟（1939—），男，北京市人，首都医科大学附属北京中医医院主任医师，博士生导师，全国老中医药专家学术经验继承工作指导老师，第三届首都国医名师，国家中医药管理局全国名老中医药专家王应麟传承工作室导师。王应麟2003年被评为国家级重点继承名医，获2013年度"月犁传统中医奖""百姓信得过的中医师"称号，曾任北京中医学会儿科委员会委员、北京市新药审批委员会中医组委员、《北京中医》杂志编委会委员，现任北京中医药学会儿科专业委员会顾问、北京中医医院第一届"杏林名医"。王应麟在50余载的中医儿科临床、教学、科研工作中，参与多项科学研究，同时致力于中医儿科科普宣传工作，出版多部中医科普论著，发表中医儿科科普论文十余篇。

一、学术建树

王应麟出身于中医世家，其祖父、父亲均被誉为京城一代"小儿王"。他受家庭熏陶，深爱中医学。王应麟教授自幼随祖父王子仲先生、父亲王鹏飞（均为已故北京著名中医儿科医学家，有京都"小儿王"之美誉）学医，1958年考入北京中医学院中医医疗系学习，1964年毕业后到江西省人民医院、江西省儿童医院工作，1984年调入北京中医医院。50余年来，王应麟秉承家学，又博采众家之长，集多年临床经验，总结出独特的中医儿科辨证论治规律。

1. 继承家传特殊望诊，完善小儿望诊体系

王应麟在诊疗过程中四诊合参，尤重望诊，倚重独特家传小儿望诊方法：望上腭、望头顶污垢、望手掌等。他强调患者是来"看病"的，作为儿科医生，最好能通过"看"，明白患儿病在何处、病因为何及病变程度。王应麟并不忽视其他诊法，而是强调四诊合参，不可偏颇。

（1）望头顶污垢　婴幼儿头顶部位如生有泥垢，成垢腻样疤块，即表现为一种病理状态。观察病儿头顶"污垢"的有无、形状、颜色，对临床辨证有一定的指导意义。一般头顶有"污垢"多见于脾胃虚弱的消化系统疾病病儿。

（2）望上腭　上腭是指口腔内整个上腭，包括未生乳牙的上臼齿槽面部分。此法以观察五岁以下小儿为主，通过观察患儿口腔上腭各部位颜色的变化及有无出血点、小凹孔的出现，知病变之寒热虚实，指导临床辨证诊断及用药。

临床望诊观察上腭时，可将上腭划分为前腭（硬腭部分）、分线（软硬腭交界处）、后腭（软腭部分）、臼齿（未生牙齿的臼齿槽面左右两面部分）。按部位归属脏腑可分为前腭主上焦（心肺）、后腭主下焦（肝肾）、中柱主肝脾、臼齿主脾胃大肠，见图1。望上腭时，让病儿面向充足自然光线方向，略抬头，张口，医生从口腔直望上腭部位，望时力求迅速，避免病儿疲劳。患儿诊前避免饮用较热或较凉的食物或液体，以免刺激上腭黏膜发生一时性变色。

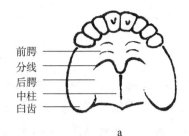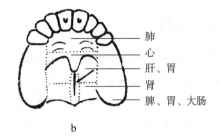

图1

（3）望手掌　王应麟在望手指指纹的同时，观察到小儿手掌与体质及疾病的联系，创立了望手掌的诊断方法。望手掌诊法掌握起来更方便容易，也能得到患儿的普遍配合。孩子手掌的肥瘦体现其体质强弱。手掌粗短，大鱼际、小鱼际均肥厚的小儿体质较强，食欲较旺盛，生长较快，精神旺盛；手掌细瘦、肌肉少的小儿体质较弱，食欲一般，精神稍弱，易生病。手掌色红常表现为精神旺盛，食欲旺盛，喜肉食，易烦急，夜寐不实，磨牙盗汗，大便干燥等；手掌色淡白的小儿容易疲劳，食欲较差，易腹痛，消化吸收功能都比较弱，患病后易迁延难愈。

2.脾湿胃热患病之本，临证顾护脾胃为先

王应麟深受脾胃学说的影响，认为脾胃受损，百病皆生。小儿的生理特点为"脾常不足"，即小儿脾之运化功能尚未完善，但旺盛的生长发育状态对水谷精微物质的需求较高，故处在一种相对不平衡的状态。同时小儿饮食不知自节，饥饱不能自调，加上现代喂养儿童常饮食结构或习惯不合理，导致内伤饮食成为儿科诸病的重要病因。

王应麟认为，脾为湿土，主运化水谷精微，六淫之邪或饮食不节均易伤脾，其中又以湿邪伤脾最为多见。胃为燥土，主腐熟水谷，小儿感受六淫之邪，常因小儿"纯阳之体""阳常有余、阴常不足"出现邪从热化，燥热最易损伤胃阴。故提出"脾湿、胃热"为小儿脾胃失调的重要病机。

王应麟认为，正常情况下，小儿脾胃的生理功能包括纳化水谷、升降气机、燥湿津液三个方面，其中以燥与湿最为主要。脾湿与胃热直接影响着水谷的受纳与运化，而湿性凝滞，阻碍气机，热性蒸腾，扰乱气机，导致脾胃中焦气机升降失司。另一方面，脾湿与胃热可互相影响、互相转化。脾湿久困，湿郁化热，湿热胶结，加重脾胃运化功能受损，胃热则更影响脾运，出现胃强脾弱，加重湿邪停聚。脾被湿邪所困，失于运化，损伤阳气，日久导致脾胃虚寒。胃中燥热不除，日久伤阴耗气，也可导致脾胃气阴两伤。因此王应麟在临床治疗疾病时，必先察脾胃之厚薄，处方遣药尤顾护脾胃。一见不足，必先及时扶助脾胃之气。强调无论治疗何病，用药不使过剂，不用或慎用大苦、大寒、大辛、大热等药性峻猛之品，不犯胃气，贵在轻清、和平，以免损伤脾胃。

王应麟临证治疗小儿诸病，如小儿厌食、便秘等消化系统疾病，水肿、遗尿等肾系疾病，湿疹、荨麻疹等皮科疾病，特别是小儿抽动症、夜啼、贫血等小儿疑难杂病，擅长从脾胃入手施治，辨证治疗。他特别重视脾胃和其他脏腑的关系，善于运用五行生克制约，阐明各脏之间的联系和疾病相互传变的关系。王应麟认为，五脏六腑之精气皆源于脾胃，脾胃虚衰则他脏受累，脾胃健旺则各脏受荫。王应麟强调，脾胃功能的正常与否对疾病的发生发展及转归至关重要，所以临床上对任何病症的后期调理，他均以健运脾胃为主。同时，王应麟提出用药需掌握好调补、润燥、理气三者之间的配合，不能呆补、蛮补，而应在益气养阴润燥的同时，佐以理脾助运之品。

二、临证经验

1. 清解肺胃、育阴化痰法治疗小儿外感发热

小儿感冒是临床最常见的外感疾病，以发热、鼻塞流涕、喷嚏、咳嗽为主要临床特征，其中发热是小儿外感最常见、最重要的临床表现。本病一年四季均可发生，气候骤变时及冬春季节发病率较高。本病以感受风邪为主，常兼杂寒、热、暑、湿、燥等，亦有感受时邪疫毒所致者。小儿肺脏娇嫩，脾常不足，神气怯弱，感邪之后，易出现夹痰、夹滞、夹惊的兼证。故小儿感冒的病机关键为肺卫失宣，病位主要在肺，可累及肝脾。治疗以疏风解表为基本原则，根据不同证型分别治以辛温解表、辛凉解表、清暑解表、清热解毒。治疗兼证，在解表的基础上分别佐以化痰、消导、镇惊之法。

王应麟认为，高热是引起小儿感冒发病急、病情重、发展快的重要症状，容易引发夹痰、夹惊等变证、危证。同时小儿脾常不足，饮食失调，脾胃积热，上蒸于肺，出现肺胃蕴热，是小儿外感发热的重要内因。故以清解肺胃、育阴化痰为总体治法，以退热为先，在解表的同时清解肺胃，防止邪毒内陷，病势转危或变生他病、坏病。在临床具体用药上，王应麟提出解表不宜用辛燥宣散发汗之剂，防止过汗耗伤营血。热伤津液，易炼液为痰，故当尽早顾护正气阴液，并同时加入化痰药物。同时强调小儿脾胃娇嫩，防止过用苦寒清热药物损伤脾胃正气。临床常用王氏家传特色经验方——青寒退热方为主进行加减治疗。青寒退热方药物组成及常用剂量：青黛 3g，藿香 10g，寒水石 10g，地骨皮 10g，天竺黄 6g，银柴胡 10g，白薇 10g。临床上不论患儿发热处于卫气营血哪个阶段，均可应用。随症加减：咳嗽去藿香，加紫苏子、前胡、玄参、枇杷叶，名为青寒退热止咳方；呕吐加竹茹；鼻塞涕多加辛夷；咽痛红肿加玄参、板蓝根；热甚加生石膏；痰热病有惊风之势者加胆南星、钩藤；大便干燥加瓜蒌；小便短赤加白茅根。

2. 清热宣肺、止嗽化痰法治疗小儿咳嗽

咳嗽是小儿常见的一种以咳嗽为主症的肺系疾病，多见于西医学所称之气管炎、支气管炎。有声无痰谓之咳，无声有痰谓之嗽。咳嗽分为外感咳嗽、内伤咳嗽。

王应麟认为，小儿咳嗽病因虽多，但其发病皆是因肺脏受累，宣肃失司。外感咳嗽病起于肺，内伤咳嗽可因肺病迁延，也可由他脏先病累及于肺所致。特别是现代小儿日常饮食多肥甘厚腻，导致胃中积热，感受外邪后扰动胃中内火，上蒸于肺，引起肺脏宣发肃降失常，便发为咳嗽。其中痰是小儿咳嗽最重要的病理因素。在治疗方面，王应麟强调化痰为本，止咳为标，以清热宣肺、止嗽化痰法治疗小儿咳嗽，其中治痰贯穿于本病治疗始终。

王老临床治疗小儿咳嗽，在王氏家传治咳方剂的基础上，结合自身多年临床经验，根据小儿咳嗽病情的不同阶段，创立治咳系列方剂。

（1）咳嗽初期——杏苏固金止咳方

组成：银杏 6g，苏子 10g，紫菀 10g，葶苈子 10g，前胡 10g，白前 10g，百部 10g，炙杷叶 10g，天竺黄 10g。

本方多用于小儿咳嗽初起时，患儿咳嗽重，入夜尤甚，听诊可闻及支气管、肺部痰鸣音。

（2）咳嗽巩固期——杏苏固金润肺方

组成：银杏 6g，苏子 10g，紫菀 10g，前胡 10g，白前 10g，百部 10g，乌梅 6g，瓜蒌 10g，炙杷叶 10g，天竺黄 10g。

本方临证多用于小儿咳嗽症状减轻时，表现为夜间咳嗽明显减轻或消失，只有晨起或跑动时偶有咳嗽。

（3）咳嗽恢复期——杏苏固金化痰方

组成：银杏 6g，苏子 10g，紫菀 10g，前胡 10g，白前 10g，茯苓 10g，化橘红 6g，炙杷叶 10g，天竺黄 10g。

本方多用于咳嗽后期，或反复咳嗽、内伤咳嗽新起病的患儿。

王老治疗咳嗽系列方中，杏苏固金止咳方强调白果固肺益元之功，杏苏固金润肺方加乌梅养阴固肺，杏苏固金化痰方加茯苓、化橘红健脾理气祛痰。白果配苏子，前胡配白前，茯苓配化橘红，乌梅配瓜蒌，炙杷叶配天竺黄，均为开合配伍，此为王老治疗小儿咳嗽的重要思路。肺司呼吸开合之机，通过开合配伍恢复肺气宣发肃降之功能。临床根据病情不同阶段，病邪深浅、正气强弱不同，有层次地遣药组方，才会效如桴鼓。随症加减：痰声重浊，或者不咳时也可闻及喉中痰声辘辘，加用胆南星化痰止咳；大便秘结加火麻仁、瓜蒌；呕吐加竹茹；鼻塞涕多加辛夷；咽痛红肿加玄参、板蓝根；脾失健运加麦芽、鸡内金；痰涎壅盛加葶苈子；如久咳不止或喘促难平，可令肺气耗散，选择五味子、乌梅等药敛肺，以达止咳之功。

3. 运脾平肝、清肺润肠法治疗小儿便秘

便秘指大便干燥坚硬，秘结不通，排便时间间隔较久（＞2 天），或虽有便意而排不出大便。小儿便秘分为功能性便秘和器质性便秘两大类，临床以功能性便秘最为常见。

王应麟认为，小儿便秘多为日常饮食喂养不当及排便习惯不良等引起。小儿乳食积滞、肝胃蕴火、肺热失降、气机不畅，导致大肠传导功能失职，且以大肠传导无力为多见，其主要病机包括脾弱胃强、脾虚肝旺、肺热肠燥三方面。王应麟提出临床以运脾平肝、清肺润肠为基本治法，以恢复脾运、促进肠道蠕动为主，不以单纯通便为安。

王应麟治疗小儿便秘时，在王氏家传经验方的基础上结合自身经验，以草（甘草）、木（木瓜）、藤（钩藤）、果（橘红）、土（伏龙肝）五大元素为主，达到充实脾气、缓下润肠的目的。基本药物组成：伏龙肝 10g，钩藤 10g，茯苓 10g，橘红 6g，甘草 6g，木瓜 10g，生地黄 10g，肉苁蓉 10g，火麻仁 10g。本方中包含异功散，去偏于温燥的人参、白术，保留茯苓、陈皮、甘草三味平和健脾之药，以调和脾胃，恢复脾运。

钩藤配伏龙肝是王应麟治疗小儿便秘的特色配伍药对。钩藤清肝平肝，清热透邪；伏龙肝温暖中焦，填土运脾。一般临床上多用伏龙肝治疗小儿泄泻，而王应麟取其"以土补土"之性，与钩藤配伍，健脾平肝，对于胃强脾弱、脾虚肝旺，脾气虚、胃阴虚的便秘患儿尤为适合。随症加减：内热阴虚者加沙参、麦冬等以滋阴通便；伴有食欲不振、食量少者加谷芽、鸡内金消食开胃；伴有腹胀者加莱菔子理气消胀。此外，王应麟常告诫家长对便秘的患儿要重视日常生活调护，让孩子养成良好的排便习惯。药物只是辅助，合理的饮食和良好的生活习惯才是预防便秘发生最重要的因素。

三、典型病案

1. 外感发热：外寒内热案

张某，女，3 岁 7 个月。2009 年 3 月 9 日初诊。

主诉：发热 1 天。

患儿昨日外出受凉后，体温 38.9℃，咳嗽有痰，咽痛，鼻塞，流清黄涕，自行服中成药 1 天。现仍发热，服退热药后体温 37.3℃，纳食欠佳，大便略干，小便黄，手足心热，平素性情急躁易怒。查体：神清，精神反应可，呼吸平稳，无皮疹，颈软，鼻黏膜发红，鼻甲肿大，咽部轻度充血，双侧扁桃体无肿大，双肺呼吸音清，未闻及干湿啰音。心腹查体未见明显异常。舌红，苔白，脉滑略数。

诊断：小儿外感发热。

辨证：外感风寒，入里化热。

治法：解表清里。

方药：青黛 3g（包），寒水石 10g，白薇 10g，天竺黄 10g，银柴胡 10g，玄参 10g，苏子 10g，前胡 10g，炙杷叶 10g，板蓝根 10g。

服药 1 剂后，患儿热退，咳嗽、鼻塞流涕减轻。服药 3 剂后，患儿基本无咳嗽，食欲好转，大便正常，诸症若失。

2. 便秘：脾约肠燥案

患儿男，2 岁 8 个月。

主诉：排便困难 2 个月。2009 年 5 月 20 日就诊。

患儿 2 个月前开始出现大便干燥，粪干如羊屎状，2～3 日甚至更长时间排便 1 次，排便时伴肛门疼痛，偶出现厕纸带血，间或使用开塞露帮助排便。患儿平素纳差，性急易哭，夜卧不安。查体：面色不华，舌红，苔薄白，舌中略厚，脉滑。

诊断：小儿便秘。

辨证：脾约肠燥。

治法：运脾平肝，清肺润肠。

方药：钩藤 10g，茯苓 10g，化橘红 6g，生甘草 6g，木瓜 10g，生地黄 10g，白茅根 10g，肉苁蓉 10g，火麻仁 10g，伏龙肝 10g。

2009 年 5 月 27 日二诊：治疗 1 周后，患儿粪质改善，为条状，质干，大便 2 日 1 行。

处方：沙参 10g，麦冬 10g，百合 10g，生山楂 3g，钩藤 10g，茯苓 10g，化橘红 10g，白茅根 10g，生地黄 10g，生甘草 6g，火麻仁 10g。

治疗 2 周后患儿大便为条状软便，每日 1 次，排便顺畅，同时面色转佳，食欲转好，食量增加。为巩固疗效，继续治疗 1 周。3 个月后随访，大便、饮食均正常。

参考文献

王应麟，樊惠兰，孙明霞．王应麟家传儿科治验［M］．北京：北京科学技术出版社，2016．

刘以敏（1939—2018），男，汉族，云南昆明人，原云南中医药大学第一附属医院儿科主任、主任医师、教授，云南省荣誉名中医，第三批、第五批全国老中医药专家学术经验继承工作指导老师。刘以敏历任中华中医药学会儿科分会副主任委员、学术顾问、中华中医药高等教育学会儿科分会副理事长、中华人民共和国卫生部临床药理基地成员、儿科病类中药临床研究组组长、云南中医学会常务理事、中医儿科专业委员会主任委员等职，著有《刘以敏学术思想及临床经验集》《中医医院管理学》《中医基础与临床》等四部专著，担任大型中医儿科专著《儿科心鉴》顾问，研究整理民间运用"硫黄针"治疗多种疾病的经验，发表《调理脾胃在儿科临床运用举隅》《佝偻病证治初探》等论文，主持的"全国佝偻病中医中药防治课题"获科省级科技进步奖。刘以敏总结个人系列方八首，在云南省一百多家医院广泛使用二十余年，并获得好评。

一、学术建树

刘以敏1962年毕业于云南中医学院，毕业后响应国家号召到"五七干校"工作锻炼，积累了丰富的中医药临床经验及知识，后回到云南省中医医院工作。刘以敏师承"云南四大名医"、著名儿科专家康诚之先生四年，1979年经卫生部考试，择优录取至上海中医学院"全国高等教育中医儿科高级师资班"学习，受教于沪上名医王玉润先生，其间在王老指导下，参阅儿科泰斗徐小圃的临床笔记，学业渐进。刘老从事中医儿科医、教、研60余年，曾担任《黄帝内经》《伤寒》《中药学》等课程教学工作。刘老潜心研究中医经典、中医儿科古今医籍与文献，汲取各家之长，不拘一格，熔儿科寒温两大学派于一炉，特别是在康老、王老学术体系的基础上，结合大量临床案例，濡养出深厚的学术造诣以及丰富的临床经验。

在学术上，刘以敏强调整体观，在四诊合参的基础上，以望诊为要。一望形神动态，以获得整体印象；二望面色舌苔，兼视涕、痰、二便，以辨阴阳寒热虚实，通过患儿种种外在表现，初步诊察出小儿的内在变化。刘以敏强调循证求因，治病求本，认为症状只是疾病的现象，医者必须进行详细的观察和综合分析，透过现象抓住疾病的本质，才能确立恰当的治疗方法。

刘以敏擅长活用动变思想分析证型，主张衷中参西，辨病辨证相结合，强调"百病以胃气为本""治病莫忘脾胃"，提出治疗疾病不仅注重燮理阴阳、整体治疗，还应"治养结合"。刘以敏认为，无论是调乳母、节饮食，还是用药调理，都应始终不离脾胃，不忘"以平为期、以和为贵"的宗旨，指出小儿不可滥用峻攻削伐之品，要注意中病即止，万不可妄攻而先败其元气，以顾护脾胃为根本，达到"乳食能进，大小便匀，肠胃之气足"的目的。刘以敏临床推崇钱乙，认为其制方法度严谨，方药审慎，师古不泥，故为方博达，善于灵活化裁运用泻白散、导赤散、益黄散、白术散、地黄丸等名方。刘以敏重视明代儿科医家万全提出的小儿"五脏有余不足"的生理特点和体质特点，牢记"肺为娇脏，脾常不足，肾常虚，肝常有余，心火易炽"的论述，并在临床中践行这一理论，从其创制的院内制剂"平肝清心合剂""健脾养肝合剂""健脾益肾合剂"可窥一斑。

二、临证经验

刘以敏对小儿肺、脾、肾相关疾病与儿科疑难杂症颇具心得，对治疗紫癜、肾病、久咳、久泻、黄疸、佝偻病、多动症、抽动症、小儿弱证有独到之处。

1. 从"风痰"论治抽动障碍

抽动障碍是儿科多发的疑难病之一。刘以敏认为，本病临床表现复杂多变，但均不离"动"，而"风胜则动"，《黄帝内经》云："诸风掉眩，皆属于肝。"抽动症可属中医学"肝风证"，肝为风木之脏，其声为呼，其变动为握，抽动症所表现出的运动性抽动或发声抽动都可认为由肝风扰动所致。肝藏血，主筋，体阴而用阳。小儿纯阳之体，在生理上具有"肝常有余，心常有余""阳常有余，阴常不足"的特点，若禀赋不足，加上感受外邪、五志过极等因素影响，致气机不畅，郁久化火，阴血暗耗，皆可引动肝风。

风为阳邪，其性善行而数变，故抽动有时发时止、易出现新症状的特点。风性轻扬，故头面部的各种抽动症状出现早，且表现多样。风有内风与外风之分，内风是抽动症发生的重要因素，也有外风引动内风者，如临床常见抽动障碍患儿每因外感风邪导致抽动障碍症状反复或加重。对于患儿有异常发声和行为怪异的表现，刘以敏遵从"怪病多为痰作祟"的理论，认为痰的产生与小儿肺脾肾不足有关，肺虚津液失于输布凝而成痰，脾虚水湿失于运化而成痰，肾虚水液失于蒸化而成痰，其中尤责之于脾。临床有不少患儿嗜食肥甘厚味及快餐等食品，易致痰浊内生，痰与风交结为患。痰随风动，无处不到，阻滞气机，扰乱心神，上扰清窍，横窜经络，患儿则在性情及行为上表现出种种怪象。综上所述，抽动症虽病因复杂，临床表现多样，但审证求因，终属本虚标实之证，其发病主要与阴虚阳亢、风动痰扰有关。

刘以敏自拟止抽汤（红土瓜、兰花参、荠菜花、全蝎、蜈蚣、杭白芍、乌梅、炙甘草）治疗抽动障碍，该方以《滇南本草》中的红土瓜、兰花参、荠菜花为主药。红土瓜健脾化痰，兰花参补虚损、除虚热、平肝安神，荠菜花清热除湿，三药合用，共奏平肝清心、健脾助运化痰之效。方中还有虫药全蝎、蜈蚣平肝祛风、息风豁痰。全蝎性善走窜，既平息肝风，又搜风通络，有良好的息风止痉之效。蜈蚣性善走窜，通达内外，搜剔经络之邪，搜风定搐力强，与全蝎均为息风要药，两药常同用，能明显增强平肝息风、止痉定搐的作用。杭白芍既能养血柔肝，又可平肝潜阳，兼能制约风药伤阴之弊。乌梅味酸涩，具收敛之性，可入肝经，《神农本草经》谓其"下气，除热烦满，安心，止肢体痛，偏枯不仁"，此外，其能"益精开胃"（《本经逢原》），可减轻长期服药对患儿食欲的影响。炙甘草补脾益气，其配伍芍药，有缓急之用，可控制抽动症的肢体拘挛。甘草调和诸药，也可减轻虫药的毒性。以上八味药合用，组方精练，功能平肝潜阳，息风化痰，标本兼治。

结合抽动部位不同进行加减。如有眨眼加菊花、蝉蜕清热明目祛风；缩鼻加辛夷花、苍耳子宣肺通窍；有摇头、点头、斜颈加天麻、钩藤以平肝息风定惊；如有异常发声，则加石菖蒲、胆南星、远志、郁金清心豁痰，加僵蚕、山豆根、射干清热利咽；抬肩、肢体抽动用葛根、木瓜、伸筋草、川牛膝舒筋活络；腹部抽动加大芍药、甘草用量以缓挛急。

根据伴随症状进行加减。如患儿有鼻塞、喷嚏、流涕等轻微外感症状，可在基本方中酌加荆芥、防风、桑叶等疏风解表；伴脾气暴躁加柴胡、白芍、龙骨、牡蛎等平肝敛肝；伴注意力不集中，加石菖蒲、远志、郁金等入心经药物清心安神、祛痰开窍；夜寐不安、多梦加茯神、珍珠母、酸枣仁、夜交藤宁心安神；焦虑抑郁加银柴胡、磁石、合欢花、香附、淡豆豉解郁除烦、宁心安神；纳呆加藿香、神曲、炒二芽开胃助运。

2. 从"肺、脾、肾、瘀"论治过敏性紫癜性肾炎蛋白尿

蛋白尿是过敏性紫癜性肾炎最常见的临床表现之一。刘以敏认为尿蛋白类似人体的精微物质，宜藏而不宜泄。蛋白尿的产生责之于脾肾肺三脏。脾为后天之本，气血生化之源，主统摄而升清。肾为先天之本，藏真阴而寓元阳。若多种因素致脾肾亏虚，使脾虚失于统摄，不能升清降浊，清气不升反而下注，形成蛋白尿。肾封藏失司，固摄无权，致精微下泄，形成蛋白尿。肺主宣发肃降、通调水道，多种因素导致肺宣发肃降、通调水道功能失调，亦可使精微失于输布而下泄，发为蛋白尿。此外，刘以敏认为本病初始即有血瘀存在，瘀血阻于肾络，精气失于流畅，壅而外溢，精微下泄，从而形成顽固性蛋白尿，临证治疗原则以"治肺、治脾、治肾、治瘀"为主，用药平和，谨守病机，从而达到消除尿蛋白、防止复发之目的。治肺常用荆芥、防风、杏仁、蝉蜕等调整肺之宣降功能；治脾则常用黄芪、党参、白术、山药、茯苓等品以健脾益气固摄；治肾则往往与治脾同行，脾肾同治，常用芡实、益智仁、熟地黄、山药等品以补肾固精。此外，本病全程皆注意兼治"瘀"，在治疗过程中适当酌加益母草、赤芍、茜草等活血化瘀之品，以提高疗效。

三、典型病案

1. 过敏性紫癜性肾炎：风热伤络案

李某，女，5岁。2011年9月8日初诊。

主诉：反复皮疹6个月，再发伴尿检异常1个月。

患儿6个月前无明显诱因出现双下肢皮疹，反复发作，曾在当地医院诊为过敏性紫癜，曾服用氯雷他定、维生素C等药物，症状时轻时重。1月前不慎受凉后，出现发热、咽痛、咳嗽等，尿检发现：PRO（++）、BLD（++）。在外院输液治疗（具体不详）后发热、咽痛等消失，咳嗽明显好转。求诊时见：咽干，口微渴，偶轻咳，纳可，小便略黄，大便调，无腹痛、关节痛，舌尖红，苔薄黄，脉浮数。查体：双下肢散在少量皮疹，部分融合成片，色鲜红，压之不褪色，对称分布，伸侧多见，略高出皮面，关节无红肿。尿液分析：PRO（+++）、RBC（++）。肝肾功、血脂等均正常。肾活检病理诊断为轻度系膜增生性肾小球肾炎。辨证属风热伤络、肺失宣降，治以疏风清热、凉血消斑，方以银翘散加减。处方：金银花9g，连翘9g，炒荆芥9g，茜草9g，牡丹皮6g，紫草6g，赤芍6g，白茅根12g，桔梗6g，杏仁6g，蝉蜕6g，甘草5g。7剂，水煎服，每日1剂。嘱患儿忌食辛辣香燥、海蟹鱼虾、鸡肉、鸡蛋、牛奶制品等食物，并避免服用易致本病发生的药物，注意休息，避免感冒。

二诊：咽干、口微渴，轻咳消失，纳可，二便调，舌质淡红，苔薄黄，脉浮数。双下肢皮肤陈旧性皮疹，无腹痛、关节痛，PRO（++），RBC（+）。上方去桔梗、杏仁，加芡实9g，花蕊石9g。7剂，继服。

三诊：双下肢皮疹消失，无腹痛、关节痛，纳可，二便调，舌质淡，苔薄白，脉浮。尿液分析：PRO（+），RBC（-）。上方去白茅根、赤芍，加红土瓜9g，兰花参9g。7剂，继服。

四诊：诸症悉平。尿液分析：PRO（-），RBC（-）。依上方加减巩固疗效2个月，每2周减药2剂。停药1年，随访未复发，尿液检查持续阴性。

2. 抽动障碍：风痰上扰案

刘某，男，10岁。2012年5月10日初诊。

主诉：眨眼、耸肩、吸鼻，伴注意力不集中3个月。

患儿3个月来出现眨眼、耸肩、吸鼻、扭脖，学习紧张时加重，老师反映上课听讲不专心，注意力不集中，每因紧张焦虑或打电脑游戏症状加重。在外院做脑电图、头颅CT、微量元素等检查，均未见异常，因家长不愿给患儿服西药，故求中医治疗。来诊时患儿上述症状明显，性急易怒，纳可，二便正常，舌尖红，苔中腻，脉弦细。辨证：阴虚阳亢，风动痰扰。治则：平肝潜阳，息风化痰。处方：红土瓜15g，兰花参15g，荠菜花15g，全蝎3g，蜈蚣2条，僵蚕9g，天麻9g，钩藤9g，白芍15g，郁金9g，石菖蒲9g，伸筋草12g，炙甘草6g。5剂，水煎服，每日1剂。并嘱家长不要过于关注其抽动症状，患儿清淡饮食，禁止玩电脑游戏。

5月16日二诊：服药后眨眼、耸肩、吸鼻、扭脖等症状明显减轻，发脾气减少，注意力改善，舌苔转薄，原方去全蝎、蜈蚣，再服5剂。

5月23日三诊：患儿偶有眨眼、耸肩，以原方加减继服1月调理，抽动症状基本消失，情绪稳定，学习成绩上升。

参考文献

1. 刘以敏. 刘以敏学术思想与临证经验集［M］. 北京：中国中医药出版社，2015.

2. 唐彦，何平，朱瑛，苏艳. 刘以敏从风痰论治多发性抽动症的经验［J］. 四川中医，2013，31（4）：11-12.

3. 何平，唐彦，王艳芬. 刘以敏辨治小儿顽固性遗尿验案解析［J］. 中国中医药信息杂志，2015，22（12）：112-113.

4. 何平，钟涛，杨若俊. 刘以敏治疗紫癜性肾炎蛋白尿经验拾萃［J］. 山东中医杂志，2013，32（8）：937-938.

李乃庚（1939—），男，江苏盐城人，南京中医药大学盐城附属医院主任中医师，博士生导师，享受国务院政府特殊津贴专家，江苏省名中医，全国老中医药专家学术经验继承工作指导老师，曾任全国中医学会儿科专业委员会委员、盐城市中医院院长等职，主编儿科专著 5 本，其中《小儿外治疗法》获得第二届世界传统医学大会国际优秀成果（著作）奖，创制了 20 多个名验方，其中"痉咳静"片获国家专利，并培养出一支优秀的中医儿科专家团队。

一、学术建树

李乃庚早年师从著名中医儿科专家江育仁教授，在传承江老学术经验基础的上加以创新，逐渐形成了"诊断注重望诊，用药立足祛邪，方法灵活多样，注重护阳益阴"的学术思想，临床擅治危急重症、疑难杂症。

1. 诊断注重望诊，提出"临证五步七字诀"

《难经·六十一难》云："望而知之谓之神，闻而知之谓之圣，问而知之谓之工，切而知之谓之巧。"说明了望诊在中医四诊中的重要性。从原则上讲，儿科疾病诊断的过程同其他各科一样，是以望、闻、问、切为主要诊断方法。但是小儿的生理病理与成人有不同之处，且婴幼儿不会言语，问诊都由别人代诉，往往不能准确地诉说病情，闻诊虽能反映一定的实际情况，但它的反映面不广。望诊却不易受各种条件的限制，得到的情况也比较真实，加之小儿肌肤娇嫩，反应灵敏，脏腑的病变容易形之于外，能为判断疾病的寒热虚实提供有力的依据，因此中医儿科的诊断特点是以望诊为主要检查方法。望诊虽然重要，但应该四诊合参，全面检查，综合分析，才能得出比较正确的结论。

"五步"是临证时对每一个患者做出诊断前都必须履行的五个步骤，这五个步骤是把"七字诀"的七个字落到实处的全过程。

"七字诀"凝练成七个字，即神、色、汗、便、胸、腹、口。儿科临证围绕这七个字进行四诊，才能对患儿病证做出准确无误的判断。神、色是生命状态的根据，临证第一步要看患者的神、色。汗、便是气出入升降的标志，临证第二步要问患者的汗、便。胸、腹是五脏六腑的居所，临证的第三步是听患者心肺。临证的第四步要按患儿胸腹。口腔是六淫七情引发人体变化后的气象图，临证的第五步要查患者的口腔。

2. 用药立足祛邪

小儿患病的病因多为外感六淫之邪和内伤乳食生冷。太阳主一身之表，为六经之藩篱，外感初起，病邪从表侵入，首先见太阳表证。小儿肌肤柔嫩，藩篱未固，为稚阴稚阳之体，易为外邪所侵。肺开窍于鼻，肺主皮毛，所以在临床上外感发热，儿科最为常见。"善治者治皮毛"，在疾病初期，把握病势，就能截断病路，祛除病邪。太阴主一身之里，太阴病以脾胃病为主。小儿有"脾常不足"的生理特点，而脾胃为后天之本，主运化，输布精微，当其为乳食或外邪所伤，极易患病。太阴与阳明互为表里，同主肠胃疾病。

小儿为"纯阳""稚阳"之体，其病理特点包括发病容易、传变迅速。小儿外感六淫或内伤乳食，都容易化热化火，临床表现以表证、阳证、热证、实证为多见，故汗法、清法、下法、消法等治疗方法为常用之法，这些治法以祛邪为主。小儿口疮出现高热、哭闹不食，单用抗生素输液，或中药苦寒清热，常反复不愈。患儿舌苔黄腻，腹胀口臭，高热是病之标，食积是病之本，用消积通腑之法，则药到病除。逐邪之方，常用保和丸、升降散、三承气汤加减，六腑以通为用，故苍术、大黄是李乃庚临床常用的要药，旨在祛邪安正，早日恢复脾胃的升降功能。

小儿非但食积多，痰积、湿积、热积也多，且常缘于食积，各人禀赋不同，疾病表现亦不同。如热积，症见小儿入睡多汗，磨牙，口干唇红，大便干结，甚则心烦意乱，难以安静，成绩下降。询其病史，常与过食荤腥肥甘、厌食粗粮蔬菜有关，久而久之，内热积聚成患，治这种热，也必须逐宿食、祛内热。

儿科用药祛邪，除用汗法外，更多的是用下法、消法。胃以降为和，以通为用。用通下之品是因势利导，以祛痰积、湿积、热积，使胃肠道通畅。痰、湿、热等病邪有出路，疾病也更容易向愈。大黄是通腑除积之圣药，六腑以通为用，既讲出了六腑的生理特性，也指出了治疗六腑病证要立通泄之法，组通泄之方，选通泄之药，大黄就成了首选。同是大黄，用量不同，作用有别。大剂量能通腑泻下，中剂量可清利湿热，小剂量则健胃消导。例如治疗便秘、哮喘，每剂用量为 5～6g；治疗黄疸、发热、口疮，用量为 3～4g；治疗积滞、厌食、口臭、腹胀等病证，只用 1～2g。这是来源于《伤寒论》的用药经验。大黄大剂量以攻为主，小剂量以补为主，由实致虚者量宜大，由虚致实者量宜小。

儿科用药，立足祛邪，在准确辨证的基础上，用药须中病而止，不可攻伐太过，祛除病邪，保护正气。

3. 方法灵活多样

儿科治疗方法要灵活多样。中医有各种传统的外治疗法，而且具有安全、有效、痛苦少等优点，法简而效宏，深得患者欢迎，例如香袋预防咳嗽等。这些给药途径和剂型，在医疗保健的实践中，已显示出广阔的前景。李乃庚所撰写的《小儿外治疗法》一书，记录了儿科使用的外治方法 70 余种、外治方药 580 个，可治疗 150 多种病证。外治疗法的用药特点如下。

首先，外治用药剂量较大，气、味俱厚。因为外治疗法是要使药力从外入内，如果只用气味轻淡之品，则不易透达病所，剂量过小则难以取效。但小儿肌肤薄嫩，以量大味厚的药物刺激，有时会出现皮肤红赤、瘙痒、起疱等反应，要注意观察并及时处理。其次，外治疗法常选用酒、醋、姜、葱、蒜等为药引，这些药引简便易得，既可通经透络，拔病外出，又可作为赋形剂，使外用药与肌肤紧贴，提高药物的透皮吸收效果。

4. 注重护阳益阴

在儿科临床实践中，应遵循诊断注重望诊、用药立足祛邪、方法灵活多样的学术指导思想。临床有一种复感儿的症状特点，是反复不断地呼吸道感染，以鼻炎、支气管炎、扁桃体炎、肺炎为主要征象。患儿平素面白无华，山根色青，肌肉松弛，形体虚胖或消瘦，动则易汗或入睡多汗，乳蛾肥大，睡中打鼾，厌食挑食，舌苔花剥，指纹淡滞。表现为肺脾两虚、营卫失和，或肺、脾、肾皆虚，长期表现为气阴不足，治疗需要护阳益阴。所谓护阳，主要是顾护、温养肺脾之阳，遣方择药，常用黄芪、党参之类。所谓益阴，主要是清养肺、胃、肝、肾之阴，择药组方常用麦冬、玉竹、枸杞子之类。护阳当温而不燥，益阴当润而不腻，组方用药常择温润之品。

二、临证经验

1. 久咳不愈治以益肺脾之气、养肺胃之阴

《黄帝内经》云："邪之所凑，其气必虚。"临床常见久咳多虚者，尤以肺脾气虚、肺胃阴虚、或气阴两虚为多见。久咳患者，多面色萎黄或㿠白，易出汗，常有厌食、挑食或腹痛反复发作、大便不调等病史，脾胃功能的强弱与久咳关系密切。对于久咳的治疗，益肺脾之气、养肺胃之阴至关重要，故李乃庚临床治咳常用经验方黄芪止嗽饮，其组成为：黄芪、党参、炙紫菀、炙款冬花、大麦冬、玉竹、杏仁、枸杞子、女贞子、甘草等。不能见咳止咳，应特别重视小儿肺、脾、肾等脏腑之间的关系，才能提高疗效。方中用枸杞子、女贞子是因为肺肾相关，金水相生。

益气养阴治久咳，常用于治疗咳嗽变异性哮喘、慢性支气管炎、咽源性咳嗽、类百日咳综合征和迁延性肺炎等病。凡气阴两虚者，都可用黄芪止嗽饮为主方，灵活加减使用。

黄芪止嗽饮中黄芪是君药，重用才能效显，阳生才能阴长。黄芪味甘，微温，归肺、脾经，能补肺固表，补气升阳，利水消肿，并有托疮生肌等功效。主治肺气虚弱、表虚自汗、气虚外感、脾胃气虚、中气下陷、脾虚水肿、痈疽气血亏虚等证，是儿科护阳圣药。

复感儿多气阴两虚，治疗要护阳益阴，黄芪止嗽饮为常用方，临床表现有各种兼证。凡汗多久咳者加碧桃干、浮小麦，大便干结者加莪术、大黄，喉核肥大、打鼾者加玄参、板蓝根，眼鼻瘙痒者加辛夷、白芷，食少苔腻者加焦山楂、莪术，大便溏薄者加炒防风、焦白术等。凡发热患者慎用黄芪止嗽饮，因黄芪益气固表，气有余便是火。

2. 目瘛疭治以养阴清肝，益气健脾

目瘛疭者，乃眨眼频作，不能自主。瘛疭者，筋急引缩为"瘛"，筋缓纵伸为"疭"，即手足抽动不能自控。此两者现统称为抽动症。

抽动症临床常见两个证型。一是肝阴不足，阴虚风动。始起眨眼明显，时有歪嘴、摇头，心绪不宁，烦躁易怒，舌苔薄净，舌质偏红，脉象弦细。肝热素盛，耗伤阴液，筋脉失养，风邪内动，治以养阴清肝为大法，常用经验方养阴清肝汤，主要药物有生地黄、枸杞子、女贞子、大麦冬、地龙干、钩藤、白蒺藜、甘草等。二是脾阳不振，气虚痰蕴。脾气虚，易生痰湿，络脉受阻。多表现为体胖多汗，胸闷太息，常欲深吸气为快，阵发性口角抽动，喉间有痰鸣声，舌苔薄白，舌质淡红。本在脾气虚弱、清阳不升，标为内生风痰、瘀阻络脉，治当标本同治，常用六君子汤加升麻、郁金、地龙干等，健脾化痰，升清通络。

3. 斑疹各异，治以疏风清热，养阴凉血

儿科发疹性疾病常见的有 10 种左右，如风疹、麻疹、水痘、幼儿急疹、手足口病、荨麻疹、猩红热、过敏性紫癜等。这些发疹性疾病共同的规律是都为外感时邪，内有血热。治疗发疹性疾病的共同原则是一疏、二清、三养阴。病之初期，有外感症状，要疏散外邪，使热毒外出，常用经验方翘荷饮加味，主要药物有薄荷、连翘、钩藤、望江南、莱菔子、甘草等。中期热象明显，要清其血热，常用经验方凉血散，主要药物有紫花地丁、牡丹皮、赤芍、生石膏、茜草、紫草、生地黄、甘草等。到后期正气已伤，气阴已虚，宜养阴益气，常用《温病条辨》的沙参麦冬汤加减。

4. 大便干结、盗汗、口臭，宜滋养脾阴兼清内热

大便干结难解、夜眠盗汗、口臭、目下青的患儿较多，究其原因，都为脾阴不足所致，多与食肉太多，长期食用煎、炸、熏、烤的食品等耗伤脾阴有关。脾开窍于口，脾阴伤则口唇红赤，

舌红少苔，口干口臭，眼下睑微浮如眼袋、呈深青色或暗红色，手足心热，急躁好动，甚则腹胀腹痛，大便干燥难解。临床对便秘者常用《伤寒论》麻子仁丸方加减煎服，润肠通便，滋养脾阴。火麻仁、杏仁、大黄、生白芍、山药、大麦冬等为常用之品。脾阴虚者，多吃素、少吃肉才有助康复。

对盗汗，有人称虚汗，给孩子滥补，岂不知有的盗汗是孩子内热太重，为了散热，就要出汗，是机体自身调节的反映，用《丹溪心法》的当归六黄汤加减，清热降火，养阴益气最有效。

三、典型病案

1. 发热：营卫不和案

顾某，女，6 岁。2008 年 4 月 11 日初诊。

主诉：发热 17 天。

患儿 2008 年 3 月 24 日开始发热咳嗽，到当地医院治疗，诊断为"支气管肺炎"，住院治疗 10 天，复查胸片、血象已无明显异常，但低热不退，家长要求出院。出院 1 周以来，虽口服抗生素和抗病毒药物，但体温仍波动在 38℃左右，热不退，有汗，面色㿠白，夜眠龃牙，纳少，精神不振，舌苔薄净，舌质红，脉数无力。平素夜眠多汗，有时打鼾，容易外感咳嗽。诊断：发热。辨证为营卫不和。治法：调和营卫，和中固表。予桂枝加龙骨牡蛎汤加减。处方：桂枝 5g，生白芍 10g，煅龙牡各 30g(先煎)，碧桃干 10g，青蒿 10g，生姜 2 片，红枣 7 个，甘草 5g。3 剂，水煎服。

4 月 14 日二诊：上药服一剂发热即退，三剂服完，出汗明显减少，精神好转，仍胃纳欠香，舌苔薄净，舌质淡红，脉沉乏力。此虽营卫之气来复，余邪亦退，但脾胃之气不旺，是其平时容易外感的根源，治以健运脾胃，扶正固本，内外同治。处方一：健胃宝（本院制剂，主要成分为苍术、白术、陈皮、鸡内金、焦山楂、太子参等）10 袋×2 盒，每次 1 袋，1 日 3 次，以调理脾胃功能。处方二：甘松、山奈、菖蒲、白芷、川椒、细辛等药研末，夜间睡眠置枕边，闻其香味，可使用 1 个月，以增进食欲，提高免疫功能。

2. 咳嗽：气阴两虚案

乔某，男，8 岁。1989 年 4 月 4 日初诊。

主诉：咳嗽 2 月余。

患儿咳嗽两月余，虽屡经中西药治疗，仍时轻时重，近一周咳嗽加剧，晨起或活动后咳嗽尤甚，喉间有痰声，咳声重浊。平素食少易汗，面色欠华，二便正常。两肺听诊呼吸音粗，未闻及干湿啰音，胸片提示支气管炎，舌苔薄净，舌质淡红，脉象细滑。诊断：咳嗽。辨证为气阴两虚，痰湿内蕴。治法：益气养阴，化痰止咳。方选黄芪止嗽饮加减。处方：黄芪 30g，党参 10g，炙百部 10g，炙紫菀 10g，冬瓜子 10g，杏仁 10g，大麦冬 10g，枸杞子 10g，甘草 5g。2 剂，水煎服。

4 月 8 日二诊：上药服一剂，咳嗽即十去七八。两剂服完，夜间和白天咳嗽已止，唯晨起时偶有咳嗽。虽胃纳有增，仍面色少华，夜寐多汗，仍以前方加减。

处方一：黄芪 30g，党参 10g，碧桃干 10g，炙百部 10g，炙款冬花 10g，冬瓜子 10g，茯苓 10g，五味子 5g，大麦冬 10g，浮小麦 30g，甘草 5g。2 剂，水煎服。处方二：甘松、山奈、菖蒲、白芷、川椒、细辛等药研末，置枕边作闻药，能醒脾开胃，提高患儿免疫功能。

参考文献

1. 李乃庚. 李乃庚传承经验荟萃［M］. 南京：江苏凤凰科学技术出版社，2015.

2. 李乃庚. 幼科传承录［M］. 北京：科学出版社，2013.

欧正武（1942—），男，湖南长沙人，湖南省名中医，全国第三批老中医药专家学术经验继承工作指导老师，曾担任湖南中医药大学学位委员会委员、《湖南中医药大学学报》及《中医药导报》编委、湖南省中医药学会儿科专业委员会主任委员、国家自然科学基金课题评委、国家食品药品管理局评审专家、国家中医药管理局考试中心命审题专家、全国中医药高等教育学会儿科专业委员会副理事长、湖南省卫生技术高级职称评审委员、湖南省高等院校高级职称评委等，建有欧正武全国名老中医药专家传承工作室。欧正武在50余载中医儿科临床、教学、科研工作中，先后主持国家自然科学基金课题2项，主编国内第一本《中西医结合儿科学》，主编、主审及参编教材、专著等十余部，发表学术论文30余篇。其中《论中西医学的跨文化认同》《论小儿体质与体质辨证》《论中西医学三个重要的结合点》《论"独处藏奸"与"独处查奸"》《论小儿肾病防治的中西医结合点》《论"但见一证便是"的认识论意义》《论宏观辨证与微观辨证的互补与统一》《论问诊为小儿四诊之首》等，有一定影响。

一、学术建树

1. 倡问诊为小儿四诊之首，重视诊断基本功

欧老认为问诊在儿科疾病诊断中具有很高价值，儿科医师应以问诊为四诊之首。他认为，问诊对望闻切诊及其他检查有重要的指导作用，具有跨越时空的独到优势。在疾病诊断中，望诊虽然非常重要，但望诊所获不可能直接、准确地反映五脏的实质性变化，而周到的问诊常可提供重要的鉴别诊断依据，并可验证望诊所获，亦可纠正望诊所误。与望诊相比，问诊具有更强的可操作性，且兼有心理治疗作用。在问诊中，病史询问是重要内容，他认为，病史是患儿就诊的直接原因，一份全面、系统、翔实的病史可以生动地展示疾病发生发展的全过程，其本身就具有诊断意义。

儿科被称为哑科，由于小儿无法叙述自身的疾病感受，所以儿科医师需要与患儿家长耐心沟通，方可获得重要线索。因此，问诊这一基本功的训练对小儿科医师而言尤为重要。欧老认为，医者的诊疗绝技应理解为医者扎实的基本功的高水平发挥和巧妙组合。此外，欧老给中医"神"的传统理解融进新知，将生命体征纳入"神"的范畴，并提出"望神"应放在判断小儿危重症病情的首要位置。

2. 重视小儿体质辨证，病证辨治经验独到

欧老认为小儿体质呈特殊性，表现为易感性、易变性、可塑性，小儿体质辨证可用以指导孕期保健、后天调摄、辨证施治，并建议多学科研究小儿体质学说，开展小儿体质分型的流行病学调查，将体质分型与现代免疫学、血液流变学、现代遗传学等研究及疗效观察相结合，与西医体

质学说做比较研究。

欧老先后在湘雅医学院及湖南中医学院完成中西医理论专业知识学习，具备深厚的中西医功底。他将临证时中西两套思维体系不断碰撞产生的诊疗灵感践行临床，每获良效。在临床实践中，欧老常以"常见病不逾矩，危重症不误时，疑难病不迷向，主攻病有高招"自勉，善于周密问诊，长于"独处查奸"，惯于体质辨证，精于临证分析，尤善治肺系、肾系相关疾病。欧老认为微观辨证可以弥补中医宏观辨证在临床诊断、治疗、疗效判断及临床操作规范等方面的不足，而宏观辨证的整体观思维又为微观辨证把握方向，二者统一互补，方可拓展中医儿科学的施展领域。

欧老给哮喘的病因"伏痰"赋予了新的内涵，他认为伏痰与支气管哮喘的炎症因素有高度的相似性，西医治疗以抗炎为要，中医治疗当以温化伏痰为治。他在治疗小儿久咳及哮喘时，从寒、湿入手，宗仲景"病痰饮者，当以温药和之"之训，以温肺化痰之法论治，常获满意疗效；在肾炎和肾病辨治中，主张辨病与辨证相结合，宏观辨证与微观辨证相结合，扶正祛邪与活血化瘀相结合；在辨治小儿肾炎、紫癜性肾炎时，常常异病同治；而在辨治 IgA 肾病和肾病综合征时，又主张在不同的阶段同病异治。

二、临证经验

1. 温肺化痰治疗咳嗽变异性哮喘

咳嗽变异型哮喘（cough variant asthma，CVA）又称隐匿性哮喘、咳型哮喘，是哮喘的一种潜在形式，慢性咳嗽是其主要临床表现，其病理生理改变与典型哮喘发病基本相同，都是以慢性气道变应性炎症和气道高反应性为特点。

欧正武教授擅长中西医结合防治呼吸系统疾病，通过长期从事哮喘病研究，他认为 CVA 属于中医学"哮咳""久咳"的范畴，当从哮辨证论治。欧老认为哮咳的患儿多为虚寒体质，同气相求，故多易外感寒邪、湿邪而致病。寒湿二邪常与风邪合而致病，患儿发作期除咳嗽外，常伴咽痒鼻痒、喷嚏流涕、面白形寒、舌淡苔白、指纹青紫等表现，故病因主要为外感风寒、内伏痰湿。欧老提出 CVA 的本质是肺脾肾三脏亏虚，主要表现为虚寒证。依据病机，欧老拟用辛温解表、温化痰饮之温肺化痰饮。温肺化痰饮的基本组方：炙麻黄，杏仁，陈皮，法半夏，茯苓，紫菀，蝉蜕，细辛，矮地茶，紫草，甘草。该方由三拗汤去生姜合二陈汤加味而成。三拗汤与二陈汤均出自《太平惠民和剂局方》，三拗汤辛温开肺、化痰止咳，对风寒束肺者尤佳，二陈汤乃燥湿化痰之要方，主治痰湿咳嗽。

2. 分期辨证肾病综合征

肾病综合征是常见的小儿泌尿系统疾病，属于中医学"阴水""虚劳"的范畴，以大量蛋白尿、低蛋白血症、高脂血症及高度水肿为临床特征，目前西医以糖皮质激素及免疫抑制剂为一线治疗药物，大部分患儿经过规范治疗可以临床治愈。但是一部分患儿存在激素依赖、激素耐药、频繁复发的现象，还有一部分患儿在使用免疫抑制剂治疗过程中出现明显副作用，如食欲亢盛、多汗兴奋、反复易感等。此类患儿常常寻求中医治疗。

欧老在长期临床实践中，积累了丰富的肾病治疗经验。针对肾病综合征，欧老强调同病异治，即分期辨证论治。急性水肿期，欧老重视祛除感染、消除水肿，治以疏邪解毒、温阳利水。对水肿消退，蛋白尿消失，处于缓解期的肾病患儿，宣肺脾肾三脏同治，以微观指标作为选药的重要证据，常常可以收到意想不到的临床疗效。例如对于实验室指标提示高凝状态的肾病患儿，活血化瘀法可以改善肾脏微环境，活血化瘀药物的应用应贯穿整个治疗过程。

（1）急则治标，疏邪解毒，温阳利水　由于免疫功能低下，蛋白质营养不良，激素、免疫抑制剂的应用等原因，肾病患儿极易感染。感染又能引起肾病反复或复发，也是肾病的主要死因。欧老认为，小儿肺常不足，不耐寒热，易为外邪所侵，而"喉为肺之门户"，外邪入侵，咽喉首当其冲。肺金有病，传入肾水，导致肾不主水，水湿泛溢，发为水肿。疏散外邪，方可正本清源；解毒利咽，才可阻止传变。临床常选麻黄连翘赤小豆汤外宣表邪，内解里毒。现代医学研究已经证实肾病水肿与大量精微物质的丢失有关，欧老认为"精气夺则虚"，水湿为阴邪，易伤阳气，加之阴精丢失，阳无所依，脾肾阳虚乃肾性水肿的基本证候特征，故而在利水的同时强调温补命门之火。命门火有暖脾阳以助运化水湿，温膀胱以助气化利水之功效。临床常选真武汤合五皮饮治疗阴水。

（2）缓则治本，三脏同调，阴中求阳　《景岳全书·肿胀》指出："凡水肿等证，乃肺脾肾三脏相干之病，盖水为至阴，故其本在肾；水化于气，故其标在肺；水惟畏土，故其制在脾。今肺虚则气不化精而化水，脾虚则土不制水而反克，肾虚则水无所主而妄行。"欧老认为肾病综合征的发病与肺脾肾三脏功能失调有密切关系，他形象地以河水泛滥类比肾病水肿的发生，认为肾脏的作用犹如河两岸的树木，良好的水土环境是河床正常运行的保障；脾脏的作用犹如与河水相连的水库，水库是调节河水流量使之不泛滥的帮手；肺脏的作用则犹如河水流域的大气环境，适量的雨水才不会给河流带来吞吐的压力。

肺卫充实，则外邪不可内侵，才能阻止感染诱发肾病复发，欧老喜用玉屏风散固表补肺。脾气健运，则水谷精微化生气血阴精，使阴平阳秘，减少肾病复发，欧老常选太子参、党参健脾，佐以茯苓运脾化湿。肾为先天之本、全身阴阳之根本所在，蛋白质为人体的阴性精微物质，其大量丢失必然导致肾阴的亏虚，阴损及阳，阳气不足又容易导致无力固摄阴精，此为肾病反复发作的根本。欧老认为肾病的本质为肾脏阴阳两虚，且以阴虚为本。"虚则补其母"，欧老临床中常从补肺阴入手，独用百合、麦冬、石斛等品补肺胃之阴以益肾，在重用补阴药的基础上佐加一到两味温补肾阳之品，意在阳中求阴。他善用巴戟天、锁阳等药性平润之品，久服既可温和持久地补益肾阳，又无温燥伤阴之虞。

（3）微观辨证，活血化瘀，贯穿始终　肾病患儿由于肝脏合成凝血因子增加，尿中丢失抗凝血酶Ⅲ，高脂血症时血液黏稠，血流缓慢、血小板聚集增加，加之利尿剂及激素的应用等原因，极易出现血液高凝状态。《金匮要略·水气病脉证并治》曰："血不利则为水。"说明水肿病都可能具有瘀血病机。《血证论·阴阳水火气血论》也说"水病则累血"，认为水气凝聚而成水肿后，可使血流不畅，甚至形成瘀滞。欧老认为，肾病综合征的患儿临床不一定会有肌肤甲错、舌质瘀斑、脉涩等表现，但依据其微观指标，如D-二聚体增高，可以考虑其存在瘀血阻络的病理。血液高凝状态是肾病反复不愈的原因，通过活血化瘀改善血液高凝状态，可促进肾病缓解。活血化瘀法常与其他治法联合应用，常用药有桃仁、红花、丹参、川芎、当归等。

三、典型病案

1. 久咳：寒痰伏肺案

刘某，男，3岁。以反复咳嗽3个月就诊。患儿近3个月来反复咳嗽，10天前咳嗽加重，呈阵发性痉挛性干咳，咳甚作干呕状，外院诊断为急性支气管炎，输液9天，现咳嗽稍有缓解，但运动后仍有咳嗽阵作，有痰，眼痒，鼻痒，纳食欠佳，夜寐欠安，大小便正常。查体：咽无充血，双侧扁桃体Ⅰ度肿大，双肺呼吸音稍粗，舌质淡，苔白，指纹淡紫于风关。血常规：WBC $10.5×10^9$/L，E 5%，L 72%，N 12%。患儿咳嗽反复难愈，病程超过1个月，且有阵发性痉挛咳嗽，每因外感或运动加重，有眼鼻痒等过敏表现，血常规提示没有细菌感染但嗜酸性粒细胞升高，故西医诊断考虑咳嗽变异性哮喘，中医诊断为"哮咳""久咳"病。急则治标，当以温化寒痰为治。治以温肺化痰饮：炙麻黄3g，杏仁3g，陈皮3g，法半夏3g，茯苓6g，前胡6g，白前6g，细辛2g，川贝母3g，矮地茶6g，炙远志5g，五味子3g，鸡内金5g，甘草3g。5剂，水煎服。

二诊：咳减，痰少，稍感眼痒鼻痒，纳食一般，夜寐尚安，大小便正常。舌质淡，苔薄白，指纹淡紫于风关。上方加减。处方：炙麻黄3g，杏仁3g，陈皮3g，法半夏3g，茯苓6g，前胡6g，白前6g，百部5g，川贝母3g，矮地茶6g，五味子3g，麦芽15g，神曲5g，甘草3g。5剂，水煎服。

三诊：咳嗽已无，偶有喷嚏，纳食增加，夜寐安稳，汗出较多。舌质淡，苔薄白，指纹淡紫于风关。玉屏风散合六君子汤加减。处方：太子参5g，白术5g，茯苓6g，陈皮3g，法半夏3g，五味子3g，白芍5g，煅牡蛎15g，黄芪6g，防风6g，鸡内金5g，甘草3g。7剂，水煎服。

2. 水肿：水湿困脾案

曾某，男，5岁。以全身浮肿反复发作8月余，咳嗽2天就诊。患儿8个月前无明显诱因出现全身浮肿，小便短少，诊所诊断为"急性肾炎"，治疗4天浮肿消退。6个月前患儿颜面、双下肢浮肿再现，即往宁乡县人民医院就诊，诊断为"肾病综合征（肾炎型）"，予泼尼松30mg/天口服，住院1周，浮肿消退出院，至2个月前逐渐减停激素，此间复查尿蛋白（+～++），白细胞（4～10）个/HP。近1月来，患儿浮肿加剧，尿量明显减少，于10天前在省儿童医院就诊，住院期间查尿常规：尿蛋白（+++），隐血（++），红细胞10个/HP。尿素氮8.14～21.94mmol/L，白蛋白18.6g/L，胆固醇7.41mmol/L。B超：双肾肾实质病变。胸片：右侧胸腔积液。确诊为"肾病综合征（肾炎型）"，予泼尼松35mg/天口服。病情无缓解，浮肿日渐加重，2天前出现咳嗽，喉中有痰，来我院门诊并收入院。

查体：体温38.2℃，脉搏132次/分，呼吸30次/分，血压125/80mmHg，体重23.5kg。柯兴氏面容，全身高度浮肿，按之凹陷。咽充血，双侧扁桃体Ⅰ度肿大，心率132次/分，律齐，心音稍低钝，未闻及杂音，双肺呼吸音粗，腹部膨隆，腹围67cm，腹壁静脉曲张，有腹水征，肠鸣音活跃，双下肢高度凹陷性水肿，阴囊水肿透亮。舌质红，苔白腻，脉数。

欧老认为该患儿具有如下特征：①男孩，5岁；②以反复全身浮肿为主症，伴咳嗽2天；③血压增高，全身高度水肿，咽红；④大量蛋白尿合并血尿、高胆固醇血症、低蛋白血症；⑤舌质红，苔白腻，脉数。西医诊断为肾炎型肾病综合征、急性支气管炎。中医诊断为水肿、咳嗽。辨证：水湿困脾，风热犯肺。治法：急则治标，以疏风利水。主方：麻黄连翘赤小豆汤加减。处方：炙麻黄3g，连翘6g，赤小豆10g，杏仁5g，桑白皮5g，车前子10g，浙贝母6g，白茅根15g，甘草3g。5剂，水煎服。每日继以泼尼松35mg口服。

二诊：咳嗽已止，浮肿仍存，尿少，纳食不香，舌质淡红，苔白腻，脉沉细。以五苓散合五皮饮加减。处方：桂枝4g，猪苓10g，白术6g，茯苓皮10g，桑白皮5g，大腹皮10g，陈皮5g，鸡内金6g，甘草3g。5剂，水煎服。

三诊：浮肿未减，尿少，腹水征仍存，阴囊仍见肿胀，下肢凹陷难起。舌质淡红，苔白腻，脉沉细。以真武汤合五苓散加减。处方：制附子5g，茯苓10g，白术6g，干姜5g，桂枝4g，猪苓10g，陈皮5g，鸡内金6g，甘草3g。7剂，水煎服。经治患儿尿量增多，浮肿渐减。

四诊：尿量增多，浮肿已退，纳食不香。查体：全身无浮肿，心肺听诊正常，无腹水征，外阴正常，双下肢不肿。舌质淡红，苔薄白，指纹淡紫于风关，复查尿常规正常。患儿拟予出院，继续门诊治疗。出院带药，以参苓白术散加减。处方：党参3g，茯苓6g，白术3g，薏苡仁6g，砂仁 3g，陈皮 3g，芡实 6g，红花 2g，锁阳 6g，黄芪 10g，甘草 3g。30 剂，水煎服。并嘱继续以足量激素口服 4 周后复诊。

五诊：患儿心烦口燥，手足心发热，食欲亢进。查体：柯兴氏面容，全身无浮肿，咽无充血，心肺听诊正常，全腹平软，舌质红，苔少，脉弦细数。尿常规：尿蛋白（−），镜检（−）。欧老认为糖皮质激素有激发肾阳的作用，长期大剂量服用容易导致阳亢阴伤，故见阴虚火旺之临床表现，治当养阴滋肾，平肝潜阳。处方杞菊地黄丸加减：枸杞子 5g，菊花 5g，熟地黄 5g，枣皮 5g，山药 5g，牡丹皮 3g，茯苓 10g，知母 3g，百合 5g，丹参 5g，甘草 3g。以本方为基础方加减治疗至患儿激素减量至中小剂量。

六诊：患儿病情平稳，纳眠、二便正常，偶有感冒，可以自行服用感冒药痊愈，尿常规多次复查正常。治以益气健脾，调补阴阳。处方玉屏风散合四君子汤加减：生黄芪 10g，白术 3g，防风 3g，茯苓 10g，百合 5g，麦冬 5g，陈皮 3g，太子参 5g，红花 2g，锁阳 5g，荷叶蒂 5g，炙甘草 3g。以本方为基础方加减，激素停药后继服中药 3 个月，患儿病情平稳，未见复发。

参考文献

1. 欧正武. 论问诊为小儿四诊之首［J］. 中国当代儿科杂志，2000，2（4）：301−302.

2. 王孟清. 国医名师儿科诊治绝技［M］. 北京：科学技术文献出版社，2021.

3. 舒兰，欧正武. 欧正武教授诊治小儿久咳临证经验述要［J］. 中医药导报，2006，12（1）：22−23.

第三十八章

安效先

安效先（1942—），1968年毕业于北京中医学院（现北京中医药大学），1980年毕业于中国中医研究院研究生部，获医学硕士学位，现任中国中医科学院西苑医院儿科主任医师，中国中医科学院学术委员会委员，儿科学术带头人，临床博士生导师，第三、四、五、六批全国老中医药专家学术经验继承工作指导老师，全国中医药传承博士后合作导师，首都国医名师。安效先主持成立了国家中医药管理局名老中医传承工作室和北京市中医药薪火传承"3+3"名医工作站，享受国务院政府特殊津贴，任中华中医药学会儿科专业委员会常务委员、北京中医药学会儿科专业委员会名誉主任委员、北京市中医药学会理事。中华国家食品药品监督管理总局新药审评专家、中华医学会及北京医学会医疗事故鉴定委员会委员、第二届中医药学名词审定委员会委员，《中国药物警戒杂志》《中医儿科杂志》编委等职，参加制定卫生部《国家基本药物目录》《甲型H1N1流感中医药防治方案》《国家医疗保险药物目录》。

安效先从事中医临床、科研、教学50余年，对小儿慢性咳嗽、哮喘、肺炎、腹泻、肾病综合征、过敏性紫癜及肾脏损害、抽动障碍、川崎病、传染性单核细胞增多症等病证进行了探索，发表了相关论文，主编出版《安效先儿科临床经验集萃》，主持的"清肺液治疗小儿肺炎临床与实验研究""腹痛灵治疗小儿肠绞痛临床与实验研究"科研项目获中国中医科学院科技成果三等奖，研制的"小儿止哮平喘颗粒"注册为医疗机构制剂用于临床，并入选北京市"十病十药"项目研究课题，实现科技成果转让，其治疗小儿高热的"热平颗粒"成功实现技术成果转让。安效先重视人才培养，培养研究生、师承弟子众多，学生弟子遍及全国各地，成为儿科界的中流砥柱。

一、学术建树

1. 视小儿生理病理特点，论述小儿"少阳体质"学说

安效先常常强调，小儿不能被看作成人的缩影，其自身具有特有的生理病理规律。20世纪80年代，安效先在近代医家张锡纯"盖小儿虽为少阳之体，而少阳实为稚阳"的启发下提出小儿"少阳体质"学说，其主要内容有以下两方面。一方面，小儿生理功能及物质基础都处于稚嫩状态，也就是说阴阳的平衡为一种比较低的水平；另一方面，无论形体上还是功能上，小儿都处于快速生长发育阶段，年龄越小生长发育越明显，这种状态在人的一生中好似春天，生机勃勃，蒸蒸日上。"少阳体质"学说既反映了小儿脏腑"成而未全，全而未壮"的特点，又反映了小儿生机蓬勃、发育迅速的一面，整合了"纯阳"和"稚阴稚阳"两种学说，丰富发展了中医儿科理论。

小儿为少阳之体，少阳属火，与厥阴风木相为表里，不论外感、内伤皆易化热化火，故儿科

疾病多以热证、实证为主。另一方面，既为少阳，则抗病能力"阳气"及物质基础"阴精"又属薄弱，极易为邪所伤，出现"精气夺则虚"的局面，使病证很快转化为虚证、寒证。在发病之初多见实证、热证，治疗应以祛邪为主，选用苦寒之品以清热解毒，使邪去正安，达祛邪扶正之目的。但又不可一味苦寒，因其既能化燥伤阴，又可损伤脾胃。对于疾病后期，表现出的寒证、虚证，应以扶正为主，或温阳益气，或维护阴津、扶正祛邪。如小儿肺炎后期大便干结的主要原因是肺炎热盛，易伤耗津液，致肠燥津枯，无水行舟。故治宜滋阴润燥，使水充而舟行，切勿一见大便干燥即用硝、黄之类苦寒泻下，伤儿气阴，伐儿生生之气。

2. 强调"后天之本"，重视调理顾护脾胃

安效先强调"后天之本"，重视调理顾护脾胃，推崇"调理脾胃以安五脏"。脾胃为"斡旋之州"，是诸脏气机升降之枢纽，对调节气机的升降出入起着至关重要的作用。安效先总结归纳出补中益气、益气摄血、清胃降逆、温胃降逆、泻热通下、润肠通便、扶正通下、温通寒积等八法，以调整脾胃阴阳升降之气机，认为调理脾胃贵在健运而不宜壅补，总结归纳出健脾益胃、温中健脾、消食导滞、消痞化积、驱虫安蛔五法，又认为脾为湿土之脏，必使燥湿相济，总结归纳出芳香化湿、清热利湿、淡渗利湿、温化水湿、燥湿化痰、滋阴养胃、清热养胃、清暑益气、甘淡养脾九法。

3. 重视"治未病"的思想

小儿为少阳之体，易患热病。温热邪毒传变迅速，很快入里伤阴，安效先非常赞成姜春华先生的"扭转截断"学说，在发病早期就采用卫气营血同治，常用金银花、连翘、薄荷、荆芥穗清热解表，黄芩、生石膏、知母清解气分，赤芍、牡丹皮、玄参、羚羊角粉等清营凉血，阴液未伤时佐以甘寒生津、滋阴退热之品，如芦根、青蒿、白薇、地骨皮等。这些均反映出安效先既病防变的治未病思想。

4. 衷中参西，继承发扬，勇于创新

安效先衷中参西，勇于创新，在中医辨证的基础上，结合现代药理学研究，显著提高临床疗效，并时常告诫学生们切勿使方剂变成药物的堆砌。

安效先强调"以法统方"，治疗呕吐以和胃降逆为大法，治疗小儿肠痉挛以温中散寒、理气止痛为法，治疗遗尿以益肾气为治疗大法，还制定了"小儿治汗七法""蛋白尿辨治九法"等，推崇李中梓"治泻九法"、焦树德"治咳七法"。安效先治疗鼻炎，常用苍耳子、辛夷、薄荷清热通窍。对于过敏性鼻炎无明显外感内伤证候的，用过敏煎加减治疗。治疗咽炎，常用银蒲玄麦甘桔汤加减。他强调"有是证则用是药"，反对生搬硬套，固守一法一方。

二、临证经验

1. 治疗小儿哮喘提出"风、痰、瘀"学说，重视从肝论治小儿哮喘

安效先通过大量临床实践，在总结先贤学术的基础上逐渐创立小儿哮喘发作的"风、痰、瘀"学说，提出"痰瘀伏肺"是哮喘的夙根，风邪为其发作诱因，哮喘的发作是"风、痰、瘀"相互作用的结果。

（1）风与哮喘　风为百病之长，常兼他邪合而伤人，为外邪致病的先导，是导致小儿哮喘发生和反复发作的首要原因。安效先强调风邪致病有外风、内风之别。外风致病责之于小儿肺脾不足，卫外不固，易于感受外风，引动伏痰，阻于气道，肺失宣肃，可致哮喘发作。内风形成责之于肝肾，患儿情志失调，恼怒伤肝，肝阳化风，肝风引动伏痰，肝肺气机升降失调而致哮喘发作。

（2）痰与哮喘　伏痰遇感而发，痰随气升，气因痰阻，痰气互搏，壅塞气道，而致气喘痰鸣，哮喘发作。伏痰产生主要与肺、脾、肾功能失调有关。

（3）瘀与哮喘 安效先认为，瘀血与哮喘的发生发展密切相关，是导致哮喘反复发作、缠绵难愈的另一重要因素。哮喘反复发作，气道挛急，肺气宣降失常，肺气不利，不能布津行血而致血行不畅，瘀血内生。肺络血瘀日久，阻滞气机，影响津液正常输布，又致津液停滞而成痰，痰可酿瘀，瘀亦可化为痰水，痰伏于肺为外邪随触，即成哮病。

重视从肝辨治小儿咳喘。安效先认为，小儿为少阳之体，犹如草木方萌之嫩芽，机体内部各种生理功能"阳气"及物质基础"阴精"都处于稚弱状态，无论在形体上还是功能上，都处于快速生长发育阶段，年龄越小，生长发育越明显。肝乃少阳之脏，肝与肺五行相克，经络相连，肝主生发，肺主肃降，肝失疏泄，气机运化不利，痰湿内生，阻碍气道，形成咳喘。肝可生瘀，肝可生风，均能导致咳喘发生。

木火刑金型，治宜清肝理气，方选黛蛤散合泻白散加减，常用药物有青黛、木瓜、胆南星、柴胡、香附、龙胆草、栀子、夏枯草、黄芩、桑白皮、地骨皮等。

肝肺阴虚型，治宜滋养肝肾，兼润肺，方选一贯煎合沙参麦冬汤加减，常用药物有生地黄、当归、阿胶、白芍、乌梅、山萸肉、枸杞子、女贞子、沙参、麦冬、百合、川贝母等。

风痰痉咳型，治宜祛风止痉、柔肝息风，方选芍药甘草汤加减，常用药物有白芍、炙甘草、炙麻黄、蝉蜕、苏叶、地龙、全蝎、紫菀、款冬花、射干等。

此外，活血化瘀法可与上述三法合用，常用药物有当归、仙鹤草、赤芍、川芎、桃仁、丹参、土鳖虫等。

2. 重视从瘀论治小儿肺炎

小儿肺炎在发生发展的病理变化过程中，可表现出血瘀的证候，如面色青灰，口周发青，口唇暗红或发绀，皮肤发花，腹部胁下痞块，呕吐物咖啡样，血性大便，爪甲暗红或青紫，舌质暗红、紫红、青紫，脉涩或指纹青紫而滞等，这些瘀血证候随着肺炎病情加重而出现动态变化，严重程度与病情的轻重相一致。

（1）宣肺化瘀法 宣畅肺气，祛邪外出以解除肺之郁闭，同时辅以活血化瘀之品，以疏通肺络，使血流畅行而无血瘀之弊。风热闭肺基本方：麻杏石甘汤加减（麻黄、杏仁、生石膏、黄芩、桑白皮、桃仁、赤芍等）；风寒闭肺咳喘较重者，小青龙汤加减（麻黄、杏仁、细辛、五味子、半夏、赤芍、当归、川芎等）。

（2）清肺化瘀法 清热解毒，活血化瘀并重。基本方：麻杏石甘汤合泻白散。热毒炽盛用黄连解毒汤，配合活血化瘀之品，如黄芩、黄连、栀子、金银花、连翘、桑白皮、地骨皮、知母、生石膏、赤芍、牡丹皮、桃仁、红花、丹参等。

（3）豁痰化瘀法 豁痰化瘀，恢复肺之清肃功能。基本方：五虎汤合苏葶丸、小陷胸汤，配合活血化瘀之品，如桃仁、丹参、赤芍等。

（4）通腑化瘀法 通腑泄热，行气活血，使腑通气行，血活瘀化。基本方：宣白承气汤加减（瓜蒌、生大黄、杏仁、生石膏、赤芍、当归）。

（5）养阴化瘀法 养阴润肺、活血化瘀，沙参麦冬汤或清燥救肺汤配伍赤芍、牡丹皮、川芎等。

（6）益气化瘀法 对于禀赋不足、素体虚弱，后期病情迁延不愈的患儿，治疗宜用益肺补脾化瘀治法。基本方：人参五味子汤加减（炙黄芪、太子参、茯苓、白术、五味子、丹参、红花、赤芍、川芎）；气阴两虚者用生脉散（太子参、北沙参、麦冬、五味子、丹参、桃仁、红花）。

3. 提出治疗小儿蛋白尿八法

小儿蛋白尿是肾脏损伤后出现的重要临床表现。中医无"蛋白尿"病名，安效先认为蛋白应属"精微物质"，乃肾气不固精关，或兼下焦湿热，扰动精关，导致精微物质下注，并提出治疗小儿蛋白尿八法。

（1）宣肺疏利法　肺为华盖，主水津代谢，通调水道，下输膀胱；肺主宣发肃降，水津四布，五津才能并行。常用方剂：麻杏石甘汤、越婢加术汤、消风散、麻黄连翘赤小豆汤。常用药物：蝉蜕，宣肺开音止痉，还可消除蛋白；白僵蚕，可抗病毒，降血糖。两药多在外感时咽红肿痛并用，可清咽喉，消蛋白。

（2）清利湿热法　湿热是儿童长期蛋白尿不消的原因之一，尤其是下焦湿热，与尿路感染相通。常用方剂：三妙散、五味消毒饮、四苓汤、八正散。常用药物：车前子、车前草；薏苡仁健脾利湿，抗感染，与芡实合用清利收涩；石韦消蛋白，止咳平喘；苦参、地肤子、鱼腥草、土茯苓清下焦湿热，祛风，取风盛则干之意。

（3）健脾益气法　以虚为主，脾为后天之本，脾与胃以膜相连，脾胃为"斡旋之州"、脏腑气机之枢纽，调节气机升降，脾宜升，胃宜降，脾气虚不升清，导致精微物质不能归藏于肾。故治宜健脾益气，升清降浊，甘温益气从而升血浆蛋白。常用方剂：参苓白术散、补中益气汤。常用药物：党参、黄芪、白术、茯苓、白扁豆、太子参、荷叶、山药。

（4）温肾健脾法　一般到了肾虚阶段，脾已虚，且五脏六腑俱虚，采用甘温益气药物不伤阴。常用方剂：金匮肾气丸、真武汤、右归饮。常用药物：附子、肉桂、补骨脂、菟丝子、枸杞子。在患者有严重水肿时慎用真武汤，因为现代药理研究发现真武汤中钾偏高，可升高血钾浓度。严重水肿时可加附子和肉桂，水为阴邪，非温不化，水肿消除后应去掉二药，继续使用温润药，如淫羊藿、肉苁蓉。另外，乌鸡白凤丸也是不错的中成药，可以补气、补血、补阴、补阳，增加血浆蛋白，调节机体免疫功能，促进蛋白合成，降低毛细血管通透性。

（5）滋肾益气法　常用于肾病综合征长期服用激素患者。常用方剂：六味地黄丸、参芪麦味地黄丸、二至丸、大补阴丸。常用药物：生地黄、知母、女贞子、旱莲草、山萸肉、生白芍、阿胶、龟甲胶、鹿角胶。阴虚兼有湿者多合并泌尿系感染，治疗上有难点，补阴则碍湿，利湿则伤阴，因此常用猪苓汤育阴利水，可加生山药或山萸肉。

（6）活血化瘀法　肾病综合征常有高凝状态，易造成静脉血栓栓塞，即中医的"瘀"，须采用活血化瘀的方法。常用方剂：当归芍药散。常用药物：红花、桃仁、当归、水蛭、益母草、川芎。其中益母草可利水、消蛋白。

（7）固涩肾精法　常用方剂：水陆二仙丹。常用药物：金樱子、芡实、山药、山萸肉、乌梅炭、五味子、煅龙牡。

（8）食疗法　健脾益气食物有花生、红枣、赤小豆、薏苡仁。活血利水食物有八宝粥、白果、桂圆。补益肾气食物有芝麻、核桃。治疗脾肾两虚食物有山药、黄芪、炖龟甲。补充蛋白食物有绿豆、黑豆、赤小豆、生薏苡仁、麦麸。

三、典型病案

哮喘：痰热蕴肺证

杨某，女，3岁9个月。2014年12月2日就诊。

初诊：患儿反复咳喘2年，加重1周。患儿2年前开始出现咳嗽喘息，曾发作3次咳喘，均在门诊输液等治疗好转。患儿1周前出现发热、咳嗽伴喘息，目前已不发热，但仍咳嗽痰多，活动后咳喘，纳差，大便干。查体：咽红，扁桃体Ⅰ度肿大，双肺呼吸音粗，双侧可闻及哮鸣音。舌红，苔白，脉滑。

中医诊断：哮喘。

辨证：痰热蕴肺。

治法：宣肺止咳，清热化痰。

方药：蜜麻黄 3g，杏仁 10g，射干 10g，地龙 10g，黄芩 10g，桑白皮 10g，葶苈子 6g，苏子 6g，五味子 6g，石菖蒲 6g，薤白 10g，仙鹤草 10g，蜜百部 10g。4 剂，每日 1 剂，水煎服，每次 100mL，每日 2 次。

二诊：患儿已不喘，多汗，出汗后手冷，活动后咳嗽，夜眠不安，易哭闹，纳差，便调。查体：咽红，扁桃体Ⅰ度肿大，双肺呼吸音粗，未闻及哮鸣音。舌红，苔白。辨证为气阴两虚，治以益气固表、敛汗安神。

方药：炙黄芪 10g，炒白术 6g，防风 6g，黄芩 10g，杏仁 10g，黄精 10g，女贞子 10g，炒薏苡仁 10g，浮小麦 20g，五味子 6g，生牡蛎 20g，酸枣仁 10g。7 剂，每日 1 剂，水煎服，每次 100mL，每日 2 次。

按语：患儿咳嗽痰多伴喘，麻黄、杏仁一宣一降，恢复肺气升降，并予祛风之地龙以祛内、外风；苏子、葶苈子降气化痰；石菖蒲通利九窍而豁痰；射干、黄芩、桑白皮清化肺中痰热；仙鹤草配伍百部止咳平喘；薤白宽胸理气，以利喘憋。二诊患儿已不喘，咳嗽减轻，唯汗多、夜不安，故在止咳基础上着重益气固表、敛汗安神。方中黄芩、杏仁清肺热止咳，玉屏风散益气固表，炒薏苡仁、黄精、女贞子养阴润肺补脾，浮小麦、五味子敛汗，生牡蛎、酸枣仁敛汗，亦可安神。患儿经治疗汗出减轻、咳止，后期继续以上方加减调理而诸症消除。

参考文献

1. 安效先，潘璐，冀晓华 . 安效先儿科临床经验集萃［M］. 北京：北京科学技术出版社，2016.

2. 何沂，芮娜，苗青，安效先 . 安效先从风、痰、瘀论治儿童支气管哮喘慢性持续期经验［J］. 中医杂志，2019，60（15）：1270–1272，1281.

3. 韦建国，张丽 . 安效先从标本理论辨治儿童肾病综合征的思路［J］. 北京中医药，2014，33（8）：594–596.

4. 彭征屏，冀晓华 . 安效先从"少阳之体"论治小儿脾胃病［J］. 四川中医，2020，38（9）：22–24.

胡天成（1942—），男，四川眉山人，成都中医药大学教授、博士生导师，主任中医师，享受政府特殊津贴专家，第五批全国老中医药专家学术经验继承工作指导老师，全国名老中医药专家传承工作室指导老师，全国中医临床中医基础优秀人才研修项目指导老师。胡天成出身于中医世家，是四川胡氏儿科流派第四代传人，从医50多年，德艺双馨，学验俱丰。胡天成曾任成都中医学院附属医院副院长、国家药品监督管理局药品审评专家、四川省卫生厅离退休高级专家顾问团中医组组长、四川省中医药学会常务理事及儿科专委会主任委员等职。胡天成于1998年被评为"四川省首届名中医"，2013年12月被四川省人民政府授予"四川省十大名中医"称号，2017年被评为"四川省卫生计生首席专家"。胡天成出版专著《胡天成儿科临证心悟》《川派中医药名家系列丛书·胡伯安》，其科研成果获省部级科技进步三等奖2项、厅局级科技进步二等奖3项。

一、学术建树

胡天成学本家传，道由心悟，在50多年的医疗、教学、科研实践中，传承"外感宗仲景，杂病师景岳，儿科法钱乙，热病效吴塘"之家学，弘扬其父"祛邪扶正，清补兼施，以和为贵，以平为期"的学术思想，扎根临床，孜孜不倦，勤求古训，融会新知，逐步形成了以下学术观点。

1. 倡言活幼当先识幼，药要对证先识证

小儿生机蓬勃，发育迅速，犹如旭日之初升，草木之方萌。因为"五脏六腑，成而未全……全而未壮""脏腑柔弱，易虚易实，易寒易热"，所以小儿在生理、病理乃至病因、病证、诊法、辨证、治法、方药、调护、保健等方面都具有不同于成人的特点。胡天成强调活幼当先识幼，论治必先精通内科，否则不可为小儿医。诚如吴鞠通所说："不精于方脉妇科，透彻生化之源者，断不能作儿科也。"纵观历代儿科大家名医，莫不是内妇儿兼修，只是侧重儿科而已。以内科闻名的张景岳，以温病闻名的叶天士、吴鞠通，也在他们的名著《景岳全书》《临证指南医案》《温病条辨》中写下了"小儿则""幼科要略""解儿难"等名篇。古有"宁治十男子，不治一妇人；宁治十妇人，不治一小儿"之说，谓诊治小儿病之尤难。胡天成认为，在精通内科的基础上，又掌握了小儿的种种特点，明理识证，对证立法，依法遣方，诊治小儿病又何难之有？

小儿乃稚阴稚阳之体，阴阳均娇嫩不足。相对而言，阳常有余，阴常不足。基于小儿的生理病理特点，胡天成强调治疗务必及时正确，用药务求审慎对证。药要对证，必先识证。识证即是辨证，就是要把证候搞清楚，证候包括病因、病理、病位、病性、病势等，掌握了证候，就抓住了疾病的本质。医不识证，则药不对证。所以《温病条辨·解儿难》云：小儿用药"稍呆则滞，稍重则伤，稍不对证，则莫知其乡，捕风捉影，转救转剧，转去转远。"因辛热伤阴，苦寒伤阳，攻伐伤正，故治疗小儿疾病时，大辛大热、大苦大寒、有毒攻伐之品应慎用，即便有是证而用是药，也应中病即止或衰其大半而止，以免损伤小儿生生之气。胡天成熟谙阴阳，临证虽擅长清补，但清非一派寒凉，补非一派温热，谨守病机，或清中寓补，或补中寓清，清不伤正，补不碍邪，清补有度，以平为期。

2. 倡言脏腑辨证为纲，调气机以通为补

胡天成师法钱乙、张元素、李东垣，临床上力行脏腑辨证。他认为辨证方法虽多，但最终病位都要落实到脏腑，故倡言以脏腑辨证为纲，其他辨证方法为目。

脏腑疾病有标本缓急之分、寒热虚实之别。胡天成论治必先审其标本缓急、寒热虚实，然后施以温凉补泻。他常师法钱乙五脏辨证纲领和五脏补泻之方，灵活加减以广其用。如用泻心汤合导赤散治疗小儿心火亢盛之心烦多动、夜卧惊啼、口舌生疮、小便频数、淋沥涩痛、尿血；用泻青丸加减治疗肝经郁火、目赤肿痛、烦躁易怒、小儿急惊、热盛抽搐；用导赤散合凉惊丸加减以预防惊风复发；用导赤散合龙胆泻肝汤治疗心肝火旺之多动症；用泻黄散加减治疗脾胃积热、口臭口疮、齘齿流涎、抽动症、手足口病、过敏性紫癜；用异功散加藿香、砂仁治疗脾虚气滞、不饥不纳、口淡无味、脘痞腹胀之厌食；用白术散治疗脾胃气虚、吐泻频作、津液枯竭、烦渴饮水、囟门眼眶凹陷、睡卧露睛者；用加味泻白散治疗肺含铁之肺热咳嗽、喘促、咯血者；用阿胶散合生脉散治疗小儿肺虚、气粗喘促、汗多喜饮者；用地黄丸加减治疗肝肾不足之五迟五软、痿证、惊风后遗症、脑瘫、抽动症、多动症等，古为今用，疗效甚佳。胡天成不仅善用古方，而且还善于化裁古方、创制新方，如治疗婴幼儿风寒感冒的荆防解表汤、治疗小儿伤食泻的消导止泻汤、治疗湿热郁肺咳嗽的苇茎宣痹汤、治疗肺脾两虚的玉屏异功散等等，可谓成方化裁，曲尽其妙。

小儿在生理情况下五脏六腑是协调配合、息息相"通"的，在病理上出现表里不和、气血不畅、升降失司等功能失调即为"不通"。胡天成认为无论表里气血、寒热虚实，多与气机郁滞不通有关，因此他治疗脏腑病证时，无论汗、吐、下、和，还是温、清、消、补，均着重调畅气机，以通为补。《医学真传》说："调气以和血，调血以和气，通也；上逆者使之下行，中结者使之旁达，亦通也；虚者助之使通，寒者温之使通，无非通之之法也。若必以下泄为通，则妄矣。"胡天成认为八法皆属通法。通过八法治疗使表里、气血、升降恢复通之常态，让脏腑功能健旺，达到扶正之目的，实即补法。

3. 倡言辨证执简驭繁，据病机类证治裁

中医治病有"同病异治，异病同治"之特点，肺、脾、心、肝、肾各系疾病在纵向上虽有差异，但在横向上却有相同或相似之处。胡天成倡言辨证执简驭繁，根据病机类证治裁。

对于小儿常见的感冒、咳嗽、肺炎喘嗽、哮喘等病，胡天成在《小儿常见肺系疾病外感类证辨治刍议》一文中总结了小儿肺系疾病"多热证、多实证、多气逆、多夹痰"等特点，并根据其"病因多系外感六淫所致；病机多与肺失宣降，肺气上逆有关；证候多有相类似之处，对于相类似证候，多可采用相同治法"，将上述病证中因外感所致的类似证候归纳为风热类证、湿热类证、痰热类证和燥热类证等四个外感类证。

风热类证中以高热为主者，用银翘散加减；以咳嗽发热为主者，轻证用桑菊饮加减，重证用麻杏石甘汤加减。湿热类证中，上焦湿热者，用千金苇茎汤合上焦宣痹汤加减；中焦湿热者，用三仁汤加减；下焦湿热者，用黄芩滑石汤加减。痰热类证中，痰胜于热者，用新制六安煎加减；热胜于痰者，用清金化痰汤加减。燥热类证中，轻证用桑菊饮加减，重证用润肺饮加减。这些方剂在临床运用多年，疗效确切。胡天成研制了治疗风热咳喘的"清肺口服液"和治疗湿热咳喘的"清热化湿口服液"，1998—1999年，两药被先后开发为Ⅲ类新药，其中"清热化湿口服液"被国家中医药管理局列为1999年度中医药科技成果推广项目之一。

二、临证经验

1. 病证结合，中药为主治疗特发性肺含铁血黄素沉着症

特发性肺含铁血黄素沉着症（简称肺含铁）是一种少见的、主要发生于儿童的铁代谢异常性疾病，其特点是广泛的肺泡毛细血管反复出血，肺泡中有大量的含铁血黄素沉着，并伴有缺铁性贫血。临床主要表现为反复发作的咳嗽、咯血、气促和贫血、乏力，亦有少数表现为单纯贫血或与牛奶过敏、出血性肾小球肾炎共同发病。根据反复咳嗽、咯血或呕血；小细胞低色素性贫血史；胸部CT检查提示广泛急性或慢性浸润，或肺间质的改变；急性期查胃液，或痰，或肺泡灌洗液，发现含铁血黄素巨噬细胞即可确诊。本病病程长，反复发作，晚期可因肺部大出血或呼吸衰竭造成死亡。

西医根据临床病程，将本病分为急性肺出血期、肺出血静止期、慢性期急性发作、慢性迁延后遗期。根据观察，临床缓解期与急性期常交替出现。由于肺含铁的病因及发病机制未明，因此缺乏特异性的治疗方法。目前西医主要采用肾上腺糖皮质激素及免疫抑制剂治疗，虽然能缓解症状，但是一旦减停激素，病情又易出现反复。长期的免疫抑制剂治疗会降低机体抵抗力，增加感染的机会，因此长期服用激素或免疫抑制剂治疗终非良策。

胡天成研究本病十余年，先后接诊国内外患儿近200名，根据肺含铁血黄素沉着症的临床表现将其归属于中医学"咳喘""血证（咯血、鼻衄、尿血）""虚劳"范畴。本病病位在肺，与脾、肾密切相关，亦可累及膀胱。主要病变脏腑，急性期为肺、脾、胃、膀胱，缓解期为脾、胃、肾。肺含铁的核心病机是肺、脾、肾虚为本，湿热痰瘀为标。本病本虚标实，虚实夹杂，急性肺出血期与慢性期急性发作多实，肺出血静止期、慢性迁延后遗期多虚。实证多系湿热痰瘀为患，虚证多为气血亏虚使然。

本病根据临床表现，实证可分为湿热郁肺、肺脾湿热、肺胃郁热、膀胱湿热，虚证可分为肺脾气虚、气血两虚、阴虚肺热等证。采用辨病辨证相结合，以中药治疗为主的方法。总的治疗原则是"以清为主，补不宜早，祛邪扶正，以通为补"。

（1）湿热郁肺证　治以化湿清热、宣降肺气、止血化瘀，用苇茎宣痹汤加减，方由芦根、冬瓜子、薏苡仁、桃仁、黄芩、滑石、射干、枇杷叶、白茅根、蒲黄炭组成。热毒甚者加连翘、鱼腥草；咳嗽，咯痰不利者加瓜蒌皮、信前胡；咳嗽气促者加葶苈子；咯血者选加仙鹤草、藕节炭、白及、三七粉，咯血量多者加云南白药；发热者加青蒿。

（2）肺脾湿热证　治以利湿清热、辛开芳化。湿甚于热者，用三仁汤加减，方由杏仁、薏苡仁、白豆蔻、法半夏、厚朴、淡竹叶、滑石、黄芩、藿香组成；热甚于湿者，用泻黄散加减，方由石膏、知母、牡丹皮、栀子、藿香、黄芩、滑石、杏仁、郁金组成。胃纳不佳者加生麦芽、生稻芽；口气臭秽者加佩兰；心烦易怒者加黄连；夜卧汗多者加茵陈、煅龙骨、煅牡蛎；有咯血史者选加丹参、桃仁、红花。

（3）肺胃郁热证　治以清热泻火、凉血止血，用玉女煎加减，方由石膏、知母、玄参、生地黄、麦冬、牡丹皮、焦栀子、白茅根组成。肺胃热甚者加黄芩、黄连；鼻出血多者加侧柏炭、蒲黄炭；阴津不足者加天花粉、石斛；大便秘结者加酒大黄、玄明粉。

（4）膀胱湿热证　治以利湿清热、化瘀止血，用黄芩滑石汤加减，方由黄芩、滑石、猪苓、

土茯苓、大腹皮、白豆蔻、通草、小蓟炭、蒲黄炭组成。小便短涩者加金钱草；小便浑浊如米泔水者加萆薢、盐黄柏；尿检红细胞超标，尿隐血强阳性者选加仙鹤草、白茅根、大蓟炭、茜草炭；尿检蛋白阳性者选加鱼腥草、蒲公英、夏枯草、白花蛇舌草；咽喉红肿者加金银花、连翘。

（5）肺脾气虚证　治以补气健脾、固表敛汗、行气化瘀。偏于肺气虚者，用加味玉屏风散，方由黄芪、防风、白术、龙骨、牡蛎、浮小麦、当归、丹参、郁金组成。口干喜饮者加麦冬、五味子；胃纳不佳者选加山楂、建曲、鸡内金。偏于脾胃气虚者，用香砂异功散合当归补血汤加减，方由南沙参、白术、茯苓、陈皮、藿香、砂仁、黄芪、当归、山楂、炒麦芽组成。腹胀者选加枳实、厚朴；腹痛者加云木香；时有咯血者选加仙鹤草、白及、三七粉；虚中夹热者选加黄芩、桑白皮、金银花、连翘。如肺脾俱虚，则用以上三方合方化裁。

（6）气血两虚证　治以气血双补，佐以清热化瘀，用加味圣愈汤，方由南沙参、黄芪、生地黄、白芍、当归、川芎、黄芩组成。脾虚纳差者加炒白术、茯苓；消化不良者加焦山楂、建曲；时有咯血者酌加仙鹤草、白及、三七粉；气虚甚者加生晒参；血虚甚者加阿胶；气血亏虚者加紫河车。

（7）阴虚肺热证　治以养阴清肺、止血化瘀，用养阴清肺汤加减，方由生地黄、玄参、麦冬、牡丹皮、川贝母、知母、白茅根、仙鹤草组成。干咳少痰，痰中带血者加天冬；反复咯血，血色鲜红者加焦栀子、蒲黄炭、茜草炭；发热加青蒿、黄芩；口渴加天花粉；便秘加火麻仁、瓜蒌仁。

肺含铁患儿加服中药后随着病情好转，血象正常，即可逐步减少激素及免疫抑制剂用量乃至停服，改为单纯中药治疗。

2. 病因辨证与脏腑辨证相结合治疗儿童抽动障碍

抽动障碍是一种好发于儿童，以慢性、多发运动性抽动和（或）发声性抽动为特征的神经精神疾病，临床表现复杂多样，常伴有注意缺陷多动障碍、强迫障碍和情绪障碍，近年来发病率有逐渐增高趋势，病程迁延，给患儿学习、生活以及心理健康造成严重不良影响。

本病根据临床表现可归属于中医学"肝风""瘛疭""发搐""痉证"等病范畴。鉴于抽动障碍患儿多有情志失调，部分患儿尤其是发声性抽动患儿精神抑郁，善太息，喉痰黏滞，时时清嗓，故其病与气滞痰凝，郁阻咽喉，会厌开阖失常有关。因此，宏观而言，抽动障碍也属于"郁证"范畴。本病主要病因为风，与痰、热、郁、虚有关；核心病机为肝风夹痰，窜络阻窍；病性为虚实夹杂，实多虚少；病位在肝脾，涉及心、肺、肾。

由于抽动障碍病机关乎五脏，故胡天成治疗本病的辨证思路是病因辨证与脏腑辨证相结合，着眼于风，兼顾痰、热、郁、虚，立足肝脾，五脏并调。

辨证要点有以下三方面。首辨新久：一般而言，新病病程不长者，相对易治，反之难疗。次辨轻重：抽动症状相对不多，交替出现，不频繁者，相对较轻，反之较重。三辨兼病：单纯抽动障碍者，易治；若抽动障碍与注意缺陷多动障碍或强迫障碍共患者，难疗。

抽动障碍的治疗以息风止痉为基本大法，临证应根据病因、病机、病性、病位采用相应治法。

（1）脾胃积热，热盛生风证　治以清热泻脾，息风解痉，用泻黄散加减，方由生石膏、炒栀子、防风、广藿香、全蝎、蜈蚣、蝉蜕、僵蚕、桔梗、枳壳组成。

（2）气滞痰凝，风痰上扰证　治以行气化痰，祛风止痉，用银翘马勃散合半夏厚朴汤加减，方由金银花、连翘、苦杏仁、紫苏叶、厚朴、法半夏、生姜、蝉蜕、僵蚕组成。

（3）痰热上扰，蒙窍窜络证　治以清热化痰，息风开窍，用黄连温胆汤加减，方由黄连、陈皮、法半夏、茯苓、炒枳实、竹茹、蝉蜕、僵蚕、石菖蒲、郁金组成。

（4）肝血不足，筋脉挛急证 治以养血调肝，息风止痉，用自拟养血息风汤，方由生地黄、酒白芍、当归、炒川芎、蝉蜕、僵蚕、全蝎、蜈蚣组成。

（5）肝木侮土，肝风内动证 治以扶土抑木，息风止痉，用加味柴芍六君子汤，方由柴胡、酒白芍、南沙参、炒白术、茯苓、陈皮、法半夏、炒枳实、天麻、钩藤、炙甘草组成。

胡天成治疗抽动障碍常在主证主方基础上，根据不同部位抽动选加相应药物。扬眉、挤眼、眨眼、上视、斜视者，选加蔓荆子、菊花、木贼、谷精草、夏枯草、青葙子、刺蒺藜；皱鼻者，加苍耳子、桔梗、炒枳壳；吸鼻者，加苍耳子、葶苈子；面肌抽动者，加禹白附（先煎）；发声抽动甚者，加旋覆花、代赭石；歪嘴、噘嘴者，加白芷、钩藤、地龙；伸颈、扭脖、点头、摇头者，选加葛根、伸筋草或天麻、钩藤；鼓腹者，加柴胡、炒枳实、酒白芍、炙甘草；善太息者，加南沙参、葶苈子；甩手、弹指、举臂、跺脚等四肢抽动者，选加姜黄、海桐皮或川牛膝、木瓜、薏苡仁；口出秽语，或吐唾沫，或口吃重言，或尿床者，加石菖蒲、郁金。

三、典型病案

1. 哮喘：顽痰胶固，闭拒气道案

黄某，女，2岁2个月。1992年3月12日住入儿科病房。

主诉：反复哮喘1年，复发1月。

病儿患哮喘以来，辗转多家医院治疗，病情时轻时重。因多次住院，静脉补液给药，头皮、手脚多处血管损伤，输液困难，故入院后暂给予常规西药口服治疗。入院第3天，患儿咳喘加剧，喉间痰鸣，声如拽锯，张口抬肩，不能平卧，神萎烦躁，面色苍白，唇周青紫，舌质淡紫，苔黄厚腻，指纹紫滞，显现气关。查体：呼吸41次/分，脉搏150次/分，双肺满布粗中湿鸣、哮鸣音，心音低钝，肝脏剑突下2.5cm，肋下5cm，质中。血常规：白细胞27.1×10⁹/L，中性粒细胞43%，淋巴细胞57%。胸部X线提示双肺透光度增高，肋间隙增宽变平，肺纹理模糊，提示支气管炎，肺气肿改变。诊断：哮喘发作期。辨证：顽痰胶固，闭拒气道。治法：涌吐豁痰。予救急稀涎散。处方：皂荚15g，白矾6g。1剂。先用冷水浸泡皂荚半小时，以武火煎沸后改文火煎煮15分钟，取汁100mL，将白矾化入，温服30mL。服后45分钟，患儿呕吐痰涎2次，约300mL，喉间痰鸣顿减，夜间入睡较前安静。

3月15日二诊：今晨继服30mL，再次涌吐痰涎约200mL，此后喉间痰鸣消失，呼吸趋于平稳，精神转佳，已思饮食。查体：呼吸26次/分，双肺哮鸣消失，仍有干鸣及少许湿鸣；脉搏110次/分，心音转清晰有力，肝脏回缩，剑突下1cm，肋下2cm，质软，口唇青紫明显缓解。复查血常规：白细胞6.5×10⁹/L，中性粒细胞55%，淋巴细胞40%。辨证：脾气虚弱，痰饮留伏。治以益气健脾，温化痰饮。处方：南沙参15g，炒白术6g，茯苓6g，陈皮6g，法半夏6g，桂枝5g，神曲5g，炙甘草3g。1天半1剂，水煎服。

连服6剂后，患儿不嗣不喘，呼吸、脉搏正常，临床痊愈出院。

2. 手心苦：胆胃积热案

徐某，男，11岁3个月。因"左胫腓骨远端骨骺骨折"于2012年3月29日住入四川省骨科医院儿童病区。4月16日主诉"手心苦"，请胡天成教授会诊。患儿平素喜吃香燥零食，且吃后喜欢舔手。患儿1周前吃薯片后习惯性舔手，感觉手心苦。其母不信，舔其手心，果有吃黄连样苦感，随即让其洗手。洗手后再舔手心，仍有苦味。患儿胃纳佳，喜冷饮，大便干，小便黄，舌质红，苔中根部薄黄腻，脉滑微数。诊断：手心苦。辨证：胆胃郁热。治以清胆泻胃。予柴芩泻黄散加减。处方：柴胡 10g，黄芩 12g，石膏 20g，栀子 10g，防风 5g，藿香 10g，郁金 15g，黄连 6g，茵陈 15g，知母 10g，炒黄柏 10g。6 剂，1 日 1 剂，水煎服。

4 月 23 日二诊：患儿服药后，舔手心仅有轻微苦感，现夜卧鼻塞，涕稠量少，食欲好，喜饮水，大便偏干，便时有憋胀感，小便黄，舌质红，苔薄黄，脉滑微数。辨证：胆肺郁热。治法：清胆泻肺。予柴芩泻白散加减。处方：柴胡 10g，黄芩 12g，茵陈 15g，牡丹皮 12g，栀子 10g，桑白皮 12g，地骨皮 12g，云木香 10g，黄连 6g，葛根 15g，麦冬 10g，天花粉 15g。6 剂。此后患儿手心苦消失，余症悉除。

参考文献

1. 梁繁荣. 成都中医药大学名老中医药专家学术经验选编［M］. 北京：人民卫生出版社，2017.

2. 张奇文，柳少逸，郑其国. 名老中医之路续编［M］. 北京：中国中医药出版社，2016.

3. 胡天成. 胡天成儿科临证心悟第 2 版［M］. 郑州：河南科学技术出版社，2017.

俞景茂（1942—），男，浙江平湖人，浙江中医药大学教授、博士生导师，主任中医师，全国老中医药专家学术经验继承工作指导老师，浙江省首届国医名师，浙江省名中医，曾任中华中医药学会儿科专业委员会副主任委员，现任世界中医药学会联合会儿科专业委员会副会长、中华中医药学会儿科专业委员会顾问、浙江省中医药学会儿科专业委员会顾问。俞景茂从事医疗、教学、科研工作五十余载，获多项省部级科技进步奖，发表专业论文 130 余篇，主编、副主编教材、专著十余部，独著总字数逾 300 万字，代表著作有《儿科各家学说及应用》《小儿药证直诀类证释义》《中医儿科临床研究》《育儿真经》等，先后培养博士、硕士 20 余名。

一、学术建树

俞景茂教授 1981 年毕业于中国中医科学院（原中国中医研究院）研究生部，师从中国中医科学院西苑医院一代儿科名医王伯岳先生，学成后回浙江中医学院（现浙江中医药大学）任教，传承发扬王伯岳的学术思想及临证经验。俞景茂治学严谨，对中医经典、中医儿科各家学说有很深的造诣，点校注释《小儿药证直诀》《幼科折衷》等多部儿科古医籍，撷取各家精华，不拘一家之言，又能自成一家。临证时强调辨证论治、整体观念、先证而治、治未病，重视小儿的生理病理特点，在多方面均有学术建树。

1. 提出小儿反复呼吸道感染治疗以和解为法

俞景茂认为反复呼吸道感染在儿童中较常见，好发于 6 个月至 6 岁的小儿，冬春气候变化剧烈时尤易反复发作。反复呼吸道感染发病多为肺脾两虚、邪毒留伏所致，本病的突出证候是反复不断地患感冒、扁桃体炎、气管炎、肺炎等，旧感初愈，新感又起，间隔甚短。本病患者平素面色无华，山根色青，毛发不荣，肌肉松弛，消瘦或虚胖，动则易汗，或寐则多汗，畏寒恶热，或长期低热，厌食纳少，大便不调，或睡时露睛，或喜俯卧，或鸡胸龟背，咽红经久不消，扁桃体肿大，舌淡红，苔花剥，脉虚、数、沉、细，指纹淡滞等。

俞景茂主张将反复呼吸道感染分为感染期、迁延期、恢复期三期分别论治，辨证重在明察邪正消长变化。感染期以邪实为主，迁延期正虚邪恋，恢复期则以正虚为主。感染期属外感表证，当辨风寒、风热、外寒里热之不同，夹积、夹痰之差异，本虚标实之病机。迁延期邪毒渐平，虚象显露，热、痰、积未尽，肺脾肾虚。恢复期正暂胜而邪暂退，此时关键已不是邪多而是正虚，当辨肺、脾、肾何脏虚损为主。肺虚者气少，脾虚者运乏，肾虚者骨弱。治则之要，感染期以祛邪为主，使邪毒从表而出，从里而清，不留余孽，适加补气之味，以托毒外出，又不致关门留寇。迁延期以扶正为主，兼以祛邪，正复邪自尽。恢复期以固本为要，或补气固表，或运脾和营，或补肾壮骨，此时要抓住补益的时机，使"正气存内，邪不可干"，以起到减轻、减少发作的效果。

反复呼吸道感染病情错杂，往往虚实夹杂，寒热并见，表里并病。因此，当宗"间者并行"的原则，或消补兼施，或寒热并投，或表里双解。此外，反复呼吸道感染多与风邪入于血分、风血相搏有关，根据"治风先治血"的原则，采用辛温解表和养血散风治则是必要的。根据"久病入络""久病必有瘀"和"久病必归肾"的理论，活血化瘀和补肾填精也不可少。

俞景茂认为小儿因少阳失利、枢机失和患反复呼吸道感染者较为常见，提出以和解法治之。此类患儿症见反复感冒、咳嗽、痰喘、身热，病情时缓时著，往复不已，纳食不佳，脘腹不舒，脉数无力，苔白滑等。其特点是反复不定，似有往来不已之势。表未尽而正已虚，枢机失利，病在少阳，可按和解表里、疏利枢机法论治。表里失和之证，若单一解表则复虚其表，一味固本则有碍其邪，故用和解之剂，使表解里和而愈，常用小柴胡汤加减。方中柴胡疏表，黄芩清里，党参扶正，半夏化湿，姜、枣、草调和中州。可在本方中加入杏仁止咳，生牡蛎敛阴，焦六曲、鸡内金化滞，当归养血。若兼有腹痛或恶寒者可合桂枝汤，也即柴胡桂枝汤之意。

2. 提出小儿哮喘抗复发需多元多靶点治疗

哮喘的发病与气道慢性炎症、气道高反应、气道重构、免疫、神经、感染等因素相关，近年来随着对哮喘发病机理的研究深入，发现多个脏器、多种细胞、细胞因子、炎症介质参与了哮喘的发病，甚至在基因水平发现哮喘是多基因疾病，因此其发病机制十分复杂。中医学对哮喘的论述历史悠久，认为其发作的原因为内有壅塞之气，外有非时之感，膈有胶固之痰，三者相合，闭阻气道，搏击有声。伏痰素来被历代医家认为是哮喘之夙根。俞景茂经过多年临床经实践，强调哮喘缓解期的治疗是预防哮喘复发的关键环节，提出哮喘的反复发作与虚、痰、风、气、瘀相关，补虚、豁痰、祛风、理气、祛瘀的多元多靶点治疗是哮喘抗复发的治则。

小儿肺常不足，脾常不足，肾常虚，而肺、脾、肾三脏的不足，与伏痰的产生、反复的外感诱发哮喘发作等密切相关，因此哮喘的治疗离不开补虚。俞景茂认为中医治疗哮喘的优势在缓解期，此期当补益肺、脾、肾三脏，益气固表，健脾助运，补肾填精，稳定机体内环境，增强机体的耐寒能力、抗过敏能力及适应环境的能力。

哮喘的治疗，治痰是关键。痰为夙根，是哮喘发生的致病因素，也是主要病理产物。发作期宣肺豁痰，治有形之痰；缓解期扶脾益肾，培土生金，调理脏腑功能，治无形之痰。哮喘是一种变态反应性疾病，与患儿的过敏体质有关，常由粉尘螨、海鲜、牛奶等物质诱发，且哮喘发作常突发突止，兼有鼻痒、眼痒、喷嚏、皮肤瘙痒等症状，与中医学风邪的致病特点极为相似，治风不可缺少，临床用药时需加入养血祛风药，如丹参、赤芍、当归等，以达到"治风先治血，血行风自灭"的目的。还可以选用具有抗过敏作用的中药，如辛夷、蝉衣、防风、地龙、细辛、全蝎等。哮喘由气道痉挛、痰盛壅堵、气机不畅引起，故加入陈皮、枳壳、川厚朴花等理气药，不仅可以使气机通畅，还可以行气化痰，改善痰堵气滞的状态。哮喘属于顽疾，反复发作，久病则易入络，又因内有壅塞之气，气滞则血瘀，因而在治疗上应当配合活血化瘀药，如丹参、川芎、桃仁、红花等，以改善哮喘患儿的微循环障碍。临床研究证明，在哮喘缓解期采用扶正祛邪、消补兼施的多元多靶点治疗方法对减轻气道慢性炎症、降低气道高反应性、逆转气道重塑、改善小儿体质均有显著疗效。

3. 提出"温肾壮督醒神法"治疗小儿遗尿

现代医学普遍认为5周岁以上小儿夜间有不自主排尿，且符合小儿遗尿症诊断标准者是小儿遗尿症，但俞景茂临诊仍主张发病年龄应以3周岁为界，其原因在于年满3岁小儿一般都能控制小便，此时如对夜间经常不自主排尿加以重视并进行诊治，则比至5岁时再进行诊治要容易治愈得多。临床虽亦有肝经湿热、肺脾气虚等所致遗尿，但本病患儿大多属脾肾阳虚型，治疗以健脾益肾为主。在此基础上，俞景茂提出应加用壮督醒神之法，以提高遗尿治疗的疗效。

遗尿患儿大多睡眠较深，不易唤醒，失去对排尿的警觉，这与"心主神明"有关。治疗须使睡眠变浅，易觉醒。以往常用石菖蒲、远志等开窍醒神药，疗效不著，俞景茂根据王伯岳研究员的经验选用麻黄，临床发现该药有醒脑而不失眠之妙。这是俞景茂治疗遗尿的突出特点之一。

中医学认为麻黄入肺经、膀胱经，其性辛温，能通阳化气，且宣降肺气，通调水道，可使膀胱气化得以恢复，开阖有度，遗尿便止。现代药理研究证实麻黄具有较强的兴奋作用，与国外的"警铃条件反射"装置相似，而遗尿是由于大脑皮质缺乏对夜间排尿的警觉性，因而在温肾固涩的处方中加麻黄以醒脑开窍，可明显提高疗效。现代药理研究认为麻黄中所含麻黄素为拟肾上腺素药，有 α、β 受体兴奋作用，口服易吸收，并可通过血脑屏障，故中枢作用较明显，能提高大脑皮质的兴奋性，使睡眠深度减弱。患儿受到膀胱充盈的刺激或在此之前，就容易自醒或易被唤醒，从而避免遗尿。

部分患儿遗尿与脊柱隐裂有一定的相关性，这可能与隐裂部位及隐裂后对马尾神经根压迫变性的影响程度有关。中医学认为督脉总督一身之阳。脊柱隐裂，督脉失畅，阳气不得通达，膀胱失约，则不知不觉之中遗尿。导致脊柱隐裂的原因大多是先天性的，与先天禀受肾气不足有关，肾不能主骨生髓，则开阖失利而遗尿，故此病治疗重在温壮督脉。

俞景茂采用二黄五子汤治疗小儿遗尿取得了较好的疗效。方中黄芪补气升提，提高机体的抗病能力，改善体质，减少外感诸疾以治其本；麻黄通阳化气，利水醒神以治其标；重用补肾之药，如菟丝子、巴戟天、肉苁蓉、补骨脂、枸杞子、韭菜子、锁阳等温补肾阳以暖膀胱，并有温壮督脉之效，恢复肾主开阖之功能，使肾能葆真泄浊，固涩有力，开阖有度，减少尿次，增加尿量，不致频出而遗尿。由于小儿易实易热，故处方中少佐焦山栀或黄柏等清热利湿之品，使本方有温而不燥，固而不闭，收中有散，温中寓清之妙。

二、临证经验

1. 疏风通窍、散结消肿法治疗小儿腺样体肥大

腺样体又称咽扁桃体、增殖体，位于鼻咽顶后壁中线处，为咽淋巴环的组成部分，是人体的免疫器官，既有体液免疫作用，又有细胞免疫作用。正常情况下，儿童 6～7 岁时腺样体发育最大，青春期后逐渐萎缩。腺样体肥大是儿童时期的常见病，鼻窍堵塞、眠中打鼾、张口呼吸是临床主症，影响小儿身体健康，西医多主张手术剥除。俞景茂主张运用中药内治疗法，可使部分患儿免受手术之苦。

俞景茂认为反复上呼吸道感染是小儿腺样体肥大的主要发病原因。环境污染、雾霾侵袭是外因；肺卫不固、藩篱疏薄是内因，多与肺脾气虚、肺肾阴虚和痰瘀阻滞有关。儿童为稚阴稚阳之体，脏气未充，易为外邪侵袭，若失治或治疗不当，邪留鼻咽交界之处（颃颡），痰气结聚，腺样体增殖，颃颡不开，则堵塞鼻窍而为病。

急则治标、缓则治本是本病的基本治则。宣通鼻窍是治标之策，为了消肿，清热化痰、散结消瘀也不可少。扶正固本、养血疏风、消补兼施是治本之要。根据其病情变化特点，俞景茂提出将本病分为急性期、迁延期和缓解期分期而治。

急性期症见鼻窒鼻堵，夜间呼噜声响，张口呼吸，甚则呼吸暂停，X 片提示腺样体肥大，常伴有扁桃体炎，舌红，苔薄白，脉浮数。急则治其标，拟疏风通窍、散结消肿。以宣通散（自拟经验方）治之。药用：辛夷、荆芥、细辛、炙麻黄、蝉蜕、怀牛膝、赤芍、丹参、牡丹皮、生地

黄、浙贝母、山海螺、黄芩、三叶青、北沙参、铜皮石斛、甘草等。方中辛夷、蝉蜕、炙麻黄、细辛、荆芥疏风散寒、宣通鼻窍、浙贝母、山海螺豁痰散结、赤芍、丹参、牡丹皮活血化瘀、三叶青、黄芩清热解毒、北沙参、铜皮石斛、生地黄养阴润燥、怀牛膝引火下行、甘草调和诸药。苔白根腻者去铜皮石斛、生地黄，加炒鸡内金、焦六曲、兼有咳嗽者加杏仁、炙紫菀。

迁延期临床表现较为复杂，有三种证型。①肺脾气虚证，治法：益气健脾、化痰散结。方用玉屏风散合二陈汤加味。②肺肾阴虚证，治法：滋阴补肺、益肾填精。方用麦味地黄汤加减。③气滞血瘀证，治法：活血化瘀、散结消肿。方用会厌逐瘀汤加减，药用：赤芍、生地黄、川芎、丹参、柴胡、桔梗、枳壳、皂角、山海螺、僵蚕、甘草等。

缓解期症见鼻塞已宣，呼噜声已消，夜间能闭口呼吸，但易感冒，病情易反复，面少华，食量偏少，形体较瘦弱，舌红，苔薄白，脉浮数无力。法当补气固表、扶正祛邪。宜柴胡桂枝汤加味。药用：柴胡、桂枝、炒赤芍、太子参、黄芩、姜半夏、蝉蜕、生黄芪、炙甘草、大枣等。

2. 平肝息风、补益肝肾法治疗小儿抽动障碍

小儿抽动障碍临床表现多样，病因病机较为复杂，病属本虚标实。俞景茂提出本病其标在风、火、痰、湿等邪气和病理产物，其本在肝、肺、肾三脏之不足，又可与心、脾相关。主要病机为阴虚阳亢，《小儿药证直诀》中有"肝主风""肾主虚"之说，小儿容易出现阴阳失调，在肾阴相对不足的情况下，易致水不涵木，肝阳化风，继而发生抽动。

俞景茂临床将小儿抽动障碍分为急性期和缓解期。急性期以标实为主，抽动症状明显，当攻补兼施，以控制抽动症状为首要目标，治以平肝息风、补益肝肾，方以天麻钩藤饮加减，视抽动严重程度酌情加用全蝎、地龙、僵蚕等以增强息风定搐作用，但慎用蜈蚣，原因在于蜈蚣过于辛燥，走窜力强，易伤阴血。缓解期以本虚为主，肝肾阴虚之象逐渐显露，当求本而治，寓攻于补，补虚不留邪，可以六味地黄丸加减治疗，以滋养肝肾之阴，可加用菟丝子、龟甲、枸杞子、制首乌等增强补益作用，兼用潼蒺藜、天麻、钩藤以祛风，使补不碍邪，邪有出路。同时需重视"治风先治血"，佐以养血祛风之法，可用丹参、赤芍等，使"血行风自灭"。在缓解期的治疗中，若抽动症状逐步好转，需逐渐减少全蝎等搜风药物，以防更伤其阴。在整个治疗过程中，需时时着眼于肾阴肾阳的平衡，通过滋阴潜阳，使阴阳恢复平衡，防止病情反复。

抽动障碍患者常常出现咽喉不利、喉间异声等表现，临床多以肝风内动立论。俞景茂认为此乃木火刑金，肺阴失养的表现，治疗当注重滋肺润燥，可选用北沙参、麦冬、玉竹、石斛等滋养肺阴，同时加用金银花、桔梗、黄芩、桑白皮、杏仁、浙贝母清肺润肺，配合滋养肾阴，金水相济，使阴阳恢复平衡，则抽动自除。

3. 清肺降气，豁痰平喘法治疗小儿毛细支气管炎

小儿毛细支气管炎（简称"毛支"）是2岁以内婴幼儿常见的下呼吸道感染性疾病，主要由呼吸道合胞病毒引起。本病发病前有感冒症状，突然发作喘憋，伴烦躁不安，呼吸心率增快，严重者有鼻扇、三四征、发绀等体征。发热程度高低不一，也可以不发热。两肺听诊可闻及广泛哮鸣音、呼气性喘鸣，不喘鸣时可听到中细湿啰音，病情严重患儿可以出现呼吸性酸中毒、呼吸衰竭、心力衰竭等并发症。病情缓解后往往因为呼吸道再次感染而复发，约有三分之一以上的患儿发展为支气管哮喘。俞景茂认为，本病若以咳嗽、喘憋、哮鸣为主症，将其归属于哮喘；若兼有发热等外感表证，则又归属于"风温犯肺""肺风痰喘"；若发病急骤，暴喘胀满，三凹征明显，又可归属于"马脾风"；若自初生至百日内咳嗽痰鸣者，又称百晬内嗽、百日嗽等。毛支的病因病机与肺炎喘嗽大致相同，外因责之于外感风寒风热邪毒，侵袭肺卫；内因责之于肺气屡弱，卫外不固。病位在肺卫，痰浊是其主要病理产物。

俞景茂认为毛支是支气管哮喘的初始阶段，尚未反复多次，病情尚轻浅，小儿年龄尚幼，病机尚单纯，只要治疗得宜，往往容易根治，不像哮喘有伏痰、夙根那样难以根治。因此及早防治毛支，避免反复，是降低哮喘发病率的关键之一。

俞景茂提出，毛支在临证时常见以下四种证型。

（1）风痰郁肺证　证见咽红，发热，咳嗽气急，痰鸣，哭闹不宁，纳减，听诊两肺可闻及哮鸣音或细小湿啰音，X线检查示全肺有不同程度的梗阻性肺气肿，肺纹理增粗，散在小点片状阴影等。舌红，苔薄白，脉浮细数。治拟疏风豁痰，平喘降逆。发热不高，咽红不甚，肢末不温，面色苍白者用小青龙汤加减治疗。发热较高，面色红赤，咽红较甚者可用定喘汤加减。

（2）痰浊郁肺证　证见咳嗽气急，痰鸣，体胖，有湿疹史，听诊两肺可闻及哮鸣音，实验室检查：总 IgE 升高，嗜酸性粒细胞计数升高。舌红，苔薄白，脉细数，指纹紫，治当化痰消积，方用二陈汤合三拗汤加减。

（3）脾虚湿阻证　证见咳嗽迁延不已，气喘痰鸣初平，喉中有痰，精神倦怠，纳少，平时易感冒，有湿疹史，听诊呼吸音粗，偶及少许干啰音，实验室检查：总 IgE 升高，嗜酸性粒细胞计数升高。舌红，苔薄白或白浊，脉浮数无力，指纹淡紫，治当健脾化湿，方用六君子汤加味。

（4）气滞血瘀证　证见咳嗽迁延，时缓时著，多次咳喘哮鸣，皮肤湿疹日久不已，多嚏，平时易感冒，形瘦，X片提示肺纹理增粗、肺气肿等。舌红，苔薄白，脉浮数。治当活血化瘀，方用活血解毒汤加减。

俞景茂结合多年来的临证实践，对临床上小儿毛细支气管炎常见的证候类型拟定了一个基本方，名毛支饮。处方：炙麻黄 1g，杏仁 6g，浙贝母 4.5g，款冬花 4.5g，川贝母 2g，制半夏 4.5g，桑白皮 4.5g，黄芩 4.5g，葶苈子 4.5g（包），地龙 4.5g，丹参 4.5g，炙甘草 2g。方中炙麻黄宣肺平喘，杏仁化痰降逆，浙贝母化痰止咳，款冬花下气宁嗽，川贝母润肺化痰，制半夏化痰燥湿，桑白皮下气泻肺，黄芩清肺，葶苈子下气降逆，地龙解痉豁痰，丹参活血化瘀，炙甘草和中缓急。故全方有清肺降气、豁痰平喘之功，恰合小儿易寒易热、易虚易实之病理特点。咳剧者可加百部、紫菀；热高者可加杠板归、三叶青；风盛者加荆芥、蝉衣；湿疹较著者加白鲜皮、蛇床子；纳少食积者加炒莱菔子、砂仁。

三、典型病案

1. 泄泻：脾虚夹湿热案

张某，男，9 个月。2010 年 5 月 18 日初诊。

主诉：腹泻 2 月余，伴黏液血便 2 周。

患儿 2 个月来大便次数增多，日解 4～5 次，黄色稀糊样，已改服腹泻奶粉、双歧三联活菌，大便仍溏。2 周前曾发热，大便夹黏液脓血，日解 7～8 次，每次量少，便时哭闹，经检查为空肠弯曲菌肠炎，服用"呋喃唑酮""阿奇霉素"等多种抗生素治疗无好转。颜面部湿疹。患儿生后人工喂养，既往体质较差，易感冒、咳嗽，易腹泻。体格检查：一般情况可，呼吸平，无脱水貌，咽稍红，心肺听诊阴性，腹胀气，舌红，苔薄白，指纹淡紫。2010.5.2 大便常规：白细胞/脓细胞（+++），隐血阳性；大便空肠弯曲菌阳性，轮状病毒阳性。2010.5.18 大便常规：白细胞/脓细胞（+++），红细胞 2～4 个，隐血阳性。诊断为泄泻，证属脾虚夹湿热泻。治法：健脾益气，清肠化湿。予七味白术散加减。处方：煨葛根 12g，太子参 6g，炒白术 6g，茯苓 6g，薏苡仁 12g，生山楂 6g，砂仁 6g，白头翁 6g，黄芩 6g，川黄柏 4.5g，乌梅炭 6g，炙甘草 3g。4 剂。

5月22日二诊：大便日解5～6次，有泡沫，夹少许黏液，脓血未见，腹仍胀气，肤痒好转，湿疹减少，纳可，听诊阴性，舌红，苔薄白，脉浮数。原方加黄芪4.5g，小青皮2g。4剂。

5月26日三诊：大便日解2次，糊状，已无黏液脓血，肤痒好转，湿疹减少，腹胀好转，纳增，大便常规检查：黄色糊状，镜检阴性。治拟健脾益气。处方：太子参4.5g，炒白术6g，茯苓6g，山药6g，砂仁6g，山楂炭6g，黄芪4.5g，黄芩4.5g，乌梅炭6g，陈皮4.5g，鸡内金4.5g，炒麦芽12g，白鲜皮4.5g，炙甘草2g。7剂。药后大便成形而停药。

2. 水疝：肝郁水停案

李某，男，3岁。2010年9月21日初诊。

主诉：左侧阴囊肿大2月余。

2月余前患儿左侧阴囊肿大，曾赴当地医院就诊，拟诊为"左侧睾丸鞘膜积液"，建议手术治疗。家长考虑患儿年幼，暂不同意手术，故来寻求中医治疗。患儿既往体质欠佳，易感冒。体格检查：咽稍红，生长发育可，心肺听诊无殊，左侧鞘膜积液，透光试验阳性，舌红，苔薄白，脉浮数。B超示左侧睾丸鞘膜积液。诊断为水疝，证属肝郁水停。治法：补肾利水，疏肝理气。处方：柴胡6g，荔枝核6g，橘核6g，小青皮3g，白术6g，车前子12g（包），牛膝6g，泽泻6g，猪苓9g，茯苓9g，黄芪6g，炒赤芍6g，炙甘草3g。7剂。

9月28日二诊：左侧睾丸鞘膜积液未消，咽稍红，心肺听诊无殊，舌红，苔薄白，脉浮数。治拟原方加小茴香6g，薏苡仁12g。14剂。

10月14日三诊：左侧睾丸鞘膜积液渐吸收，稍咳，咽稍红，心肺听诊无殊，舌红，苔薄白，脉浮数。前方去猪苓、薏苡仁、炒赤芍，加炒枳壳6g，杏仁6g。14剂。

10月28日四诊：左侧睾丸鞘膜积液已吸收，咳嗽已平，大便稍干，舌红，苔薄白，脉浮数。治拟原法，兼以滋阴润肠。处方：白术6g，泽泻6g，茯苓9g，车前子9g，炒赤芍6g，小青皮3g，铁皮石斛6g（先煎），杏仁6g，火麻仁9g，决明子12g，黄芪6g，炙甘草3g。7剂。后继以疏肝利湿、补益脾肾之法治疗1月后停药。电话随访1年，睾丸鞘膜积液未再发。

参考文献

李岚.浙江中医临床名家—俞景茂［M］.北京：科学出版社，2019.

第四十一章

宣桂琪

宣桂琪（1942—），男，浙江省杭州人，浙江中医药大学教授，主任中医师，浙江省国医名师，浙江省名中医，第五批全国老中医药专家学术经验继承工作指导老师，第一批全国中医学术流派传承工作室（杭州宣氏儿科流派工作室）负责人，现任中华中医药学会学术流派传承分会第一届委员会顾问兼常务委员、浙江省名中医研究院研究员、浙江省中医药学会儿科分会顾问。宣桂琪从医50余年，在全国率先开展小儿高热惊厥的中药防治研究以及小儿多发性抽动症的临床探索，成立"惊厥门诊"，培养了大批儿科临床医疗人才，在国内外各级杂志发表论文30余篇，编著出版《浙江中医临床名家·宣桂琪》《儿科心悟》《实用中医儿科手册》《小儿病中医保健》等多部学术著作。

一、学术建树

宣桂琪多年来一直致力于用辨证求因、审因论治的方法开展中医临床创新，继承发扬了"宣氏儿科"学术流派的精髓，顺应时代变迁及儿科疾病谱的变化，针对临床新增病种及疑难杂症进行深入研究，求真探源，从大量临床患者中寻求病因病机之本源、治法方药之要义，进一步凝练学术思想，大大丰富了"宣氏儿科"的学术内涵。

1. 治疗惊风，动静结合

随着医疗技术的进步，自19世纪80年代后儿科传染病大量减少，但一些神经系统疾病，如多发性抽动症、多动症、癫痫、下肢交叉摩擦症、自闭症等，呈不断增加趋势。治疗此类疾病，镇静安神药是必用之药，但宣桂琪认为一味地镇静未必能达到安神的目的，反而会导致患儿精神萎靡、反应淡漠、智力下降等，若能加入理气开窍药，如郁金、菖蒲之类，在镇静中加以兴奋之品，在动态中求平衡，往往既能镇静安神，又有开窍醒神之效。宣桂琪认为多动症病位以肾为主，《黄帝内经》云："肾者，作强之官，伎巧出焉。"若单纯镇静安神，往往疗效欠佳，宣桂琪仿"孔圣枕中丹"之意，提出益肾宣窍，在用龙骨、远志镇静安神的同时又用益智仁、石菖蒲益智开窍，从而增强患儿自我控制的能力，取得良好疗效。采用宣氏儿科"动静结合"的配伍方法，兴奋、镇静同用，治疗惊风、抽动、多动、癫痫等神经及精神行为障碍性疾病，每能起到事半功倍之效。

2. 诊治外感，治病宜快，祛邪务净，治未病防传变，谨防"闭门留寇"

小儿"脏腑未坚""卫外不固"，极易感受外邪，而致高热，发病迅速，变化最快，但小儿"脏气清灵，随拨随应"，只要治疗及时得法，好转也快。宣氏儿科学术思想的精髓之一就是治外感热病，内服外治双管齐下，辨证用药治病宜快。或汗或清或下，有共证用其药，多渠道祛邪，不必十分拘泥卫、气、营、血之分，提倡超前用药，表里双解，必要时寒温并用，而牛黄、紫雪、至宝、猴枣、苏合香丸常为必用之药，从而起到早期截除病邪，减少疾病进展可能性，退热快、退热稳、治愈彻底的效果。

小儿外感高热的传变与感邪性质、小儿体质及夹痰、夹食关系密切。江浙一带小儿体质以阴虚火旺为多，感邪后以风热为主，受寒后也易成为外寒内热证，表里同病。夹食者，易生郁火，成为表里同病之扁桃体炎、化脓性扁桃体炎、口腔炎等。了解疾病发展规律，在治疗时提前介入，防止疾病传变，此乃中医学"治未病"的内涵之一。治疗外感疾病，在邪未净之时，即使正气已伤，也绝不轻易使用益气养阴等扶正之品，以防"闭门留寇"之弊。小儿外感之后，正气虽伤，但极易恢复，只要邪去则正安，不必徒用补法。当然，正虚邪恋、病邪日久不清者又当别论。

3. 治小儿病需知调气

小儿之病多起于外感，或伤于饮食，很少有因七情所伤者，但调气之法无论外感内伤均属必用，且事半功倍。外感之邪从体表、口鼻而入，三焦亦可作为邪气出入之通道，疏理气机可助邪外出，故治疗时加入理气之品，如郁金、陈皮、枳壳、丝瓜络之类，能促使疾病早日康复。内伤疾病多伤于饮食，累及脾胃，化生痰湿，以致儿病丛生，或厌食，或吐泻，或痰喘，或食积……在病理上无不与水谷代谢有关，在治疗上离不开治脾、调中、化湿、消食、祛痰。要使这些治法达到目的，理气必不可少。如哮喘之为病，乃肺气上逆所致，肝之气郁、气逆均可累及于肺，进而导致哮喘的发作或加重。哮喘又进一步影响肝之疏泄，加重肺气壅塞，生痰阻肺。临床上不少哮喘患者因情绪变化而发病或加重，采用三拗汤、麻杏石甘汤疗效往往不佳，改用或加用理气调肝之法常能获效，可选用四逆散、逍遥散合旋覆代赭汤治疗。至于湿热或水湿之病，理气可助湿之化，在方中加入陈皮、橘红、砂仁、木香、枳壳、大腹皮等，可助脾健湿化，食消痰除，实为必需。虚证予补益药时，佐以调气之品可推动补益之效，并能防滋腻碍胃，做到补而不滞。

4. 探索中医临床理论，开展阴阳水平线下的"阳亢"研究

在调治阴阳治疗疑难杂症的基础上，宣桂琪发现肾病综合征、再生障碍性贫血、小儿白血病等患儿存在不同程度的阴阳气血的不足，也就是均处在阴阳水平线之下，但在这种情况下也能出现"阳亢"邪实的一面。治疗上要遵守"阴阳平衡"的原则，在补虚的同时必须考虑平其亢，祛其邪，力争阴阳平衡，从而达到病愈的目的。如当肾病综合征处在全身浮肿、尿蛋白阳性时，属中医学"阴水"范畴，脾肾阳虚，阴阳气血俱不足，阴阳均在正常水平线以下，如经激素治疗或感受外邪，前者出现面赤潮红、痤疮、汗出等"阳亢"之症，后者出现身热、咽红、咳嗽等邪实之状，在治疗上要根据阴阳气血不足的情况补虚、平亢、祛邪，提倡寒温并用，补泻同施，以调治阴阳，阴阳平衡，疾病亦除。这就是阴阳水平线下"阳亢""邪实"的调治方法。

二、临证经验

1. 以"外风"立论，从肝论治，调治阴阳治疗抽动障碍

宣桂琪对儿童抽动障碍有独到的学术见解和丰富的临床经验，具体表现为以下四方面。

（1）针对内因从肝论治　五脏功能失调，尤其与肝的关系最为密切，他脏致病皆可累及于肝，肝风内动而致抽动发作。

（2）外因突出外风致病　临床60%～70%以上的病儿有外感症状（上呼吸道感染史，呼吸道慢性炎症等）或属易感儿，多因外感诱发或加重，导致风邪留恋，上犯于肺，内入于心肝，以致肝风内动，抽动反复难愈。

（3）重视风痰流注经络　风邪夹痰流注经络是肌肉抽动日久不愈的主要病因，治疗时须祛风，同时加以调气涤痰。如加柴胡、炒枳壳调气，菖蒲、胆南星涤痰，威灵仙、川芎活血通络，并嘱避免汗出当风，方可痊愈。

（4）久病宜调治阴阳　患儿阴阳失调，风邪更易留恋难去。此类患者临床可见人格障碍、行为障碍等，治疗以调治阴阳为先，可选用《伤寒论》中的柴胡加龙骨牡蛎汤调治阴阳，临床疗效显著。宣桂琪在上述经验基础上创立"宣氏抽动方"，药用生白芍、生龙齿、茯苓、天麻、全蝎、郁金、石菖蒲、桑叶、制胆南星、辛夷、焦山栀、玄参、射干、蚤休、葛根、伸筋草、威灵仙、川芎。全方共奏祛风平肝、镇静安神之效。随症加减：眨眼明显者加钩藤、白蒺藜；鼻塞流涕明显者加白芷、苍耳子、鹅不食草；全身抽动症状显著者加络石藤，上肢抽动偏多者加桑枝，下肢抽动偏多者加川牛膝，吸腹偏多者加木瓜；清嗓、异声症状反复不愈者加天冬、僵蚕；兼有食积者或肥胖儿酌加化湿及活血祛瘀之品，可选用二陈汤、山楂、红花、桃仁等。

抽动症包含中医学多种疾病，症状复杂，病因繁多，如鼻炎加重吸鼻、咽炎加重异声、过敏加重眨眼等。宣桂琪根据审因论治的原则，针对各症状及其病因用药，因此在治疗中用药较多，这也符合中医大病用大方之则，同时能减少祛风之虫类药的使用，并大大提高疾病的治愈率。

宣桂琪认为目前抽动症临床发病率不断升高，与饮食不当关系密切，因此除了药物治疗外，还要注重控制患儿饮食，强调吃饱、吃好、不多吃，不吃冷饮、夜宵、反季食物及含激素的食物。同时也要告诫家长，抽动症患儿不宜游泳，寒气易从眼鼻而入以致病，也不能剧烈运动，汗出当风，风邪留恋，则易久治不愈。

2. 以"风、火、痰、虚、瘀"辨治小儿癫痫

癫痫是儿科神经系统常见疾病，江浙一带又称"羊癫风"，临床典型的发作特征是突然昏仆，神识不清，两目上视，口吐涎沫，四肢抽搐，喉中有吼叫声，清醒后为常人。宣桂琪认为癫痫一证，病因病机为风、火、痰、瘀、虚，病位在心、肝、脾、肾。病初多实，在外以风火为主，在内多痰瘀，病位在心、肝、脾。病久乃虚，或实中夹虚，病位在肾。宣桂琪认为，癫痫必有风、痰，在治疗上必当息风定痫、涤痰开窍，提倡从风痰论治癫痫，创"宣氏定痫方"，药用生龙齿、生牡蛎、制胆南星、天竺黄、炙远志、钩藤、广郁金、石菖蒲、竹沥半夏、茯神、天麻、全蝎。难治性癫痫临床可加用白金丸。

白金丸源于古方，单独用于治疗癫痫亦有很好疗效，其药量配比须遵循郁金与白矾4：1配伍，用药期间须监测肝肾功能。另白矾性寒凉，易致腹泻，故脾虚者慎用。瘀痫可加用桃仁、红花、麝香。虽然癫痫病久必瘀，养血活血或活血祛瘀治法，时需用之，但部分患者因先天缺氧、产伤、外伤、手术后遗症等发病，血瘀是其主要病因，故又专门立项以治。其他如惊痫、食痫，有明确的诱发因素，在临证治疗时必须考虑其诱因，加减用药。

癫痫除以上各型外尚有"腹型癫痫"一证，宣桂琪考虑本病除腹痛外，尚有意识丧失，与脑、心有关；腹部及肢体拘挛与肝、脾有关；肾主骨，骨主髓，脑为髓之海，脑之病久必与肾有关，从而感悟到腹型癫痫的发病不但与气血不利有关，更与全身脏腑阴阳失调有关。经古籍探源、古方寻觅，宣老在20世纪90年代承古创新地将《金匮要略》治疗男子失精、女子梦交之桂枝加龙骨牡蛎汤合四逆散加减用于治疗本病，取得较好疗效。药用桂枝、龙骨、牡蛎、生白芍、制芒硝、地龙、柴胡、炒枳壳、槟榔、川芎、制香附、广郁金、石菖蒲。全方一则补虚缓急，二则调整阴阳，沟通上下，使五脏平和，气机调和，腹痛自除。病名不同但病机相同，运用"异病同治"之法而获效。疼痛剧烈者加制乳香、没药，面色苍白者加鸡血藤以补血活血。

3. 新增"风痰型"哮喘，分型论治小儿哮喘

宣桂琪在临床中根据实际情况，将哮喘分为寒哮、热哮、风痰型、慢性哮喘进行辨证治疗。

（1）寒哮　多发于婴幼儿或反复发作、日久不愈之年长儿，或对寒冷过敏之小儿，因风寒引动伏痰，痰气相搏，阻塞气道发为哮喘气促，临床上以气虚、阳虚体质患儿多发。随着医疗水平及健康知识水平的提升，重症哮喘反复发作的患儿大大减少，因此近年来单纯寒性哮喘已明显减少，目前在婴幼儿哮喘中尚还多见。临床多以三拗汤、小青龙汤为主方治疗。同时应注意痰饮多阴邪，药宜温，寒凉不宜太过，故以麻黄、杏仁、生甘草宣肺散寒，化痰平喘，合二陈、三子化痰，加款冬花化痰止咳，佛耳草清肺，以防寒哮化热。

（2）热哮　在小儿哮喘中最为常见，由于小儿阴虚火旺体质为多，即使感受风寒，也易成为寒包火证，故仍属热哮范畴。因外感六淫化火，或多食肥甘，热从内生，痰热内阻，肺气壅塞，肃降失司，痰随气升，发为哮喘。如兼风寒，则为寒包火证，可见形寒无汗，鼻流清涕或时清时黄。原有郁火者，则干咳痰少。辨证要点为咳嗽较剧，或干咳，咽红而肿。在治疗中，本型以麻杏石甘汤加减为主方，以麻杏石甘汤去甘草之中满，加清热化痰平喘之苏葶丸降气涤痰，象贝、竹沥半夏清热化痰，款冬花止咳化痰，地龙、枳壳解痉平喘，大青叶、鱼腥草清热解毒，既针对小儿哮喘多感染而成，又具清肺之功。随证加减：身热、表证明显者加薄荷、连翘以增清热解表之力，郁火明显咳剧者加黛蛤散泻肝清肺，肺部感染、啰音日久不消者可加桃仁活血祛瘀。

（3）风痰型　本型哮喘多发于肥胖体质婴幼儿，其特点一是痰多，喉间痰鸣如拽锯，二是见风或哭吵后明显，故称"风哮""痰哮"。小儿脏腑娇嫩，成而未全，脾常不足，脾虚生痰，上贮于肺，肥儿气虚，易外感风邪引动伏痰，痰随气升，发为哮喘。小儿脾气虚弱，故本型可见便溏汗多，治当疏解外风，内化痰滞。方选三子养亲汤合二陈汤加味。以蝉衣、天虫、杏仁祛风宣肺化痰，三子养亲汤温化痰湿，二陈汤燥湿理气化痰，浮海石去顽痰，佛耳草清肺热，防痰湿化热，且不伤脾。大便溏烂者去莱菔子，加炙鸡内金、茯苓、扁豆衣健脾化湿。

（4）慢性哮喘　本型患儿哮喘多反复发作，日久不愈，此为邪气未净，正气已虚，痰浊久蕴，气机不利，清气不升，痰浊不降所致。方选旋覆代赭汤加减。方中旋覆花、代赭石、半夏、茯苓、杏仁降气化痰；太子参补益气阴，扶助正气，如脾虚便溏明显者，可改党参补脾益气。小儿易虚易实，易寒易热，本病日久未愈，正气必伤，但痰易化热，故少佐桑白皮、黄芩、老鹳草以清肺热，枳壳、地龙解痉平喘。慢性哮喘病因十分复杂，治疗难度较大，以旋覆代赭汤加减治疗乃诸法之一。

4. 分期辨治，预防小儿热性惊厥复发

结合小儿"肺脾不足，心肝有余"的生理特点，宣桂琪认为小儿热性惊厥反复发作辨证属"本虚标实"，亦与痰、食、瘀等病理产物密切相关。外邪侵袭，心神被扰，热盛风动则惊，此乃"标实"。肺脾不足则易感外邪、内生痰食，阴虚火旺则易惊易搐，此乃"本虚"。临床观察发现无痰食内积者，则热较易清解，不易发为惊厥；而兼痰食内积者，则热惊反复发作，更易发展为癫痫。此外，若患儿有缺氧、产伤、窒息或头部外伤史，一定条件下易诱发惊厥。惊厥反复发作则瘀血内生，痰瘀互结，蒙蔽心神。同时，阴虚火旺之体易灼津耗血成瘀，一旦外受风热之邪，则惊厥易作。

宣桂琪认为中医药干预热性惊厥复发的优势在于适时祛邪与扶正，祛邪需趁早。疾病初起，风热袭表，宜尽早疏散外风、辛开解表，使邪有出路，可用银翘散加减疏风清热，同时佐以少许息风平肝之品，避免风热动风，如僵蚕、钩藤、天麻等，防止外风内扰心肝，使心神不定，诱发惊厥。若邪在表时未得透达，而入里化热，或邪势凶猛，直达气分，则应及时清热定惊，避免热盛动风，临床上可用白虎汤或凉膈散等加减以清解气分之热，再合羚羊角胶囊定惊息风，防止抽搐发生。邪去之后，为防惊厥复发，一方面须调理患儿"本虚"之体，另一方面须兼顾治疗原有

疾病。

宣桂琪根据多年经验总结，自拟"宣氏防惊方"扶正宁神，调理患儿阴虚火旺之体。具体用药：南北沙参各6g，生白芍6g，生石决明10g（先煎），郁金5g，石菖蒲5g，丹参6g，茯苓10g，炒白术5g，焦山栀3g。方中以味甘、性微寒的南北沙参益肺养阴；以生白芍配伍石决明柔肝平肝；郁金行气化瘀、清心凉血，石菖蒲开窍祛痰、醒神益智，丹参活血祛瘀、清心除烦，三者相合，事半功倍；同时，石菖蒲还有化湿开胃之效，合茯苓、炒白术则脾胃得以健运；再佐以少量焦山栀清热泻火，防止阴虚火旺之体在感邪之后热势鸱张。全方共奏益肺健脾、养阴平肝、清热宁心之效。若患儿既往扁桃体炎反复发作，则可酌加玄参、板蓝根、僵蚕等。其中玄参、板蓝根清热解毒利咽、僵蚕祛风化痰散结。同时兼顾消食化痰，理气祛瘀，酌加焦六曲、鸡内金、槟榔等消食化积，川芎、陈皮、桃仁、鸡血藤等理气化瘀、活血祛瘀。

综上，发热初始尽早干预，治以疏风、清热、宁心，防止惊厥发作。平素未发之时，以调理体质、提高机体免疫力、治疗原有疾病、减少发病次数为主，法以养阴清热、益肺健脾、柔肝疏肝、宁神开窍，以期达到使发热次数减少、程度减轻、惊厥不发的治疗目的。

三、典型病案

1. 抽动障碍：风邪留恋案

冯某，男，10岁。2019年10月8日首诊。

主诉：反复不自主抽动4年余。

患儿抽动发作4年余，以眨眼、摇头、尖叫、耸肩、上肢抖动为主，时有自言自语。两眼作痒，鼻塞，打喷嚏，咽红而肿，纳食二便无殊，舌红苔薄，脉弦细数，脑电图正常。曾服西药阿立哌唑年余，未见好转，反复易感，过敏体质。诊断：抽动障碍。辨证为风邪留恋。治法：平肝祛风，利咽通窍。予宣氏抽动方加减。处方：生龙齿10g（先煎），生白芍6g，茯苓10g，天麻5g，全蝎2g，广郁金5g，石菖蒲5g，桑叶6g，制胆南星5g，辛夷6g，焦山栀5g，玄参6g，山豆根3g，木蝴蝶3g，蚤休5g，葛根6g，川芎5g，威灵仙5g，伸筋草6g。21剂。

10月29日二诊：患儿药后抽动已有明显好转，眨眼渐止，摇头、耸肩、尖叫减少，时有自言自语，睡眠欠安，纳食二便无殊，舌红苔薄，脉弦细数，再以原法出入。上方去山豆根、川芎、威灵仙，加淮小麦15g，红枣15g，生甘草5g，炒枣仁6g。再进21剂。

11月18日三诊：药后抽动基本已除，自言自语不多，咽红好转，鼻塞、打喷嚏不多，纳食二便无殊，舌红苔薄，脉细数。治以养阴平肝，佐以祛风以善后。处方：南北沙参各6g，麦冬5g，地骨皮5g，生白芍5g，生石决明10g（先煎），蝉衣5g，钩藤6g（后下），辛夷6g，玄参6g，射干5g，葛根6g，广郁金5g，石菖蒲5g，炒枣仁6g。再进14剂。半年后随访，抽动未再发作。

2. 癫痫：肝风内动案

薛某，女，7岁2个月。2017年12月26日首诊。

主诉：入睡后面肌抽动1年。

患儿1年前入睡后出现面肌抽动，发作时神志尚清，但时有惊恐貌，发作后头部、面部疼痛，无智力低下，无恶寒发热，无恶心呕吐，胃纳一般，二便无殊，舌尖红，苔薄，脉弦细数。患儿既往体质一般，否认惊吓刺激史、明显产伤史、颅脑外伤史、家族遗传史。辅助检查：2017年12月21日于浙江大学附属儿童医院查脑电图示痫样放电（两中颞区）—清醒及睡眠状态。诊断：癫痫病。辨证以肝风内动为主，兼有心火偏盛、气血瘀阻。治法：平肝息风，佐以清泻心火、理气止痛。予宣氏定痫方加减。处方：生龙齿 10g（先煎），生白芍 5g，天麻 5g，全蝎 2g，郁金 5g，石菖蒲 5g，蝉衣 5g，钩藤 6g（后下），茯苓 10g，制胆南星 3g，白蒺藜 6g，蔓荆子 6g，川芎 5g，灵磁石 10g（先煎），炒枣仁 6g，淡竹叶 5g，鸡内金 10g。14 剂。

2018 年 1 月 16 日二诊：患儿药后睡时面肌抽动好转，头痛未作，脾气急躁，纳食尚可，舌质红，苔根腻，脉弦细数。治以原法出入，加以消食化积。在原方基础之上，去白蒺藜、淡竹叶，加白菊花 5g，花槟榔 5g。再进 14 剂。

2018 年 1 月 30 日三诊：患儿药后睡时发作 1 次，左足抽搐，无面色发青，无口中流涎，无头痛，但反复出现脐周作痛，疼痛可忍，胃纳一般，二便无殊，舌质红，苔薄，脉弦细数。在原方基础之上，生白芍加量至 6g，改郁金为枳壳 5g，改蝉衣为延胡索 5g，去蔓荆子、花槟榔，加入炒柴胡 5g。再进 14 剂。

2018 年 2 月 13 日四诊：患儿药后癫痫未发，头痛未作，脐周疼痛程度减轻且次数减少，纳食、二便均无殊，舌红，苔薄，脉仍弦细数，但较前平缓，治以原法出入。在原方基础之上，改川芎为丹参 6g，去炒枣仁，加入香附 6g，再服 14 剂，服法同前。四诊后，患儿临床症状基本消失，随访至今，癫痫未再发作。

参考文献

1. 宣桂琪. 浙江中医临床名家宣桂琪［M］. 杭州：科学出版社，2019.

2. 宣桂琪. 中药治疗小儿多发性抽动症 56 例疗效观察［J］. 浙江中医学院学报，1996，20（5）：12–13.

3. 宣桂琪，王晓鸣，陈玉燕. 高热惊厥患儿的体质调查与防治［J］. 浙江中医杂志，1997，（9）：4.

4. 宣晓波，陈健. 宣桂琪主任辨治小儿哮喘与提高疗效的思路［J］. 浙江中医药大学学报，2013，37（7）：851–853.

5. 宣晓波，沈丹平，张慧婷，等. 宣氏儿科分期预防热性惊厥复发经验［J］. 中华中医药杂志，2019，34（11）：5021–5023.

郑启仲（1944—），男，河南清丰人，河南中医药大学第一附属医院主任医师、教授，首批中国中医科学院全国中医药传承博士后合作导师，1992年10月当选中国共产党第十四次全国代表大会代表，1991年7月享受国务院政府特殊津贴，1989年9月国务院授予全国先进工作者称号，1992年人事部授予中青年有突出贡献专家，第三、四、六批全国老中医药专家学术经验继承工作指导老师，第二批全国名老中医药专家传承工作室专家。郑启仲曾任中华中医药学会儿科分会副主任委员、世界中医药学会联合会儿科专业委员会常委等职，现任中国中医药研究促进会小儿推拿外治专业委员会副主任委员、仲景书院"仲景国医导师"等，在50余年中医儿科临床、教学、科研工作中，提出学术新见解多项，获河南省重大科技成果奖1项、省厅级科技进步奖8项、国家发明专利5项，编著《新生儿疾病》《郑启仲儿科经验撷粹》《郑启仲儿科医案》《郑启仲中医儿科用药经验》《郑启仲经方名方应用经验》《儿科名医郑启仲从医录》《中原历代中医药名家文库现当代卷·郑启仲》《跟国家级名老中医郑启仲做临床》等专著，参编《临床儿科》《伤寒论讲解》《中医男科学》《实用中医儿科学》《珍本医籍点校·诚书》等学术著作19部，发表学术论文100余篇，获中华中医药学会"儿科发展突出贡献奖"、河南中医事业"终身成就奖"。

一、学术建树

郑启仲自1960年参加工作从医，经历了坎坷艰辛的学医之路，师从儿科名家王志成、王瑞五先生，深得两位恩师真传。后赴中国中医研究院（现中国中医科学院）研究生班深造，得到王琦大师等老师的悉心教导，心窗大开，经典理论得到全面提升。郑启仲临证注重向名师请教，先后得到全国儿科大家王伯岳、江育仁、张奇文、王烈、刘弼臣、王静安、黄明志等前辈的谆谆教诲，这对其学养、学术建树的提高发挥了重要作用。

1."从肝论治"的儿科学术思想

郑启仲在半个多世纪的儿科临证实践中，深研中医经典，全面继承钱乙"五脏论治"的学术思想和万全"五脏之中肝常有余，脾常不足，肾常虚，心热为火同肝论，娇肺易伤不易愈"的学术观点，经过反复的实践探索，逐步形成了"从肝论治"的儿科学术思想，主要体现于四个特点、五种形式、六种方法之中。

四个特点：

（1）阳常有余，热病居多。

（2）逼子成才，肝易抑郁。

（3）诸脏之病，多与肝系。

（4）从肝论治，莫忘理脾。

五种形式：

（1）肝常有余，木动风摇。

（2）脾常不足，土壅木郁。

（3）心常有余，木火相煽。

（4）肺常不足，木火刑金。

（5）肾常不足，水不涵木。

六种方法：

（1）清肝解热法　郑启仲说："小儿多热证，热极易生风，清热防动风，儿科第一功。"擅在辨证遣方基础上加用蝉蜕、僵蚕、羚羊角等，以防肝热动风。

（2）平肝清心法　用于肝心同病之证，以导赤散、泻青丸为主方。

（3）镇肝息风法　用于阴虚阳亢、肝风内动之证，以镇肝熄风汤为主方。

（4）镇肝止咳法　用于肝肺同病之"木火刑金"证，以镇肝止咳汤（郑启仲经验方）为主方。

（5）疏肝和胃法　用于肝胃同病之肝失疏泄、横逆犯胃证，以四逆散、小柴胡汤、左金丸为主方。

（6）疏肝理脾法　用于肝脾同病之肝郁脾虚、肝脾不和证，以逍遥散、疏肝乐食汤（郑启仲经验方）为主方。

2. 提出"顿咳从肝论治"理论，立"镇肝止咳"法，制"镇肝止咳汤"方

郑启仲在研读《素问·咳论》时，发现顿咳与肝的密切关系。

（1）顿咳的发病多在春季。《素问·咳论》曰："五脏六腑皆令人咳，非独肺也……五脏各以其时受病……乘春则肝先受之。"

（2）临床的典型症状，如"咳发必呕，牵制两胁"（《本草纲目拾遗》）。咳时两手握拳，随咳挛动不止、面红目赤、涕泪交迸、咳呕胆汁，甚则抽风昏厥等，皆与肝系。

（3）咳嗽发作多在午后至子时为重，正与"肝病者，平旦慧，下晡甚，夜半静"（《素问·脏气法时论》）相一致。

（4）顿咳多在春季发病，痊愈则在六七月份，也与"病在肝，愈于夏"（《素问·脏气法时论》）相符。

郑启仲提出，顿咳的病因病机与治法为"其感在肺，其病在肝；木火刑金，风痰相搏；其咳在肺，其制在肝；治从肝论，镇肝止咳"，据此立"镇肝止咳"法，制"镇肝止咳汤"。组成：柴胡6g，白芍9g，代赭石9g，青黛1g，炒僵蚕6g，胆南星3g，甘草3g。以上为3～5岁用量，可随年龄增减，每日1剂，水煎，分2～3次服。经对210例百日咳患儿进行疗效观察，以7天为观察时限，结果：显效168例，占80%；有效37例，占17.60%，总有效率97.60%。在此基础上进行科研设计，对240例百日咳患儿进行临床疗效观察，结果：镇肝止咳汤组总有效率95.40%。麻杏石甘汤对照组总有效率71.70%。镇肝止咳汤的疗效明显高于麻杏石甘汤对照组（$P<0.01$）。

郑启仲所撰写论文《论顿咳从肝论治》在《山东中医学院学报》1986年第1期发表，同年被收入英国科技信息库。《山东中医杂志》编辑部丛林教授撰文称《论顿咳从肝论治》为"有真知灼见的文章"。1986年7月31日，新华通讯社以"医师郑启仲治疗'百日咳'有效新方"为题发了通稿："新华社郑州7月31日电（记者解国记），河南省清丰县人民医院副主任医师郑启仲，一改前人从肺入手治疗'百日咳'旧法，新辟蹊径，从肝论治，总有效率达97.6%。"全国各省市自治区30多家报纸做了转载。江育仁、刘弼臣、张奇文、王琦等国内11位著名专家鉴定认为："百日咳从肝论治的见解，独辟蹊径，别树一帜，在国内外尚未有人提出。它深刻、准确地揭示了百日咳的病理机制，对临床极具指导意义，是中医研究百日咳在理论上的新突破。镇肝止咳汤的临床疗效达国内领先水平。该研究运用我国中医药优势，开发出新的方药，在理论和实践上取得了重要成果，系我国首创。"该研究于 1989 年获河南省科技进步奖。

3. 提出小儿"秋季腹泻"因燥起新见解，立"清燥止泻"一法，制"清燥止泻汤"一方

"秋季腹泻"是由轮状病毒感染引起的一种急性传染性肠炎。郑启仲在《黄帝内经》《温病条辨》理论指导下，通过对 486 例患儿的临床观察，总结出秋季腹泻的 3 个特点：①流行多在立冬至小雪之间；②发病多是 6～18 个月小儿；③发病初期有发热、咳嗽等肺系症状，吐泻并作，伤阴明显。

郑启仲于 1995 年提出小儿"秋季腹泻"因燥起的学术见解，运用中医运气学说对其病因病机、临床特点等进行了深入研究，认为小儿"秋季腹泻"有以下四个方面的特点。

（1）病发初冬，燥邪当令　486 例资料统计中，立冬前发病的 42 例（占 8.60%），小雪后发病的 36 例（占 7.41%），立冬至小雪之间发病的 408 例（占 83.97%）。

（2）燥金克木，专病小儿　486 例中 6 个月以下者 12 例（占 2.47%），18 个月以上者 21 例（占 4.32%），6～18 个月者 453 例（占 93.21%）。

（3）燥极而泽，病发泄泻　《素问·至真要大论》3 次提及燥邪致泻："阳明司天，燥淫所胜，民病……腹中鸣，注泻鹜溏。""阳明之胜，清发于中，左胠胁痛溏泻。""阳明之复……腹胀而泻。"在该篇阐述六淫致泻中，燥邪为提及次数最多的一淫。

（4）燥邪为病，表里俱伤　"秋季腹泻"患儿常以流涕、喷嚏、发热、咳嗽等上呼吸道感染症状起病，这正是燥邪伤肺的临床表现，与雷少逸在《时病论·秋燥》中"燥气袭表，病在乎肺，入里则在肠胃"的论述相一致。燥邪入里，伤及胃肠，随之呕吐腹泻并作。

作为燥邪致病，"秋季腹泻"同样有温燥、凉燥之分。

温燥泄泻，治以升清降浊，清燥止泻。方选清燥止泻汤 1 号（郑启仲经验方），组成：炒僵蚕 3～6g，蝉蜕 3g，姜黄 1～2g，大黄 1～2g，苏叶 3g，黄连 1～2g，乌梅 6g，甘草 3g。每日 1 剂，水煎，频服。

凉燥泄泻，治以升清降浊，温胃止泻。方选清燥止泻汤 2 号（郑启仲经验方），组成：苏叶 3g，姜半夏 3g，干姜 1～3g，炒僵蚕 3g，蝉蜕 3g，煨乌梅 3g，炙甘草 3g。每日 1 剂，水煎，频服。

郑启仲论文《秋季腹泻因燥热起》1993 年首投在青岛召开的全国中医儿科学术会议，后在《光明中医》1995 年第 4 期发表。郑启仲在文末写道："我们带着诸多疑问，运用运气学说理论进行了深入的分析研讨，结果发现与燥邪致病的特点相合，因此，我们提出了'秋季腹泻'因燥起的见解，首倡燥邪致泻新说。并且认为'湿邪致泻病在脾，燥邪致泻病在胃'，因水流湿，火就燥，同气相求，自气盛者而恶之。我们这一观点来源于《黄帝内经》，受明清温病学说的启发，运用于临床获得验证。"

二、临证经验

1. 从"痰瘀虚"治疗小儿肾病综合征

小儿肾病综合征是多种病因引起的肾小球疾病，是以大量蛋白尿、低蛋白血症、高血脂及不同程度的水肿（三高一低）为主要特征的临床症候群，被视为慢性肾病中最为棘手的病变之一。郑启仲经过长期的理论研究和临床实践，提出了从"痰瘀虚"论治小儿肾病综合征的见解，制

"清漾汤"一方，取得了良好的疗效。

郑启仲认为，"虚生痰瘀，痰瘀致虚，痰瘀虚互为因果"是小儿肾病综合征的主要病机。小儿肾病综合征为"本虚标实"之证，本虚，为肺、脾、肾三脏亏虚；标实，即"痰浊瘀血阻滞肾络"。治当以"化痰、活瘀、补虚"为法，据此见解制"清漾汤"一方（肾主水，清即水清；漾即碧波荡漾，取肾病康复之意），组成：猫爪草10g，炒僵蚕10g，益母草15g，炒地龙6g，黄芪15g，菟丝子15g，金樱子10g。每日1剂，水煎，分2次服。以上为5～7岁用量，可随年龄增减。

清漾汤是治疗小儿肾病综合征的基本方，临床运用要结合辨证配伍，如：①肺脾气虚证，合四君子汤加减；②脾肾阳虚证，合真武汤加减。③肝肾阴虚证，合大补阴丸加减；④气阴两虚证，合人参五味子汤加减。

2. 用"升清降浊"法治疗儿童多发性抽动症

多发性抽动症是一种儿童期起病，以慢性多发运动抽动和（或）发声抽动为特征的慢性神经精神障碍性疾病，常伴有强迫、多动等行为和情绪障碍。郑启仲经多年研究提出，抽动症的病机为"痰邪内扰，气机失调，升降失常，肝风内动"。临床依据"症多怪异，当责之痰；脾常不足，多痰之源；升降失常，气机失调"制"升清降浊制动汤"，简称"升降制动汤"。组成：炒僵蚕6g，蝉蜕6g，姜黄6g，大黄3g，制白附子3g，全蝎3g，白芍10g，穿山龙10g，莲子心3g，甘草3g。每日1剂，水煎，分2次服。以上为5～7岁用量，可随年龄增减。

升降制动汤的加减运用：①脾虚肝亢证，酌加炒白术、清半夏、天麻等；②痰火扰心证，酌加黄连、远志、石菖蒲等；③肝郁化火证，酌加龙胆草、栀子、钩藤等；④水不涵木证，酌加生龙骨、生牡蛎、生龟甲等。

3. 经方五法治疗儿童发作性睡病

发作性睡病，是一种白天不可抗拒的短期发作性睡眠，伴猝倒、睡眠瘫痪、入睡前幻觉等主要症状，属于中医学"嗜睡""多寐""饭醉""昏厥"等范畴，严重影响患者的生存质量。郑启仲从辨证求本入手，运用经方五法治疗，取得较好疗效。

（1）调和营卫法　患者以营卫失和，白天多寐为主症。治宜调和营卫，燮理阴阳。以桂枝汤为主方。药物：桂枝、白芍、生姜、大枣、炙甘草、煅龙骨、煅牡蛎、远志、石菖蒲、黄芪、红景天。

（2）和解少阳法　患者以少阳枢机不利，白天睡眠频发为主症。治宜和解少阳，疏肝利胆。以小柴胡汤为主方。药物：柴胡、清半夏、黄芩、栀子、淡豆豉、郁金、石菖蒲、远志、青皮。

（3）降浊和胃法　患者以寒热错杂，升降失常，白天多眠为主症。治宜升清降浊，调和脾胃。以半夏泻心汤为主方。药物：姜半夏、黄连、黄芩、干姜、瓜蒌、枳实、厚朴、大黄、焦山楂、炒神曲。

（4）利湿健脾法　患者以湿困脾阳，体胖多眠为主症。治宜利湿化饮，温阳醒脾。以苓桂术甘汤为主方。药物：茯苓、桂枝、炒白术、藿香、炒薏苡仁、益智仁、白芥子、生姜、甘草。

（5）温肾暖肝法　患者以肝肾阳虚，白天多寐为主症。治宜温肾暖肝，开窍醒脑。以麻黄细辛附子汤合吴茱萸汤为主方。药物：麻黄、细辛、制附子、吴茱萸、红参、干姜、大枣、鹿角胶、益智仁、炙甘草。

三、典型病案

1. 麻疹：麻毒内陷，肺炎心衰案

杨某，男，6岁。1967年3月2日入住儿科。

主诉：发热、咳喘 11 天。

患儿 11 天前始发热、咳嗽、流涕，按风热咳嗽治疗不效，以"上呼吸道感染"住院。经用青霉素、地塞米松等及中药麻杏石甘汤，高热见退而喘促加重，邀请郑启仲会诊。症见：嗜睡神疲，面色青灰，喘促痰鸣，口唇发绀，皮肤灰色疹点隐隐，四肢欠温，腹部凹陷，肝大，脾未触及，呕恶不食，下利清谷。体温 35.5℃，心率 127 次 / 分，呼吸 43 次 / 分。两肺可闻细小湿啰音。舌淡紫，苔白滑，脉细数。西医诊断：麻疹肺炎合并心衰。中医辨证为疹毒内陷，心阳虚衰。治法：暖中补土，回阳救逆。予桂附理中汤加减。处方：肉桂 6g，制附子 9g（先煎），红参 9g，炒白术 9g，干姜 6g，炙甘草 6g。1 剂，水煎，徐徐与之。

3 月 3 日二诊：神志清，面灰减，四肢温，喘轻泻减。体温 36℃，心率 90 次 / 分，呼吸 28 次 / 分。两肺啰音明显减少。处方：肉桂 6g，制附子 6g（先煎），人参 9g，炒白术 9g，干姜 6g，五味子 6g，丹参 9g，炙甘草 6g。再进 2 剂。

3 月 5 日三诊：阳复脉通，喘平痰消，泻止纳增。舌淡红，苔薄白。处方：人参 6g，炒白术 6g，茯苓 6g，姜半夏 3g，陈皮 3g，五味子 6g，炒白果仁 6g，款冬花 6g，炙甘草 6g，生姜 2 片，大枣 2 枚。再进 7 剂，诸症悉平，痊愈出院。

2. 高血钙症：厥阴阳明合病案

骆某，男，17 岁。2000 年 10 月 15 日初诊。

主诉：头痛十余天。

患者因恶心、呕吐、头痛，于 2000 年 10 月 3 日入住当地县医院治疗。经静脉补液、止吐、镇痛等对症治疗 11 天，病情日见加重而转诊。既往病史：患者 12 岁患类风湿性关节炎，于 2000 年 7 月到某省一家关节炎专科医院，注射一种红色针剂（品名不详）3 月余。近 1 个月来，因出现食欲减退、口渴多尿、头痛呕吐而住院治疗。入院诊断：头痛、呕吐原因待查。检查发现血清钙 3.2mmol/L（正常值 2.1 ～ 2.55mmol/L），住院诊断：①高血钙症；②尿崩症（待查）。补液、平衡电解质和对症治疗不效。症见：形体消瘦，精神不振，时而呕吐，头痛连及颠顶，烦躁呻吟，多尿多饮，大便秘结，舌淡苔白滑，脉弦细。中医诊断：厥阴头痛。辨证为肝寒犯胃，寒凝厥阴。予吴茱萸汤加减。处方：吴茱萸 10g，人参 10g，生姜 15g，大枣 5 枚（切）。1 剂，水煎，频频予之。次日，呕吐、头痛明显减轻，原方再进 2 剂。

10 月 18 日二诊：呕吐、头痛止，多尿多饮减轻，舌转淡红，苔薄白，然大便已 3 日未行。查血清钙 2.74mmol/L。改投调胃承气汤：生大黄 10g，玄明粉 10g（化，兑），甘草 10g。3 剂，每日 1 剂，水煎，空腹服。

10 月 21 日三诊：服上方后大便日 1 ～ 2 次，呕吐、头痛又起，虚寒之象复现。改上述两方并投。吴茱萸 10g，人参 10g，生姜 15g，大枣 5 枚（切）。3 剂，每日 1 剂，晨服。生大黄 10g，玄明粉 10g（化，兑），甘草 10g。3 剂，每日 1 剂，睡前服。

10 月 24 日四诊：呕吐、头痛止，大便通利，多尿多饮已消，饮食倍增，舌淡红，苔薄白，脉缓。上两方减量同上法再进各 5 剂，诸症悉平。11 月 16 日复查血清钙 2.4mmol/L 而告痊愈，随访五年未见复发。

3. 痿症：皮肌炎案

朱某，女，11 岁。1992 年 10 月 6 日初诊。

主诉：患皮肌炎 2 年。

患儿于 2 年前全身皮肤出现红斑，经北京某医院诊为"皮肌炎"住院治疗 3 个月后病情缓解而出院，每日服泼尼松 20mg 维持。近半年来病情出现反复，红斑增多，两下肢无力。症见：

面部及全身遍布红斑，色紫暗，双下肢浮肿，四肢无力以下肢为重，下蹲后不能起立，大便溏，小便清，舌体胖，质淡紫，苔白腻，脉沉细。中医诊断：痿症。辨证为气虚血瘀，脾虚痰结。治法：益气活瘀，化痰散结。予补阳还五汤合四妙丸加减。处方：黄芪 30g，当归 6g，赤芍 6g，川芎 6g，红花 6g，鸡血藤 10g，苍术 15g，怀牛膝 10g，黄柏 6g，炒薏苡仁 15g，桂枝 10g，蜈蚣 1 条。每日 1 剂，水煎，分 2 次服。

11 月 8 日二诊：上方连服 28 剂，自觉四肢较前有力，红斑紫暗转红，皮下结节无明显缩小，舌质淡紫，苔薄白，脉沉。守法加化痰、软坚、散结之品。处方：黄芪 60g，当归 10g，赤芍 10g，红花 10g，川芎 10g，鸡血藤 15g，苍术 30g，怀牛膝 15g，炒薏苡仁 15g，桂枝 10g，夏枯草 15g，昆布 10g，海藻 10g，生牡蛎 15g，半夏 6g，陈皮 6g。

12 月 15 日三诊：上方连服 35 剂，病情进一步好转，下蹲后可自起立，红斑开始消退，结节变软变小，下肢浮肿减轻，舌质淡红，苔薄白，脉较前有力。自行停用泼尼松。上方黄芪加至 90g，再进。

2 月 3 日四诊：上方服 42 剂，即共服至 105 剂时，诸症趋平，全身红斑大部消退，结节大部消散，已能自行下蹲、起立及走路。经北京原住院医院复查血清肌酸磷酸激酶等基本正常，家长及患儿信心倍增，继续中药治疗。处方：黄芪 90g，当归 10g，丹参 15g，鸡血藤 15g，苍术 15g，怀牛膝 15g，炒薏苡仁 15g，桑寄生 15g，续断 15g，生牡蛎 15g，昆布 10g，海藻 10g，半夏 10g，陈皮 10g。守法出入，服 60 剂后，诸症基本消失，入校学习。为防复发，改隔日 1 剂，连服 3 个月，至 1993 年 6 月诸症悉平，停药观察。再去北京复查，实验室检查正常。后连续 3 年赴北京复查均未见异常。随访 10 年未见复发。

参考文献

1. 郑启仲. 论顿咳从肝论治 [J]. 山东中医学院学报，1986，（1）：7-9.

2. 郑启仲，于建华，程月梅，等. 百日咳从肝论治 480 例的临床观察 [J]. 中医杂志，1989，30（10）：24-25.

3. 郑启仲，张雷风，郑宏. 小儿秋季腹泻因燥热起 [J]. 光明中医，1995，（4）：11-14.

4. 郑宏等. 郑启仲儿科经验撷粹 [M]. 北京：人民军医出版社，2013.

盛丽先（1944—），女，浙江杭州人，浙江中医药大学教授、主任中医师、硕士生导师，浙江省名中医，全国第五批老中医药专家学术继承指导老师，全国名老中医药专家盛丽先传承工作室指导老师。盛丽先学术上重视顾护脾胃、斡旋中土以适应小儿脾常不足之特性，临床善于运用和法治疗儿科病证以适应小儿易寒易热、易虚易实之病理特点，处方用药轻灵活泼，以适应小儿脏气清灵、随拨随应之生理特点。

盛丽先在 50 余载中医工作中，兢兢业业诊治儿疾、培养后学、发展壮大浙江省中医儿科事业，主编、编著出版学术著作十余部，学生遍布省内外。

一、学术建树

盛丽先 1967 年毕业于浙江中医学院（现浙江中医药大学）中医专业，在基层医疗工作十余年，1979 年重返母校攻读中医儿科硕士研究生，师从浙派名医马莲湘、詹起荪两位儿科名老中医，于 1982 年开始从事中医儿科临床、教学、科研至今，主要学术建树如下。

1. 提出风药治疗儿科多种病证的理论依据和临床运用

"风药"的理论首见于张元素的《医学启源》，张氏将常用药物分为 5 类，即"风升生、热浮长、湿化成、燥降收、寒沉藏"，"风升生"类药物即是风药的基本概括。张元素弟子李东垣进一步完善和发展了"风药"理论研究，首次明确提出"风药"之名，认为风药是统指一类具有升发、疏散特性的药物。现代临床风药多泛指具有祛风解表、止痉、通络、除湿及平肝息风功效的中药，以荆芥、防风、柴胡、升麻、葛根、薄荷、蝉蜕等为代表。

"风为百病之长""风性善行而数变"，小儿形气未充，藩篱疏松，易于感触风邪而发病。正如《灵枢·五变》所云，"肉不坚，腠理疏，则善病风"，盛丽先认为风药升散向上，质轻可去实，味薄无碍胃气，尤适合小儿"脏气清灵"的生理特点和"轻灵活泼"的处方原则，无论病证是否以风邪为主要病因均可配伍运用。

（1）风药在小儿肺系疾病的运用　"伤于风者，上先受之"，肺为五脏华盖，易受风邪侵袭。小儿"肺常不足"，肺卫祛邪无力而致风邪稽留，病程迁延。风邪袭肺可引起感冒、乳蛾、喉痹、肺炎喘嗽等急性肺系疾病，治疗时须遵"风邪致病，法当散之"的原则。风药走表，疏腠理、宣肺气，以达到解除表邪的目的，如治疗小儿感冒，常选择质轻味薄的荆芥、防风、桑叶、薄荷、蝉蜕等风药疏风透表。咽炎、喉炎、扁桃体炎等有咽痒即咳症状者均为风邪未净，宜配伍荆芥、防风、蝉蜕等风药疏风宣肺，因势利导。风邪恋肺可致反复呼吸道感染、慢性咳嗽、哮喘、鼻衄等慢性肺系疾病，治疗时须遵"疏其血气、令其调达"的原则。哮喘缓解期、反复呼吸道感染恢复期可合玉屏风散，正如古人谓："治风者，不患无以驱之，而患无以御之；不畏风之不去，而畏风之复来。"

（2）风药在小儿脾系疾病的运用　风药升生，而"脾气主升"，"脾以升为健"，治疗脾系疾病时配伍风药可顺应脾阳升发之性。盛丽先认为在鼓舞中州的同时，风药之应用必不可少，只一两味便可起到良好疗效。如治疗小儿泄泻，见泄下水样便，色青夹泡沫，肠鸣者，配伍防风、羌活等祛风燥湿之品，取其质地轻扬、能散能走之性，使脾胃健运，泄泻自止。治疗小儿厌食，配伍藿香、柴胡等风药芳香醒脾，疏泄肝气，斡旋全身气机。

（3）风药在小儿肾系疾病的运用　小儿肾系疾病主要表现为浮肿、血尿、蛋白尿，与肺、脾、肾功能失调，风邪、湿邪内蕴有关，虚实夹杂。盛丽先认为在肾系疾病的治疗中配伍风药，可疏表达邪，升阳胜湿，使三焦通调，水谷精微归其正道。如治疗小儿肾病综合征，加防风、羌活、荆芥等味薄之品，使清阳得升、浊阴得降、精微固藏，水湿泛滥之变自可防治。

2. 提出五型辨证治疗小儿慢性咳嗽的学术观点

咳嗽是儿童呼吸系统疾病最常见的症状之一，其中咳嗽病程超过4周的定义为慢性咳嗽。一般论述的慢性咳嗽多侧重于非特异性咳嗽，《中国儿童慢性咳嗽诊断与治疗指南》指出，引起我国儿童慢性咳嗽病因的前3位分别是咳嗽变异性哮喘、上气道咳嗽综合征和呼吸道感染后咳嗽。盛丽先认为，慢性咳嗽的中医病机可概括为肺气失于宣降、脏腑失于调和，病位主要在肺，也可涉及脾、胃、肝、肾，其病性有寒热虚实的不同，临床常具体表现为邪恋正虚、营卫失和、表里同病、虚实夹杂、寒热错杂。体质是临床表现差异的内在因素，不但决定了慢性咳嗽患儿对于某些致病因素的易感性，而且也决定着某些证型的演变方向。另一方面，儿童慢性咳嗽的中医诊治可借助现代医学的病因研究，实践也证明中医的"证"与现代医学的"病"具有一定互参性。

盛丽先在长期临床实践中以中医四诊为基础，结合患儿体质因素，提出分以下五型辨证治疗小儿慢性咳嗽。

（1）肺虚失固，风邪久恋　辨证要点为清晨发作性咳嗽，鼻塞流涕或鼻痒多喷嚏，平时多汗，遇风遇寒则咳嗽加剧，舌质偏淡或如常，苔薄腻，脉细滑。治以益肺固表、疏风宣窍，以玉屏风散合桂枝汤、苍耳子散加减。

（2）风燥伤肺，咽失濡养　辨证要点为咽喉干燥不舒或有异物感，单声干咳或清嗓，常咽痒即咳，入睡后不咳，遇感冒则咳嗽加剧，舌质偏红或如常，舌苔薄净或花剥，脉细弦。治以祛风润燥、养阴濡咽，以养阴清肺汤加减。

（3）热痰郁肺，肺失清肃　辨证要点为咳嗽以白天为多或昼夜均有，痰多质稠不易咯，咽红，大便偏干，舌质偏红，苔白腻或黄腻，脉弦滑。治以清肃化痰、宣畅肺气，以清气化痰汤合桑白皮汤加减。

（4）湿痰阻肺，脾失健运　辨证要点为咳嗽痰多或喉中痰声辘辘，胃纳欠振或大便溏烂，舌质正常或偏淡，苔白腻，脉细滑。治以健脾化痰、肃肺止咳，以二陈汤合止嗽散加减。

（5）痰食互滞，肺胃失和　辨证要点为咳嗽以前半夜为甚，痰多黏稠，睡眠不宁，喜踢被褥或伴低热，手足心热，喜露棉被之外，兼见胃纳欠振或喜食肥甘，大便干燥或臭秽，舌质偏红，苔白腻或黄腻，脉弦滑。治以消积导滞、理气化痰，以保和丸加减。

3. 扩大和法在儿科病证中的运用

和法，即以调和之法解除病邪，盛丽先将和法用于小儿营卫失调、肝脾不和、半表半里、寒热夹杂等诸多病证。盛丽先认为和法既兼顾有余，又照顾不足，调和失调的脏腑功能，恢复不和的阴阳气血，所谓"阴平阳秘，精神乃治"。和法既适合小儿稚阴稚阳之生理，又符合小儿易寒易热、易虚易实之病理特点，临床治疗中可采用调和营卫、调和肝脾、表里双解、温凉并用等法，结合小儿病情及体质而辨证选用。

（1）调和营卫　常用于小儿反复呼吸道感染、肾病综合征缓解期或恢复期，症状反复但不甚，伴多汗、时有低热等，代表方为柴胡桂枝汤。柴胡桂枝汤为小柴胡汤和桂枝汤的合方，小柴胡汤从少阳之枢达太阳之气，逐在外之邪；桂枝汤"外证得之解肌和营血，内证得之化气调阴阳"，两方合二为一，扶正祛邪，契合正虚邪恋之病机。

（2）调和肝脾　常用于小儿脾胃系病证，以四逆散为基础方。如急性胃炎、呕吐者合温胆汤；厌食患儿苔白腻者合二陈汤加砂仁；苔少者加乌梅、芍药、石斛；肠痉挛腹痛者重用白芍，加乌梅、延胡索；胃、十二指肠溃疡疼痛者合小建中汤等而获效。

（3）表里双解　常用于小儿外感发热，外寒内热之证，以经验方退热五味汤为代表，药用柴胡、葛根、羌活、白芷、三叶青（或黄芩、石膏），宗柴葛解肌汤法，以辛温配辛寒，表里双解，在表开通玄府、引热外泄，在里清透蕴热、使邪去热退。

（4）温凉并用　常用于小儿肺系病证，如治疗小儿感冒或外感咳嗽初起，以经验方疏宣七味汤为基础方，药用桔梗、甘草、荆芥、防风、蝉衣、僵蚕、薄荷。以荆芥、防风与蝉衣、薄荷配伍，佐以桔梗、甘草、僵蚕。全方微温微凉，不寒不热，药性平和，能疏风宣肺、散结利咽，无论风寒、风热感冒或咳嗽，或相互转化、相互夹杂，均可祛邪外达而无闭门留寇之弊。

二、临证经验

1. 以经验方疏肝健脾汤为治疗小儿脾胃系病证的基础方

《素问·平人气象论》说："人以水谷为本，故人绝水谷则死，脉无胃气亦死。""脾胃者，仓廪之官也。"后天之本的强弱直接关系到其他脏器的强弱，关系到人整体的强弱。小儿脾常不足，加之后天喂养不当，多食或者强迫进食，加重脾胃负担，不仅病脾胃者多，而且容易滋生他脏疾病。盛丽先认为无论本脏之病或他脏之疾，中土脾胃，生化之源，宜护不宜伐，宜运不宜滞，常用临证创制的经验方疏肝健脾汤（柴胡、白芍、枳壳、炙甘草、姜半夏、陈皮、茯苓、白术、桔梗），本方来源于四逆散、二陈汤。四逆散调和肝脾，二陈汤健脾燥湿，加白术则内含《金匮要略》枳术汤，白术量应多于枳壳，以补中为主，辛散温通为辅，加桔梗为枳桔汤，一升一降，相互制约，相互为用，助其升清降浊之枢机，共奏补而不滞，消不伤正，健脾和胃，消食化积，消痞除满之功。

疏肝健脾汤为治疗儿童脾胃系疾病的基础方，无论寒热虚实，酌情加减 1~2 味药即可，去柴胡加太子参即为六君子汤加味，可用于脾胃虚弱的厌食；加生姜、竹茹含温胆汤之意，可用于肝胃失和的呕吐；加消导剂即可消积运滞，治疗食积、呕吐、腹痛等。需要注意的是，舌质红苔花剥者，属胃阴不足，不宜使用本方。

2. 从脾治肾论治小儿频复发肾病综合征

儿童肾病综合征是儿童时期较常见的泌尿系统疾病，经糖皮质激素规范治疗后，大部分可获缓解，但有不少患儿复发、频复发，积极防治频复发是目前医疗界治疗肾病的热点和难点。盛丽先经过二十余年临床实践，发现中医药的参与能极大提高激素及免疫抑制剂的治疗效应，减少其副作用，调整机体免疫力，预防呼吸道感染，从而降低复发率，提高肾病综合征的缓解率和治愈率。

盛丽先认为小儿频复发肾病的病理特点是本虚标实。正虚为本，主要表现在肺、脾、肾三脏不同程度的虚损；邪实为标，主要是外感、水湿、湿热、瘀血等。肺虚感邪、脾虚湿困、肾虚水泛，日久化热致瘀，表现为虚实夹杂、寒热错杂、病情反复、迁延不愈的临床特点。小儿频复发肾病病机复杂，盛丽先结合临证探索，从医理"上下交损，当治其中"悟出治疗小儿频复发肾病的机转枢纽在脾。脾执中央而运四傍，脾不升清，则浊气亦不得下降，清浊不分，杂陈而下；又脾病不能制水则下注乘肾，肾开阖之用失司，出现水肿、蛋白尿等各种代谢失常病变。盛丽先从以下三个方面丰富了肾病治脾的学术观点。

（1）从脾治肾为基本大法　"肾之蛰藏，必藉土封之力"，从脾治肾不仅使后天化生的水谷精微能源源不断地补充肾所藏的先天之精，且脾土健旺能制水伏火。水得土制即可停蓄，火得土伏即可久存。肾为水火之宅，土旺则水火安宅，真阴真阳得以潜藏。阴阳相互资生，相互制约，才能不断发挥其"肾者主蛰，封藏之本，精之处也"的生理职能。

（2）固元汤为基本方药　本方化裁于李东垣从脾治肾的升阳益胃汤和董宿补土伏火之封髓丹，由黄芪、太子参、白术、茯苓、防风、甘草、黄柏、砂仁、玉米须等组成。全方健脾升清降浊，补土伏火制水，使五脏六腑之精气纳归于肾，水火相济，肾中精气方可固摄有度，不致外泄，充分体现了从脾治肾的治疗大法。

（3）辨证论治为基本原则　以固元汤为基本方，在辨证论治原则下加减，临床可起到执简驭繁的作用。脾肾气虚明显者重用黄芪至 15～30g；脾肾阳虚证去黄柏、砂仁，加附子、干姜、桂枝等温阳药，含附子理中汤、真武汤之意；阳虚水肿甚，桂枝、附子各重用 10g，酌加五皮饮利水消肿。肝肾阴虚证去防风、黄芪、太子参、白术，加六味地黄汤，含知柏地黄汤之意。湿热困阻轻则合三仁汤、二陈平胃散加减，甚则合甘露饮加减。营卫失和治以柴胡桂枝汤加减。

3. 辨病辨证结合，精选主方辨治小儿紫癜性肾炎

小儿紫癜性肾炎是继发于过敏性紫癜的常见继发性肾小球疾病，其轻重程度差别较大，西医临床常分为以下 7 种类型：孤立性血尿型、孤立性蛋白尿型、血尿和蛋白尿型、急性肾炎型、肾病综合征型、急进性肾炎型、慢性肾炎型。

盛丽先认为小儿紫癜性肾炎的病因病机涉及外感、内伤诸多方面。风、热、寒、湿之邪入侵是其病之外因，肺、脾、肾三脏功能失调是其病之内因。封藏失职、精微外泄、湿浊（湿、热、毒）之邪内蕴是其主要发病机理，本病属本虚标实、虚实夹杂的病证。在治疗上，盛丽先采取辨病辨证、精选主方的策略，辨病探的是紫癜性肾炎的不同临床类型，辨证究的是不同的中医证候。

（1）孤立性血尿型、血尿和蛋白尿型　中医辨证为热迫血行，以清瘟败毒饮（生石膏、知母、甘草、玄参、水牛角、生地黄、牡丹皮、赤芍、黄连、黄芩、山栀、桔梗、连翘、淡竹叶）加减。清瘟败毒饮来源于清代余师愚《疫疹一得》，具有清气凉血、解毒化斑之功效，以清为主，透发为佐，清透相合，使邪有出路。临床用方抓住两个要点：一是紫癜性肾炎急性起病阶段，表现为热证、实证；二是皮肤紫癜鲜红稠密，尿镜检红细胞较多，甚则肉眼血尿，舌质红苔黄腻，脉滑数。

（2）孤立性血尿型、急性肾炎型　中医辨证为湿热下注膀胱，以小蓟饮子（小蓟、生地黄、竹叶、通草、甘草、藕节、蒲黄炭、焦山栀、滑石、当归）加减；小蓟饮子来源于《重订严氏济生方》，药物多入心、小肠、膀胱经，使药物直达病所。临床用方抓住两个要点：一是肉眼血尿或镜下血尿为主；二是舌质偏红，苔薄黄或黄腻，脉滑数。处方中将木通改为通草，小蓟可重用至 15g，加白茅根 15～30g。

（3）孤立性血尿型、孤立性蛋白尿型、血尿和蛋白尿　中医辨证为脾胃虚弱，清阳不升，湿邪留恋或湿蕴化热，以升阳益胃汤（太子参、白术、茯苓、甘草、姜半夏、陈皮、黄芪、防风、柴胡、羌活、独活、黄连、泽泻、白芍）加减。本方源于李东垣《脾胃论》，原方主治脾胃虚弱、

清阳不升之病证，补中有散，发中有收，使气足阳升则正旺而邪伏矣。临床用方抓住两个要点：一是紫癜性肾炎迁延日久；二是面色欠华，容易疲劳，胃纳欠振，舌质不红，苔薄腻或苔不燥，脉细。临证一般去苦寒之黄连。

（4）肾病综合征型、慢性肾炎型　中医辨证为阴虚湿热，以甘露饮（生熟地黄、天冬、麦冬、石斛、黄芩、茵陈、甘草、枇杷叶、枳壳）加减。甘露饮源于《太平惠民和剂局方》，是临床用于阴虚湿热证的有效方剂，全方滋养阴液而不助湿，清利湿热而不伤阴，凡上中下阴虚湿热之病证加减用之多能获效。临床用方抓住两个要点：一是紫癜性肾炎属肾病综合征型或肾病肾炎型、慢性肾炎型，同时使用激素和（或）免疫抑制剂治疗者；二是舌质偏红或暗红，苔白腻或黄腻，脉细弦。

三、典型病案

1. 紫癜性肾炎案

宋某，男，11 岁。2011 年 12 月 26 日初诊。

主诉：反复双下肢皮疹伴尿检异常 6 年。

患儿因"反复双下肢皮疹伴尿检异常 6 年，再发 4 天"于 2011 年 11 月 7 日至 11 月 21 日在杭州某医院住院治疗，入院时有肉眼血尿，尿红细胞＞200 个 /HP，异形红细胞＞70%，尿蛋白（＋＋＋），24 小时尿蛋白定量 1276.2mg。住院肾穿病理：符合紫癜性肾炎（Ⅱ级）。出院诊断：过敏性紫癜；紫癜性肾炎（IgA 肾病待查）；急性扁桃体炎。出院复查尿红细胞（＋＋），尿蛋白（＋），24 小时尿蛋白定量 652mg。出院时仍服泼尼松 30mg，每日 1 次，骁悉 500mg（晨）、250mg（晚）等。出院 1 月后来我院中医门诊，中医四诊：过敏性紫癜、紫癜性肾炎反复六年，近 1 月来紫癜未发，尿检仍有微量蛋白尿、血尿，面色红润，容易出汗，入睡困难，胃纳正常，咽红，乳蛾红肿，大便干燥，2～3 日 1 行，小便色黄，舌质红，苔黄腻，脉细弦。尿常规：尿蛋白（±），尿红细胞（＋＋），隐血（＋＋＋），尿微量白蛋白 150mg/L。辨证为阴虚火旺，湿热内蕴。湿热蕴结，灼伤血络，肾精外泄，加之使用激素等阳热之品，阴液耗伤，阴虚火旺。治法：养阴凉血，清利湿热。予甘露饮加减。

处方：生地黄、熟地黄各 10g，天冬、麦冬各 10g，川石斛 10g，生甘草 6g，枳壳 6g，玉米须 30g，白茅根 30g，牡丹皮 10g，紫草 10g，砂仁 6g，黄柏 6g。14 剂。

2012 年 1 月 9 日二诊：患儿服药后尿检蛋白痕迹，尿红细胞（＋＋），大便转润，入睡好转，咽红，扁桃体红肿，舌红，苔薄腻，脉细弦。辨证为阴虚血热。治法：凉血止血，清利湿热。予小蓟饮子加减。

处方：小蓟 15g，生地黄 10g，通草 3g，淡竹叶 10g，甘草 6g，藕节 10g，蒲黄炭 10g，玉米须 30g，白茅根 30g，蝉衣 6g，僵蚕 6g，桔梗 6g。14 剂。

1 月 23 日三诊：尿检蛋白痕迹，尿微量白蛋白 90mg/L，尿红细胞（＋），咽红好转，扁桃体仍Ⅱ度肿大，不红，纳可，大便润，舌质偏红，苔薄，脉细弦。前方去蝉衣、僵蚕、桔梗，加乌梅炭 6g，生地榆 10g，加减服用近四月。

5 月 14 日四诊：尿蛋白阴性，尿红细胞（＋）少许，尿微量白蛋白 50mg/L。泼尼松已减为 5mg，每日 1 次，骁悉 250mg，每日 2 次。面色欠华，容易疲劳，胃纳欠振，舌淡红，苔薄腻，脉细。辨证为湿热未净，清阳不升。治法：益气健脾，升阳利湿。予升阳益胃汤加减，治疗 1 月余，尿检正常，停激素和骁悉，继予六君子汤合玉屏风散调理月余。复查尿常规、肾小管功能、血常规及生化均正常，随访要求 3 个月、半年、1 年复查，偶有红细胞及微量白蛋白。

2. 膜胀：土虚木亢案

韩某，男，58 天。2008 年 4 月 15 日初诊。

主诉：腹胀 40 余天。

患儿于出生后 18 天出现浑身肌肤晦暗，腹部胀满，不能平卧，平卧则憋气哭闹。无恶心呕吐，无腹泻，无发热。半月后腹胀憋气加重，哭声弱，面色发灰，体重不增，有时大便气体排出呈"爆炸样"，至杭州某医院就诊，当时即被收入消化科住院，入院诊断为"败血症、先天性巨结肠（待查）"。为进一步明确诊断先天性巨结肠，建议全麻下直肠活检。家长考虑幼儿太小且身体状况差，全麻风险过大，拒绝全麻下直肠活检并出院。出院后 1 周来我院中医门诊，中医四诊：患儿腹胀 40 余天，腹胀如鼓，不能平卧，平卧则憋气哭闹，腹壁青筋显现，腹部脂肪消失，叩诊鼓音，面部及全身肌肤晦暗无华，体重仅 3.25kg，胃纳可，大便时干时溏，日 1～3 次，有时大便、气体排出呈"爆炸样"，夜寐不宁，苔白腻，指纹淡滞。诊断为膜胀，辨证为土虚木亢证，乃脾土不运，清阳下陷，肝木乘之，浊气上逆，肝脾不和，虚实夹杂之候。治以健脾疏肝，行气导滞为先。予疏肝健脾汤（经验方）加减。

处方：柴胡 2g，炒枳壳 1.5g，炒白术 3g，姜半夏 2g，茯苓 3g，陈皮 1.5g，蔻仁 3g，生山楂 2g，苍术 3g，炙鸡内金 3g。3 剂。

4 月 18 日二诊：患儿"爆炸样"排便排气消失，大便日 2～3 次，糊状，仅肠鸣矢气，腹胀膨隆如故，但平卧自如，无憋气哭吵，面色少华，皮肤晦暗好转，苔白腻，指纹淡滞。气机升降开始运转，治以益气健脾，升清降浊。予七味白术散加减。

处方：太子参 3g，茯苓 3g，炒白术 3g，甘草 1g，葛根 5g，木香 2g，藿香 3g，炒麦芽 5g，蔻仁 3g，炙鸡内金 3g，炒枳壳 2g，厚朴 2g。6 剂。

4 月 25 日三诊：患儿腹胀好转，腹部平软，常矢气，大便日 1 次，暗黄色，成形，吃奶量逐渐增多，容易呃逆，面色转华，苔白腻，指纹淡紫，拟前方加减。

处方：太子参 3g，炒麦芽 5g，砂仁 3g，炙鸡内金 3g，炒枳壳 1.5g，厚朴 1.5g，茯苓 3g，炒白术 5g，甘草 1.5g，大腹皮 3g，藿香 3g，姜半夏 3g。14 剂。

5 月 15 日四诊：患儿腹胀完全消失，纳便如常，舌淡红，苔薄腻，指纹淡紫。中土斡旋，气机升降复常，治以健脾益气。予六君子汤加减以善后。

2015 年 3 月随访，患儿 7 岁 1 个月，身高 125cm，体重 22.5kg，无腹痛、腹胀等不适症状，胃纳大便正常，平时易感冒，一般中药治疗后好转。2020 年 1 月随访，患儿 12 岁，身高 162cm，体重 54kg，平素体质可，感冒减少，生长发育情况良好。

参考文献

1. 盛丽先. 盛丽先儿科临证经验［M］. 杭州：浙江科学技术出版社，2017.

2. 王海云. 盛丽先儿科临证医方集解［M］. 杭州：浙江大学出版社，2019.

3. 朱永琴. 浙江省中医临床名家盛丽先［M］. 杭州：科学出版社，2019.

4. 王其莉，王艳，王海云，等. 盛丽先治疗儿童肾病综合征伴反复呼吸道感染经验探析［J］. 浙江中医药大学学报，2020，44（1）：37-39.

5. 连俊兰，王海云，邵征洋，等. 盛丽先运用风药治疗儿科疾病经验［J］. 中医杂志，2020，61（16）.

史纪（1945—），男，河北省保定市人，教授，主任医师，第五批全国老中医药专家学术经验继承工作指导老师，全国名老中医药专家传承工作室建设项目指导专家，河南省首届青苗人才培养项目指导老师，河南省名中医评选评审专家组成员，中国民族医药学会儿科分会专家委员会委员。史纪曾在河南中医学院中医系儿科教研室从事教学和医疗工作十余年，后至附属医院临床工作，历任河南中医药大学第二附属医院、第一附属医院儿科主任，第一附属医院党委副书记，医教研全面管理。史纪从医 50 余载，在中医药防治小儿呼吸系统、消化系统疾病等方面积累了丰富的临床治疗经验，传道授业解惑于众多青年医者，先后发表学术论文 40 余篇，主编和参编学术著作 12 部，获地厅级科技成果进步二等奖 2 项，先后荣获各级各类表彰 20 多次。

一、学术建树

史纪师承于当代名医郑颉云教授，从事儿科临床及教学工作 50 余年，在多年来勤于临床的同时，也非常重视经验总结，充分继承和发扬了郑颉云教授的学术思想，在儿科临床中有多方面的学术建树。

1. 提出"从脾论治儿科疾病""临床治疗需重视固护脾胃之气"

史纪提出的"从脾论治儿科疾病"起源于李东垣脾胃学术思想。脾胃是人体气机升降之枢纽，人体生理活动都是依靠脾禀气于胃而营运气血，各种精微物质都需要通过"输精于脾"，才能营养全身，不断推动机体新陈代谢。若脾胃之气受损或不足，气机升降失常，则诸病为之生也。其治疗大法以补中气为主，多予甘温益气之药，并配以升清阳药调畅脾阳。史纪也非常推崇万全提出的"脾常不足"之论，认为"幼儿无知，口腹是贪，父母娇爱，纵其所欲，是以脾胃之病视大人犹多也"，临证时无论对饮食不节导致的脾胃损伤，还是脾胃虚弱所生之脾胃病变，均以运脾、健脾、和胃为基本治法，同时根据病情变化辅以温阳、理气、化痰、消导、利水等方法。

小儿脾胃常不足，若饮食不节，则易导致饮食停滞而出现呕吐、发热、腹胀、便秘等，临床常从仲景之下法，采用攻下法治疗。然小儿脏腑娇嫩，下法过度则易伤阴伤阳，故须中病即止，且时时顾护脾胃之气。如果不恰当运用下法，易伤害小儿稚弱之体，若脾胃气虚者，则采用理中汤、建中汤之类。即使病机以邪盛为主要矛盾，亦攻邪扶正兼顾，以保胃气为原则，时时注重顾护脾胃。

史纪总结历代前贤的学术观点，提出小儿脾常不足，所病虚证多、实证少。小儿乳食不知自节，兼之调护失宜，则脾胃更易为饮食所伤，引起脾胃虚弱。小儿脾胃虚弱，运化失常，水谷精微不能正常输布，导致饮食积滞，出现泄泻、疳证等以虚证为主要表现的消化系统疾病，进而降低机体免疫能力，直接影响身体的健康。小儿脾常不足与肺常不足可相互为病，尤以脾常不足为甚。"脾为生痰之源，肺为贮痰之器"，脾脏虚弱则不能正常运化水湿，聚而为痰，痰饮上聚于肺，肺失宣发肃降则易出现慢性咳嗽、痰多等。

肝为刚脏，主藏血，体阴而用阳。脾为气血生化之源，小儿脾常不足，易引起肝之阴血不足，肝脏不得正常濡养而肝阳过亢或肝气偏旺，肝木乘脾犯胃，则见呕吐、腹胀、腹泻、肠鸣、腹痛、厌食等。小儿脾常不足亦可影响肾脏，若病理状态下脾久虚，可脾虚及肾。肾阳不足，火不暖土，阴寒内盛，脾肾阳虚，进而出现泄泻、水肿等证。

史纪临证时常根据病情，先调理脾胃，继以治疗本证。若病情需要治肺、治肝、治肾，仍处处以固护中焦、调理脾胃为要，这种观点是史纪基于"脾胃为根基"的认识基础产生的。同时史纪认为，小儿用药须方小量轻，既可以方便患儿服用，又不易损伤脾胃，并且在小儿用药中应慎用峻剂及金石之药。

2. 提出"肺病治肝"之论，论述"柔肝平肝法"治疗小儿痉挛性咳嗽

史纪认为人体是一个有机的整体，治疗咳嗽当重视五脏辨证，因时而治。中医学认为"肝主疏泄""肝为刚脏"，肝与人体的气机运行和情志变化密切相关，如咳嗽变异性哮喘患儿常表现为气道高反应，多因寒热刺激或情绪激动而诱发，其发生与肝有密切关系。肝主疏泄，调节情志，五气中与风邪相应，易生内风。若所欲不遂，情志郁结，肝疏泄气机不利，容易引起或加重肺主肃降功能的失调。且小儿肝常有余，禀赋薄弱，易感受风邪，外风引动内风，肝肺升降失调，可致咳发不止。肝在四时中通于春气，故肝旺多于春季，天人相应，更易出现木旺刑金、木叩金鸣而反复咳嗽、咽痒等症。因而，咳嗽变异性哮喘患者多于春季发病或加重，有其时间生物学的理论依据。史纪通过多年的临床实践经验，结合小儿的生理、病理特点，创造性地提出"肺病治肝"的学术思想，临床采用定风散加减治疗咳嗽变异性哮喘，效果良好。

定风散核心药物组成为：柴胡、白芍、全蝎、胆南星、炒枳壳、当归、僵蚕、钩藤、甘草等。其中柴胡味苦、性微寒，归肝、胆经，有疏肝解郁之效。白芍味苦、酸，性微寒，归肝、脾经，可以补血柔肝，与柴胡一散一收，可防止柴胡过于辛散，同时酸又可以补益肝阴。枳壳味苦、辛、酸，微寒，归脾、胃经，可利气，气下则痰喘止，气行则痞胀消。当归味甘、辛，性温，归肝、心、脾经，既能补血，又能行血，为血中之要药。全蝎性平，味辛，归肝经，可息风镇痉，通络止痛，专入肝祛风。僵蚕味咸、辛，性平，归肝、肺、胃经，有息风止痉、化痰散结之效，历来医家皆将其列为治风痰之圣药。钩藤味甘，性微寒，归肝、心包经，清热平肝，息风止痉。纵观全方，定风散可疏肝理气、化痰止咳。气机疏泄有度，津液正常输布，则诸症皆除。

3. 提出"病证结合"，多思维、多学科相结合治疗儿科疾病

史纪认为临床诊疗要把中医的证与西医之病相结合，即"病证结合"，多思维、多学科相结合地治疗儿科疾病。儿科疾病看似单纯，但病情进展快、变化大，变证、并发症多，临床应吸收、借鉴现代医学诊疗方面的可取之处，如急诊抢救，危重症的判断、处置及疾病的鉴别诊断等。现代医学在对哮喘的发病机制认识上，认为其病理生理是气道高反应性、气道慢性炎症导致气管痉挛、气道黏膜肿胀、气流不畅、分泌物增多、局部血流循环差，这些也印证了中医学的瘀血、气血痰浊瘀滞的存在，指导哮喘的中医治疗可配伍活血化瘀、理气行滞类的中药，亦可配伍平肝、柔肝之类的中药，以缓解小血管、小气道痉挛。因此，在运用中医药治病的同时，也要吸收和借鉴其他学科的新思维、新理念和新疗法，不断完善和充实自己的诊疗认识和方法。

二、临证经验

1. 注重活血化瘀法在肺炎中的应用

史纪认为小儿脏腑娇嫩，各种功能不完善，脾常虚，肺常不足。小儿感受外邪，发生疾病之后，气血运化代谢功能紊乱，往往出现不同范围、不同程度的气滞血瘀现象。肺气郁闭，气机阻滞，气滞血瘀，可导致西医学上的肺淤血、痰栓阻塞、缺氧、酸中毒等，轻者可累及肺脏，导致病变，重者可使多器官、多脏器发生功能不全。因此，史纪在治疗肺炎时，常加用红花、丹参、化橘红、当归等活血化瘀通络之药。现代医学研究表明，活血化瘀通络之中药可改善患儿呼吸道疾病的临床症状、体征，还可以改善肺部循环，促进炎症的吸收。

小儿肺炎病位虽然在肺，但常常累及心、肝、脾等脏腑，痰热壅阻是其主要的病理因素，肺气郁闭是其主要的病理机制。痰、湿、热、瘀是肺炎的主要病理产物，热毒、痰壅、气闭、湿阻、血瘀是其主要的病理特点，而热毒、痰壅、气闭、湿阻均可导致血瘀证的出现。肺炎的病理机制决定了小儿肺炎在整个发病过程中，都会存在轻重不等的血行滞涩和瘀阻现象。

活血化瘀法在肺炎早期、重症，或肺炎恢复期、迁延期均可应用。临床应用活血化瘀法应遵循气行血行的理论指导，以行气为先导，理气、活血相辅相成。或以理气为主，活血为辅；或以活血为主，理气为辅；或二者兼顾，视病情而定。初期应用可减缓喘憋气闷、顽痰胶固，有利于炎症的控制和吸收，临证常佐以丹参、当归、赤芍、川芎等活血之品，配合清热解毒、宣肺化痰之剂。中期应用可增强血运能力，防止和改善血脉瘀滞，防止和减缓变证的出现。常选用桃仁、红花、虎杖、地龙、莪术、水蛭等中药，配合清热解毒、涤痰定喘、宽胸理气之品。恢复期、迁延期应用可促进机体对炎症的进一步吸收，促进啰音消散，可选用丹参、郁金、赤芍、山甲等药物，配合益气健脾养阴之品。

史纪常用的活血化瘀方剂有血府逐瘀汤、桃红四物汤、千金苇茎汤等，常加理气药如全瓜蒌、广藿香、青皮、陈皮、枳壳、柴胡、佛手等。正如唐容川"一切不治之症，总由不善祛瘀之故"及周学海"久病必治络"之说，史纪认为小儿肺炎初病在气，久病必瘀，入血入络。

2. 清热解毒法在儿科肺系疾病中的应用

史纪认为小儿纯阳之体，患病后易从阳化热、化热化火，所以小儿疾病以热证居多，尤其是急性病或疾病的早期阶段，纵感风寒，大多为时短暂，迅速入里化热。故小儿病机转化快，尤其在肺系疾病中最为常见。感邪之后，肺失宣降，气不化津，津凝为痰，痰湿蕴结，化热化火，内伏于里，待时而发，故临证辨治肺系病证过程中，重视热证的处理尤为重要。

史纪认为临证时不能完全拘泥于寒邪这一外因，要着眼于疾病转化。寒热辨证时以咽红、舌红为依据，即使有寒象，如鼻塞、流清涕、怕冷、指纹红、脉浮紧等，也是外寒内热证。单纯的表寒证，往往出现在发病前的数小时，待患者就诊时，病机已经转化为热证。诸多疾病临床均以热象为突出证候特点，食积发热、外感发热、体虚发热等。因此，史纪认为"清热解毒"是儿科临床常用且重要的一种治疗方法。临证常用方药有柴胡、葛根、水牛角、黄芩、鱼腥草、大青叶、板蓝根等中药，银翘散、桑菊饮、普济消毒饮、白虎汤、柴葛解肌汤、清瘟败毒饮、麻杏石甘汤等方剂，以及解毒颗粒、达原颗粒、清肺颗粒、退热合剂、鱼花糖浆等院内制剂。

3. 注重下法应用，尤重疾病早期应用

史纪临证注重下法的应用。因下法可通便泻火、峻下逐水、消积祛浊、解热护阴、行气止痛，可以荡涤肠胃宿积、通腑逐瘀、和胃调脾、通达胃肠，还可以清热祛湿、泻火解毒、护津存阴，亦可以推陈致新、去陈腐、消癥瘕、昌荣卫，以通为补，寓补于攻，故下法在儿科的应用十分广泛。

下法可以调整胃肠功能，增强肠道蠕动力，促进消化道内容物及毒素的排泄，使肠道保持通畅，还能增强肠道毛细血管血流量，促进和改善局部微循环，帮助炎症的吸收，并能调节肠壁毛细血管通透性，调整水、电解质平衡。另外下法中的常用药物大多具有抗菌消炎作用，多能起到消炎、解热、利胆、解痉、止痛等疗效。

史纪临床常选用番泻叶、大黄、枳实等中药，或承气汤、大黄附子汤、麻子仁丸、凉膈散等方剂，或以院内制剂清导颗粒、退热合剂保留灌肠治疗外感发热、食积、便秘等病证，对肺系病证及食积、厌食、泄泻、食滞发热等脾系病证广泛使用下法。下法的临床应用相当广泛，如上呼吸道感染、黄疸型肝炎、中毒性痢疾、流行性乙型脑炎、流行性腮腺炎、肺脓疡、积滞、疳证、腹泻、肾功能衰竭、尿毒症、急性肠梗阻、阑尾炎、肠道蛔虫症等，此类疾病应用下法均可取得满意疗效。

临床应用下法必须适度，因人而异、因证而异，不可滥用。小儿为稚阴稚阳之体，机体较弱，不耐攻伐。同时小儿脏气清灵，对药物十分敏感，而每个患儿禀赋素质又不尽相同，因此在使用下法时，要准确辨证，抓住"实热""瘀滞""宿积""痰饮"等关键证候，视其轻重缓急，或轻下，或猛攻，酌情使用。应用下法，不论其正盛邪实或虚中夹实，均须中病则止，不必尽剂，以防伤伐正气。对于体弱羸瘦者，只要有可下之证，亦可使用，但应缓缓而下，不可操之过急。使用下法，成败的关键在于剂量。大剂量可峻下、泻火、解毒、护阴，气盛体壮、邪实病急者可用；中剂量能通便、清热、消积、开胃，一般患者多可采用；小剂量可和胃、助脾、化湿、止泻，年幼体弱病缓者较宜。

三、典型病案

1. 咳嗽：肝气郁滞案

黄某，女，8 岁。2014 年 12 月 10 日初诊。

主诉：反复咳嗽 2 月余。

患儿 2 月前受凉后出现流涕，咳嗽，在外院诊断为支气管炎，予口服抗生素等对症治疗，流涕消失，咳嗽减轻，但一直未愈，后曾做肺功能等检查，西医诊断：咳嗽变异性哮喘。经口服阿奇霉素、顺尔宁等治疗，咳嗽仍不缓解，影响学习、睡眠，故慕名就诊。症见：咳嗽，清晨睡前咳嗽明显，咳吐白痰，咽痒，情绪低落，沉默寡言，与人交流少，纳食欠佳，二便正常。舌稍红，苔白厚，脉弦滑。中医诊断：慢性咳嗽。辨证为肝气郁滞，痰阻肺络。治以疏肝解郁、行气化痰，方投定风散合半夏厚朴汤加减：柴胡 9g，白芍 12g，全蝎 3g，炒枳壳 10g，当归 10g，僵蚕 9g，钩藤 9g，厚朴 6g，半夏 12g，苏子 10g，甘草 6g。6 剂，水煎服，每日 3 次。

12 月 16 日二诊：患儿咳嗽减轻多半，夜咳明显减少，睡眠改善，纳食好转，但痰量较前增多，舌脉同前。药已中的，守法守方，加葶苈子、炒莱菔子各 10g，继服 5 剂。

12 月 22 日三诊：患儿咳嗽基本消失，仍喉间有痰，纳食稍差，舌淡红，苔白，中间厚腻，脉沉细。方用六君子汤加减：法半夏 9g，陈皮 9g，白术 10g，党参 6g，茯苓 15g，苏子 10，炒莱菔子 10g，神曲 10g，麦芽 10g。6 剂。随诊服上方后，患儿诸症皆除，随访 1 年未见再复。

肝气郁结，气机阻滞，津液不能正常运行，聚而为痰，气与痰结，循经上犯于咽喉，出现咽痒、咳嗽。肝气郁滞不达，或气滞转化为横逆，必犯中土，影响脾胃之功能。"脾为生痰之源"，脾虚不能正常运化水湿，痰饮内生，故投六君子汤健脾化痰，同时防止土虚木亢，杜绝肝风再起。

2. 厌食：脾胃气虚案

原某，男，5岁。2013年3月9日初诊。

主诉：纳食少，体重不增2月余。

患儿2月余前因食肉食过多，出现腹胀腹痛，于外院诊为消化不良，服用消食丸、多酶片等药物，腹痛缓解，但无食欲，仍腹胀，大便偏稀，有不消化物，做B超、血常规等检查，无特殊异常，曾口服益生菌类药物、思密达、保和丸等药，效果不佳，故门诊就诊。症见：纳食不佳，见食不贪，食量偏少，易乏力，患儿面色偏白，体型偏瘦，易腹胀，大便偏稀，体重不增。舌淡红，苔白厚腻，脉细弱。中医诊断：厌食症。辨证为脾胃气虚，治以健脾益气、和胃助运，方投异功散加减：党参6g，白术6g，茯苓6g，陈皮6g，炒神曲6g，鸡内金3g，砂仁3g，炙甘草3g。中药配方颗粒剂，7剂，每日1剂，分3次水冲服。

3月18日二诊：患儿纳食量较前稍增加，大便形状较前改善。舌淡红，苔厚腻变薄，脉细弱。药已中的，效不更法，继服上药7剂。

3月26日三诊：患儿纳食量较前增加，有进食欲望，大便基本正常，家属喜上眉梢，诉患儿近2月本周饮食最佳。舌淡红，苔白稍腻，脉细弱。上方去砂仁，加苍术6g，继服15剂。随诊患儿纳食明显改善，家长要求继续调理，继而调理2月，患儿纳食明显增加，体重较前增加。

该患儿以纳食不佳，见食而无食欲，大便偏稀，舌淡红，苔白腻，脉细弱为主要特点。厌食、泄泻之本，无不在脾胃。本案治疗以健脾益气为法则，药切病机，故效果颇佳。脾贵在于健运，健脾益气为先，同时佐以芳香之剂解脾胃之困，使脾胃之气恢复转运之机。若一见脾虚便妄投补益，一味甘腻峻补，很容易阻滞脾胃气机，使脾胃呆困，故投异功散健脾益气、佐以助运。

李宜瑞（1947—），女，广东省梅县人，广州中医药大学教授、博士生导师，主任中医师，第五批全国老中医药学术经验继承工作指导老师，广州中医药大学第一附属医院儿科学术带头人，历任广东省中医药学会儿科专业委员会副主任委员，现任广东省中医药学会儿科专业委员会和广东省中西医结合学会儿科专业委员会顾问。李宜瑞从事中医儿科医疗、教学、科研工作40余年，先后主持国家、省级科研课题12项，公开发表论文50多篇，培养了多名博士和硕士研究生。

一、学术建树

李宜瑞教授1970年毕业于广州中医学院，至今悬壶40余载，临证融会传统与岭南医学，学术特点鲜明。

1. 提出小儿疾病"脾胃为本，五脏相关"

脾属土，居中央，运化水谷，化生精微，滋养五脏，属中焦气机之枢纽，为后天之本、气血生化之源。李宜瑞认为小儿发病不拘于一脏，但与脾胃密切相关。肺为娇脏，主一身气机之宣发肃降，肺与脾相为母子，故《脾胃论·肺之脾胃虚论》曰："脾胃虚则肺最受病。"肝主疏泄，喜条达，与脾脏为制约关系，土虚则木乘，脾不化湿，反阻气机。万全《幼科发挥·原病论》记载："胃者主纳受，脾者主运化，脾胃壮实，四肢安宁，脾胃虚弱，百病蜂起，故调理脾胃者，医中之王道也。"

疾病的发生发展即正邪交争的过程，疾病的转归取决于正气与邪气斗争的胜负，而正气的生成有赖于脾的健运功能。故李宜瑞治病求本，必以脾为主，顾护脾胃生生之气，治法治则中常蕴含"善治脾胃者能调五脏"之理。在治疗小儿慢性病、疑难杂病时，或扶土抑木，或扶金抑木，或培土生金，或健脾养心，或补脾益肾等，总以脾胃为枢机，"贵乎中和"，在健脾益气的同时不忘滋养脾阴，使五脏相安，气机畅达，阴阳平调。

2. 应用体质辨证，注重阴阳平衡，强调情志管理

小儿具有"五脏六腑，成而未全，全而未壮""脏腑柔弱，易虚易实""发病容易，传变迅速"的特点。李宜瑞根据小儿生理病理特点、五脏阴阳气血津液的多寡，将岭南小儿体质分为肺脾质、脾肾质、痰湿质。临床上，肺脾质表现为易感冒，咳嗽，食欲不佳，多汗，舌淡红，苔薄白或白腻；脾肾质表现为食欲不佳，多汗，易惊，遗尿，小便清长；痰湿质表现为体形肥胖，多汗且黏，面黄白无华，眼胞微浮，易困倦，身重不爽，易咳嗽，痰多清稀，常伴喉间痰鸣。三者可单独存在，也可相互兼夹。

李宜瑞认为，治未病的原则为调整阴阳平衡，临床通过调理肺、脾二脏达到治未病的目的。

总体以调整阴阳为原则，杂合以治，三分治、七分养，从生活起居、饮食养护、按摩保健等方面做好预防工作。避免汗出当风，注意季节气候变化；养成良好生活习惯，坚持户外活动及体育锻炼；保证充足的睡眠和水摄入量，保持大便通畅；"五谷为养，五果为助，五畜为益，五菜为充"，注意饮食调摄，不偏食；药食同源，调养脾胃，勿过食肥甘厚腻、生冷辛辣；平素摩腹捏脊，按揉迎香、足三里等穴位，以达未病先防的目的。

治未病，李宜瑞强调身心并治。现代社会应重视儿童的情志管理，畅儿情志以调达肝气，肝之气机升降有序，肝不犯脾，则"四季脾旺不受邪"。李宜瑞提倡精神安慰和正面引导，建立良好的亲子关系，以亲切友爱的方式，采用民主科学、鼓励为主的教育模式。

3. 提出抽动障碍"以肝为核心，以脾肾为主，兼及心肺"，重视共病同治，并强调身心并治

抽动障碍以不自主、反复、突发、快速、无节律性的一个或多个部位运动抽动和（或）发声抽动为主要特征，可伴情绪、行为障碍。李宜瑞认为本病与情志、饮食、外伤、感受外邪等因素相关，肝脏疏泄失常、阴阳失调、肝血不足、筋脉失养为发病核心。因脏腑之间的相生相克关系，抽动障碍的发病涉及五脏，以肝为核心，以脾肾为主，兼及心肺。李宜瑞临床主张抑木扶土、肝脾同调以治其本，疏风散邪、理气调肺、祛痰化湿、消食和胃以治其标。本病常伴强迫障碍、情绪障碍、注意缺陷多动障碍、行为障碍等多种共患病，故李宜瑞重视共患病，强调精神类疾病需要身心并治，家、校、医院并治。

二、临证经验

1. 色症合参，善用岭南道地药材

儿科，古称哑科，望诊备受历代医家重视，以其"有诸内必形诸外"。临床常根据山根、气池、面色、鼻甲黏膜、舌等部位的望诊来指导辨证。

李宜瑞临诊重视山根、气池、齿龈的望诊。山根位于左、右目内眦的中间，属脾，脾胃无损则山根之脉不现。青筋显露，伴见太阳穴青筋、唇甲四白青灰等症，则提示小儿脾气薄弱，胃气不足，为土虚木乘之候。气池位于眼平视瞳孔直下 1 寸处，相当于眶下孔的部位。李宜瑞认为山根、气池为脾位，可集中反映人体气血盈亏、脾胃功能的情况，气池紫暗则提示脾胃功能失常。足阳明经络上齿龈，手阳明经络下齿龈。牙龈红肿溢血，多为胃肠火炽；牙龈渗血而红肿不显，多属阴虚火旺；牙龈色淡，常为气血亏损，脾胃虚弱。

临床根据舌质分析体质。若舌质淡胖或舌边齿痕，多为肺脾气虚质，此型常夹湿夹痰，易留邪体内，病程反复；若舌质偏红、舌体瘦嫩干燥，常为气阴两虚质，此型常病程迁延，易化火化热；若舌体胖大、舌色淡黯，多为脾肾亏虚质，常易寒化湿困，病进而难愈。

《医门棒喝·伤寒论本旨》云："审苔垢即知邪之寒热。"李宜瑞认为苔薄者病邪在表为浅，苔厚者病邪在里为深；苔色黄者主热主实，苔色白者主寒主虚。薄白苔常为外感风寒；薄黄苔常因外感风热之邪所致；苔薄白夹有微黄，为外感风寒，邪渐化热之象；苔黄带白，属邪在半表半里，或里热渐盛，表邪未尽。苔白腻多夹痰、夹湿；苔黄腻或厚则多夹湿热或食滞；舌苔浅黄而腻，湿热尚轻，邪在气分，湿重于热；深黄而厚腻，为湿热并重之象。兼有津伤则舌干苔燥，兼有阴虚则少苔或花剥。

根据"三因制宜"学说，结合岭南气候、地域文化及小儿体质特点，李宜瑞临床应用岭南道地药材，效如桴鼓。岭南常年气温较高，雨水充足，热带水果丰富，河流池塘密布，江河渔业发达，海鲜资源丰富，故岭南人口味甜腻，有多食阴柔海产的饮食特点。此外，岭南常年气候闷热潮湿，其人多贪凉饮冷，喜饮清热祛湿、消暑解毒之凉茶，致湿困于脾，或为寒凝，或为食积，

久而化热，故当地脾胃病证常见。

《岭南卫生方·待制瘴疟论》云："岭南既号炎方，而又濒海……炎方土薄，故阳燠之气常泄，濒海地卑，故阴湿之气常盛。"李宜瑞认为肺本"娇脏"，加之小儿形体未充，皮肤腠理疏松，长处岭南，汗多耗气，伤阴伤气，因此气虚、气阴虚、湿热、痰湿体质多见。再者，小儿脾常不足，加之喜食水果、阴柔海产及贪凉饮冷，岭南小儿常脾运不畅，食积不化，化热生痰，故虚实夹杂之证颇多。

《本草衍义》有言："凡用药必择土所宜者，则药力俱，用之有据。"李宜瑞处方善用岭南道地药材，喜用五指毛桃根。五指毛桃根"益气而不作火，补气而不提气，扶正而不碍邪"，相比补气而燥的黄芪更适合岭南小儿的体质。暑湿感冒，常予广藿香芳香化浊、和中止呕、发表解暑；食滞，予布渣叶清热化湿消积。风热咳嗽、咽痛明显，予岗梅根清热利咽、生津止渴；肺炎喘嗽，痰热俱盛，予毛冬青清肺化痰止咳、祛瘀通脉；湿热泄泻，予火炭母、鸡蛋花清热利湿止泻。

2. 补肺益脾祛湿治疗岭南小儿反复呼吸道感染

《幼科释谜·感冒》云："感冒之源，由卫气虚，玄府不闭，腠理常疏，虚邪贼风，卫阳受扰。"李宜瑞总结反复呼吸道感染的证候要点，将其分为肺气虚、脾气虚、肾虚、肺阴虚、气阴两虚等虚性证候，以及湿、热、痰、食积、余邪和恋邪等实性证候。辨证须以虚实为总纲，辨别正虚与邪实的轻重缓急。临床分为急性感染期和非急性感染期，以后者为治疗重点。急性感染期以邪实为主，非急性感染期以正虚为要。正虚贯穿本病始终，正虚不足祛邪尽出，故即便非急性感染期，亦常有邪气留存。

李宜瑞综合地域环境、气候气象、人文特点等因素，将岭南小儿反复呼吸道感染非急性期的主要病机归纳为肺脾气虚、夹湿夹滞，提出健脾益气、补肺固表、兼以化湿消滞为主要治疗原则，具体概括为以下五个方面。①化：化痰湿；②清：清理胃肠积热、清退虚热，禁大苦大寒；③健：健脾理气开胃；④消：消食化滞；⑤养：滋养肺脾。

李宜瑞临床立足肺脾，调中焦以治上焦，治病求本，处方多温、平性，少寒、凉性，禁燥热药物，温平多于寒凉。温可补阳补气、祛寒散邪；平则寒热偏性不显，作用平和。李宜瑞强调，小儿为稚阴稚阳之体，脏器清灵，若直投大寒大热之品，恐伤其正，当以甘温之品益气助阳，以补其不足，以平性药物缓图其功，以甘、辛、苦味为主，涩、酸、咸味甚少。李宜瑞临床自拟以五指毛桃为君药的"复感宁"方剂，方中重用五指毛桃，臣以茯苓、薏苡仁、人参叶，佐以鸡内金、芒果核、生甘草。全方健脾益气，补肺固表，化湿消食，补而不温，清而不寒，化湿消滞而不伤正，切合岭南地区反复呼吸道感染的病因病机特点。

3. 善用平肝息风、祛风化痰法治疗儿童抽动障碍

李宜瑞认为抽动障碍病位"以肝为核心，以脾肾为主，兼及心肺"，发病与情志、饮食、外伤、感受外邪等因素相关，肝脏疏泄失常、阴阳失调、肝血不足、筋脉失养是其发病核心。

本病以"风动痰扰"为基本病机，不同阶段和个体常兼肝郁、湿邪、食积、风热、痰浊、阴虚等表现。李宜瑞除关注"风痰"之外，强调"脾虚"为基本病机要素，将"阴虚"作为可能出现的兼夹病机。"湿、热"是岭南主要的气候特点，外邪侵袭，湿热内蕴，易伤津耗气，损伤脾胃，故"脾虚"常出现在本病的发生发展过程中。

岭南气候较为湿热，湿困脾伤，临床所见脾虚较多，而阴虚相对较少。儿童抽动障碍可分为以下证型：风邪犯肺证、肝亢风动证、痰热动风证、脾虚肝亢证，其中以脾虚肝亢证最为常见。李宜瑞结合长期临床经验，归纳治疗六法如下。

（1）清肝息风法　基本方药：钩藤、蝉衣、夏枯草、珍珠母、柴胡、白芍药、僵蚕、白蒺藜。

（2）祛痰清热法　基本方药：半夏、陈皮、竹茹、天竺黄、茯苓、薏苡仁、甘草、全蝎、僵蚕。

（3）疏散息风法　基本方药：钩藤、前胡、甘草、杏仁、防风、连翘、柴胡、薄荷、僵蚕、蝉衣。

（4）健脾息风法　基本方药：太子参、茯苓、白术、炙甘草、白芍、法半夏、钩藤、木瓜、龙骨。

（5）滋阴息风法　基本方药：生地黄、山萸肉、山药、五味子、木瓜、白芍、珍珠母、牡蛎、龟甲、甘草。

（6）宁神畅志法　基本方药有合欢皮、白芍、钩藤、郁金、夜交藤、远志、龙骨、石菖蒲。

李宜瑞注重辨证与辨病结合，根据患儿抽动部位，以引经药随症加减。皱眉、眨眼者，加防风、蝉蜕、白蒺藜、木贼、谷精草；缩鼻者，加辛夷花、苍耳子；咧嘴者，加蝉蜕、葛根、全蝎；摇头、耸肩者酌加天麻、葛根；四肢抽动者，加木瓜、宽筋草；躯干、腹部抽动者，重用白芍、甘草，酌加木瓜等。临床根据伴随症状加减，如伴多动者，加珍珠母、磁石；伴注意力不集中者，加石菖蒲、益智仁、远志；伴脾气暴躁者，加柴胡、合欢皮、白芍、龙骨、牡蛎。

4.标本兼顾、攻补兼施治疗儿童多动症

儿童多动症，即注意力缺陷多动障碍，是一种儿童时期常见的行为障碍性疾病，主要病机特点是阴阳、脏腑功能失调。李宜瑞认为本病临床以阴虚阳亢多见，病机以心脾肾不足为本、肝阳亢盛为标，辨证分以下三型。

（1）肾虚肝亢证　多动不安，急躁易怒，神思涣散，记忆欠佳，睡眠不安，可伴见遗尿、盗汗、口干、大便干，舌淡红，苔少，脉细。治宜滋肾平肝、宁神定志。主方自拟"益智宁"，由孔圣枕中丹合左归饮化裁，基本药物有熟地黄、醋龟甲、龙骨、五味子、远志、石菖蒲、女贞子、白芍、何首乌藤、茯苓等。

（2）心脾不足证　神思涣散，记忆欠佳，做事拖拉，粗心大意，多动以小动作多为著，厌食或偏食，夜寐不安，可伴少气懒言、自汗、大便溏烂，舌质淡，苔薄白，脉虚弱。治宜健脾养心、安神定志。主方为四君子汤合甘麦大枣汤加减，基本药物有太子参、白术、茯苓、五指毛桃根、白芍、龙骨、远志、石菖蒲、浮小麦、炙甘草等。

（3）痰热扰心证　多动难安，烦躁不宁，冲动易怒，注意涣散，可伴心烦多梦，大便干结或溏烂不爽，舌质红，苔黄腻，脉滑数，治宜清热泻火、化痰宁心。主方为温胆汤加减，基本药物有半夏、枳实、陈皮、竹茹、茯苓、石菖蒲、远志、郁金、珍珠母、甘草等。

三、典型病案

1.反复呼吸道感染：脾虚夹滞案

徐某，男，4岁。2008年7月8日初诊。

主诉：反复感冒咳嗽2年。

患儿2岁时曾患肺炎，此后经常感冒咳嗽，每月至少发病1次，冬春季节尤为频繁。平素面黄形瘦，眠差梦多，烦躁易怒，多动，注意力不集中，纳差便干。就诊时有少许咳嗽，咳声重浊，痰多易咳，咯痰色白，舌尖红，苔白腻，脉滑。诊断为反复呼吸道感染。辨证为脾胃虚弱，肝脾不和。治法：化痰止咳健脾。方以二陈汤加减。处方：苦杏仁10g，法半夏6g，陈皮3g，苍术 6g，薏苡仁 10g，人参叶 6g，芒果核 15g，莱菔子 9g，白芍 10g，海蛤壳 15g，甘草 3g。5 剂。

7 月 13 日二诊：患儿咳止痰少，仍纳差，汗多，烦躁，夜眠不安，舌淡有齿印，苔白，脉细弱。以自拟复感宁方加减调理善后。处方：五爪龙 12g，太子参 12g，薏苡仁 12g，茯苓 15g，芒果核 15g，人参叶 5g，鸡内金 10g，白芍 12g，柴胡 6g，龙骨 15g（先煎），生地黄 10g，甘草 3g。14 剂。

患儿服药后感冒明显减少，胃纳大开，情绪良好，注意力改善，体质渐壮。

2. 抽动障碍：脾虚肝旺案

向某，男，6 岁。2017 年 10 月 25 日初诊。

主诉：反复眨眼、转头 3 年，清嗓半月。

患儿自 3 年前开始出现眨眼、转头症状，最近症状加重，在外院诊断为抽动症，口服氟哌啶醇片已 3～4 个月。近半月新发清嗓，觉喉中有痰，久看电视则发作更频，上课不能认真听讲，脾气较急，纳差，挑食，喜食肉类食物，平素口气重，睡眠一般，盗汗，大便 3 天 1 次，小便正常。舌质红，苔白，舌中部偏厚，脉细弦。查体：精神好，咽后壁见黄色稠性分泌物倒挂，咽充血（++），扁桃体Ⅱ度肿大。诊断为抽动障碍。辨证为脾虚肝旺。治法：调和肝脾，息风化痰。处方：太子参 15g，茯苓 15g，五指毛桃 15g，龙骨 15g（先煎），白术 10g，白芍 10g，钩藤 8g（后下），天麻 5g，辛夷 5g（包煎），法半夏 5g，防风 5g，甘草 3g。7 剂。

11 月 2 日二诊：患儿仍有眨眼、歪头，发作频率较前改善，看电视时发作次数减少，眼痒，出汗多，口气重，脾气稍急躁，胃纳一般，眠可，二便正常。舌质稍红，有芒刺，苔薄白稍黄。原方去法半夏、防风、五指毛桃，加珍珠母 15g（先煎），谷精草 7g，蝉蜕 3g，薏苡仁 12g。14 剂。

11 月 16 日三诊：眨眼、清嗓子、眼痒症状消失，偶有歪头，睡眠一般，盗汗，胃纳一般，口气不重，大便成形，每天 1 次，小便可。舌尖红，苔白微黄。守原方，去珍珠母、谷精草、薏苡仁，加郁金 10g，白蒺藜 8g，法半夏 6g。28 剂。

电话随访，患儿抽动症状基本缓解。

参考文献

1. 刘华，李宜瑞 . 李宜瑞教授小儿脾胃观及其临床应用撷要 [J]. 新中医，2016，48（2）：188-189.

2. 李丹 . 李宜瑞从脾胃治疗儿科病症经验撷要 [J]. 贵阳中医学院学报，2011，33（2）：7-8.

3. 张文博，陈晓刚，李宜瑞 . 李宜瑞教授基于"三因制宜"学说运用岭南道地药材治疗儿科疾病之经验 [J]. 西部中医药，2019，32（8）：28-31.

4. 宋文才，陈晓刚 . 李宜瑞辨治岭南地区小儿反复呼吸道感染经验撷萃 [J]. 中国中医药信息杂志，2020，27（2）：118-120.

5. 李宏贵，赖东兰，李宜瑞 . 李宜瑞从风痰辨治儿童抽动障碍经验介绍 [J]. 新中医，2019，51（9）：325-326.

王素梅（1950—），女，辽宁清原县人，北京中医药大学教授，主任医师，博士生导师，国家中医药管理局中医儿科学重点学科学术带头人，国家第五批老中医药专家学术经验继承工作指导老师，北京市第四批老中医药专家学术经验继承工作指导老师，国家中医药管理局名老中医药专家刘弼臣研究室负责人，北京中医药薪火传承"3+3"工程建设单位刘弼臣名家研究室负责人，曾任北京中医药大学东方医院儿科主任及教研室主任，北京中医药大学学术委员会委员，北京中医药大学东方医院学术、学位委员会委员，现任中华中医药学会儿科分会名誉副会长、中国中药协会儿童健康与药物研究专业委员会神经 / 精神心理学组组长、世界中医药学会联合会儿科专业委员会副会长、中国民族医药学会儿科分会副会长、世界中医药学会联合会小儿肺炎联盟共同体副主席、世界中医药学会联合会儿童医药健康产品产业委员会副会长、北京中西医结合学会多动抽动专业委员会主任委员、北京中西医结合学会儿科专业委员会副主任委员，兼任《北京中医药》《中医儿科杂志》等杂志编委。王素梅从事中医儿科临床、教学、科研工作 40 余年，主持多项国家自然科学基金、北京市自然科学基金、北京市科委等科研课题，获国家发明专利 4 项，主编专著 4 部，4 次担任国家级规划教材《中医儿科学》副主编，参编教材多部，发表 SCI 论文 4 篇、国内核心期刊论文 50 余篇。

一、学术建树

王素梅 1977 年毕业于上海第一医学院医学系，先后于北京中医药大学西学中培训班、首都医科大学儿童医院儿内科、北大妇儿医院肾病科进修学习。王素梅在东直门医院工作期间，在儿科名家刘弼臣、孙华士、任奉文等名老专家指导下，系统学习了中医基础理论及儿科专业知识，逐渐形成了"参西衷中，融会贯通"的病证结合诊疗特色。王素梅以治疗儿童情志疾病见长，在"两动一闭"（抽动症、多动症、自闭症）方面进行了深入研究，其提出的"从肝脾论治小儿抽动症"学术观点和治疗理念广为业界认可。

1. 倡导"扶土抑木"法，从肝脾论治小儿多发性抽动症

王素梅在传承刘弼臣"从肺论治"儿童抽动障碍的学术思想基础上，结合小儿生理病理特点，创新性地提出脾虚肝亢为小儿多发性抽动症的主要病机。根据《黄帝内经》"风胜则动""诸风掉眩，皆属于肝"的基本理论，王素梅认为肝亢风动是发病之基础。小儿肝常有余，脾常不足，加之父母娇纵宠溺，护养不当，易致儿童五志过极，饱食过度，使脾气愈损，肝气愈亢，土虚则木摇，故抑肝的同时，宜先实脾。基于此，王素梅提出从肝脾论治的辨治观点，倡导"扶土抑木"治疗小儿多发性抽动症，并创制新方"健脾止动汤"。王素梅重视五脏辨证，根据不同证候的特点，系统地提出了从肝脾论治七法，即从肝论治的"疏肝解郁""潜阳平肝""清热平

肝""重镇平肝"四法，以及从脾论治的"益气健脾""健脾化痰""运脾消滞"三法，进一步丰富了"扶土抑木"法的理论内核。

王素梅还将肝脾论治思维进一步拓展到其他情志疾病（如多动症、自闭症）的辨治指导上，依据脏窍相关、体用学说、脏腑辨证及升降清浊治法等中医理论，总结了发声性抽动的病因、病位、病机转归及五脏辨证特点，开拓了体质辨证和多元辨证论治抽动症的新思路。

2. 主张"燮理阴阳，安神定志"，从心肝脾论治小儿多动症

王素梅借鉴从肝脾论治抽动症的经验，临证逐渐形成了从心肝脾论治多动症的诊疗思路。她认为多动之"动"，不同于抽动之"动"，前者既包含行为过多、言语冒失，又包含注意力不集中、情绪不稳定，因此常教导学生将阴阳学说与脏腑辨证联合起来认识、辨治本病。

王素梅根据"阴平阳秘，精神乃治"及"阴静阳躁"的阴阳理论，认为人体只有在阴阳平衡的状态下，才能保持精神、情志活动的稳定，而小儿生理特点为"阳常有余，阴常不足"，因此，在一定条件的刺激下，这种平衡易被破坏而出现阴阳失衡的现象，可将其基本病机特征概括为"阴虚为本""阳亢为标"。

王素梅根据小儿"两有余，三不足"的五脏生理特点，提出心肝有余，易生风动火；脾肺肾不足，易生痰生饮生湿。少精少血、五脏功能的异常与上述病理产物的兼杂并存往往是本病进展变化的关键。王素梅认为本病症状庞杂，但归纳起来，不离"动""躁"两大核心症状，而这恰与肝的生理特性十分契合，因此，在基于阴阳、脏腑理论辨证的同时，调肝的主导思想当贯彻始终。

此外，王素梅特别重视心脾两脏的致病关系，认为脾虚失健，水湿不化，湿郁阻滞，湿凝成痰，心火夹痰，蒙闭心窍，扰乱神明，致意志不坚，神志不明，多动难安，语言冒失。故强调从心、肝、脾三脏论治该病，主张以燮理阴阳、安神定志为原则，提出了从脾虚痰聚、脾虚肝亢、心脾不足、痰蒙心神、痰火扰心、心肝火旺等证型加以论治。王素梅认为，多动症的中医分型中以脾虚肝旺、痰蒙清窍和痰热扰心者居多，临床多以健脾止动汤、孔圣枕中丹、礞石滚痰丸加减化裁，侧重健脾养心、化痰清火、镇惊安神之品的使用。

王素梅还善于借鉴中医文化里的"象思维"，用其指导多动症的病机分析及辨证论治。她以刘弼臣从肺论治的"外风"致病观点与肝亢化风的"内风"致病观点为基础，将肺脾合调与肝脾同治有机结合，通过斡旋中焦之气以散外风、平肝风，进而达到"阴平阳秘，精神乃治"的目的。

3. 主张病位在"脑窍"，侧重从脾肾论治自闭症

自闭症的治疗属世界性难题，目前治疗主要依靠康复训练。王素梅根据患儿在孕母期和围生期的高危致病因素以及中医对"脑为元神之府"的理论概括，提出本病病位主要在脑窍，《灵枢·经脉》曰："人始生，先成精，精成而脑髓生。"先天肾精不足，不能充养脑髓，元神不得滋养，则神明失用。肾藏精，主骨生髓，精生而脑髓生，脑髓充养有赖于肾精充足。自闭症患儿多表现为神智动作发育落后，这与肾脑之精髓不充密切相关，故此病本于脑，而根于肾，治疗当先益肾填精。此外，王素梅认为，命门之水火为脑髓之源，而脾胃之水谷为肾精之泉，肾、脾为先后天之根本，生理上相互依存，病理上相互影响。脾胃居中州，脾气健运则精微敷布，滋养百骸，脾气失健则酿生痰湿，阴霾蒙闭诸窍，故自闭症患儿多有不同程度的智力障碍、动作笨拙、反应迟钝，表现为表情淡漠、呼之不应、眼神游离、清窍肢体不利，当责之于痰浊内生、精气难布，故滋肾当先健脾，填精宜先祛痰。

王素梅以脾肾两脏为基，构建了脾肾同调的中医辨治框架，并善于将心肝两脏融入自闭症的整体辨证体系中。肝主疏泄，具有调畅气机和情志的作用。肝失疏泄，肝气郁结，情志失畅，故患儿多语言行动刻板、胆小易恐。心藏神，脾藏意，脾气不足则心气受抑，加之小儿心肝有余，情志不遂或五志过极，多易从阳化火，痰火内扰心神，故患儿多表现为性情急躁、惧怕声音、怪叫哭闹、兴趣狭窄单一。

王素梅提出小儿自闭症的病机为肾脑精亏，痰浊内闭，心神蒙蔽，智窍未开，治疗上以健脾补肾、化痰开窍、填精益智为法，拟方附桂益智汤，以制附子、肉桂、熟地黄、鹿角胶、益智仁、合欢皮、百合为基础方。对于肾精不足者，重用熟地黄，酌加枸杞子、龟甲、菟丝子、何首乌等补肾填精益髓，并配合孔圣枕中丹加减开窍益智；对于瘀阻脑窍者，酌加当归、川芎、丹参、地龙养血活血、通络开窍；对于痰蒙清窍者，酌加陈皮、白附子、胆南星；对于痰火扰心者，酌加青礞石、竹茹、黄连、百合等。

王素梅尤其重视痰邪致病的重要地位，认为自闭症病因复杂，证候表现多样，病情迁延不愈，多与体内素有伏痰相关，她借鉴古人"病痰饮者，当以温药和之"的治疗宗旨，以健脾扶阳、化痰开窍法为基础，强调温药与涤痰化痰之品合用。痰邪伏于肾，治以肉桂、附子、巴戟天；伏于脑，治以青礞石、胆南星、远志；伏于脾，治以陈皮、半夏、白豆蔻；伏于心，治以石菖蒲、益智仁、红花、瓜蒌；伏于络，治以白附子、威灵仙、全蝎，巧妙地将"阳为阴主，阴从阳动"的易道核心思想运用于自闭症辨证理论中。

二、临证经验

1. 健脾平肝，息风化痰法治疗多发性抽动症

多发性抽动症是一种起病于儿童及青少年时期的神经精神性疾病，临床表现为多种运动性抽动及一种或多种发声性抽动合并出现。本病病程长，共患病多，病情缠绵难愈。王素梅认为，本病多以头面部肌肉抽动为始发症状，部位呈交替性，抽动频率或强度起伏不定，具有风的特性；本病发声多集中于鼻腔和咽喉处，常怪声连连，甚至秽语频发，具有痰的特性。小儿脾常不足，加之饮食不节，易致脾运失健，痰湿内生；小儿肝常有余，若宠惯溺爱，五志过极，则肝气不舒，气郁化火，肝风内动，故本病病位多在肝脾，其病机当为脾虚肝亢，风痰阻络。

王素梅根据多发性抽动症的病因病机，确立"扶土抑木"为大法，健脾平肝，息风化痰，并依据土虚木亢的病理状态及证候不同，分别提出了扶土法三则和抑木法四则，分证而治。

（1）扶土法 ①益气健脾法，用于抽动不著或缓解期伴有脾气虚、肺脾气虚者，症见面色不华、易外感、纳差、大便偏稀，常用药：太子参、黄芪、白术。②健脾化痰法，用于纳差、胸闷作咳、喉中声响、脾气乖戾、注意力不集中、舌苔白腻者，常用药：半夏、陈皮、茯苓。③运脾消滞法，用于因脾胃素虚或饮食不节，损伤脾胃，致脾失健运，积滞内停者，症见纳差、腹胀、腹部按压疼痛、口味酸腐、大便偏干、苔厚，常用药：枳实、焦三仙、大腹皮、炒莱菔子。

（2）抑木法 ①疏肝解郁法，用于性格内向，不喜与他人交流，胸闷喜叹息者，常用药：柴胡、郁金、薄荷、佛手。②潜阳平肝法，用于先天不足或后天失养，肾阴不足，水不涵木，肝阳失潜，或肝血不足，筋失所养，阳亢风动，症见体形偏瘦，头晕面赤，五心烦热者，常用药：天麻、钩藤、石决明、龟甲、鳖甲、生地黄、枸杞子。③清热平肝法，用于长期情志不畅，郁久化火，或平素脾气暴躁，抽动频繁有力，动作幅度大，喉中怪声响亮者，常用药：龙胆草、夏枯草、生石决明、黄芩、连翘。④搜风平肝法，用于抽动部位较多，顽固不愈者，常用药：全蝎、僵蚕、地龙、乌梢蛇、僵蚕。

王素梅善于将上述治法有机结合，并创制健脾止动汤统驭诸法。此方为六君子汤合泻青丸加

减而成，方中太子参、炒白术、茯苓、山药、半夏、陈皮健脾益气，燥湿化痰；龙胆草、栀子清肝泻火，天麻、钩藤平肝阳，息肝风；川芎、当归养血柔肝息风；防风、蝉蜕、僵蚕疏散外风，平息内风。全方具有健脾平肝、息风止抽之功效，可用于治疗多发性抽动症的发作期及缓解初期。

用药方面，王素梅善于应用祛风药治疗抽动障碍，如疏风解表药、祛风通络药、平肝息风药和搜风通络药。王素梅认为疏风药作用有三：①疏散外风，截断外风引动内风的路径。②因气郁化火，火郁生风，取火郁发之。③引经作用，使药物通达抽动部位。疏散风寒常用防风、羌活、柴胡、桂枝、荆芥、藁本等；疏散风热常用金银花、连翘、薄荷、菊花、牛蒡子、蝉蜕等。王素梅临床善用防风，防风辛甘微温，有"风药中润剂"之称，尤适用于小儿体质。

2. 改进"咽四针"技术，揿针治疗发声性抽动

发声性抽动是多发性抽动症的一种常见类型，不同于运动性抽动，发声性抽动往往病程更长、更易反复、且对药物敏感性相对更差。考虑到部分病例口服给药实难取效，且长期服药患儿依从性较差，王素梅借助经络学说和针灸疗法，将成人"咽四针"技术成功地引入到发声性抽动的治疗体系中，以揿针代替毫针，开创了揿针治疗发声性抽动的先河。

王素梅认为，发声性抽动病位主要在咽喉，五脏之经皆为之络属。其中，肝经"布胁肋，循咽喉"，脾经"夹咽，连舌本，散舌下"，肾经"循咽咙，夹舌本"，肺经"从肺系，横出腋下"，心经"上夹咽，系目系"。揿针疗法选穴以人体背俞穴为主穴。肝俞疏肝利胆，息风止动，为治疗选穴之至要；心俞宽胸理气，通络安神，可抑心火，疏通脑络而安神；脾俞健脾和胃，助运升清，利湿化痰，达扶土抑木之功；肺俞疏通宣降，调达气机，祛风利咽止抽；肾俞益精强智，调和阴阳，达滋水涵木之功；另取大椎、身柱醒脑调神，行气疏风。

王素梅还侧重咽喉局部施治，对于顽固性发声，常选取喉结旁，前正中线旁开约2寸，以喉结高点水平，沿甲状软骨边缘向上、向下各5分，左右共4个治疗点。此4个治疗点具有利咽宣窍、祛风止抽的作用。揿针可以长时间刺激穴位，且不受患儿活动限制，治疗时痛苦小，安全性高，提高了治疗依从性。

3. 研发外用贴剂"芥子咳喘贴"，治疗小儿急慢性咳嗽

小儿咳嗽病是儿科临床常见病、多发病。急性咳嗽为外感所致，多因风寒或风热之邪致病，邪客肺脏，失于宣肃，肺气上逆；慢性咳嗽多为肺脾不足所致，肺虚卫外不固，脾虚生痰，上扰肺窍，阻于肺络，随逆气而出，故临床以咳嗽、咯痰、气喘等为主要表现。

芥子咳喘贴是王素梅根据多年临床实践总结的验方。2014年，王素梅在北京市科委"十病十药"中医药研发专项资助下，创制出一种适合各种急慢性咳嗽的外用药剂型。芥子咳喘贴源于明末医家张璐所著《张氏医通》中的"白芥子散"，方中白芥子为君药，辛散温通，化痰通络，专攻皮里膜外之痰；臣以延胡索、细辛、干姜辛温香窜，发表散寒，温肺止咳；佐以冰片芳香透达，助诸药透皮吸收；紫草凉血解毒，解芥子温燥毒性；使以甘草止咳祛痰，调和诸药。全方以辛温宣透为主，清凉解毒为辅，通过扶助阳气以达祛邪止咳、宣肺化痰之目的。治疗时，以双侧定喘穴、肺俞穴、膏肓穴为贴敷穴位。三个穴位均为背部腧穴，背为阳，为人体阳气通行之处，该处选穴能起到振奋阳气、扶正祛邪的作用。定喘穴为经外奇穴，主司肺气宣肃，为治疗一切肺部疾患之验穴，具有止咳平喘、宣肺理气之功。肺俞穴、膏肓穴归属膀胱经，近肺脏，既能祛邪气止咳化痰，又能养肺气调和气血。药效学研究显示，芥子咳喘贴具有明显的镇咳、祛痰作用，可降低外周血炎性因子单核细胞趋化蛋白1（MCP-1）、白细胞介素-6（IL-6）水平，临床使用未出现贴敷部位不良反应。

王素梅坚持中西医结合，以治疗"两动一闭"情志病为专长，以"药针贴"诊疗为特色，以"简便验廉"为服务宗旨，不忘初心，亲力亲为，以医者仁心，行大医之道。

三、典型病案

1. 多发性抽动症：脾虚肝亢案

冯某，男，8岁，因"反复不自主眨眼、耸鼻、扭颈、清嗓子3年余"于2019年6月12日初诊。患儿3年前无明显诱因出现眨眼、皱眉，程度较轻，之后相继出现耸鼻、点头、扭颈、抖手、喉中发声等诸多症状，就诊于当地医院，诊断为"儿童抽动症"，予口服"盐酸硫必利片"，效果欠佳。现患儿频繁手部抽动、耸肩，偶眨眼、扭颈，喉中吭吭声频发，性情急躁，磨牙，面色不华，纳欠佳，大便时干时稀，每日1次，舌尖红，苔白微腻，脉弦。相关辅助检查无异常。中医诊断：儿童抽动症。辨证为脾虚肝亢证。治法：健脾平肝，化痰息风。予健脾止动汤加减。处方：太子参10g，白术10g，半夏5g，陈皮6g，防风6g，钩藤10g，川芎6g，白芍10g，木瓜9g，茯苓10g，山药10g，伸筋草15g，羌活6g，葛根10g，石菖蒲10g，龙胆草6g，地龙10g，百合10g，荷叶6g，木贼10g，煅珍珠母20g。30剂，水煎服，每日2次。服药后诸症减轻，此后复诊以此为基础方加减化裁治疗1年，症状消失。

2. 自闭症：痰热内扰案

吕某，男，4岁6个月，因"不能与人正常交流2年余"于2018年5月18日初诊。家长自述患儿不能连贯说话，说话时眼睛不能与人对视，常常答非所问。患儿多动，不能静坐，夜间睡眠不安，胆子偏小，怕闻及异常声响。症见：好动任性，回答问题常答非所问，不与人对视，脾气急躁，常大喊大叫。纳可，小便短赤，大便干，2日1次。查体：患儿形体偏瘦，面色不华，舌红，苔黄腻，脉滑数。实验室检查：注意力测试评分及智力测试评分均低于正常值。西医诊断：自闭症。中医诊断：癫证，痰热内扰证。治法：清热豁痰，宁心开窍。予礞石滚痰汤加减。处方：青礞石10g，栀子3g，黄芩10g，大黄3g，远志10g，石菖蒲10g，郁金10g，百合12g，益智仁10g，知母6g，生地黄10g，熟地黄10g，煅珍珠母20g。30剂，颗粒剂，每日2次，开水冲服。

6月20日二诊：患儿睡眠明显好转，活动略静。加焦山楂10g，砂仁5g，继服30剂。

7月25日三诊：患儿面色较以前明显红润，大便每日1行，舌淡红，苔薄黄，脉滑数。去砂仁，加龟甲10g，熟附子6g，继服30剂。

8月27日四诊：患儿可与人对视并简单交流，能背诵短诗，坏脾气较前缓解。后予滋肾健脾平肝之剂巩固疗效。随访一年，患儿智商达正常同龄水平，已上小学。

参考文献

1.王素梅.小儿抽动障碍——中西医基础与临床［M］.北京：人民卫生出版社，2017.

2.郝宏文，陈自佳，崔霞，等.王素梅治疗多发性抽动症经验［J］.中医杂志，2010，51（2）：117-118.

3.吴力群，王素梅，崔霞，等.六君子汤合泻青丸加味治疗儿童多发性抽动症临床观察［J］.四川中医，2006，24（10）：81-83.

4.王道涵，王素梅，赵荣华，等.发声性抽动中医辨证浅析［J］.中医杂志，2016，57（15）：1285-1288.

第四十七章

徐荣谦

徐荣谦（1950—），男，吉林蛟河人，臣字门学术流派第六代嫡系传人，北京中医药大学教授、博士生导师，主任中医师，国家级师承制指导老师，国家级重点二级学科带头人，北京市师承指导老师，北京中医药传承"双百工程"指导老师，现任全国中医药高等教育学会儿科教育研究会理事长、中国中医药研究促进会综合儿科分会会长、世界中医药学会联合会亚健康专业委员会副会长等职。徐荣谦在40余载中医儿科临床、教学科研工作中，先后主持及参与国家自然科学基金，十五、十一五等各级科研课题20余项，主编《刘弼臣实用中医儿科学》《儿童体质学》等多本学术专著，发表学术论文100余篇。

一、学术建树

徐荣谦出生于中医世家，幼承庭训，耳濡目染，1978年于北京中医学院（现北京中医药大学）毕业后，一直在北京中医药大学东直门医院从事中医儿科相关工作，悬壶近半个世纪，先后师从刘弼臣教授和王烈教授，有多方面的学术建树。

1. 三种体态与九种体质学说

徐荣谦认为，儿童三种体态是指儿童健康体态、儿童亚健康体态与儿童疾病体态；九种体质是指儿童健康体态的平和体质，以及儿童亚健康体态的儿童偏肺虚质、儿童偏脾虚质、儿童偏肾虚质、儿童偏肝亢质、儿童偏阳热质、儿童偏阴虚质、儿童偏怯弱质及儿童特敏质八种体质，合计为九种体质。这些基本反映了儿童的体质状态。儿童体质辨识的重点是辨清儿童亚健康体态与儿童疾病体态。通过纠偏调理，儿童亚健康状态可以恢复为儿童健康状态。

健康儿童中，平和质是常见的体质类型，其形成受两方面的因素影响：一是先天禀赋良好，二是后天调养得当。偏肺虚质易出现反复呼吸道感染、肺炎喘嗽、久咳喘哮等；偏脾虚质易出现泄泻、厌食、疳证等；偏肾虚常有发育迟滞、水肿、久咳喘哮、遗尿等；偏肝亢质易表现为惊风、抽动等；偏阳热质易出现急惊风、鹅口疮和口疮、咯血及吐血等；偏阴虚质常与厌食、失眠、便秘等相关；偏怯弱质常与心神疾病相关，如抽动障碍、多动症、自闭及夜啼等；儿童特敏质常见于过敏性疾病，如过敏性鼻炎、哮喘、荨麻疹、过敏性紫癜等。

2. 基于人体"正常体态"的"三阳学说"及对"少阳学说"的完善

徐荣谦提出了基于人体"正常体态"的"三阳学说"，即儿童阶段的"少阳体态"、青壮年阶段的"太阳体态"和老年阶段的"夕阳体态"。他特别指出，"少阳体态"指小儿天癸到来之前的年龄阶段，一般是指女童14岁之前、男童16岁之前。"少阳体态"的突出特点是小儿阴阳二气皆稚嫩不强，但相对而言，在阴阳二气中阳气始终居于主导地位。儿童的阴阳平衡处于不稳定状态，随着阳气的生发，小儿旧的阴阳平衡被打破，又不断形成新的平衡，表现为儿童阶段"阳生阴长"的特点。

徐荣谦小儿"少阳学说"学术思想来源于恩师刘弼臣教授，其在继承的基础上，完善和丰富了"少阳学说"。比如根据小儿生理病理特点，把"纯阳"和"稚阴稚阳"建立在对立统一的"少阳学说"之中，认为小儿"稚阴稚阳"虽然充分体现了小儿脏腑娇嫩、形气未充、体弱柔弱的特点，但是无法解释小儿生长发育迅速的生理特点。"纯阳学说"虽能够体现小儿生长发育迅速的特点，但用于解释小儿生长发育规律的变化和体现小儿脏腑娇嫩、形气未充的生理特点，远不如"少阳学说"的"少阳为枢"理论。

从治疗来说，徐荣谦认为小儿在临床用药上往往会出现"朝用麻桂，暮用白虎；朝用承气，暮用理中"的现象。这种现象如果用"纯阳学说"和"稚阴稚阳学说"就很难解释。同时，徐荣谦对"少阳学说"赋予了新的含义，认为其包括少阳主春、少阳主肝胆、少阳主肾、少阳为枢、螺旋上升式的动态阴阳平衡、一阳复始、万象更新等多项内容，少阳为枢是整个少阳学说的核心。

3. "神、魂、意、魄、志"论治与从胆论治结合

徐荣谦认为，"神、魂、意、魄、志"是小儿生命形式存在的核心，主导身体全部的生命活动。其不但与人体情志相关，而且与五脏六腑的功能失常和疾病有关。如"神"主导心的生理功能与精神活动，小儿神气怯弱，易受惊吓而夜啼不安，还易受到外邪的侵袭，出现高热、惊厥等表现。"魂"主导肝的生理功能与精神活动，"魂"不安者，轻则出现面色偏青而少泽，重则两胁胀痛，或胸闷不舒，或腹部疼痛，食欲不佳等。"意"主导脾的生理功能与精神活动，思虑过度，则面色偏黄少泽，肌肉痿软，纳谷不香，睡眠不稳等。"魄"主导肺的生理功能与精神活动，"魄"安其位，则精神活泼，面色润泽，气息平和，汗孔开阖有度。"多悲伤肺，肺伤气消"，重则可影响脾气，出现食欲下降、疲倦乏力等症状。"志"主导肾的生理功能与精神活动，与小儿精神紧张、胆小怯弱、身材矮小等密切相关。

《素问·六节藏象论》云："凡十一脏，取决于胆也。""胆"可以通过"神、魂、意、魄、志"来主导"十一脏"的生理功能。"胆"与"神、魂、意、魄、志"五神关系密切、互相影响，五神受到损伤，常常波及"胆"，"胆"气受损也必将损及五神。徐荣谦认为，对于小儿亚健康体态的偏颇体质，采用温胆与调理小儿"神、魂、意、魄、志"相结合的方法，往往能得到事半功倍的效果，使小儿迅速康复。对于小儿五脏六腑的疾病，如哮喘、呕吐、腹泻、疳证、抽动、多动、黄疸、自闭症、肾炎等，均可将温胆与"神、魂、意、魄、志"辨治相结合，提高临床疗效，使患儿早日恢复到亚健康体态或恢复健康。

二、临证经验

1. 活血祛风、化痰通络法治疗小儿咳嗽变异性哮喘发作期

咳嗽变异性哮喘以慢性咳嗽为主要或唯一症状，属于慢性疾病，患者需要进行长期治疗和疾病监测。徐荣谦认为，咳嗽变异性哮喘其症虽为咳，但其性为喘。本病特点为反复发作，久而不已，这与风邪"善行而数变"的特性相符，应属"风咳"。咳嗽变异性哮喘发作期病机主要为外感风邪，内犯于肺，宣降失常，风痰内伏，黏阻气道。此外，他也强调，咳嗽变异性哮喘病程长，所谓"久病入络""久病必瘀"，故应注重该病的发展过程中"瘀"这一致病因素，临证以"祛风活血化痰"立法，以"加味芎蝎散"为方。

"芎蝎散"是宋代陈文中《小儿病源方论》的家传累世之名方，原方为川芎、荜茇各1两，蝎稍去毒尖1钱，细辛、半夏各2钱，具有祛寒痰冷涎之效。万全在《幼科发挥》中用"芎蝎

散"治疗"气喘息急，呕吐痰涎"者。徐荣谦在"芎蝎散"（川芎、全蝎、荜茇、细辛、半夏）基础上加当归、桃仁、白前、五味子、芦根组成加味芎蝎散，共奏活血祛风、化痰通络之功。随症加减：痉挛性咳嗽明显或伴喘息，加炙麻黄、白果、五味子、蛤蚧、沉香等；痰多色黄，加桑白皮、枇杷叶、葶苈子、胆南星、天竺黄等；痰色清稀、怕冷，加桂枝、干姜，也可适当使用小茴香、木香、花椒等；若病情迁延，日久不愈，痰黏滞难咯，可合礞石滚痰丸，也可加煅牡蛎、皂角刺。此外，徐荣谦尤其注重"风、瘀"在本病中的重要性，临床善用僵蚕、蜈蚣、蛇蜕、白花蛇、乌梢蛇、蕲蛇等虫类药物，以加强息风通络之功效。

总之，在咳嗽变异性哮喘的整个治疗体系上，徐荣谦以"调肺思想""少阳学说思想"为纲领，注重调肺，兼顾平肝，因此活血祛风之法的深层含义中，也体现了其"肝肺同治"的思想。

2. 理气化痰、温胆息风法治疗小儿抽动秽语综合征

抽动秽语综合征是一种神经系统障碍性疾病，主要表现为运动性和发声性抽动，在儿童期起病。徐荣谦提出，本病患儿一般具有敏感、多疑、胆小等特点，素禀胆虚是本病发生的内因。体禀胆虚、肝风内动、气机失调、聚津为痰是本病的基本病机，故治疗以"温胆汤"为基础方进行加减，体现了其"从胆论治"的学术思想。

温胆汤出处为《集验方》及《三因极一病证方论》。《三因极一病证方论》中的温胆汤是在《集验方》的基础上减生姜，加大枣一枚、茯苓一两半，将枳实二枚改为二两。徐荣谦认为，小儿体秉少阳，病多从阳而化，因此临证宜以《三因极一病证方论》所载温胆汤为主方，加钩藤、生龙齿、珍珠母镇肝息风，石菖蒲、天麻、胆南星、青礞石理气化痰。注意力不集中、学习能力下降，加远志、天麻等；食欲不振、面色青黄，加焦三仙、鸡内金、藿香等；脾气急躁，加柴胡、枣仁、蕤仁、黄连等；症状重，加全蝎、蜈蚣、蕲蛇、乌梢蛇等。

此外，徐荣谦根据发病部位的不同进行相应的加减。眨眼明显者，加菊花、密蒙花；缩鼻明显者，加辛夷、苍耳子；头摇明显者，加天麻；腹部抽动明显者，加芍药甘草汤；肢体抽动明显者，加木瓜、伸筋草。

3. 开肺通闭法治疗儿童闭塞性细支气管炎

闭塞性细支气管炎是一种细支气管炎性损伤所致的慢性气流受限综合征，病理上表现为细支气管的部分或完全闭塞，临床表现为重症肺炎或其他原因引起的气道损伤后持续咳嗽、喘息、呼吸困难。徐荣谦收集专家意见，在牵头修订的《儿童闭塞性细支气管炎中医诊疗方案》中提出，闭塞性细支气管炎中医称之为"肺闭"，内因为正气虚损，外因主要是六淫与疫疠之邪犯肺。病性为虚实夹杂，基本病机为肺气闭塞。病位主要在肺，迁延日久，可累及他脏，导致五脏失和。本病总体治疗原则为开肺通闭，根据证型特点，具体治则分为以下五方面。

（1）痰热闭肺　治以清热涤痰，开肺通闭，用小苦辛汤和三黄石膏汤加减。

（2）痰凝肺闭　治以化痰清热，开肺通闭，用小苦辛汤和苏葶滚痰丸加减。

（3）寒热错杂　治以解表清里，开肺通闭，用小苦辛汤合大青龙汤加减。

（4）虚实夹杂　治以清补兼施，开肺通闭，用小苦辛汤合小柴胡汤加减。

（5）肺脾气虚　治以健脾益气，开肺通闭，用人参五味子汤合玉屏风散加减。

此外，本病可配合外治法治疗。

（1）中药花香散外敷神阙　花椒、丁香、降香、沉香、小茴香。黄酒调膏，敷脐，每日1次。因脐为丹田之上，用芳香辛温之品敷脐，有上病下取、纳气归根之功效。

（2）中药硝白汤外敷背部　玄明粉、白芷、白附子、白芥子。煎汤，用纱布在药水中浸湿敷背部啰音明显处。

（3）摩按法 选百会、廉泉、天突、孔最、膻中、列缺、百劳、风池、定喘、肺俞、膏肓，采用轻柔快速手法摩按，每穴 200 次。频率为 100 次/分。每日 3～4 次。

三、典型病案

1. 肺闭：痰热闭肺案

张某，男，5 岁。2018 年 12 月 10 日初诊。

主诉：反复咳喘 2 年 4 月余。

2016 年 8 月，患儿因"发热伴间断咳嗽"于当地医院就诊，诊断为"支原体肺炎"，经住院治疗后症状好转出院。出院后，患儿反复发热、咳嗽喘促，曾多次于当地医院门诊行抗感染、雾化治疗。2018 年 7 月，患儿因"高热伴呼吸急促"再次入院治疗，肺部 CT 示肺内间实质浸润，两肺含气不均，可见马赛克样灌注区，右上叶气管支气管畸形。肺功能示阻塞性通气功能障碍。诊断为"闭塞性细支气管炎"，治疗 2 周后症状缓解出院。近 5 月来，患儿间断低热，时有咳嗽咯痰、喘憋气促。刻下：低热，咳嗽喘息，喉中痰鸣，夜间、运动后尤重，鼻塞，纳眠差，大便干。查体：体温 37.5℃，形体偏瘦，两颧泛红，下唇红赤，三凹征阳性。鼻黏膜充血，咽红，扁桃体无肿大。心（－），双肺呼吸音粗，可闻及痰鸣音，左肺可闻及细小水泡音。舌红，苔黄腻，脉浮滑。诊断为肺闭。辨证为痰热闭肺，肺失宣降。治法：清热涤痰，宣肺开闭，降气平喘。予小苦辛汤合三黄石膏汤加减。

处方：黄芩 15g，黄连 3g，黄柏 10g，炮甲珠 6g（先煎），炙麻黄 4g，苦杏仁 8g，炙甘草 10g，生石膏 30g（先煎），苏子 10g，苦葶苈 10g，炙杷叶 10g，煅赭石 10g（先煎），桑白皮 15g，白果 10g，乌梅 6g，青礞石 15g（先煎），金银花 6g，荆芥 10g，生薏苡仁 15g，冬瓜子 15g，芦根 15g，干姜 1g。7 剂，加绿茶一小撮，水煎服，每日 1 剂，频服。

2018 年 12 月 17 日：患儿服药后热已退，咳喘较前明显好转。查体：两颧略红，下唇干红，三凹征阴性，鼻黏膜充血，咽稍红，心（－），双肺仍可闻及散在痰鸣音，左肺水泡音较前不明显。舌红，苔黄稍腻，脉细滑。上方去荆芥，加地龙 5g，三七 5g，鸡内金 10g。继服 21 剂。

2019 年 1 月 7 日：患儿药后咳嗽已止，无明显喘息，运动后有气促，纳少眠可，二便调。查体：双肺呼吸音粗，偶闻及痰鸣音，未闻及水泡音。舌红，苔微黄，脉弦细。辨证属虚实夹杂，在前方基础上佐以益气健脾之品，后随证加减治疗 1 年余。

2020 年 1 月：复查肺功能示轻度阻塞性通气功能障碍。肺 CT 提示右上叶气管支气管畸形，肺内间实质无浸润影，未见明显马赛克样灌注区。

2. 睡惊症：胆郁痰扰案

胡某，男，3 岁。2019 年 9 月 2 日初诊。

主诉：夜间哭闹 1 月余。

患儿 1 月前无明显诱因夜间忽然惊醒，而后开始大哭大闹，甚则下床奔跑、大叫，呼之不应，似夜游之症，家长未予重视。此后发作日渐频繁，少则 2 次/周，多则 4～5 次/周，每次持续约半小时，方能安静入睡。患儿平素胆小易惊，惧怕生人。刻下：情绪急躁，哭闹不止，夜间时有惊惕发作，纳眠差，时有腹胀，二便尚可。查体：神清，惊恐貌，眼神木讷，鼻周泛青，心肺（－），舌红，苔腻微黄，脉滑数，指纹紫滞。诊断为睡惊症。辨证为胆郁痰扰，魂魄不安。治法：温胆化痰安神。予柴芩温胆汤加减。

处方：柴胡 10g，黄芩 10g，陈皮 6g，清半夏 6g，茯神 30g，炙甘草 6g，竹茹 5g，麸炒枳实 3g，石决明 30g（先煎），磁石 30g（先煎），炒酸枣仁 15g，石菖蒲 10g，郁金 10g，生薏苡仁

30g，炒栀子 6g，连翘 10g，甜叶菊 2g。7 剂，水煎频服。

2019 年 9 月 9 日：患儿药后睡眠明显转好，近 1 周夜间哭闹 2 次，无奔跑大叫，醒后经安抚能很快入睡。查体：舌红，苔稍腻，脉细滑，其余同前。前方加广藿香 10g，佩兰 10g，莲子心 10g。继服 14 剂。

2019 年 9 月 23 日：患儿药后夜惊症状未再发。查体：面色转和，眼神稍滞，舌红，苔薄白，脉细弱。胆郁渐舒，痰热得清，心神安宁，酌加健脾益气之品促生长发育，开智识。处方：陈皮 6g，清半夏 6g，茯神 30g，炙甘草 6g，竹茹 5g，麸炒枳实 3g，煅龙骨 30g（先煎），煅牡蛎 30g（先煎），炒酸枣仁 15g，石菖蒲 10g，郁金 10g，远志 6g，蝉蜕 6g，太子参 6g，炒白术 10g，生薏苡仁 20g，炒麦芽 5g，炒稻芽 5g，炒谷芽 5g，甜叶菊 2g。继服 14 剂。后随访 1 月，未再复发。

参考文献

1. 徐荣谦 . 儿童体质学［M］. 北京：中国中医药出版社，2020.

2. 史文丽，徐荣谦 . 徐荣谦教授治疗咳嗽变异性哮喘临床经验集萃［J］. 中国中西医结合儿科学，2015,7（2）：168-170.

3. 刘燕，宋月晗，陈光耀，等 . 徐荣谦对小儿多发性抽动症的辨治经验介绍 . 中国医药导报［J］，2019，16（24）：139-142.

4. 徐荣谦，李静 . 修订"儿童闭塞性细支气管炎"中医诊疗方案——经中国中医药研究促进会综合儿科分会学术委员会讨论通过［J］. 世界中西医结合杂志，2020，15（4）：770-772.

虞坚尔（1952—），男，浙江镇海人，教授，主任医师，博士研究生导师，首批全国中医药传承博士后合作导师，上海市名中医，享受国务院政府特殊津贴专家，第五、六批全国老中医药专家学术经验继承工作指导老师，全国名老中医药专家传承工作室导师，海派中医徐氏儿科第四代传人，徐氏儿科流派传承研究总基地负责人，卫生部国家临床重点专科，国家中医药管理局十一五、十二五重点专科/学科带头人，原上海市中医医院院长，上海中医药大学中医儿科研究所所长，现任中华中医药学会儿科流派传承创新共同体主席、世界中医药学会联合会儿科分会副会长、全国中医药高等教育学会儿科分会副理事长、上海市中医药学会儿科专业委员会主任委员，曾任中华中医药学会儿科分会副主任委员、上海市中医药学会副会长、上海市中西医结合学会副会长、国家科技进步奖评审专家、国家儿童用药专家委员会委员、《中国中西医结合儿科学杂志》副主编。虞坚尔从事中医儿科科研、教学、临床工作40余年，主持多项国家卫健委、国家自然科学基金、上海市科委及上海市卫生局等课题，获发明专利7项，获上海市科技进步二等奖、中华中医药学会科技进步奖等十余项。

一、学术建树

虞坚尔教授步入杏林近半个世纪。自1977年经全国统考进入上海中医学院，1984年考取上海中医学院硕士研究生，先后以研究生、学术继承人身份跟师徐氏儿科第三代传人朱瑞群教授，传承前辈学术思想，守正创新，治学严谨，学验俱丰，精于中医儿科诊疗。

1. 顺应自然，重视"因时、因地制宜"

虞坚尔教授认为四时有变，对用药的"因时制宜"尤为重视。小儿为稚阴稚阳之体，体质和病情都比成人更易受外界环境变化影响。春秋多燥，辛香温燥之品更易耗气伤阴，故临证理气化痰之药少用陈皮而多用苏子，少用白芥子而多用葶苈子。夏令暑湿，常见小儿有脘痞呕恶等湿邪困阻之证，临证多用香薷、藿香等芳香化湿、祛暑和中。冬令寒凉，多见寒邪为病之咳喘，故可予小青龙汤温化寒痰，或佐熟附片（先煎）等加大祛寒邪之力，屡奏奇效。

虞坚尔教授辨治时还注重"因地制宜"。上海地处江南，地势低下，气候温暖潮湿，易致湿气弥漫，人们又常食海鲜发物、甜品乳食，久则酿成痰湿，湿邪困脾，阻滞中焦，使脾胃运纳失司，水液输布不利，痰饮内生，流注经脉肌表，发为杂病，是谓"怪病多由痰作祟"。虞教授根据沪上地域特点和小儿脾常不足的生理特征，在治疗小儿疾病时，尤其关注脾胃之气的强盛，因而临证处置幼科杂病常常显效。

作为资深顾问、执业中医师，虞坚尔教授自2007年开始，每年于新加坡宝中堂定期出诊，新加坡气候"晨则温如春，午则酷热如夏，哺则放凉如秋，夜则微寒如冬"，有一日可见四时之气、温差大湿气重等特点，当地居民饮食多荤少素、喜辣贪凉，导致体内痰饮较重。因此"外感湿邪"和"内伤痰饮"是新加坡儿童"痰湿"较重的重要原因，亦是过敏性疾病反复发病的主要因素。虞教授基于新加坡气候和儿童生活特点，临证常以温药振奋阳气，促进水湿运化，同时避免温补药阻碍阳气、耗伤正气，配伍行消开导之药，使邪气有出路。

2. 创"和解法"治疗反复呼吸道感染急性感染期，研制"和解合剂"

虞坚尔教授推崇仲景和解法，他认为和解法和解少阳，表里兼顾，有疏表清里之效，具通表达里之功，临床以"和解少阳，通表达里"游刃于小儿众多疾病之中，正如户枢主宰开合，如信使引领药物依意而行，如点睛之笔贯通于诸法之中。

（1）和解少阳，扶正祛邪　在发病机制上，虞坚尔认为小儿体质本虚，遇六淫外邪入侵，发病与否虽与六淫外邪的多寡有关，而小儿本体正气的强弱则决定疾病的证型、演变和转归。陈修园曰："少阳内主三焦，外主腠理。"虞坚尔教授认为，患儿正虚腠理疏松，外邪入侵，多先与少阳正气交锋，循少阳而入。治疗必当解除滞涩之枢机，临证以小柴胡汤为基础方化裁为经验方"和解方"，随证加减。

（2）和解少阳，太阳阳明同治　少阳经居身之侧，在半表半里之位，处太阳之里，阳明之外，小儿外感易化热入里，很快出现发热、汗出、口渴、便秘的阳明证，而此时表证尚未尽解。素有便秘的小儿外感时，便秘多会加重，患儿热势多较重，或伴腹胀痛、恶心、呕吐、口干等症，虞坚尔教授对此辨证为表里同病，外感兼有阳明腑证，或是太阳阳明同病，或是少阳阳明同病；治疗则以和解少阳兼通腑为大法，以和解方为主方加减。便秘不重者，加枳实、厚朴；便秘严重，大便干结，3～4日不行，热势高者，加大黄；苔少或花剥，津液不足者，加天花粉、麦冬；风寒表证者，表现为恶寒、少汗、流清涕、鼻塞、咽红不显或微红者，多用小柴胡汤加荆芥、防风、枳实、厚朴；风热表证者，表现为恶寒轻或无恶寒、鼻塞、流清/浊涕、汗出、咽红肿痛、咳嗽等，多用小柴胡汤加连翘、板蓝根、前胡、桔梗；鼻塞、流涕、打喷嚏，多加辛夷、白芷、蔓荆子；舌苔略腻，头昏不适者，加羌活、独活。

（3）和解少阳，太阳太阴同治　平素脾虚，大便不成形，或便次多、夹有不消化食物者；或饮食不节即易便稀、面黄无泽的小儿，适逢外感；或小儿外感伴有大便稀、便次增多；或吐泻并作，或恶心喜呕，时有腹部不适，便常规检查未见异常者；或外感后应用抗生素，随即出现便稀次频者。此属小儿素有脾虚，或外感累及脾胃，表现为表里同病，虚实夹杂。虞坚尔教授多辨证为太阳太阴、少阳太阴合/并病，治从少阳入手，和解祛邪、健脾升清，多用和解方加白术、葛根和解祛邪。方中党参、白术、茯苓、柴胡健脾、升清阳，藿香、厚朴温中化湿、厚肠胃，葛根解肌退热生津、升阳止泻。全方健脾升清，既含扶正祛邪之意，又治太阴脾虚，以和解祛邪，毫无伤正之虞。

3. 首提"补肾固表"法治疗反复呼吸道感染慢性缓解期，创制"补肾固表方"

"扶正不祛邪，祛邪不伤正"是徐氏儿科的治病理念。虞坚尔教授自1998年起从呼吸系统疾病流行病学、发病机制、预防及治疗等方面入手进行系统研究，首次提出反复呼吸道感染患儿反复迁延难愈的病机在于正虚邪恋，认为其发病缘由是"肺肾不足，余邪未尽"。该学术观点已被中医儿科界公认，并编入国家"十二五"高校规划教材《中西医结合儿科学》。

虞坚尔教授认为小儿反复呼吸道感染与先天禀赋及肾的关系尤为密切。肾为先天之本，是小儿生长发育之原动力，肾元亏虚，动力不足，影响其他脏腑功能的发挥，以致整个机体缺乏生机，生长缓慢，抗病力低下，反复呼吸道感染遂成。肺、脾、肾三脏不足，尤以肾脏不足为本病发病的关键，即"肾虚不足，余邪留恋"，肾虚贯穿反复呼吸道感染的发病全过程。

虞坚尔教授结合地域特点，认为反复呼吸道感染慢性缓解期导致气升阳浮、腠理开泄而不密，在恢复期应治以健脾益肺、补肾固表之法，创制补肾固表方：菟丝子、生黄芪、潞党参、焦白术、关防风、淡子芩、南柴胡、乌梅肉、麻黄根。其中，生黄芪、焦白术、关防风取玉屏风散益气固表之意，潞党参、焦白术取四君子汤益气健中之义，且药性平和，不燥不热，施力平和，如同"君子致中和"。

潞党参、淡子芩、南柴胡组成小柴胡，扶正祛邪。生黄芪补气固表，于内可大补脾肺之气，于外可固表止汗，补三焦而实卫，为玄府御风之关键，且无汗能发，有汗能止，特别适合治疗肌表卫气不固导致的疾病。菟丝子味辛甘，性平，可补肾益精，养肌强阴，坚筋骨益气力。乌梅肉味酸，敛肺气，生津止渴，亦能敛浮热，吸气归元，化生津液，两药合用，开源节流，与反复呼吸道感染病机及气升阳浮、腠理开泄的特点甚为相契。南柴胡味苦，性微寒，和解少阳，疏肝解郁，升阳达表。《神农本草经疏》论"柴胡，为少阳经表药。主心腹肠胃中结气，饮食积聚，寒热邪气，推陈致新，除伤寒心下烦热者，足少阳胆也"。淡子芩味苦，性寒，清肃上中二焦之虚火，柴胡解热开郁，配淡子芩行滞气清郁热，故清热而不碍解表。两药合用，防病于未然，有则治之，无则预防之，有防微杜渐之能，而无伤正之虞。麻黄根敛汗止汗，"其根则深入土中……则清扬走表之性尤存，所以能从表而收其散越，敛其轻浮，以还归于里。是故根收束之本性，则不特不能发汗，而并能使外发之汗敛而不出，此则麻黄根所以有止汗之功力，投之辄效者也"。全方用药精良，配伍合理，共奏补肾益气固表、扶正祛邪之功。

二、临证经验

1. "三期分治、内外合治"治疗小儿哮喘

支气管哮喘是儿科难治病之一。哮喘发作责之于宿痰内伏，复为六淫所侵，或为生、冷、酸、咸、肥、甘所伤，或情志抑郁，或环境骤变，吸入粉尘、煤烟等诱因，触动伏痰而发病。虞坚尔认为"肺主气而司呼吸，心主血而贯血脉""肺朝百脉""肺主治节"，宿痰伏肺，气机郁滞，升降失常，不仅会导致津凝生痰，同时气郁痰滞，又影响血液运行，出现痰瘀交结不解的复杂局面。痰可酿瘀，瘀血亦能生痰水，形成因果循环，痰夹瘀结成窠臼，潜伏于肺，随之出现以肺气上逆为标、痰瘀交结为本的证候特点。

哮喘患儿发作期多有口唇发绀、面色晦滞、胸背憋闷、舌质紫黯等血瘀征象。在缓解期，因反复发作，可导致肺、脾、肾三脏不足，致津液不化，停而为痰，出现宿痰。肺、脾、肾三脏不足又可致气虚，使血行乏力，从而出现气虚血瘀。瘀血和宿痰既是哮喘中肺、脾、肾三脏不足的病理产物，又是支气管哮喘反复发作的病因，符合"久病入络为血瘀"的观点。

历代医家对"哮喘"均以寒热虚实辨之，认为哮喘多为阳邪亢盛、痰热交阻或风寒束肺、寒痰阻塞气道所致，治疗习以降气化痰、止咳平喘为主，特别是儿童哮喘，一般多认为儿童脏器清灵，易于康复，顽症较少。但是目前临床遇到小儿顽固性哮喘已非鲜见，有资料显示哮喘存在气道微循环障碍和血液流变性改变。哮喘患儿亦同样存在相应的外周微循环变化，其微血管形态、流态、攀周状态全面改变，血液呈现高黏滞状态，故用常规治疗效果不显。朱丹溪曾明确提出"痰夹瘀血，遂成窠囊"的痰瘀同治观，治痰要活血，活血则痰化。若单纯化痰，则痰祛瘀存，瘀留则又痰浊滋生，痰滞血瘀，可形成恶行循环，哮喘极易发作。痰瘀并治，痰祛瘀化，气道通畅，哮喘乃平。

虞坚尔教授根据《丹溪心法》一书中"未发以扶正气为主，既发以攻邪为急"的治则以及当代儿科泰斗王烈教授1992年提出的"哮喘苗期"理论，结合气道炎症和气道重塑是哮喘的两个

基本病理特征，痰瘀互结是哮喘的基本病机，痰与气道炎症、瘀与气道重建关系密切，痰是气道炎症的外在表现等理论，在中医儿科界提出"三期分治"观点。

哮喘急性发作期时，患儿喘息、咳嗽、胸闷，甚则口唇发绀等，宜化痰祛瘀平喘，虞坚尔教授创"化痰祛瘀平喘"法，研制"平喘方"，治喘为纲，治水为常，痰瘀共治，化其窠囊。慢性持续期患儿以咳嗽、痰多等症状为主，贵在化痰通瘀固本，统筹兼顾，融治痰治瘀为一体。临床缓解期患儿以咳嗽、痰少、汗出为主，治疗以益气健脾为主。治痰可随证选用二陈汤、三子养亲汤、桑白皮汤、清气化痰丸等；活血可辨证选用血府逐瘀汤、活血饮、桂枝茯苓丸等，用药上应将活血化瘀药的性味、特点与患儿的体质、寒热辨证结合。如表现为偏热者，可用苦、微寒之丹参、银杏叶等；喘息气粗者则可用地龙、水蛭等活血化瘀；对于寒性哮喘则可用川芎、当归等。对于缓解期的患儿，可加入当归等活血补血的药物。另外辅以"黄芩咳喘敷贴散"外敷穴位，以徐氏"温阳扶正"学术思想为指导，"冬病夏治"，调节患儿免疫力。冬季亦可根据患儿体质颇偏，以膏方调摄。

2."肺脾同调、标本兼顾"治疗小儿胃食管反流性咳嗽

小儿胃食管反流引起的慢性咳嗽可归于"胃咳"的范畴，《素问·咳论》描述为："胃咳之状，咳而呕"。从"胃咳"角度探讨病因病机，对临床治疗小儿胃食管反流性咳嗽（gastroesophageal reflux cough，GERC）具有一定指导意义。

虞教授认为本病与小儿生理、病理密切相关。小儿肺气虚则卫阳不足、肌肤疏薄，常表虚不固，病邪易从口鼻而犯，相较于成人更易感受外邪，易患感冒、咳嗽、肺炎喘嗽等病。同时小儿脾常不足，运化功能相对较弱，若乳食不节易损伤脾胃，令肺气上逆，产生呕吐、嗳气等症，最终导致脾胃虚弱，易患厌食、积滞、便秘、腹泻、疳证等疾病，脾胃虚弱则气血生化不足，长此以往会影响小儿的生长与发育。

虞教授认为小儿GERC的发病主要是外感后调治不当导致的。咳嗽初期，外邪袭表或从口鼻而入，进而循经入肺，导致肺气上逆，出现咳嗽咳痰、鼻塞流涕，此时若内伤生冷、乳食不节，两邪相合，则导致气机失调，肺胃之气上逆，产生呕吐、嗳气、反酸等症状，发为胃咳之兆。对于迁延不愈之GERC，虞教授认为患儿虽表证已解，但脾胃内伤未愈，影响肺的宣降功能而致咳嗽。此时患儿常出现晨起或夜间干咳、咳甚则呕吐之症，主要病机是脾胃气虚、肺胃之气上逆。同时，虞教授认为中焦脾胃受邪上扰于肺也是GERC发病的原因之一。肺脉起于中焦，还循胃口，脾胃内伤之邪虽积于中焦，仍可循经而上，导致肺气宣降功能失调，进而肺气上逆发为咳，同时脾肺二经同属太阴，二者经气相通，邪气亦可循经影响，故小儿GERC发病"皆聚于胃，关于肺"。

虞坚尔教授治疗小儿GERC遣方用药精巧凝练、谨守病机，采用肺脾同调兼化痰消滞的方法，做到标本兼顾、攻补兼施，取得了较好的临床疗效。

（1）标本兼顾，肺脾同调　虞教授根据患儿临床症状进行综合调治，若患儿阵咳连连、咳痰呕饮，治疗当先以降逆止呕、降气止咳为主，佐治痰饮与食积，而后行补肺健脾、运脾开胃之法缓调。常用方如二陈汤合戊己丸加味等，呕吐重者加旋覆花、代赭石，嗳腐吞酸者可加用海螵蛸、煅瓦楞子，咳重者加用炙麻黄、苦杏仁等品。若患儿乏力、纳呆症状明显，咳嗽、呕吐症状较轻，治疗当平补脾胃，降逆止咳，同时佐以助运，调理患儿中焦气机，令脾健则病自除，此时多采用六君子汤等加味治疗，适当加用焦山楂、佛手、鸡内金等理气消食和胃之品。

（2）注重病位，用药全面　小儿GERC的发病与气道痉挛密切相关，故虞教授常从改善气道痉挛方面着手。针对晨起、夜间咳重的患儿，常用地龙、枇杷叶等药。地龙具平喘之功效，其主要成分为多肽及蛋白，不仅可以减轻气道平滑肌的痉挛，更具减轻肺部炎症的作用。枇杷叶润肺止咳、降逆止呕，其含有的总三萜酸具有明显的止咳、抗炎功效。二药可明显改善患儿气道痉挛症状，是虞教授治疗该病的常用药物。同时，虞教授常妙用辛夷、藁本等治鼻之品，他认为肺开窍于鼻，儿童感邪常从鼻部侵犯，故在治疗咳嗽、哮喘等呼吸道疾病时加用通窍药物，可起到截断外邪的作用。

（3）顾护胃气，以防伤正　虞教授在遣方用药时慎用苦寒，常以左金丸加减治疗脾胃疾病，选用相对不甚寒凉的黄芩、蒲公英等药代替黄连，用药的剂量也相对较小，同时主张慎用重镇降逆的金石类药物或破气消积之品，注意中病即止，在临床治疗时多采用花类植物如玫瑰花、佛手花、代代花等芳香之品以醒脾疏肝，调畅肺脾胃气机。

三、典型病案

1. 心悸：心脾两虚案

姜某，男，5岁。2008年5月27日初诊。

主诉：自觉心慌不适1周余。

2周前患儿曾患感冒，病愈后出现心慌不适等症状。心电图提示窦性心律，窦性心动过速。刻下：时有胸闷不适，喜叹气，活动后下蹲；汗出浸衣，盗汗明显，食少体倦；无热未咳，夜寐欠安，二便自调；舌质淡，苔薄白，脉细数。查体：心率98次/分，律不齐，心音有力，心脏各瓣膜听诊未闻及杂音。证属心脾两虚，心神不宁。治以益气健脾、养心安神。方选四君子汤加味：潞党参、焦白术、云茯苓、生黄芪、全当归、夜交藤、焦山楂、香谷芽、炙甘草各10g，煅龙骨、煅牡蛎各30g，炙远志、辛夷花各5g。7剂，每日1剂，水煎服，分两次温服。嘱注意休息，防寒及避免剧烈运动。

二诊：患儿胸闷不适改善明显，汗出少，纳呆，夜寐不安。查体：心率92次/分，律齐。守上方，去夜交藤，加紫丹参10g，仙鹤草30g，酸枣仁、佛手柑各5g。7剂。

三诊：症情平稳，纳增，大便干结。心率87次/分，律齐。守上方，加天花粉10g，继服7剂。

2. 黄疸：脾虚湿滞案

吴某，男，7个月。2019年4月9日初诊。

主诉：皮肤黄染、小便色黄、纳差7个月。

家长诉患儿系第2胎，第2产，足月剖产，产后2天无明显诱因出现皮肤黄染，无发热，于医院就诊，诊断为胆汁淤积性黄疸，予基础治疗，病情反复，未见明显好转。2019年4月，患儿病情加重，伴发热，于某西医院就诊。血常规：肺炎支原体IgM（－），CRP 19mg/L，血红蛋白（HB）81g/L，淋巴细胞百分比（LYMPH%）43.4%，中性粒细胞百分比（NEUT%）43.7%，血小板（PLT）134×10⁹/L：白细胞（WBC）7.9×10⁹/L。生化：白蛋白（ALB）23.10g/L，谷丙转氨酶（ALT）228.80IU/L，谷草转氨酶（AST）452.80IU/L，直接胆红素（DBIL）206.60μmol/L，间接胆红素（TBIL）250.00μmol/L；真菌葡聚糖64.5pg/mL；内毒素（LPS）<0.01EU/mL。肝病筛查：HBsAg（阴性），抗–HBs（阳性），丙肝抗体（阴性）。尿常规：正常。腹部B超：肝肿大，质地差，肝门区淋巴结肿大，脾下极腹侧实质占位（副脾可能），双肾增大，腹水少至中等量。门静脉系统彩色多普勒超声测定：肝静脉中支彩色多普勒频谱呈单相波，建议随访。入院后预告病危，先后予美罗培南、头孢唑肟钠抗感染，复方甘草酸甘保肝，白蛋白纠正低蛋白血症，维生素K₁口服。

患儿有胆汁淤积基础疾病，病情复杂，肝脏病理炎症及纤维化较重，且病程中反复发热，控制欠佳，予肝病科及感染科会诊，建议进一步检查 EB 病毒抗体及脱氧核糖核酸（DNA）、血涂片、铁蛋白，随访肝功能、血脂、凝血功能等，家属表示拒绝，为寻求中医治疗，故来就诊。

现症：患儿皮肤、巩膜重度黄染，色晦暗，无发热，纳差，尿色黄，大便色黄，质稀，无黏液。查体：神志清，精神软，发稀囟平，巩膜、皮肤黄染色暗，双肺呼吸音粗，未闻及明显干湿啰音，心音有力，律齐，未闻及杂音，腹稍膨隆，触之软，腹壁静脉无显露，未见胃肠型及蠕动波，移动性浊音阳性，肠鸣音正常，舌质红，苔垢黑，指纹淡红。西医诊断：胆汁淤积性黄疸。中医诊断：黄疸。辨证：脾虚湿滞。治法：行气健脾，利湿退黄。处方：茵陈 6g，白术 6g，柴胡 3g，车前草 15g，薏苡仁 6g，佛手 6g，白芍 6g，生甘草 6g。7 剂，每日 1 剂，分 2 次温服。

2019 年 5 月 14 日二诊：患儿服用中药 1 月余，皮肤黄染减轻，巩膜仍黄，纳食略增，小便黄，大便正常，舌质红，苔白腻，指纹淡红。前方奏效，效不更方，上方加垂盆草 9g，桃仁 3g。7 剂，服法同前。

2019 年 5 月 28 日三诊：患儿肤目黄染显著减轻，胃纳可，精神转佳，二便正常，舌苔白，质淡，指纹淡红。为增强扶正固本之力，上方加枸杞子 9g，生黄芪 9g。7 剂，服法同前。3 月后随访，患儿复查肝功能，指标恢复至正常范围。

3. 克罗恩病：脾虚不运、阴液亏虚案

郭某，男，9 岁。2018 年 4 月 17 日初诊。

主诉：腹泻伴间断发热 1 月余。

家长诉患儿 1 个月前无明显诱因出现大便次数增多，日行 3 ~ 4 次，呈黄糊状，无黏液脓血，无明显里急后重及肛门下坠感，无腹胀腹痛，未进行治疗，病情持续。随后患儿大便次数逐渐增多，日行 7 ~ 8 次，色黄质稀，有黏液，伴有间断性发热。曾在某医院就诊，实验室检查：人类疱疹病毒（Epstein–Barr virus，EBV）（–），环腺苷酸受体蛋白（CRP）16mg/L，红细胞沉降率（ESR）89mm/h，大便培养（–），粪便钙卫蛋白（FC）89μg/g。结肠镜检查：可见散在圆形小溃疡（直径 0.2 ~ 0.3cm），节段性分布黏膜片状充血、水肿伴糜烂；直肠、结肠溃疡。胶囊内镜检查：小肠多发溃疡。上腹部 CT 检查：肠系膜小淋巴结。其余检查未见明显异常。诊断为克罗恩病，予胸腺素 10mg 隔日 1 次肌肉注射，以提高免疫力，未予其他治疗。不效来诊。

刻下：大便次数增多，日行 7 ~ 8 次，色黄质稀，清冷无臭，有黏液，无血液，无明显里急后重及肛门下坠感；无腹胀腹痛，无发热；皮肤干燥，乏力；纳谷不馨，口干，面色晦暗；舌淡，苔白，脉软。查体：形体偏瘦，无腹痛，无反跳痛及肌紧张，肠鸣音活跃，8 ~ 9 次 / 分。西医诊断：克罗恩病。中医诊断：泄泻。辨证：脾虚不运，阴液亏虚。治法：健脾利湿养阴。处方：生黄芪 9g，生白术 9g，生地黄 9g，生甘草 9g，云茯苓 9g，炒扁豆 9g，薏苡仁 9g，蒲公英 9g，桔梗 6g，枸杞子 9g，菟丝子 9g，辛夷 5g。14 剂，每日 1 剂，分 2 次温服。

5 月 2 日二诊：大便日行 6 ~ 7 次，色黄质稀，有黏液；皮肤干燥，乏力，食欲较前改善，口干；舌红，苔少，脉濡。前方奏效，效不更方。上方加山楂炭 9g，葛根 9g。14 剂。

5 月 16 日三诊：大便日行 5 ~ 6 次，色黄，不成形，有黏液；皮肤干燥，食欲改善，体力仍差；舌淡红，苔白，脉软。中医辨证为肺脾气阴两虚，治以健脾益肺养阴。前方去生地黄、茯苓、炒扁豆、薏苡仁、蒲公英、桔梗、山楂炭，加防风 9g，白芷 9g，藁本 9g，川芎 9g，女贞子 9g，墨旱莲 9g，车前草 30g。14 剂。

7 月 11 日四诊：患儿因症情好转，连服上方 1 月余。大便日行 4 ~ 5 次，色黄，不成形，偶有黏液，体力仍差；舌淡红，苔花剥，脉濡。中医辨证属脾失健运、气阴两虚，治以健脾益气养阴。前方去防风、白芷、藁本、川芎、女贞子、墨旱莲、车前草，加生地黄 9g，木香 3g，藿香 9g，扁豆 9g，薏苡仁 9g。21 剂。

8 月 1 日五诊：诸症改善，大便次数减少，日行 3～4 次，色黄，不成形，无黏液；舌淡红，苔薄白，脉有力。中医辨证属脾失健运、气阴两虚，治以健脾益气养阴。上方加党参 9g，山楂炭 9g，山药 9g，鸡内金 6g。

上方服 40 剂后，于 2018 年 9 月 19 日复查肠镜：克罗恩病（肠镜复查）。9 月 21 日病理报告（乙状结肠活检）：见少量急慢性炎细胞浸润，嗜酸性粒细胞 8 个 /HPF，未见溃疡及肉芽肿。9 月 25 日大便常规（−），未行胶囊内镜检查。目前患儿症情平稳，大便日行 1～2 次，成形，无黏液，无便血。

参考文献

1. 虞坚尔. 虞坚尔儿科临证经验医案集要［M］. 北京：科学出版社，2017.

2. 虞坚尔. 虞坚尔医话医案选［M］. 北京：科学出版社，2015.

3. 虞坚尔. 虞坚尔传承工作室［M］. 北京：科学出版社，2015.

4. 蒋沈华，白莉，李利清，等. 虞坚尔教授辨治小儿重度胆汁淤积性黄疸经验［J］. 云南中医学院学报，2019（6）：39-44.

5. 蒋沈华，虞坚尔，薛征，等. 虞坚尔运用"健脾养阴"法治疗小儿肠道疾病验案 2 则［J］. 上海中医药杂志，2019（8）：28-30.

第四十九章

董幼祺

董幼祺（1953—），男，浙江宁波人，教授，主任中医师，研究生导师，享受国务院政府特殊津贴专家，国家级非物质文化遗产董氏儿科第六代传承人，董氏儿科代表性传承人董廷瑶教授之孙，浙江省国医名师，第四批全国老中医药专家学术经验继承工作指导老师，浙江省名中医，中华中医药学会儿科分会名誉副主委，世界中医药联合会儿科分会顾问，《中华中医药杂志》编委，上海市名中医诊疗所特聘专家，宁波市中医药学会副会长，宁波市中医儿科重点学科带头人，曾任浙江中医药大学附属宁波中医院副院长，获得宁波市杰出人才奖、第四届中国医师奖、全国卫生系统先进工作者、浙江省卫生系统优秀共产党员、宁波市有突出贡献奖专家、宁波市医师终身成就奖、宁波市劳动模范等荣誉。

一、学术建树

董幼祺教授幼承庭训、博采创新，从医40余载，临床以"推理论病，推理论治"为指导思想，注重理论与实践的紧密结合，同时师古创新，运用董氏儿科的独特经验治疗儿科各种常见病和疑难杂症，取得了较好的疗效。

1. 基于小儿"肝常有余"的特点灵活运用调肝法

儿科调肝之法，多以"肝常有余"为立法依据及理论基础。小儿"肝常有余"之说源于北宋钱乙，后代医家如金元时期朱丹溪总结"小儿易怒，肝病最多，肝只是有余，肾只是不足"，明代万全的"三有余，四不足"学说，也指出在治疗上"肝有泻而无补"。纵观诸家之言，幼科调肝法多以泻有余为主。

董幼祺教授认为"肝常有余"最重要的一方面，在于提示小儿在疾病的发展转归上易为实变，在临床上具有肝气易实、肝火易旺、肝阳易亢、肝风易动的特点，如肝气有余，克伤于土，或火热伤肝，引动肝风，或水不涵木，肝阳上亢等。另一方面，"肝常有余"是指小儿生长发育迅速，有生机旺盛之意。因此，在治疗上要善于把握小儿的病变特点，对"肝常有余"产生的疾病既要平肝泻热，也要注意养肝护肝，有余则当疏泄，不足则以调护为治。

调肝法是中医儿科辨证论治中常用的一个重要法则，结合小儿"肝"之病理特点及临床所见，可归纳为疏肝、清肝、平肝和柔肝四法。其中，"疏"乃疏泄，常用于肝气郁结、肝木乘土等证；"清"指清泻，可用于肝热内灼、肝火上炎等证；"平"为平潜，多用于肝阳上亢、肝风内动等证；"柔"意在调养，有滋水涵木、扶土抑木等法，虽非直接养肝，但仍可归于此法。董教授在综合运用调肝法方面独具特色，如疏肝配合柔肝，使开合有度；清肝配合疏肝、滋肾、清肺、养阴等法，旨在标本兼治；平肝兼以柔肝、清肝，则事半功倍，其灵活善用之功力，可见一斑。

2. 基于小儿"稚阴稚阳"的特点提出"养阴护阴"治疗思想

董幼祺教授认为，小儿为"稚阴稚阳"之体，各脏腑的功能尚在"成而未全，全而未壮"的生长完善期，病理上"易虚易实，易寒易热"，在辨治儿科疾病时要全面了解疾病发生发展过程中的阴阳盛衰变化，重视养阴护阴。

对于造成小儿阴津耗损和不足的原因，董幼祺教授认为有多种：小儿为"纯阳"之体，生长发育旺盛，对水谷精微的需求迫切，相对而言阴津常显不足；小儿热性病多，热病最易伤阴；现今小儿饮食种类丰富，嗜食油炸炙煿、肥甘厚味之品，常致积滞化热而伤阴耗液。此外，热病及其后期、秋季腹泻、肝阳偏亢性疾病和慢性消耗性疾病等更易出现阴津不足甚至耗损，临床尤需注意养阴护阴。

二、临证经验

1. 以脾胃为中心调治小儿反复发作性疾病

脾胃居于中焦，为气血津液之源泉、气机升降之枢纽。脾胃之枢纽作用在儿科尤为突出，小儿脾胃薄弱而负担重，心智未全，寒温不知自调，饮食不能自节，若护养不当，脾胃极易受损。或他脏病变，药食杂投，亦易损及脾胃。脾胃一旦受损，受纳违和，运化失司，机体失养，诸脏受累，气血不和，常致小儿某些疾病反复发作，缠绵难愈。

现有医疗条件下，对哮喘、高热惊厥、过敏性紫癜、疝气等急性发作的救治已属不难，而欲控制其反复发作仍为临床之难题。董幼祺教授认为，缓解期的调治是控制此类疾病反复发作的关键。脾运失健是小儿反复发作性疾病缠绵难愈的病机中心，故调治之法亦宜围绕脾胃，从调理脾胃入手，以悦脾而兼悦小儿身心，调脾而兼调气血津液，益脾而兼益肺肾心肝，从而调整脏腑功能，调和气血津液，清除病理产物，达到控制疾病反复发作的目的。

（1）悦脾之法　消食以开胃，清润以养胃；芳香以醒脾，理气以运脾。胃喜润脾喜燥，胃宜降脾宜升，投其所好谓之悦。开胃可选炒谷芽、炒麦芽、炒山楂、鸡内金、神曲、莱菔子等；养胃可选沙参、石斛、麦冬、玉竹等；醒脾可选藿香、佩兰、蔻仁、砂仁、木香等；运脾可选陈皮、青皮、枳壳、厚朴、苍术、茯苓等。开胃、养胃、醒脾、运脾四法合参，孰轻孰重，孰多孰少，尚须辨证而论。

（2）调脾以除痰湿　以调脾为契机，清脾以化湿郁，运脾以杜痰恋，彻底清除体内病理产物，从而达到控制疾病反复的目的。如以经验方星附六君汤（党参、焦白术、茯苓、陈皮、姜半夏、甘草、胆南星、竹节白附子）、苓桂术甘汤等加减，温运脾土，化饮祛痰。既要祛痰，又要防痰再生，称之为杜痰法，以除哮喘之根；用自拟化痰通络汤（胆南星、天麻、全蝎、白附子、钩藤、代赭石、乳香、僵蚕、蝉衣）结合健运脾胃之品以祛痰通络，除热惊之根；用经验方金蝉脱衣汤（桂枝、薏苡仁、连翘、金银花、防风、茵陈、郁金、蝉衣、猪苓、苍术、赤芍、红枣）加减疏风利湿运脾以除过敏性紫癜之根；用自拟通阳理疝汤（天台乌药、桂枝、川椒、小茴香、橘核、荔枝核、枳壳、陈皮、茯苓）加减以通阳泄浊，暖肝理脾，除疝气之根。

（3）益脾以固本元　欲控制小儿反复发作性疾病，纠正患儿体质偏差，固本培元是防病复发的又一关键。"四季脾旺不受邪"，故培本以益脾为先，首选异功散，健脾兼而能运。保持脾胃健旺，气血生化有源，是滋养能有成效的前提。哮喘则兼益肺肾，选加黄芪、山药、百合、沙参、熟地黄、首乌等；惊厥则兼养心肝，选加远志、枣仁、益智仁等；紫癜须顾肝肾，选加生地黄、女贞子、旱莲草等；疝气兼温脏暖肝，选加肉桂、山萸肉、菟丝子等。益脾培本之剂，作为善后巩固之用，以2～4周为宜，务使小儿面色红润光泽，神态活泼开朗，视作有效。

2. 分期治疗小儿过敏性紫癜

董幼祺教授从"推理论病、推理论治"思想出发，并结合小儿机体的特点，认为过敏性紫癜多为内、外病因相合所致。内因多为脾胃素虚，内湿遏伏，湿蕴而化热；外因多为风热外受，或感于异气，或饮食异物、虫草花粉、水土不服（环境因素）。外热与内蕴湿热相合，壅盛毒聚，灼伤脉络，以致血溢脉外，发为肌衄；湿热之邪扰于中焦，中焦气机不畅，则为腹痛、恶心、呕吐等消化道症状；热伤肠络，迫血妄行，则为便血；离经之血阻滞关节则关节疼痛；热毒与内湿相合，灼伤肾络，血溢脉外，则见尿血。若反复发作，则可致气阴耗伤，气不摄血或阴虚火旺，或脾肾亏虚，脾不敛精，肾不固精，精微外泄，则可发展为慢性肾炎或肾病综合征。

治疗应分为发作期和缓解期。发作期指初次发病或皮疹再次发作，症见双下肢皮疹显现，疹色鲜红，压之不褪色，或融合成斑疹密布，或伴有腹痛、关节痛，舌红，苔腻，脉数。辨为内有湿热，外为风热所引，两热相合，扰动血脉，则血不循常道，溢于肌表，甚或肠腑出血。初期不宜凉血止血，避免使用大量苦寒之剂，以免遏伏气机，碍邪外出。只有出现化火、化毒之时方可应用凉血解毒之剂。方用自拟金蝉脱衣汤为主，蝉衣、防风、金银花、连翘疏风散邪，茵陈、猪苓、苍术、茯苓清化湿浊，赤芍、红枣和血脉，桂枝性温，力善宣通。全方药味不多，重点突出，疗效甚佳。

缓解期皮疹消退，舌脉已平，似是无证可辨，实为治疗的重要阶段，是防止再次发作的关键。临床 1/3 ～ 2/3 的过敏性紫癜患儿有反复发作的倾向，多于起病后 1 年内复发，其中感染是过敏性紫癜最为多见的病因，也是复发最为常见的诱因。正如《黄帝内经》所说，"阴平阳秘，精神乃治"，调整机体阴阳平衡、纠偏补虚是缓解期的治则，治疗从"虚、瘀、湿"着手。脾主运化水谷精微，主统血。脾虚未复，则可致湿邪内聚；脾气虚，则脾不统血而血溢脉外；脾虚则肝木乘之，肝肾阴虚，虚火内动，血溢脉外。根据各脏不足，予以调补治本，脾气虚弱者以归脾汤为主；肝脾不和用归芍六君汤或柴芍六君汤；肝肾阴虚者用地黄汤加减，临证以此类患儿多见，常用药如生地黄、女贞子、墨旱莲、麦冬。以上诸方均加入健脾祛湿之茯苓、薏苡仁，疏风脱敏之蝉蜕，养血和血之红枣。调理阶段出现外感风寒、风热，皆随证治之。

3. 塞因塞用法治疗小儿真虚假实证

塞因塞用为中医反治法之一，首见于《素问·至真要大论》："塞因塞用，通因通用，必伏其所主，而先其所因。"谓塞证而用塞法，前"塞"为塞证，指本虚标实之不通的病证；后"塞"为塞法，指补养固涩法。真虚假实证指正气虚衰之时，反见实证的假象，即所谓"至虚有盛候"，"至虚"是正气虚衰的内在本质，"盛候"是邪气有余的外在表现。此证的本质为虚，因虚而闭阻不通的部位非常广泛，脏腑、经络、孔窍、皮毛、腠理、四肢等无处不有，故探其病因、求其实质为治病之根本。

董幼祺教授在临床辨证时分清虚实，治病求本，采取"虚者助之使通"的原则，运用填补正气之法，灵活运用于因虚而闭阻的各种真虚假实证，适当配伍理气、通利之品，临床效果显著。董幼祺教授在塞法的用药配伍上颇有讲究，面对真虚假实的病证，用药并非单纯堆砌补药，而是适当配伍理气、通利之品。如气虚便秘中加大黄，考虑秘久必留滞，滞不尽气亦难复，但待便稍通即去之，因其实质仍是气虚，后期加枳壳、鸡内金、神曲等运脾和胃；肾阳虚耗之石淋中加车前子以通淋，使温阳健脾之品能更好地起到气化行水的功效。故适当配伍理气、通利之品，使补而不滞，也有助于补益药物更好地发挥以补开塞的治疗效果。

三、典型病案

1. 小儿泄泻病：热恋伤阴案

患儿刘某，男，1 岁。2016 年 12 月 12 日初诊。便泄稀水已有 5 天，每日 10 余次，酸臭不化，舌苔薄黄，小便短少。实验室检查：血常规正常，大便常规正常，轮状病毒 / 腺病毒测定示轮状病毒阳性。西医诊断：轮状病毒性肠炎。中医诊断：小儿泄泻病（热恋伤阴证）。治以养阴运脾、升清降浊，升清运脾汤方主之：黄连 1.2g，炒金银花 6g，葛根 5g，乌梅 5g，炒石榴皮 5g，荷叶 10g，扁豆衣 10g，山药 10g，生甘草 3g。3 剂，每日 1 剂，水煎服。

12 月 15 日二诊：便泄次减，每日 3 ～ 4 次，稀糊不化，小便渐长，纳谷一般，舌苔薄黄，治以健脾益气、和胃生津。处方：党参 6g，白术 6g，茯苓 10g，甘草 3g，葛根 5g，藿香 6g，木香 3g，炒金银花 6g，扁豆衣 10g，炒石榴皮 5g。3 剂，每日 1 剂，水煎服。

12 月 18 日三诊：泄泻已和，纳谷一般，舌苔薄净，治以原法。处方：党参 6g，白术 6g，茯苓 10g，甘草 3g，葛根 5g，藿香 6g，木香 3g，扁豆衣 10g，炒麦芽 10g。5 剂，每日 1 剂，水煎服。

12 月 22 日四诊：泄泻已和，实验室检查未见明显异常，唯纳谷一般，后期再以调理脾胃之剂收功。

2. 石淋：肾阳虚耗案

患儿李某，男，10 岁。2015 年 9 月 16 日初诊。患儿 2013 年 5 月因血尿就诊，发现右肾结石，已手术除石。2015 年 8 月又因血尿，发现右肾结石、右肾中度积水，再次手术治疗。近来小便涓滴不利，形体虚浮，面色灰暗，汗出淋漓，腰背时痛，纳谷尚可，腹痛便溏，日 3 ～ 4 行，舌淡，苔薄滑润，脉细弱。中医诊断为石淋（肾阳虚耗证），治以温阳健脾利水。处方：制附片 5g，茯苓 12g，炒白术 10g，白芍 12g，怀牛膝 10g，炙黄芪 12g，防风 6g，车前子 10g（包煎），生姜 3 片。14 剂，每日 1 剂，水煎，分 3 次温服。

2015 年 9 月 30 日二诊：小便时短时长，形体浮肿渐退，面色转润，纳谷尚可，大便次数多，渐成形，舌淡白，苔润，脉沉细软。B 超复检：右肾结石约 1cm×2cm 数粒，右肾中度积水。再予原方加味。一诊方去防风，加淫羊藿 10g。14 剂，用法同上。

2015 年 10 月 13 日三诊：小便量多，排出芝麻样细砂，时有沉淀，肿退面润，汗多，大便已调，舌淡无苔，脉细。治以温阳敛汗。处方：炙黄芪 12g，防风 5g，炒白术 10g，制附片 5g，党参 10g，茯苓 12g，炙甘草 3g，熟地黄 15g，炒山药 10g，山萸肉 6g，煅龙骨 15g（先煎），煅牡蛎 15g（先煎）。14 剂，用法同上。

2015 年 10 月 27 日四诊：药后又排出芝麻样细砂数粒，小便量多，纳可便调，舌淡红、苔净，脉细有力。B 超复检：右肾轻度积水，两肾未见结石。治以补益脾肾。处方：炙黄芪 12g，党参 10g，炒白术 10g，茯苓 12g，甘草 3g，炒山药 10g，山萸肉 10g，续断 10g，杜仲 10g，怀牛膝 10g，车前子 10g（包煎）。14 剂，用法同上。药后小便通畅，纳可便调，汗出如常，舌红，苔薄，脉平。B 超复检：两肾未见肾结石、肾积水。

3. 便秘：气虚案

王某，男，7 岁。2015 年 7 月 26 日初诊。便下干结不畅 2 年余，3 ～ 5 日 1 行，形神不振，面白少华，易汗乏力，纳呆，舌苔薄白，脉弱。中医诊断为便秘，证属气虚便秘，治以益气通便。处方：党参 6g，黄芪 12g，炒白术 10g，甘草 3g，当归 6g，陈皮 3g，升麻 3g，柴胡 6g，生姜 2 片，大枣 3 枚，生大黄 5g（后下）。3 剂，每日 1 剂，水煎，分 3 次温服。

2015年7月29日二诊：隔日便下，唯尚干燥，面白汗多，纳少乏力，舌苔薄白，脉弱。以原法出入，一诊方去生大黄，加枳实5g，炒谷芽10g。7剂，用法同上。

2015年8月5日三诊：便下通调，汗出减少，纳谷欠香，舌红，苔薄净，脉平。治以健脾和胃。处方：党参6g，炒白术10g，茯苓10g，甘草3g，陈皮3g，枳壳5g，炒谷芽10g，鸡内金10g，神曲10g。7剂，用法同上。药后纳动，面色转润，二便通调，再以原意调理2次而安。

参考文献

1. 张滢，董幼祺. 董幼祺调肝法运用经验撷萃［J］. 浙江中医杂志，2017，52（3）：159-160.

2. 王佳芳，董幼祺. 董幼祺"养阴护阴"法在儿科临床中的应用［J］. 浙江中医杂志，2015，50（12）：866-867.

3. 王赛飞. 董幼祺教授以脾胃为中心调治小儿反复发作性疾病经验［J］. 中华中医药学刊，2011，29（1）：33-35.

4. 郑含笑，董继业，董幼祺. 董幼祺教授运用塞因塞用法治疗儿科疾病经验举隅［J］. 中医儿科杂志，2020，16（5）：13-15.

5. 姚力，董幼祺. 董幼祺治疗小儿过敏性紫癜经验［J］. 浙江中医杂志，2013，48（8）：554-555.

第五十章

闫慧敏

闫慧敏（1954—），女，北京人，首都医科大学附属北京儿童医院教授，主任医师，博士生导师，首都名中医，全国老中医药专家学术经验继承工作指导老师，现任世界中医药联合会儿科专业委员会副会长、中华中医药学会儿科专业委员会名誉副主任委员、中国民族医药学会儿科专业委员会副会长、北京中西医结合学会儿科分会主任委员等职。闫慧敏从事中医儿科临床、教学、科研工作 40 余载，医德高尚，医术精湛，善治小儿呼吸、消化系统疾病，先后主持国家中医药管理局中医药行业科研专项、中医药标准化项目等各级科研课题 20 余项，获科技成果奖 8 项，发表学术论文 60 余篇，其中 SCI 10 篇，主编、编著出版教材及学术著作十余部。

一、学术建树

闫慧敏自 1972 年进入北京中医学院学习，历经三年苦读，于 1975 年开始在北京儿童医院中医科工作。1990 年以学术继承人的身份，正式拜师京城名医施今墨先生的弟子、第一批全国老中医药专家学术经验继承工作指导老师、北京儿童医院刘韵远先生，并受到京城名医"小儿王"王鹏飞先生的临证教诲，虚心求教，潜心研究，汲取几代老中医药专家的学术精华，逐渐形成了自己独特的学术思想。

1. 提出"辨病辨证相结合"理论，论述"胃黏膜微观辨证"法

古代经典医籍《黄帝内经》《伤寒论》《金匮要略》中均已确立了辨病为先的基本原则，后世医家在强调病因、病机、诊断和治疗的基础上，进一步完善辨病理论体系，初步形成了辨病辨证相结合的理论雏形。

闫慧敏在临证中，一直恪守辨病辨证相结合的理论，并使之不断发扬光大。她认为，疾病诊断是对疾病全过程的综合性判断，故应辨病为先。准确的疾病诊断是治疗的第一步，只有在准确辨病的基础上，才能更好地把握基本病机和整体发展规律，从而进行准确的辨证和施治。

同时，证是疾病某一阶段病理状况的反映，因此同一种疾病可能会有多种证，同一种证也可能存在于不同的疾病中，即同病不同证或同证不同病。辨病不离辨证，才能使病、证、方、药有效结合，以达到有效治疗的目的。

闫慧敏始终强调辨病应与辨证有机、密切地结合，在准确辨病、掌握疾病的整体发展阶段和转归规律的基础上，审因求证，谨守病机，既可"同病异治"，也可"异病同治"，既可"同证异治"，也可"异证同治"。

闫慧敏在此学术思想的指导下，率先在国内中医儿科领域开展小儿胃镜检查，利用胃镜这一现代医学的技术手段，将中医辨病理论与现代医学技术相结合，在探索小儿脾胃病胃黏膜微观辨证的分类标准、中医宏观辨证与胃镜下胃肠黏膜微观辨证的相关性上进行了有益的尝试，丰富了

宏观辨证的内涵。在明确诊断，即辨病的基础上，观察胃镜下黏膜的微观变化，并初步形成微观辨证分类标准。如小儿胃炎宏观辨证分为湿热中阻证、脾胃虚弱证、肝胃气滞证、胃阴不足证、胃络瘀阻证 5 型，而胃镜下黏膜微观辨证分为胃肠滞热证、胃肠瘀滞证、肝胃不和证、胃肠虚寒证、胃络阴伤证 5 型。胃肠滞热证者，胃黏膜表现为弥漫性充血明显，以胃窦部及十二指肠球部改变为著，黏膜粗乱，血管纹紫红色，呈网状显露，多伴肿胀、糜烂，黏液混浊，溃疡表面覆盖白厚苔，其周围黏膜组织炎症明显，触之易出血。胃肠虚寒证者，胃黏膜表现为黏膜呈淡红色或苍白色，可见散在斑片状充血，血管纹灰蓝色，黏液稀薄，溃疡表面覆盖薄白苔或呈霜斑样，其周围黏膜充血肿胀改变相对较轻，溃疡愈合较慢。胃黏膜微观辨证分类标准的形成，为该病的宏观辨证提供了参考依据，并丰富了证候学研究的思路。

2. 提出"望诊以舌为要"理论，论述"望舌"判断寒热虚实转归法

闫慧敏非常重视望诊，尤其强调望舌。她遵循刘韵远先生独创的"望舌法"，即通过观察患儿舌面红点的色泽、凹凸、大小等改变，动态判断疾病的寒热虚实和转归，并结合自己的临床经验学以致用。闫慧敏认为，舌为心之苗，经经络与脏腑相连，如"手少阴心经之别系舌本""足太阴脾经之脉连舌本，散舌下""足少阴肾经之脉夹舌本""足厥阴肝经主脉络舌本"，因此，利用舌诊观察舌面红点的颜色、形态和融合与否，可更准确地判断病程之长短、病位之表里、病性之寒热、体质之虚实、气血之盛衰及疾病之转归。

例如，小儿外感性疾病初起，舌尖红点由前向后逐渐延伸，与唇色相比，红点色淡者多属寒证，鲜红且融合者多属热证；舌尖散在凸起红点且未融合者，多为病邪在表，或邪在卫分；舌尖红点融合且沿两侧向后扩散，则为邪热由表入里，或邪在气分；舌面红点色红而暗，分布过半，且融合显著者，为邪热炽盛或邪在营血。此外，患儿感受外邪后，舌面红点颜色的深浅与疾病的转归有一定相关性。如起病初期，即起病 48 ～ 72 小时内，舌面红点即开始融合，提示病邪由表入里，由寒化热，发展迅速，病情易发生传变；若舌面红点颜色转淡，由凸起转而凹陷，表示邪势将去，病情渐复。

3. 重视"扶正祛邪并重"理论，论述"扶脾以祛邪实"法

闫慧敏认为脾胃乃后天之本，在遣方用药时一定要时刻注重扶助正气，顾护脾胃。她认为，人体的正气有赖于后天水谷精微的充养，其盛衰与脾胃运化功能密切相关。小儿脾常不足，脾气素虚，脾胃运化功能薄弱，是发生诸多疾病的根本原因。而外邪入侵，又极易损伤脾胃运化功能，进一步导致脾胃虚弱，无力祛邪，加重病情。故在治疗小儿疾病时，时时扶正，顾护脾气，就显得尤为重要。

同时，在疾病的治疗中，调护脾胃、扶助正气固然重要，但及时祛除邪气也是治疗的关键环节。正虚邪实是小儿发病的根本原因。小儿稚阴稚阳，素体本虚，易受外邪侵袭，感邪后又易虚易实，易寒易热，故儿科疾病多虚实寒热交织错杂，须扶正祛邪兼顾，根据疾病的不同阶段及正邪的偏颇，灵活选方，辨证用药。如解表疏风清外邪、清热解毒、消痰软坚、涤痰化浊、利湿化饮、消食化积、行气化滞、活血化瘀等以消解痰湿、热阻、食积、瘀血等内生之邪，寓"扶脾以祛邪实"于治则之中。

二、临证经验

1. 温肺散寒，化痰止咳法治疗小儿寒性咳喘

小儿肺常不足，呼吸系统发育不完善，肺系疾病常发。闫慧敏在治疗小儿肺系疾病时，认为小儿易受寒邪侵袭，"夫咳嗽者，内经以为肺感微寒而所作也"（《小儿卫生总微论方》），临证多

见患儿表邪未去，又过服寒凉之剂，伤及卫阳，阻遏气机，加重痰饮。故在表邪留恋，肺失宣降时，切忌一味使用寒凉之品清泻肺热。如见小儿咳痰色白黏或稀白，口唇色淡，舌尖红，苔薄白，指纹浮红，或兼见恶寒、发热、鼻塞、流涕、无汗、口不渴、苔薄白、脉浮紧之症，属风寒咳喘，宜疏风散寒、宣肺止咳，选方杏苏散，加减杏仁、荆芥、紫苏叶、桔梗、前胡等散寒之品，伴喘息可配伍麻黄、射干等宣肺止喘。对外感寒邪较重者，则嘱生姜与药同煎，以温肺散寒，化痰止咳。若见发热恶寒，汗出口渴，苔薄黄，脉浮数者，为风热咳喘，多选方桑菊饮，加减薄荷、牛蒡子、蝉蜕、桑叶、菊花、金银花、连翘、鲜芦根等疏散风热、清肺化痰。若见咳嗽伴喘憋气促，咳痰不利，高热大汗，咽干口渴，舌红苔黄，脉数有力者，则加用生石膏、黄芩、鱼腥草等清泻肺热。对于寒热并存的患儿，要寒温并用，兼顾主次。

闫慧敏在多年临证过程中，有感于儿科临床治疗咳喘的中成药多为清泻肺热之剂，而缺乏治疗寒性咳喘的有效制剂，在老师刘韵远治疗小儿寒性咳喘经验方的基础上，进行加减化裁，以炙麻黄、银杏、青黛、苏子、苏梗、白前、炙百部、白芥子、葶苈子、五味子、干姜、川芎研制成"痰喘宁合剂"，作为北京儿童医院的内部制剂，多年来广泛应用于临床，并取得了显著的临床疗效。其独特的配方弥补了寒性咳喘、痰湿内蕴证咳喘患儿中成药匮乏的不足，为温肺散寒、化痰止咳法中成药治疗小儿寒性咳喘开辟了广阔的前景。

2. 清化湿热，行气和胃法治疗幽门螺杆菌相关性胃炎

幽门螺杆菌相关性胃炎，属中医学"胃脘痛"范畴。小儿感邪后易从阳化热，脾胃湿热内生，多表现为反复胃脘部疼痛、时伴烧灼感、吞酸、呃逆、口渴多饮、口苦口臭、心烦、面赤唇红、舌红、苔黄厚腻、脉滑数等，主要病机为湿热蕴结，肝胃不和，气机阻滞。胃镜下黏膜多见弥漫性充血，以胃窦部及球部改变为著，黏膜粗乱，血管呈紫红色网状纹理，多伴肿胀、糜烂及黏液混浊。溃疡表面覆盖黄苔，周围黏膜组织急性炎症改变严重，触之易出血，黏膜辨证为湿热中阻、胃肠滞热型。

闫慧敏开展小儿胃镜检查 30 余年，对胃镜下黏膜改变与临床症候、舌脉等宏观辨证的相关性颇有研究。她发现，反复胃脘痛的患儿胃黏膜病理或 C_{13} 呼气试验中幽门螺杆菌检测均呈阳性。她曾对 245 例胃脘痛患儿进行胃黏膜幽门螺杆菌检测，结果阳性率高达 63.6%，且年龄越长感染率越高，证实了小儿胃脘痛与幽门螺杆菌感染具有较强的相关性。

对于幽门螺杆菌的治疗，现代医学多采取四联疗法，但研究显示其耐药情况日益严重，给幽门螺杆菌的清除造成很大困难。闫慧敏以本虚标实、胃肠滞热的病机理论为指导，以清化湿热、行气和胃为治疗法则，自拟童幽清方治疗幽门螺杆菌相关性胃炎，取得了良好的效果。方中青黛咸寒，清热解毒，凉血利湿，解五脏郁火；紫草清热凉血，活血解毒，抗菌消炎；黄连、黄柏清热燥湿，解毒抑菌；延胡索辛苦温，温中燥湿，活血理气止痛；厚朴行气消积，燥湿除满，降逆消滞；香附行气解郁，消积止痛，清化湿热兼疏肝理气，和护胃气；虎杖苦平，清热化湿，活血通络，抑菌杀菌；没药味苦性平，散血祛瘀而止痛；藿香芳香醒脾，化湿和胃，温中行气。诸药相配，寒温共用，消补兼施，共奏清化湿热，行气和胃之功。伴舌苔厚腻、口苦便干者加黄柏、败酱草、炒栀子，加强清热解毒利湿作用；伴两胁疼痛、焦虑，肝郁明显者加川楝子降逆行气疏肝，郁金清肝热；伴纳差乏力、腹胀明显者加黄精、白术补益脾气，焦山楂、炒谷芽、炒稻芽、鸡内金等消食健脾；伴疼痛较重者加乳香，活血化瘀止痛；伴腹胀、喜温怕冷明显者加乌药、陈皮、香橼、佛手等温中理气之品。

三、典型病案

1. 胃痛：脾胃湿热案

患儿，男，11岁。2013年1月29日就诊。

主诉：间断上腹痛半年余。

患儿半年余前无明显诱因间断出现上腹痛，时有反酸，进食后腹胀，有口气，偶有呃逆，无呕吐，食欲欠佳，大便可，小便偏黄。生长发育正常，营养一般，腹软略胀，上腹部轻压痛，舌质淡红，苔黄腻，脉滑。查C_{13}呼气试验46.1，Hp-IgG（+）。经抗感染治疗2周，复查C_{13}呼气试验仍为阳性。其父及祖母均患有胃病。诊断为胃痛。辨证为脾胃湿热。治法：清热化湿，理气止痛，健脾和胃。处方：广藿香10g，木香6g，草豆蔻6g，川楝子10g，延胡索10g，香附10g，黄连6g，炒栀子10g，青黛3g，紫草10g，佛手片10g，焦山楂10g，炙黄芪15g，鸡内金10g。7剂。

二诊：患儿腹痛减轻，食欲增加，舌苔好转，但仍觉腹胀、大便偏干。去焦山楂，加莱菔子、荔枝核各10g，继服30剂。

三诊：患儿腹痛、反酸等症状消失，食欲增加，仍觉食后腹胀，大便偏干。复查C_{13}呼气试验（–）。上方去广藿香、木香，加赤芍10g，枳实6g。7剂。此后患儿诸症消除，食欲、二便均正常。

2. 肺胀：痰瘀闭肺案

患儿，男，6岁。2018年6月11日初诊。

主诉：发热咳喘6个月，加重3天。

患儿于6个月前主因"发热伴咳嗽喘憋13天，加重3天"住院治疗，诊断为"重症支原体肺炎"，予阿奇霉素、甲泼尼龙静脉滴注及布地奈德雾化治疗后，体温恢复正常，但仍咳嗽，间断喘促。3个月前复查，胸部CT提示可见马赛克样灌注征，肺功能提示阻塞性通气功能障碍（轻–中度），诊断为"闭塞性细支气管炎"，先后予红霉素、甲泼尼龙口服及布地奈德雾化治疗，效果欠佳，患儿仍阵咳、喘息，间断发热、胸闷、发憋等。3天前患儿再次发热，体温最高38.7℃，阵咳明显，喘促加重，为进一步治疗，来中医科门诊，寻求中药治疗。

患儿症见发热，阵咳，喘促，痰黏难以咯出，阵咳后恶心、干呕，纳食欠佳，多汗，大便稍干，舌暗红，苔黄腻，脉浮数。查体：神清，神疲，面色少华，三凹征阳性，口唇色暗，咽充血，扁桃体Ⅰ度肿大，未见脓性分泌物，双肺呼吸音粗，可闻及干鸣音及喘鸣音，心腹及神经系统查体未见明显异常。西医诊断：闭塞性毛细支气管炎。中医诊断：肺胀。辨证为痰瘀闭肺。治以化瘀通络，宣肺化痰。处方：炙麻黄6g，杏仁6g，生石膏15g（先煎），黄芩9g，瓜蒌15g，桃仁6g，枇杷叶9g，六一散15g（包煎），鲜茅根30g，鲜芦根30g，竹茹9g，丹参9g。7剂，每日1剂，煎汤口服，每次50mL，每日3次。

二诊：患儿体温较前下降，最高37.8℃，咳嗽有所减轻，但仍喘息明显，夜眠不安，食欲欠佳，舌质暗红，苔薄黄，脉滑数。患儿表邪已解，但痰瘀闭阻肺络加重，导致肺失宣肃，喘息加重。继予化瘀通络之法，同时增强化痰平喘之力，兼顾培育正气。处方：炙麻黄6g，杏仁6g，生石膏9g（先煎），紫苏子9g，莱菔子9g，葶苈子9g，干姜6g，桃仁6g，红花6g，丹参9g，川芎9g，太子参9g。14剂，每日1剂，煎汤口服，每次50mL。

三诊：患儿热退，喘息明显好转，仍咳嗽有痰，乏力神疲，食欲欠佳，口渴喜饮，大便一日一行，稍干，夜间睡眠好转，汗出减少。三凹征阴性，口唇稍干，色泽稍暗，双肺听诊可闻及少许痰鸣音及干鸣音，喘鸣音未闻及，手足心稍热，舌暗红，苔薄白，脉数。证属气阴两伤，肺络失养。治以养阴益气，荣养肺络。处方：陈皮 9g，炒麦芽 6g，焦山楂 9g，焦神曲 9g，沙参 9g，麦冬 9g，知母 6g，丹参 9g，赤芍 9g，桔梗 9g，炙黄芪 9g，炙甘草 6g。14 剂。同时嘱患儿服用六味地黄丸，每日半丸，睡前服用。患儿经治体温正常，咳喘缓解，肺部啰音消失，病情好转。半年后复查肺部 CT、肺功能均较前改善。

参考文献

1. 郝静. 闫慧敏学术思想与临床经验总结及养阴清瘀汤治疗儿童过敏性紫癜性肾炎的研究［D］. 北京，北京中医药大学，2016.

2. 何强，赵骞，舒静，等. 闫慧敏教授基于肺络病理论分期治疗儿童闭塞性细支气管炎经验探析［J］. 中国中医急症，2020，29（3）：27-29，32.

3. 郝静，闫慧敏. 闫慧敏治疗小儿脾系疾病的临床经验［J］. 中国中医基础医学杂志，2015，21（5）：627-628.

宋明锁（1954—），男，河南林州市人，主任医师，硕士研究生、传承博士生导师，山西省名医，山西省优秀专家，第五、六批全国名老中医药专家学术经验继承工作指导老师。曾任山西省中医院儿科科主任，中国中西医结合学会儿科专业委员会常委。现任中国中西医结合学会常务理事，中国中医药学会儿科专业委员会常务委员，山西省中西医结合学会副理事长、秘书长，山西省中医药学会儿科专业委员会主任委员等职务。宋明锁教授从事中医临床、教学、科研工作40余年，在长期临证的过程中，逐步形成了"治热病重气分，疗杂病调脾胃"的学术风格，先后主持省级科技攻关及院级课题多项，并获专利1项，出版《宋明锁儿科临证汇讲》《宋明锁小儿脾胃病学》《宋明锁儿科临证汇讲》（增订版）等学术专著，主审《少儿推拿中药方剂学》，参编《医苑英华》《甲子回眸》《中医肠疗》等著作，发表论文30余篇。

一、学术建树

宋明锁幼年因一次寻医经历爱上中医，从而选择从事中医，1976年毕业于山西中医学校，先后师从郝玉明、张刚（人称"山西小儿王"）等内科及儿科名医，博采各家之长。风风雨雨40余载，宋明锁把全部的精力投身于中医儿科的临证实践中，从临床中体会、从教学中感悟，逐渐形成了其独特的学术风格。

1. 治发热重气分，兼顾后天脾胃

发热之病证，可见于多种急慢性疾病。引起小儿发热的原因很多，根据感邪性质的不同，可分为外感和内伤两大类。外感是小儿发热最为常见的原因，但小儿脾常不足，乳食不知自节，易生积滞，积久化热，热蒸于内，亦可见内伤发热。

气分证是温热病发展过程中的一个重要阶段，可见于多种急性传染病和感染性疾病病程中，在儿科尤为多见，且往往病势较重，稍有不慎，则易造成流连不解或内传营血而出现凶险病变。

宋明锁认为气分阶段是治疗温病小儿发热的关键，对疾病的转归、预后有着至关重要的影响。从药物来看，清气之药力量强大，可直挫邪热；从体质上来说，机体正气尚存，借助药力可祛邪外出。此期一过，正气渐衰，再用清气之药，恐使正邪俱伤。临证对热在气分的经验辨治分三个方面。

（1）邪热壅肺　多为小儿患外感，卫分表证不解，内传入里，邪热壅遏肺金所致。治以清热宣肺、开闭定喘、化痰止咳为主。方选清肺定喘汤（生石膏、炙麻黄、杏仁、桑白皮、黄芩、连翘、苏子、胆南星、天竺黄、大黄、枳壳、焦槟榔、炒莱菔子、地龙、僵蚕、甘草）加减。

（2）热灼胸膈　多见于急性上呼吸道感染、皮肤黏膜淋巴结综合征、发颐（化脓性腮腺炎）、唇风（急性唇炎）及部分传染病的某一阶段。病在中、上二焦，治以凉膈通腑、清气泄热，方选

凉膈清气液（生石膏、黄芩、连翘、栀子、玄参、牡丹皮、赤芍、僵蚕、蝉蜕、大黄、枳壳、焦槟榔、炒莱菔子、甘草）加减。

（3）热入阳明　小儿温病多数表现为经腑同病，常用验方调脾承气汤（藿香、栀子、生石膏、黄连、牡丹皮、陈皮、苏子、枳壳、焦山楂、焦槟榔、大黄、甘草）加减。

小儿具有脾常不足的生理特点，脾胃运化功能尚未健全，外感与乳食所伤均能影响脾胃运化，且治疗小儿外感六淫、内伤饮食所致的发热时各种苦寒药物、抗生素的使用均易导致脾胃虚损。宋明锁主张用药时时顾护脾胃，不可伤及后天之本，而生后患，临证总结出表里双解、善用下法、中病即止、病后调理四个临证关键点。

（1）表里双解　治疗小儿外感发热，解表之时需兼顾乳食内停、积热不化的病理因素，辅以清里热、通腑实之法，特别是伴有高热者，往往能够取得很好的疗效，明显缩短病程。常用代表方有银黄双解汤（金银花、黄芩、连翘、芦根、薄荷、牡丹皮、僵蚕、蝉蜕、大黄、枳壳、焦槟榔、炒莱菔子、甘草）。

（2）善用下法　用下法去积、撤热、和之。临证不必拘泥肠中是否有燥屎，只要大便不溏泄者即可下之。合理使用下法以调和脾胃、调和气血、调和阴阳，即"下法以和之"之理。

（3）中病即止　攻下适度，气虚者兼以益气，阴虚者顾护津液，兼有食积者佐以消食化积药；兼顾患儿年龄及体质特征，治疗时不可过用苦寒；在泻下药的选择上亦要考虑安全性原则，尽量避开有可能给患儿带来不良影响的药味。

（4）病后调理　热退邪去即须调理其脾胃，使后天得以迅速恢复。临证灵活应用调脾之法调理脾胃，使生化之源不竭，抗病能力增强，扶正不留邪，祛邪不伤正，邪去正安，免生后患。

2. 疗杂病重脾胃，创"调脾八方"

脾胃位处中焦，为水谷之海、气血生化之源，是维持人体生命活动的重要器官。脾胃运化功能正常，则气血生化有源，继而滋养五脏六腑、四肢百骸。故脾胃失调，受影响的不只是消化系统，其他系统疾病与脾胃也多有关联。宋明锁认为，小儿脾胃薄弱，饮食不知自节，加之父母骄纵，喂养过程中稍有不慎就容易损伤小儿脾胃，出现如腹泻、厌食、呕吐、腹痛等消化系统疾病。如未予重视，久而久之，脾胃受伤，不能化生气血营养他脏，就容易引起其他系统疾病，如反复呼吸道感染、慢性咳嗽、遗尿、抽动症等疾病。小儿脾胃不调，营养吸收障碍，气血不足，影响小儿正常生长发育，导致正气不足，抗病能力下降，即小儿免疫力低下的主要原因。

脾胃学说是中医学长期发展的结果。金元时期脾胃大家李东垣提出了"内伤脾胃，百病由生"。钱乙在《小儿药证直诀·腹中有癖》中就提及"脾胃虚衰，四肢不举，诸邪遂生"，书中所立各方也体现了重脾胃的思想，如泻黄散、调中丸、异功散等。明代万全继承前人经验，尤重小儿脾胃调理，提出了"小儿脾胃壮实，四肢安宁；脾胃虚弱，百病蜂起，故调理脾胃者，医中之王道也"的理论。基于前人经验，宋明锁治疗儿科杂病亦尤重脾胃，认为若小儿脾胃的运化机能得以恢复，各项发育正常，抗病能力增强，发病即可减少。宋明锁在临床实践过程中，将"从脾论治"应用于儿科多种疾病，如反复呼吸道感染、湿疹、遗尿、小儿抽动障碍综合征、慢性咳嗽、水疝等，疗效显著。

在多年的临床实践过程中，宋明锁总结出治疗小儿脾胃失调的系列方"调脾八方"，包括调脾益气汤、调脾养阴汤、调脾固肾汤、调脾和中汤、调脾散结汤、香葛启钥饮、调脾泻心汤、调脾承气汤。其中调脾和中汤（广藿香、栀子、竹茹、苍术、陈皮、苏子、枳壳、胡黄连、佛手、桃仁、鸡内金、炒麦芽、炒谷芽、焦槟榔、茯苓、甘草）是"从脾论治"小儿杂病的代表方剂。方中广藿香芳香醒脾为君药；苍术、茯苓、鸡内金运脾健脾，扶助正气，以补其虚；栀子、竹茹、胡黄连清热化痰，兼除疳热，以泻其实；麦芽、谷芽、焦槟榔焦香入脾，磨脾消食，以调其中，共为臣药。苏子、陈皮兼降胃气，表畅里和，则运化复健；桃仁、枳壳、佛手活血行气，则病久入络可医，共为佐药。甘草调和诸药，是为使药。全方微苦回甘，补泻同施，以清脾化积见长；略加补益之药，可治以虚为主的虚实夹杂证；略加泻实之药，可治以实为主的虚实夹杂证。

二、临证经验

1. 香葛启钥饮加减治疗小儿泄泻

小儿泄泻是以大便次数增多，粪质稀薄或如水样为特征的一种小儿常见病。泄泻的病变脏腑在脾胃，病理因素为湿滞。脾病与湿盛之间互为因果，也是泄泻发生的关键所在。

宋明锁紧抓小儿泄泻不离湿盛和脾胃运化失调的病机关键，创立了运脾化湿、和中止泻之法，通过多年临床实践总结出专为小儿湿盛困脾作泻而设的一首通治方"香葛启钥饮"，其方由广藿香、葛根、苍术、茯苓、焦山楂、炒麦芽、白芍、黄连、木香、陈皮、甘草等 11 味药物组成。方中广藿香芳化湿浊，醒脾和中，葛根升发清阳，调脾止泻，二药共为君药。苍术燥湿健脾，茯苓利水渗湿，健脾补中，二药共为臣药，助君药运脾化湿。焦山楂消食化积，行气止痛；炒麦芽消食健脾；木香辛行苦降，善行大肠之滞气，黄连清热燥湿，善清中焦湿火郁结，二者合用取香连丸之清热燥湿、理气止痛之意；芍药、甘草缓急止痛，又可酸甘化阴，防泻下伤津；陈皮理气和中，健脾开胃。诸药佐助君臣以调脾和中，化湿止泻。

香葛启钥饮选药谨慎，无一峻品，平和清灵，诸药合用，共奏运脾化湿、和中止泻之功。临证中通过辨证加减药物剂量或药味可治疗多种小儿泄泻，如伤食泻、风寒泻、湿热泻、脾虚泻等。若大便酸馊或如败卵，不思饮食者，重用焦山楂、炒麦芽。若大便清稀多泡沫，伴鼻塞流清涕者，属外感风寒，加苏叶、防风。若湿热盛，伴发热，泻下急迫，大便黏腻不爽或有黏液，肛门潮红灼痛者，倍黄连，加黄芩、滑石、薏苡仁。若脾虚甚，食入即便，食少神疲，乏力倦怠，舌淡苔白者，去黄连，加党参、炒山药。若大便清冷，四肢不温，去黄连，加干姜、人参。若腹胀呕恶明显者，加砂仁。久泻者加乌梅、芡实。泻下无度者，加诃子、石榴皮。

临床实践证明，香葛启钥饮适当加减之后可作为小儿泄泻的通治方，疗效确切，值得推广。2012～2014 年，宋明锁主持"香葛启钥饮治疗小儿湿泻的临床观察与实验研究"课题，以蒙脱石散（思密达）为对照组，临床观察 172 例，试验组疗效优于对照组。动物实验证实，香葛启钥饮有良好的止泻作用，体外培养抑菌试验圈结果显示香葛启钥饮对肠炎沙门氏杆菌极敏，对大肠杆菌、福氏志贺氏菌、绿脓杆菌高敏，对金黄色葡萄球菌、粪肠球菌中敏。

2. 清脾泻热法治疗小儿急重症

随着物质生活水平的不断提高，小儿饮食结构发生变化，各种高蛋白、高热量饮食及激素、添加剂的摄入不断增加，导致小儿体质特点逐渐变化，饮食不慎及疾病影响均易导致内热蕴生脾胃，更易从阳化热。脾胃积热成为临床上多种儿科病症（尤其是一些小儿急重症）的常见病机，如急性发热、乳蛾、手足口病、传染病单核细胞增多症、川崎病、过敏性紫癜、呕吐、疔肿等。在小儿脾胃积热的状态下，此类疾病化热最速，其燎原之势，瞬息即成，病势往往较重，稍有不慎，则易流连不解或内传入里而出现凶险病变。宋明锁临床辨治此类急重症，善用清脾泻热之法，主张治疗用药应掌握时机，气分证时，或为阳明热盛，或为阳明腑实，邪气多在中焦或中上二焦，此时的证候多与脾胃积热密切相关，治以清脾泻热，以泻代清，邪热弥漫之势速减，可明显缩短病程。

宋明锁在多年临床实践过程中总结出用于小儿脾胃积热的专方"调脾承气汤"，其方由广藿

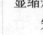

香、栀子、生石膏、黄连、牡丹皮、陈皮、苏子、枳壳、焦山楂、焦槟榔、大黄、甘草等药组成。方中生石膏大寒，清热泻火，除烦止渴；栀子泻火除烦，清热利湿，凉血解毒，二者清泻上中焦肺脾之热，体现"盛者泻之"，共为君药。黄连苦寒泻脾，清热解毒；丹皮凉血散结；大黄苦寒泻下，釜底抽薪给邪以出路，三药佐助君药清热解毒，共为臣药。藿香芳香醒脾，引诸药入脾；苏子降胃气；焦槟榔、焦山楂消积磨脾；陈皮、枳壳利气快膈，共为佐药；甘草调和诸药，是为使药。全方共奏理气醒脾开胃、运脾消积导滞之功。该方源于《小儿药证直诀》泻黄散，宋明锁兼取仲景大承气汤、吴谦清热泻脾散之意，结合其多年儿科经验而成。全方苦辛为主，寒温并用，用药果断，寓通于降，有以泻代清之功，同时顾护小儿稚阴稚阳、不耐寒热的特质，临床疗效甚佳。

3. 发现胡黄连免煎剂通下新功效

胡黄连性寒，味苦，归胃、肝、大肠经，具有退虚热、除疳热、清湿热的功效，属儿科的常用药。传统本草学除记载胡黄连可以除疳热、退虚热之外，还强调其清湿热、厚肠胃、止泻痢的作用。宋明锁经过多年的临床实践发现，胡黄连免煎剂的泻下作用具有不同于水煎剂的新功效，这与传统本草学中所记载的"厚肠胃、止泻痢"截然相反。宋明锁临床使用胡黄连经验如下。

第一，小儿脾胃失调，伴有盗汗、低热、厌食、异食、磨牙、难眠等症状者均可用胡黄连。胡黄连调脾胃、清虚热，兼以泻下，在具体使用过程中须仔细斟酌配伍及严格控制剂量，一般胡黄连免煎剂1.5g即具有明显的通泻作用，伴有腹痛者，加用缓急止痛之品。

第二，在"调脾八方"中，调脾养阴汤和调脾和中汤原方中即有胡黄连一味药，而其他方证中如见到胡黄连适应证，亦可随时加用。胡黄连免煎剂虽有泻下作用，但临床应参酌胡黄连本身的性味归经特点应用，并非所有大便秘结均用此药治疗。

第三，胡黄连免煎剂的泻下作用与大黄的泻下作用互有异同。二者相同之处是"走而不守"，清泻之时不会瘀积为患，不同之处是耐药性的区别。临床观察发现，大黄久用会出现一定程度的耐药性，而胡黄连免煎剂罕见耐药性出现。

2017年，宋明锁指导其硕士研究生进行了"基于谱效关系分析的胡黄连泻下新功效及其物质基础研究"，通过对不同胡黄连提取物（水煎剂与免煎剂）、不同煎煮时间及不同溶剂萃取物干预下胡黄连的泻下作用进行观察比对，研究结果发现：胡黄连泻下和肠推进作用确切，且单味药水煎剂效果最好，其有效成分香草酸及其他两味未知成分协同产生了泻下作用。宋明锁的"胡黄连提取物香草酸的新用途"获发明专利。

三、典型病案

1. 温病：胸膈郁热案

郑某，女，2岁半。2010年8月7日初诊。

主诉：反复发热2月余。

患儿于2010年5月份因高热、抽搐由盂县医院用救护车转院到省儿童医院，诊断为"急性脑膜炎"，住院治疗1月余（具体用药不详），病情较前好转，但仍高热不退。后就诊于北京儿童医院，住院1月余，其间行各种检查，前后做过腰部穿刺十几次，予以万古霉素抗感染及对症等治疗，但仍未退热，孩子只好在仍然发热的情况下出院。出院后家长仍未放弃，遂于2010年8月7日就诊于我院门诊。就诊时症见：患儿双目闭合，呼之不醒，神志不清，精神状态差，发热，胸腹触之灼热，大便数日未行。舌质红，舌苔黄根厚，指纹紫滞达命关。诊断为温病（急性脑膜炎），辨证为胸膈郁热证。治以凉膈清气，通腑开窍。予凉膈清气液加减。处方：生石膏

15g，黄芩 6g，连翘 6g，栀子 6g，玄参 6g，牡丹皮 6g，赤芍 6g，僵蚕 6g，蝉蜕 4g，大黄 3g，枳壳 4g，焦槟榔 6g，炒莱菔子 6g，滑石 4g，甘草 3g。3 剂。同时予口服安宫牛黄丸，1 丸 / 日，连用 2 日。

二诊：患儿服药后两次大便泻下，体温逐渐下降，意识清楚，体温正常，精神状态较前好转，但欲卧欲抱，倦怠乏力，大便偏稀，日 2～3 次。遂予经验方调脾 2 号加减 5 剂巩固调理。

次年 1 月份随访，家属诉患儿用药后未再发热，现孩子健康如初，聪明活泼。

2. 泄泻：湿热泻案

陈某，男，2 岁。2011 年 11 月 2 日初诊。

主诉：腹痛、腹泻伴发热 1 天。

患儿 1 天前因饮食不节出现大便稀，呈水样，夹有黏液，日行 4～5 次，时感腹痛，伴发热，体温峰值 38.9℃，口服退烧药后体温又起。刻下：发热，泻下水样便，色黄褐而臭，肛门潮热灼痛，腹痛，小便短赤，纳差恶心，呕吐。舌质红，苔黄腻。大便常规：黏液（阳性），WBC（+++）。诊断为泄泻（急性肠炎），辨证为湿热泻证，乃湿热蕴结，肠胃失和。治以清热利湿，和中止泻。予香葛启钥饮加减。处方：藿香 6g，黄芩 6g，滑石 4g，葛根 6g，苍术 6g，茯苓 6g，焦山楂 6g，炒麦芽 6g，白芍 4g，黄连 2g，陈皮 3g，木香 3g。3 剂，每日 1 剂，水煎频服。

11 月 5 日二诊：药后患儿体温正常，腹痛腹泻缓解，大便常规（－）。现夜寐欠安，磨牙，纳可，精神好，舌质红，苔白。予我院制剂调脾和中颗粒以扶正善后。

参考文献

1. 宋明锁. 宋明锁儿科临证汇讲［M］. 北京：学苑出版社，2016.

2. 宋明锁. 宋明锁小儿脾胃病学［M］. 北京：学苑出版社，2018.

3. 赵敏. 基于谱效关系分析的胡黄连泻下新功效及其物质基础研究［D］. 太原：山西中医药大学，2017.

4. 宋明锁，王晋新，牛艳艳，等. 香葛启钥饮药效学实验研究［J］. 中国药物与临床，2013，13（6）：743-745.

马融（1956—），男，山东章丘人，中共党员，教授，主任医师，博士生导师，全国首位中医儿科学博士，原天津中医药大学第一附属医院院长，国务院政府特殊津贴专家，卫生部有突出贡献中青年专家，国家中医药领军人才—岐黄学者（首届），全国老中医药专家学术经验继承工作指导老师，天津市政府授衔"中医小儿神经内科"专家，天津市名中医。先后任国家卫健委儿童用药专家委员会副主任委员，国务院学位委员会第六届学科评议组成员，全国博士后管委会评审专家，国家药典委员会第九届、第十届、第十一届委员，国家食品药品监督管理总局新药审评委员会委员，中华中医药学会儿科分会第六届、第七届主任委员，第八届名誉主任委员，中国中药协会儿童健康与药物研究专业委员会主任委员，中华中医药学会儿童肺炎协同创新共同体主席，世界中医药学会联合会儿科专业委员会副会长等职，并获得全国卫生系统先进工作者、天津市五一劳动奖章先进个人等多项荣誉称号。

马融教授从事中医儿科医教研工作40余年，以中医药防治小儿脑系及肺系疾病为主要方向，在癫痫的中医药诊疗水平方面全国领先，牵头制订行业指南、共识9项，主持国家重大新药创制等省部级以上课题31项，获省部级一等奖2项，二等、三等奖21项，发表论文246篇，主编教材及专著26部。

一、学术建树

马融教授出生于中医世家，自幼痴心岐黄，谙习医籍经典，其父马新云教授为中国中医学会儿科分会副会长，对其业医生涯有深远的影响。马融教授就读硕士、博士期间师从全国著名中医儿科专家李少川教授、江育仁教授，老中医们高尚的医德、精湛的医术，令其受惠一生。

1. 癫痫诊疗理念与时俱进

马融教授专注于解决中医药诊疗小儿癫痫的热点难点问题，其40载抗癫痫之路，是不断更新理念、与时俱进的过程，大致经历了5个发展阶段。

一是注重抗惊厥和改善脑电图，目标是减少癫痫的发作次数和脑电图异常放电。马融教授秉承了李老从脾论治的学术思想，治以健脾豁痰、息风止痉。对于强直阵挛性发作，证属痰热夹惊证的癫痫患儿，以清热豁痰、息风镇惊为法，研制了小儿定风汤剂。

二是抗痫增智，目标是在减少癫痫发作的同时改善患儿认知功能，马融教授提出从肾论治，认为"肾精亏虚，风痰闭阻"为此类癫痫患儿的病机关键，故以益肾填精、豁痰息风为法，研制了熄风胶囊、茸菖胶囊。

三是开展难治性癫痫的研究，特别是对多药耐药的患者，此类患者多为虚证或虚实夹杂证，以肾精亏虚多见，亦有脾胃虚弱、肝肾阴虚、心脾阴虚者，治疗之初多以纠正偏颇体质为主，或在辨证的基础上采用动态给药的方法，从而提高抗癫痫西药的作用。

四是关注月经性癫痫，部分女性癫痫患者的癫痫发作与月经周期密切相关。马融教授认为月经性癫痫以肾气不足为本，每因月经周期中阴阳转化不利而触发，风痰上涌，内扰神明，外闭经络而发病，治以补益肾气、转化阴阳、豁痰息风为法，从而提高孕激素水平、降低雌激素水平，以缓解青春期女性的癫痫发作。

五是开展抗癫痫中药安全性研究，力求明确中药的毒性成分、作用途径、损害靶点，以及有毒中药"量－效－毒""时－效－毒"之间关系，使患儿获益最大化。目前正着手婴儿痉挛症等癫痫性脑病的研究，并开创了新的诊疗思路和治疗模式。

马融教授牵头制订了由国家中医药管理局医政司发布的小儿癫痫中医诊疗方案与临床路径以及中华中医药学会发布的历版小儿癫痫的中医药诊疗指南。

2. 建立小儿癫痫"四级"模式辨证法

马融教授率先建立了小儿癫痫的多维辨证方法，即小儿癫痫"四级"模式辨证法，涵盖了粗辨、精辨、宏辨与合辨。一级辨证（粗辨）是病因辨证方法，易于掌握。在明确癫痫的诊断与鉴别诊断后，根据病史、诱因、症状区分风、痰、惊、瘀、虚五个证型。二级辨证（精辨）为精细化辨证，在粗辨的基础上，运用脏腑辨证，探讨亚型，使辨证更细化，提高辨证的准确性及临床疗效。如惊痫又分胎中受惊和惊恐动风，痰痫分痰浊阻络、痰火上扰和痰阻气滞；风痫分外风（热盛动风）与内风（肝风内动）；瘀痫分瘀血阻窍和气滞血瘀；虚痫分脾虚痰盛、脾肾两虚、肝肾阴虚和心脾阴虚等。三级辨证（宏辨）是在粗辨、精辨的基础上开阔更大的辨证空间，执简驭繁，临床主要采用阴阳辨证，将癫痫分为阳痫、阴痫。以阴阳为纲进行辨证是对癫痫的再认识，对于无证可辨的癫痫，尤其是难治性癫痫，更为适用。四级辨证（合辨）是将儿童癫痫的中西医理论融会贯通，所提出的高层次辨证方法。中医辨证，西医辨病，发挥各自优势，整合二者对癫痫的认识，求同存异，取长补短，制订针对小儿癫痫分型的中西医结合治疗方法。

3. 三辨模式治抽动

对于抽动障碍，马融教授提出了"三辨"诊疗模式。一是辨病，即要明确本病的诊断，并对疾病严重程度及其共患病进行评估，把握患儿整体状态。必要时可进行脑电图、颅脑影像、铜蓝蛋白等辅助检查以助鉴别诊断。二是辨证，即运用中医四诊收集的临床资料以判断其中医证候，确定主方，其中涉及脏腑辨证、三焦辨证、气血津液辨证等。三是辨症，即针对患儿突出的症状精细分辨后精准用药，大致又可分为三个角度：①根据抽动部位所属经络进行选药，如颈肩部为阳明经循行部位，患儿有耸肩、扭脖子症状时，多加用葛根。②依据抽动部位的不同伴随症状选药，如均为嗓子发声，咽红者，考虑热盛，常加用薄荷、玄参、胖大海等；咽不红者，考虑风盛，常加用蝉蜕、僵蚕等。③辨别抽动的诱发因素，如外感风热引起的抽动反复或加重，常选用银翘散加减。

4. 创立儿童注意缺陷多动障碍"髓海发育迟缓"的病机假说

儿童注意缺陷多动障碍，中医治疗多从心肝火旺、痰火扰神、阴虚火旺等论治。马融教授根据小儿"肾常虚"的生理特点，肾－精－髓－脑之间的密切相关性，以及本病患儿注意力、执行能力落后于实际年龄水平这一特点，认为其病位在脑，其本在肾，提出病机关键为"肾精亏虚，髓海发育迟缓，阴阳失调，阳动有余，阴静不足"。肾精亏虚，元神失养，可致注意缺陷、学习困难；肾精亏虚，肾阴不足，水不涵木，肝阳偏旺，则可出现多动、冲动、任性、易怒、烦躁等症；肾水无以制心火，心肾不交，则可见心烦、急躁、兴奋等表现。马融教授据此确立了"益肾填精、清心宁神"治疗大法，研制了"益智宁神颗粒"。

研究表明，益智宁神颗粒能够提高注意缺陷多动障碍（ADHD）动物模型特定脑区多巴胺含量、GDNFmRNA 及其蛋白表达，对促进幼龄模型大鼠特定脑区多巴胺能神经网络成熟度具有一定的作用，从而抑制模型大鼠多动行为。益智宁神颗粒治疗 ADHD 患儿"肾阴不足，肝阳偏旺"证的总疗效、对主症积分的改善与西药哌甲酯相当，远期疗效较稳定，而且未发现不良反应。

二、临证经验

1. 耐药性癫痫治疗策略

儿童癫痫经过规范、系统治疗后，大部分患儿的临床发作可以得到控制，但仍有20% ～ 30% 不能控制，成为难治性癫痫，其原因主要是对多种抗癫痫药物耐药。目前，癫痫多药耐药的机理尚不明确，临床多采用中药或中西药联合应用的方法，大体可分为两大类。

（1）联合用药　选用不同作用机制（MOA）的药物联用，比起相同 MOA 的药物联用更加有效，不良反应的风险更低。例如钠离子通道阻滞剂、γ‐氨基丁酸类似物、突触小泡蛋白 A 结合剂以及其他作用机制这四类作用途径的抗癫痫药物中，选择不同作用途径的药物联用，效果比相同作用途径的药物联用更佳。中药治疗癫痫疗效已被临床所证实，因此马融教授提出将中药作为第五类作用途径的抗癫痫药物，与前四类药物联合使用，治疗多药耐药的难治性癫痫，达到提高疗效的目的。中药的作用可能包括协同抗惊厥、改善患儿偏颇体质、提高血液和（或）脑脊液中抗癫痫西药的浓度、增强患儿对抗癫痫的西药敏感性等。

（2）动态用药防耐药　中医药治疗耐药性癫痫患儿可在辨证施治基础上，采用动态给药的方法防耐药，具体做法有两种。其一是辨证施治，但在每次就诊时做大幅度的加减，使每周或每两周处方中药物有较大的变化，从而避免耐药。其二是在第一种方法效果不佳时，改为整个处方的调换，即在辨证论治基础上，确定3 ～ 4 个处方，每5 或 7 天换用一个方子，循环反复，使其不能识别，起到抗癫痫的作用。

2. 多元辨证疗癫痫

癫痫是一种发作性疾病，不发作时表现如常人，甚至是"无证可辨"，给治疗带来了一定的困难。马融教授在病因辨证的基础上，建立了包括诱因辨证、发作类型辨证、病史辨证、体质辨证、脑电图辨证、症状辨证等的多元化辨证体系，提升治疗精准度，进一步提高临床疗效。下面以诱因辨证、脑电图辨证为例阐述马融教授的部分临证经验。

（1）诱因辨证　癫痫反复发作除与抗痫治疗未能有效控制外，还与诱发因素密切相关。小儿癫痫发作诱因包括外感六淫、饮食不节、七情失调、劳倦过度 4 个方面，"诱因辨证"对癫痫患儿的诊治及预防具有重要的临床意义。

1）外感六淫须辨风热与湿热　外感六淫是小儿癫痫发作的主要诱发因素之一，患儿每因流涕、咳嗽伴或不伴发热诱发癫痫发作。不同邪气可相兼为病，以风热、湿热最为多见。风邪犯表，治以疏风解表止痉，方用银翘散加减。上焦湿热，治以宣畅气机、清热利湿、化痰开窍，方用三仁汤化裁，截断内外相引之机，可加陈皮、半夏、茯苓、天麻、石菖蒲化痰开窍醒神。

2）饮食不节须辨脾胃积热与脾胃气虚　患儿每因过饥、过饱，腹泻、呕吐，进食牛羊肉、泥鳅、鲶鱼等食物诱发癫痫发作。此时当辨脾胃积热与脾胃气虚。脾胃积热，治以清热和胃止痉，方用凉膈散加减，大黄、芒硝以泻代清，全蝎、天麻息风止痉。脾胃气虚，治以豁痰开窍，方用六君子汤加减以绝生痰之源，石菖蒲、天麻开窍醒神以防痰涎蒙蔽清窍。

3）七情失调尤重惊恐　患儿每于婚礼、葬礼、考试等场合，因过于激动、紧张、抑郁、惊恐等情绪刺激诱发癫痫发作，尤以惊恐诱发最为多见。治以镇惊安神，方用柴胡加龙骨牡蛎汤化裁，意在以小柴胡汤疏肝理气，龙骨、牡蛎平肝镇肝安神。

4）劳倦过度须辨脾气虚与心血虚　患儿每于进行剧烈的体育活动、连续长时间玩电脑游戏时诱发癫痫发作。此类患儿多存在气血虚弱、神失所养的表现，治以健脾养心，采用百合麦冬汤化裁治疗，意在以黄芪、山药、茯苓等健脾益气，百合、麦冬益心气、养心阴。

5）多种诱因相须为病　临证中发现对于单个患儿可有两个或多个诱因相须为病，可合方或选用针对两个或多个诱因的处方进行治疗，如风热表邪伴惊恐的患儿，可合用银翘散与柴桂龙牡汤治疗。

（2）脑电图辨证　通过对320例癫痫患儿的临床观察，马融教授发现脑电图表现与中医证候之间的关系有一定的规律，首次提出了脑电图"实证波""虚证波""虚实夹杂波"的概念，并据此治疗，取得了一定的疗效。

1）实证波　脑电图以尖波、棘波、快波单一出现或混杂出现为主。尖波和棘波的形成是由各种原因导致的神经元兴奋性异常增高而致，快波的形成主要是桥脑、延脑病变使中央脑及网状结构上行系统损害，导致功能亢进所致。这种神经元兴奋与抑制状态失衡、兴奋增强的现象与中医阴阳失调、"阳亢邪实"的状态非常相似，患儿临床亦多表现为"邪气盛""正气充"的实证证候，因此将此类波称为"实证波"。治疗采用抑制"兴奋"的攻实祛邪法，如平肝潜阳、豁痰息风、镇惊安神、清心泻火等，药用石菖蒲、胆南星、天麻、川芎、朱砂、黄连、铁落花、钩藤等。

2）虚证波　脑电图以单独慢波或以慢波为主。慢波的形成多是大脑受损，神经元代谢降低，神经纤维传导速度减慢所致，反映了皮层功能低下。小儿神经元发育尚未健全，突触间联系不完善，因此慢波特点更明显。这种功能低下与中医的虚证高度吻合，且患儿临床表现往往为一派"虚象"，因此将此类波称"虚证波"。治疗采用补虚扶正法为主，药用紫河车、生地黄、茯苓、山药、泽泻、牡丹皮、五味子、肉桂、熟附子等。

3）虚实夹杂波　脑电图以尖慢波、棘慢波、多棘慢波或实证波及虚证波混杂交替出现为主。此类患儿多为素体虚弱、痰瘀难祛，或素体本佳，因癫痫日久不愈，邪气未去，正气已伤。临床表现既有风、火、痰、惊、瘀等实象，又兼肝、脾、肾之虚损，属虚实夹杂证，治疗宜攻补兼施、扶正祛邪并举，药用太子参、茯苓、清半夏、生龙骨、生牡蛎、铁落花、胆南星、石菖蒲、羌活、天麻、钩藤等。

3. 从三焦论治抽动障碍

马融教授通过多年的临床实践，认为抽动症的病机以肝风内动为核心，并结合温病"三焦"概念，分上中下三焦审时区别用药，临床取得满意疗效。

（1）治上焦，重在清轻宣散　头面部抽动是多发性抽动症中最常见的抽动症候群，表现为五官抽动，如眨眼、皱眉、耸鼻子、咧嘴、清嗓子等，其症状游走不定，符合风善行而数变的特点，而且往往因呼吸道感染加重或复发，感染控制后症状也可减轻。马融教授主张这类患儿从肺论治，治宜宣肺开表、引邪达表。治上焦者，非轻不举，用药辛开苦降，发越清阳，采用银翘散加减。临证加减：眨眼且睑结膜充血者，加密蒙花、青葙子、菊花以疏风清肝明目；眨眼且睑结膜无充血者，加僵蚕、地龙之类以疏风解痉；耸鼻子者，加苍耳子、辛夷、薄荷以利窍定抽；咧嘴者，加白附子以化痰制动等。风气留恋于上焦，重在清轻宣散，发散郁热，不宜用苦寒重坠之药。

（2）治中焦，重在和解疏调　从中焦论治抽动症候群重在治疗四肢症候群（肢体抽动、甩手、踩脚、肢体屈曲等）、腹部症候群（鼓肚子、吸肚子等）、精神症候群（异常发声、说脏话、攻击行为等）。中焦为气机升降之枢纽，清升浊降，非平不安，调理中焦重在调理肝脾之间关系。精神症状明显，土虚为主者，多选用涤痰汤加减，此时若单纯平肝息风，则脾土更虚，而单纯健脾又不能顾及横逆之肝气，因此需要在健脾化痰的同时辅以平肝息风，药选石菖蒲、胆南星、陈皮、半夏、茯苓、枳壳、桔梗、竹茹等。腹部抽动或四肢抽动明显，以木亢为主者，采用天麻钩藤饮加减。腹部抽动时，加白芍、浮小麦、甘草；四肢抽动时，加葛根、木瓜、伸筋草、全蝎。用药时宜辛苦开降，调和肝脾，不宜过于寒凉或重镇，碍滞脾胃运化。

（3）治下焦如权，非重不沉，重在涵养濡润　从下焦论治的患儿除发声和运动症状之外，常伴见注意力不集中、多动不宁等症状，也可表现为多种药物控制不理想或容易反复发作。其根本是肾阴亏虚，水不涵木，脑髓失养，因此滋水涵木是治疗关键，治宜滋肾养肝、息风止动。采用六味地黄丸合泻青丸加减。抽动频繁者，选用介石类重镇之品，如风引汤加减以重镇息风，或选用全蝎、僵蚕等虫类药息风止痉。

4. 苦辛通降治易感

中医称反复呼吸道感染患儿为"易感儿"或"复感儿"，古今医家多从虚立论，治疗常予补益之品。马融教授发现随着生活水平的改善，"易感儿"更要注重邪实的致病因素，首创"实证易感儿"的概念，提出肺胃积热证的证候要素为咽红、口臭、腹胀、厌食、大便干，认为"复感非皆虚证，实证勿忘清泻"，提出以清泻肺胃法治疗小儿反复呼吸道感染。治疗宜"苦辛通降"，选用凉膈散类方药，通过泻下而清除体内蕴热，营卫畅达则津液自和。方中连翘、荆芥、防风、金银花疏风解表，大黄、芒硝、枳实、厚朴泻火通便，牛蒡子、射干、山豆根、桔梗、玄参解毒利咽。"实证易感儿"的观点已逐渐被全国中医儿科界所公认，相关内容被收载于"十二五""十三五""十四五"等全国高等教育规划教材《中医儿科学》中。

三、典型病案

1. 癫痫：阴痫案

患儿，女，5月龄。2016年4月1日初诊。

主诉：反复惊厥3月，加重2月。

患儿于3个月前（2月龄）无明显诱因出现惊厥发作，不伴有发热，表现为双目凝视，呼之不应，右侧肢体抖动，无明显口唇发绀，无大小便失禁，持续3～4秒，停止后入睡，醒后精神反应如常，无肢体活动障碍，发作次数约为2次/日，未予诊治。入院前2个月发作表现为双目向右凝视，四肢强直抖动，并有眨眼，面部肌肉抽动，持续约1分钟后缓解，发作次数同前，多在日间睡眠中发作，发作间期一般情况可，未发现明显运动发育倒退。遂就诊于重庆某三甲医院，视频脑电图示睡眠期多灶性棘/尖波或1.5～2Hz棘/尖波-慢波发放，痉挛/强直痉挛发作时EEG为全脑电压减低，其上重叠极低波幅快节律-全脑不规则慢波夹杂肌电活动，仅有1次伴右侧额区尖波发放。颅脑MRI（-）。遗传代谢病筛查（-）。基因检测：患儿CDKL5基因有1个杂合突变：c.2648_2651（缺失），导致氨基酸改变p.S883fs.（移码突变），患儿父母相应位点无变异。其余化验检查均无异常。7周前患儿发作形式改变为成串痉挛发作，发作次数基本同前，诊断为"难治性癫痫，癫痫性脑病"。予左乙拉西坦口服溶液、托吡酯、ACTH及泼尼松、维生素B$_6$、柔肝止痉中药，发作无明显变化。患儿自发病以来面色㿠白，肌张力稍低，自主活动少，右下肢活动度较左下肢低，四肢末梢温，平时可因惊吓诱导发作。舌淡，苔薄白，指纹淡紫，咽不红。个人史、家族史等均无异常。

依据患儿发作时及发作间期的临床表现、脑电图，结合舌象、指纹，患儿系脾肾阳虚，温煦乏力，痰浊日久不化，属癫痫之阴痫、虚痫。西医诊断：类细胞周期蛋白依赖性蛋白激酶5基因突变相关癫痫性脑病。治以温阳豁痰，息风止痉。予自拟附辛汤。

处方：全蝎6g，黑顺片3g（先煎），细辛2g，石菖蒲6g，僵蚕6g，党参6g，甘草6g，制远志 6g，清半夏 6g，茯苓 10g，陈皮 6g。每日 1 剂，水煎服 150mL，分 3 次服。

上方随症加减治疗 1 个月后，患儿发作次数明显减少，甚至长达 11 天无发作。精神状态好，活动较前增多，睡眠好，并有翻身意识，双手有主动动作。

此后，根据患儿情况动态辨证，给予相应中药汤剂治疗，逐渐减停左乙拉西坦、泼尼松、托吡酯等西药。

2018 年 9 月网诊：患儿每 2 周发作 1～2 次，每次 1～2 分钟，最长 65 天未发作，智力、运动发育较同龄儿童略迟缓。

2. 多发性抽动症

患儿，男，10 岁。2013 年 11 月 27 日初诊。

主诉：间断头面抽动及喉中发声 2 年。

患儿于 2 年前上呼吸道感染后出现眨眼、皱眉、耸鼻子、扭脖子、喉中发声，且每于感冒后症状反复或加重。曾在外院诊断为"抽动症"，予硫必利、小儿智力糖浆等治疗，症状略好转，但病情反复不定。现患儿频繁眨眼、皱眉、耸鼻子、扭脖子、喉中发哼哼声，晨起及遇冷空气后打喷嚏、流清涕，纳可，寐安，二便调，咽红，舌淡红，苔薄黄，脉平。平素脾气可。既往有湿疹及过敏性鼻炎史。耶鲁抽动严重程度量表（YGTSS）评分：运动抽动总分 20 分，发声抽动总分 15 分，缺损率 30 分，严重程度总分为 65 分。诊断：多发性抽动症（重度）。辨证为外风引动肝风证。治以疏风宣肺，平肝息风。予银翘散加减。

处方：金银花 10g，连翘 10g，薄荷 6g（后下），牛蒡子 10g，荆芥穗 10g，桔梗 10g，黄芩 10g，芦根 15g，钩藤 10g（后下），天麻 10g，甘草 6g，夏枯草 10g，金果榄 10g，蝉蜕 6g，辛夷 10g（包煎）。28 剂。每日 1 剂，分 3 次服。

2013 年 12 月 25 日：患儿喉中哼哼很少，耸鼻子、皱眉、眨眼明显减少，扭脖子同前，晨起及遇冷空气后打喷嚏、流清涕较前好转。复查 YGTSS 评分：运动抽动总分为 8 分，发声抽动总分为 3 分，缺损率为 20 分，严重程度总分为 31 分（中度）。YGTSS 的评分改善率为 52%，效不更方，上方减金果榄、夏枯草，加葛根 15g，木瓜 10g。28 剂。

2014 年 1 月 22 日：患儿偶有扭脖子以及晨起后打喷嚏、流清涕，其余症状基本消失，纳欠佳，二便调。舌淡红，苔白略厚，脉平，咽不红。复查 YGTSS 评分：运动抽动总分为 3 分，发声抽动总分为 0 分，缺损率为 10 分，严重程度总分为 13 分（轻度）。上方减天麻、荆芥穗、葛根，加鸡内金 10g。

2014 年 2 月 19 日：患儿症状基本消失，仅偶有晨起及遇冷空气后打喷嚏、流清涕。上方每 2 日 1 剂，服用 2 个月，以巩固疗效。嘱患儿注意防外感，调情志。继续随访 6 个月，未再复发。

参考文献

1. 马融. 马融论治小儿癫痫［M］. 北京：中国中医药出版社，2021.

2. 马融，张喜莲. 髓海发育迟缓致儿童注意缺陷多动障碍病机假说探讨［J］. 中华中医药杂志，2008，23（8）：737-739.

3. 李瑞，李亚平，马融，等. 益智宁神颗粒对幼龄自发性高血压大鼠大脑海马多巴胺神经元形态、GDNF 蛋白及其 mRNA 表达的影响［J］. 中医杂志，2017，58（18）：1585-1589.

4. 戎萍，张喜莲，李亚平，等. 马融运用三焦分治法治疗儿童多发性抽动症经验［J］. 中医杂志，2016，57（9）：734-736.

5. 马融，朴香. 温阳豁痰熄风法治疗早发性癫痫性脑病 1 例［J］. 中医杂志，2017，58（8）：719-720.